U0308484

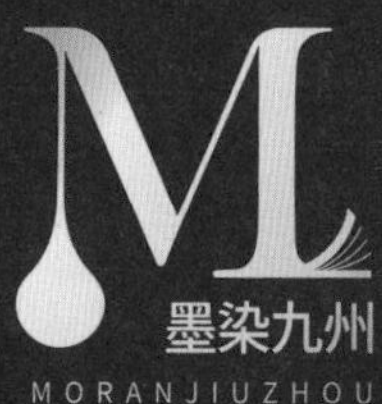
墨染九州
MORANJIUZHOU

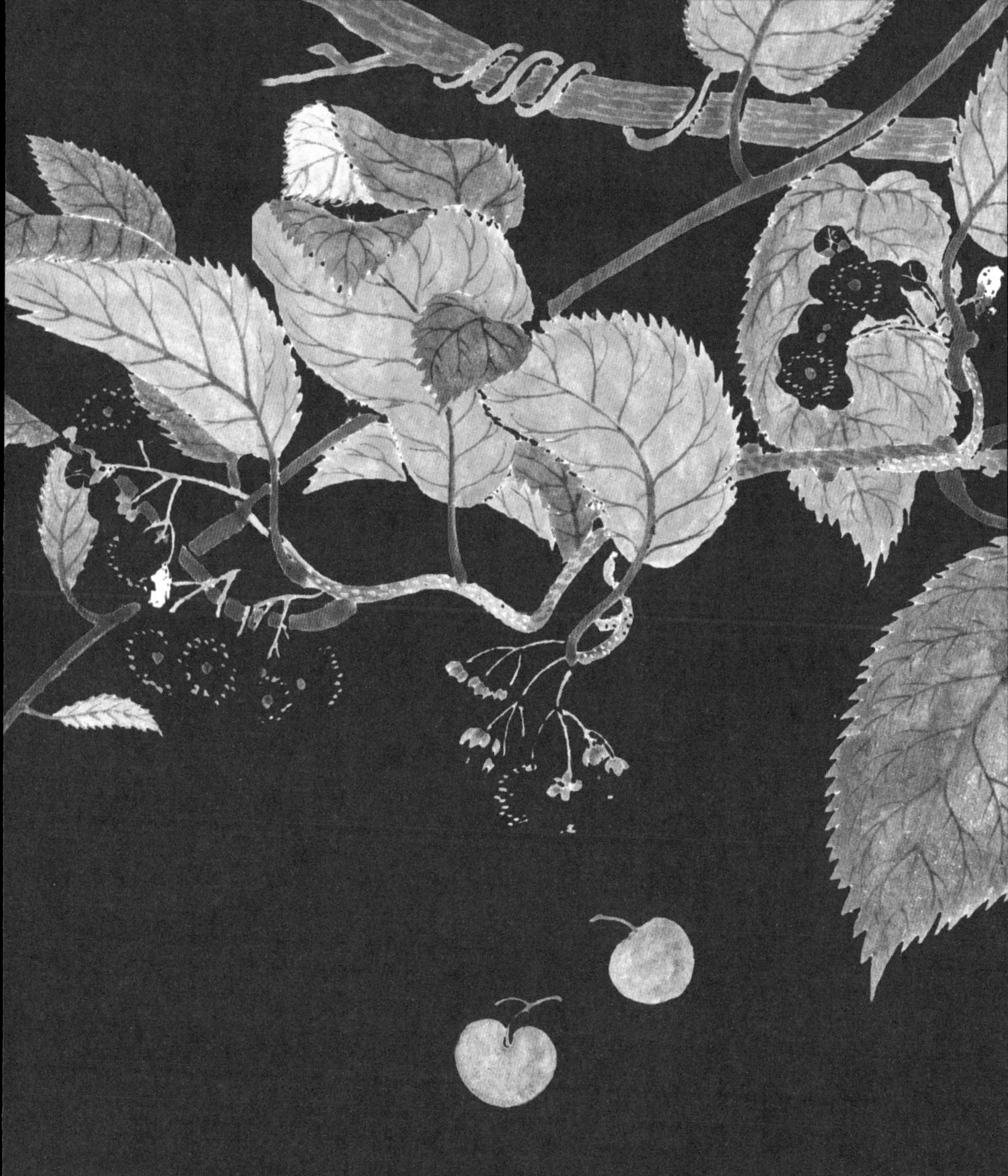

安谷则昌，绝谷则亡。水去则营散，谷消则卫亡，神无所居。

——《本草纲目》

《本草纲目》手绘图鉴

李金星 译注
［日］岩崎常正等 绘

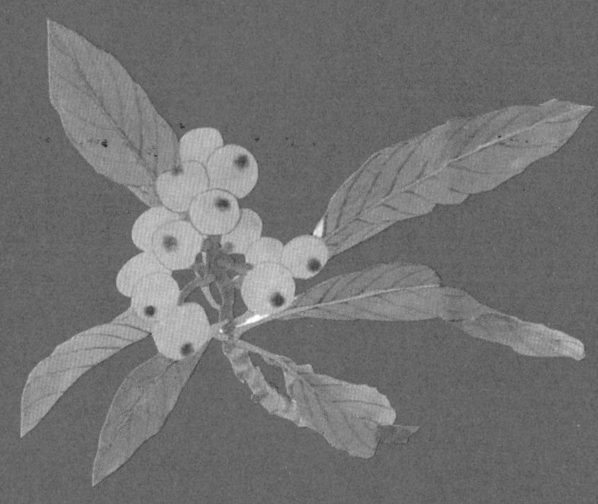

台海出版社

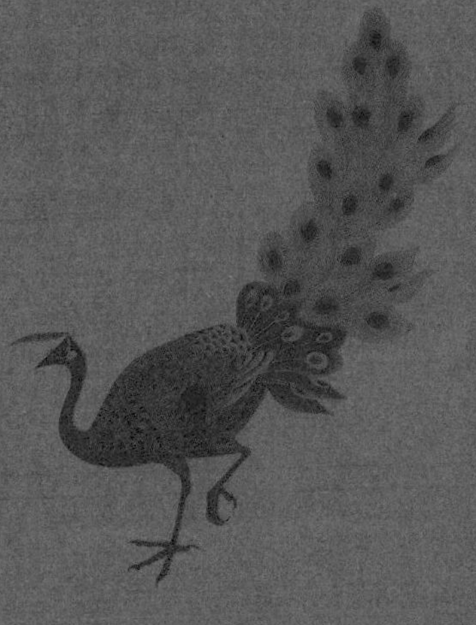

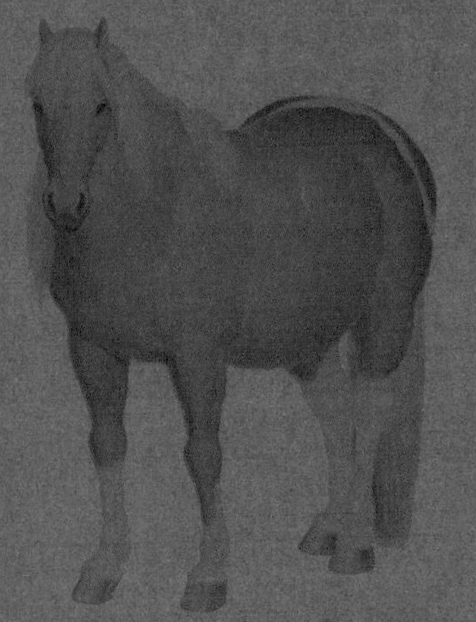

目录

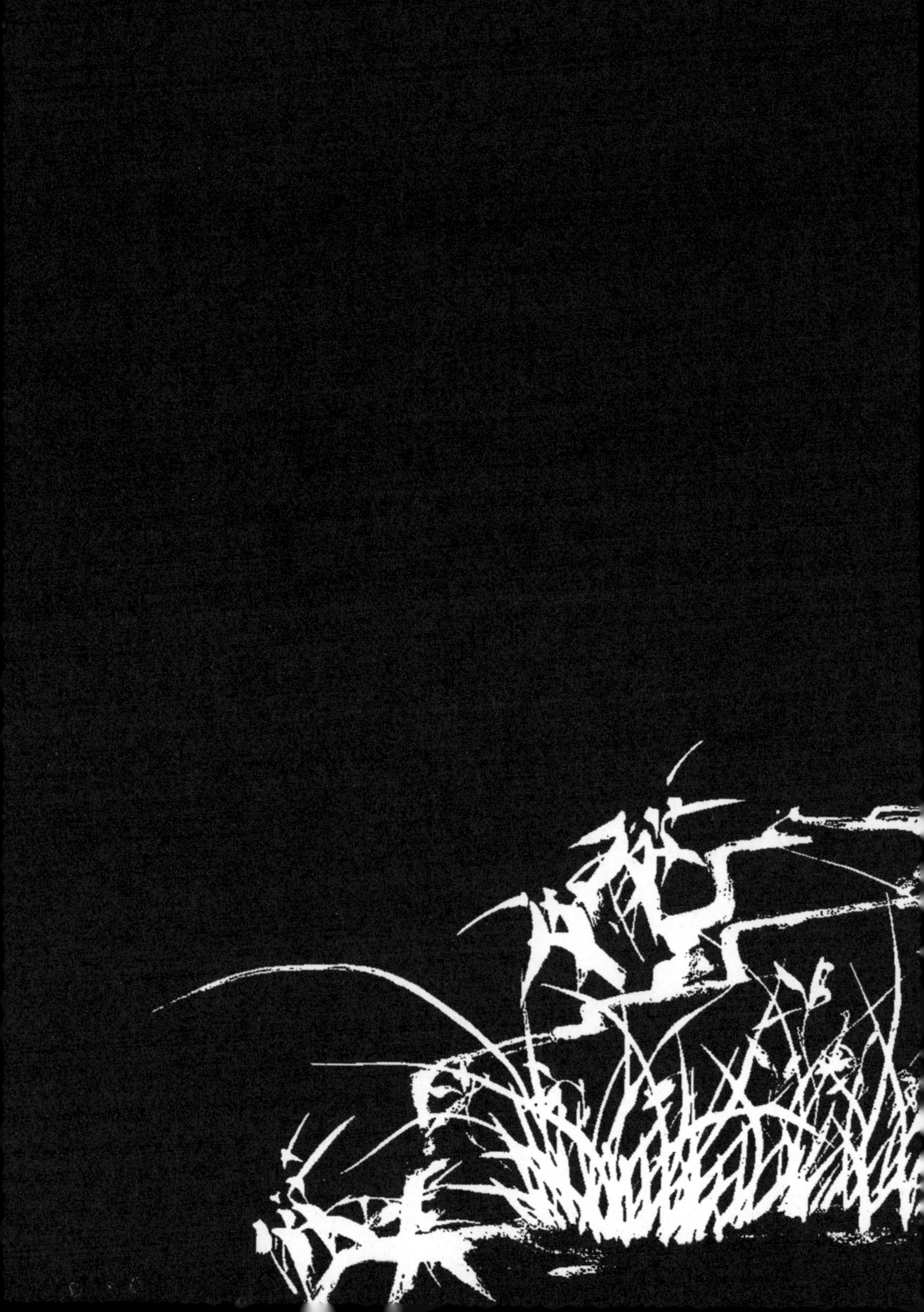

第一卷 草部

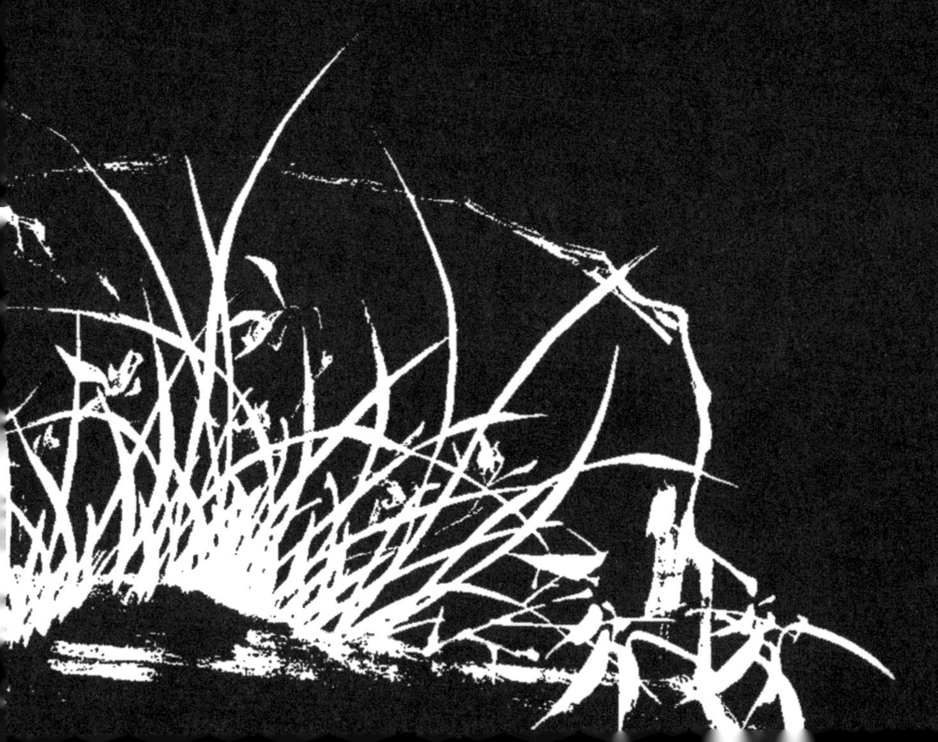

海藻

绿藻纲，马尾藻科植物，无维管束组织，无明显的根、茎、叶分化现象，无花、果实及种子。

释名

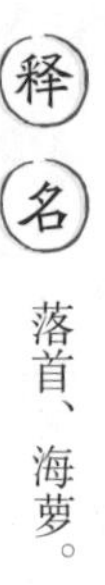

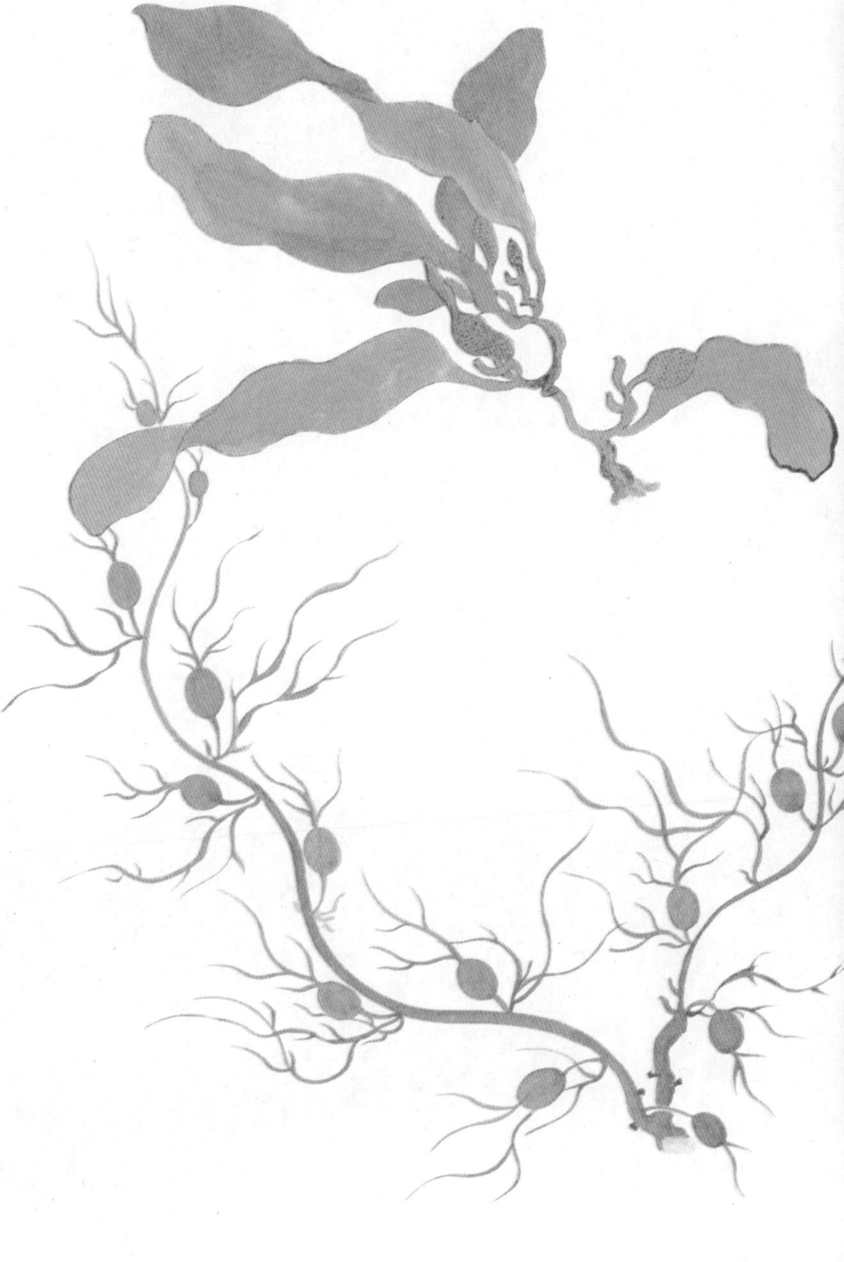

落首、海萝。

水萍

单子叶植物纲，浮萍科植物，全缘叶近圆形或呈倒卵状椭圆形，根部呈白色，根冠钝头，根鞘无翅。

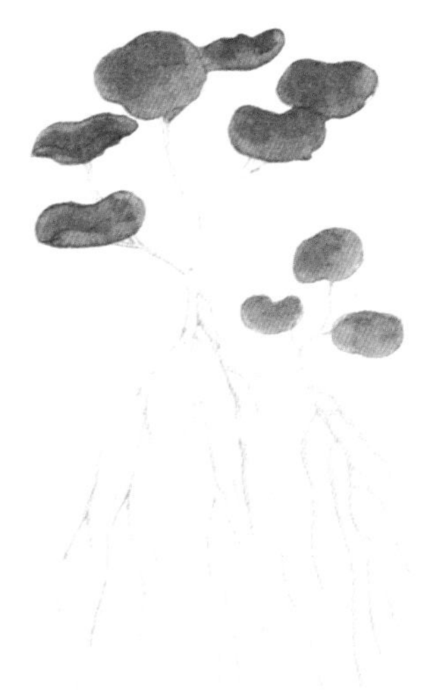

释名

水花、浮萍、田萍、九子萍。

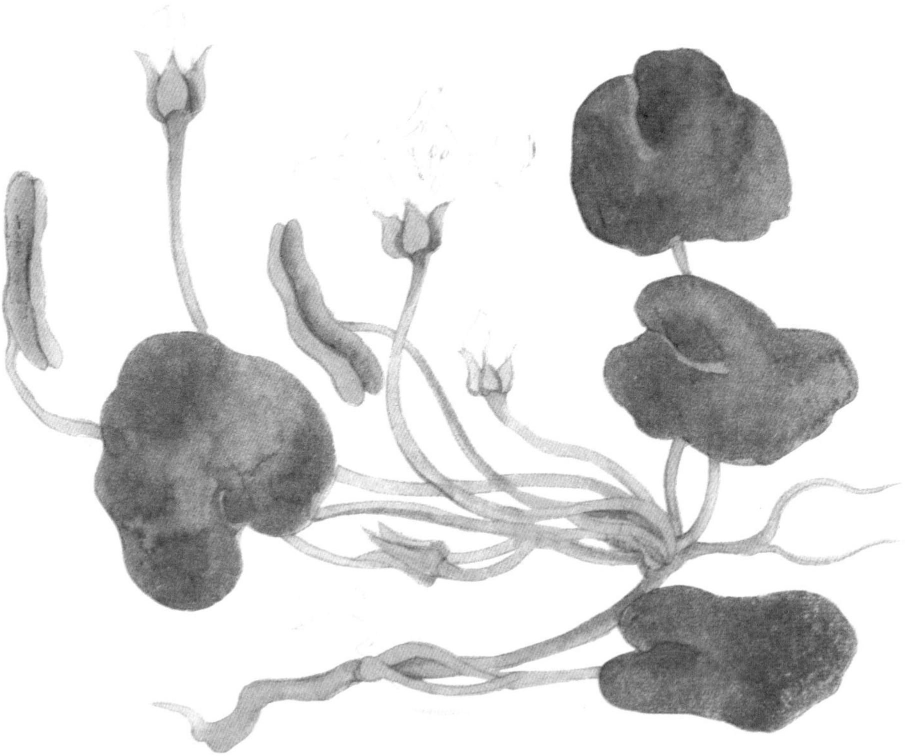

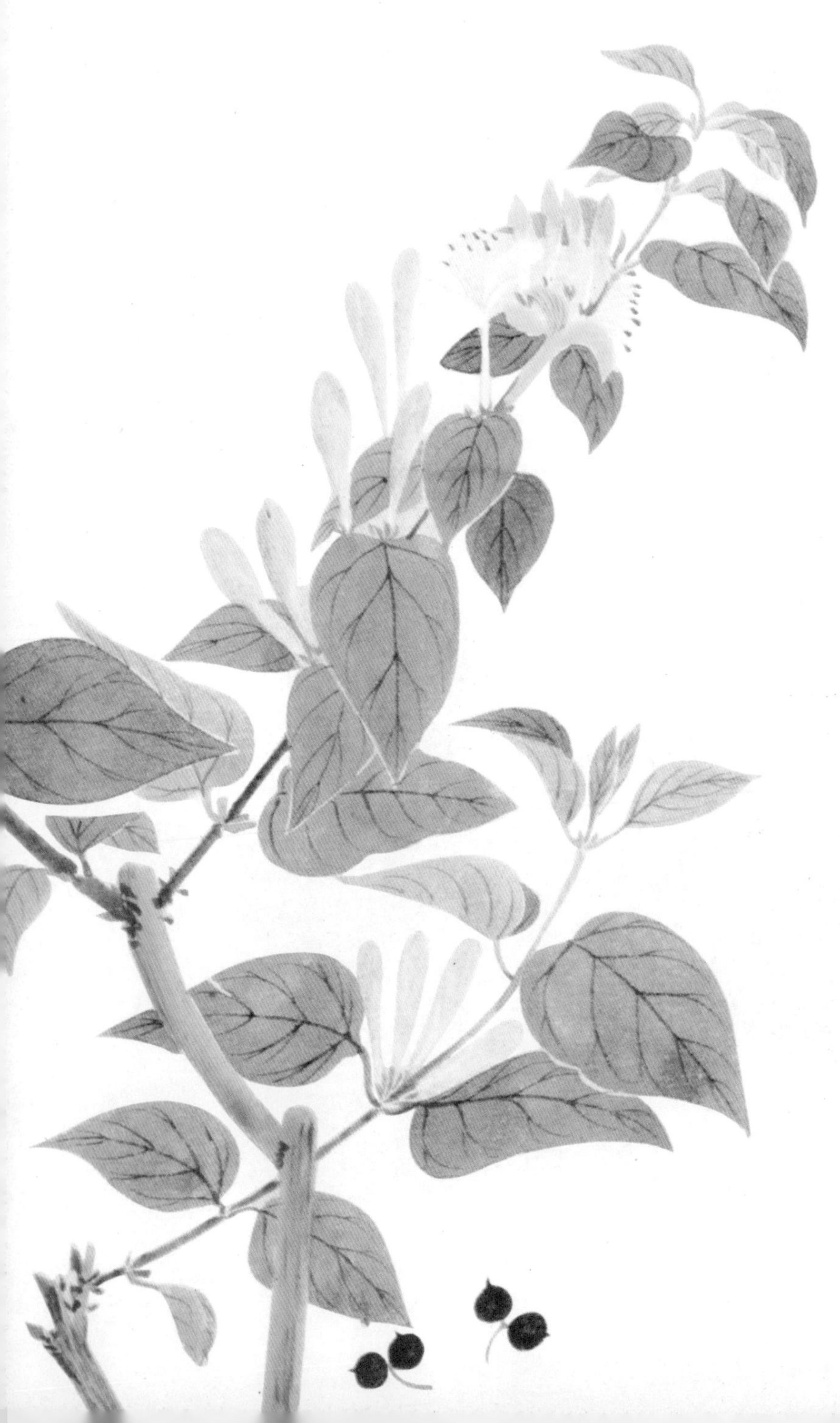

忍冬

双子叶植物纲，忍冬科半常绿缠绕灌木，茎细中空，多分枝；叶纸质，呈矩圆状卵形或卵状披针形；果实呈圆形，蓝黑色，有光泽。

释名 金银藤、鸳鸯藤、鹭鸶藤、老翁须、左缠藤、金钗股、通灵草、金银花。

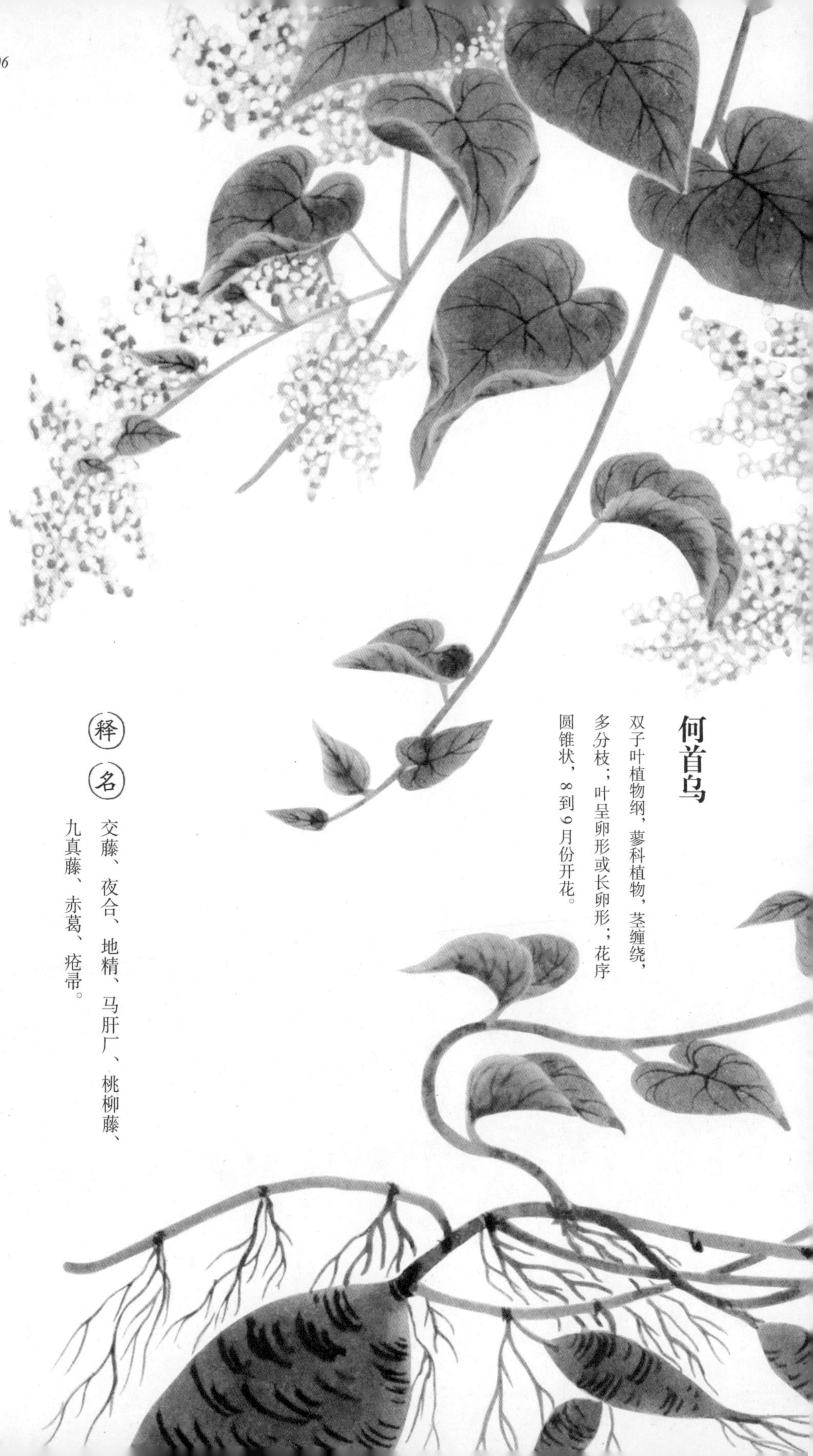

何首乌

双子叶植物纲，蓼科植物，茎缠绕，多分枝，；叶呈卵形或长卵形，；花序圆锥状，8到9月份开花。

释名

交藤、夜合、地精、马肝厂、桃柳藤、九真藤、赤葛、疮帚。

月季花

双子叶植物纲，蔷薇科低矮灌木，四季开红、粉、白、黄色花；枝呈圆柱形，有三棱形钩状皮刺；花序圆锥状，花朵伞房状。

释名

胜春、瘦客、月月红、斗雪红。

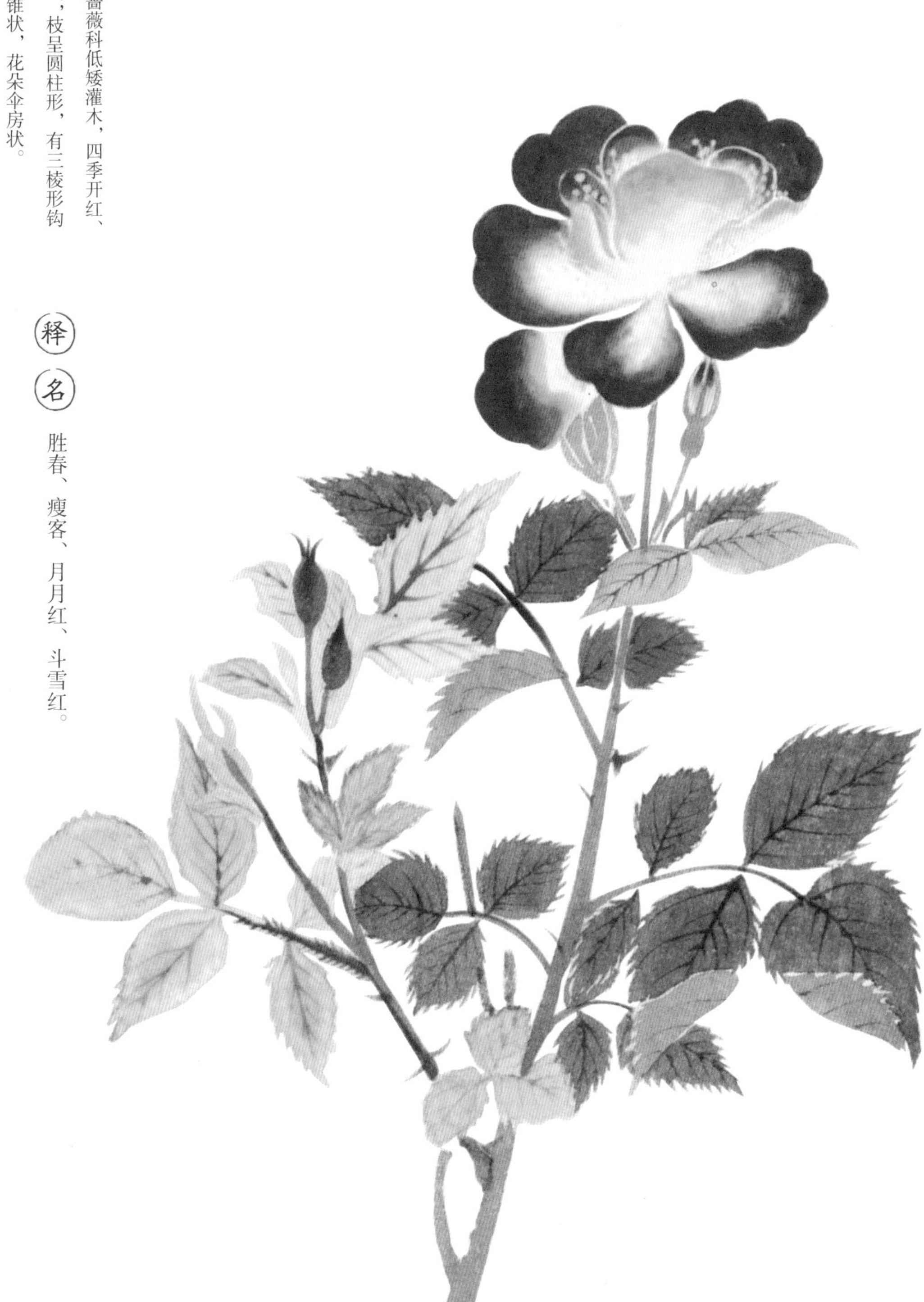

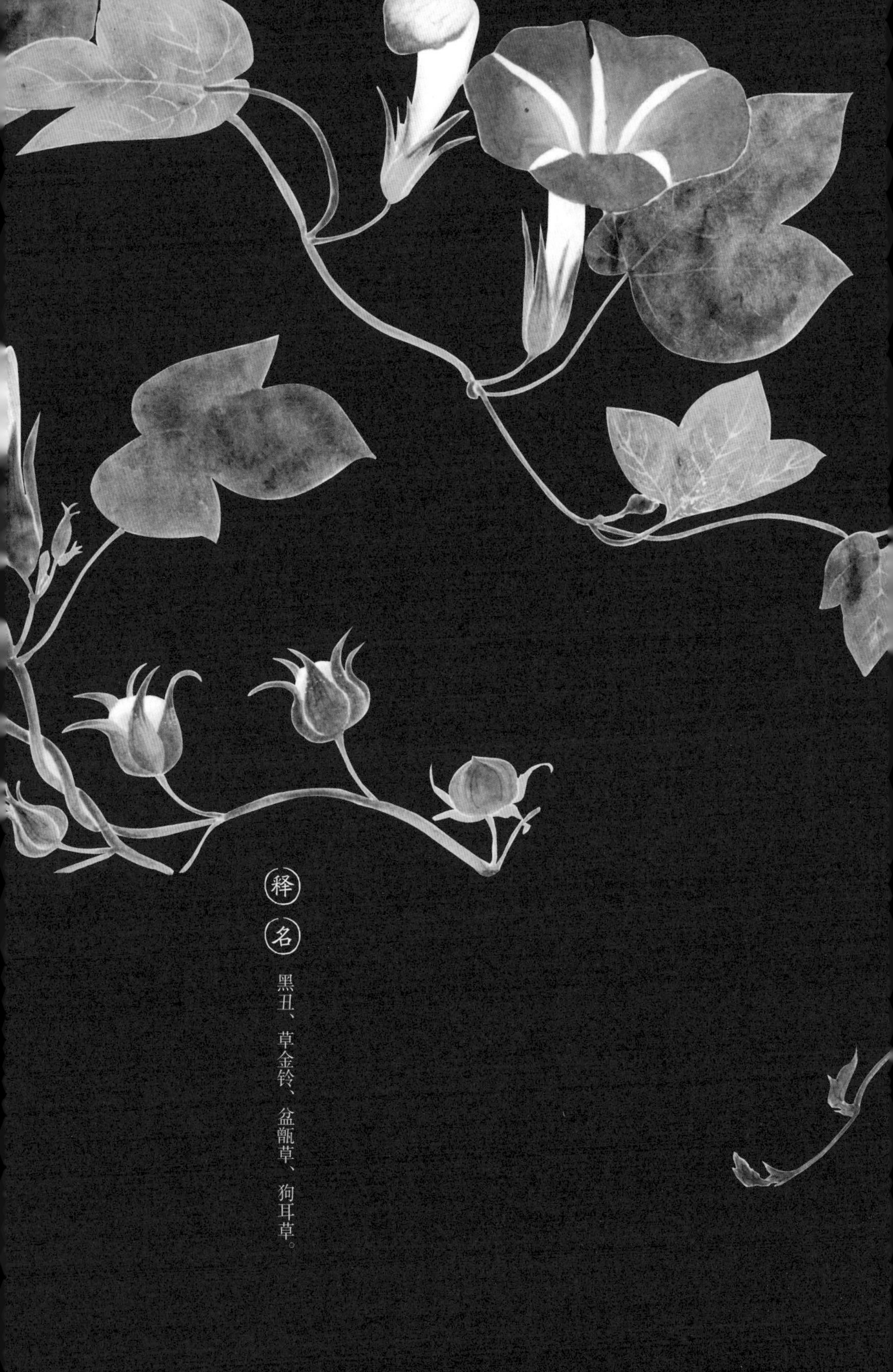

释名

黑丑、草金铃、盆甑草、狗耳草。

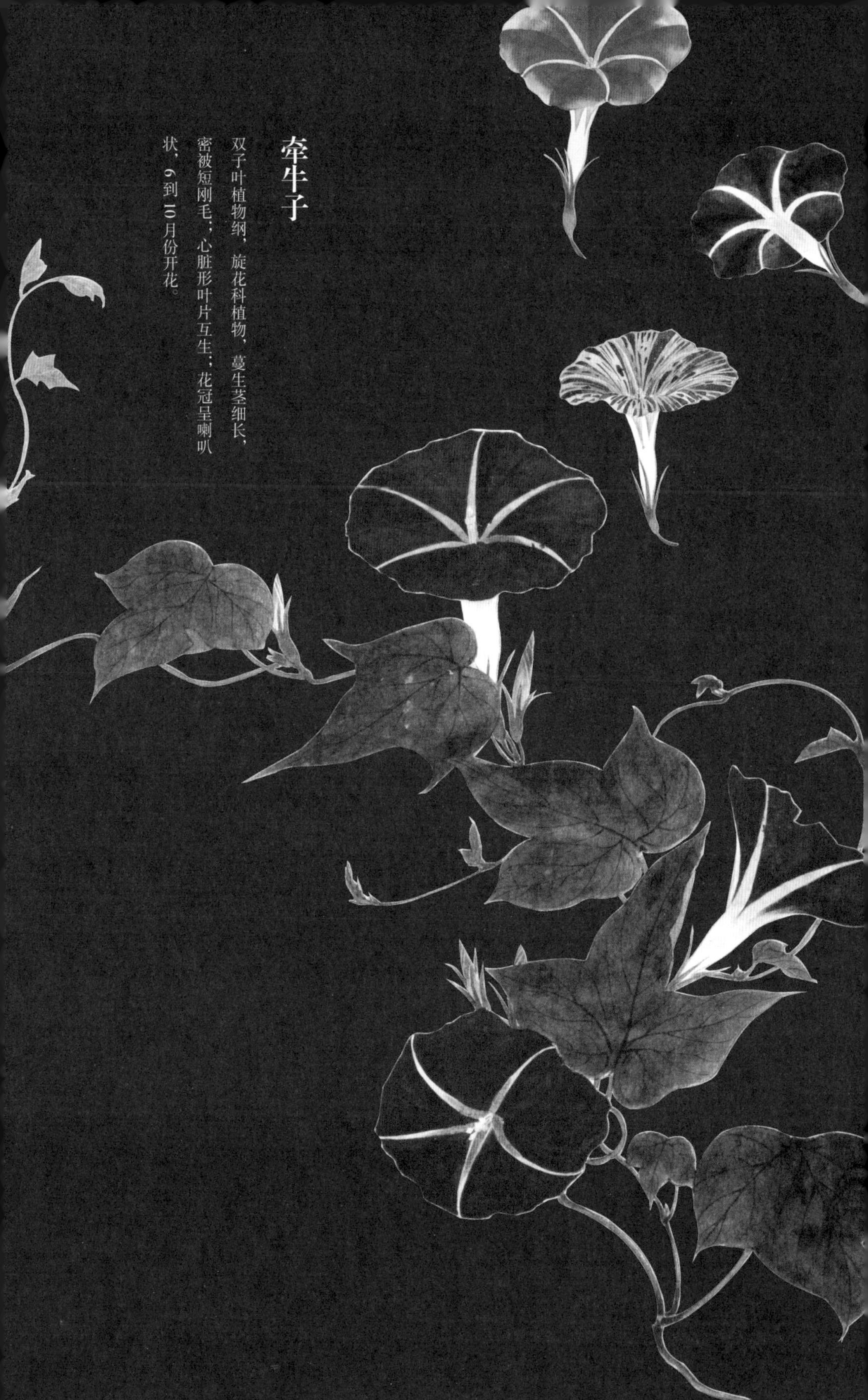

牵牛子

双子叶植物纲，旋花科植物，蔓生茎细长，密被短刚毛；心脏形叶片互生；花冠呈喇叭状，6到10月份开花。

木鳖子

双子叶植物纲，葫芦科草质藤木，种子略扁，呈灰棕色；叶子互生，呈圆形或阔卵形；6到8月份开花。

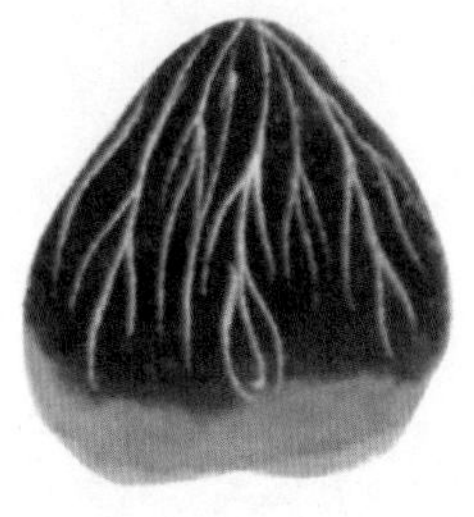

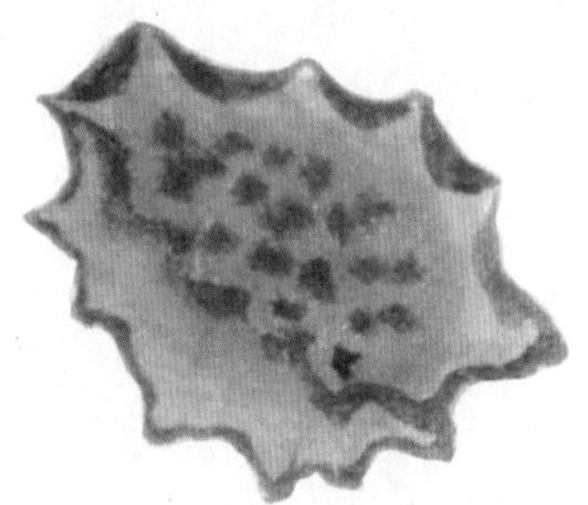

释名 木蟹。

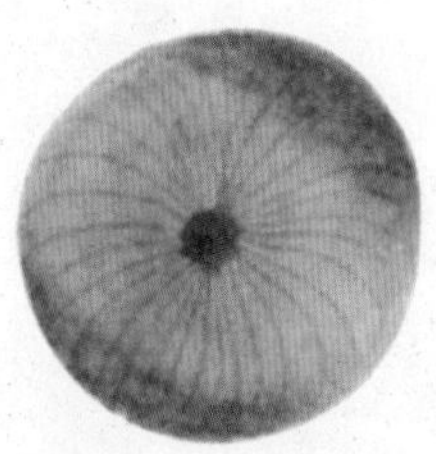

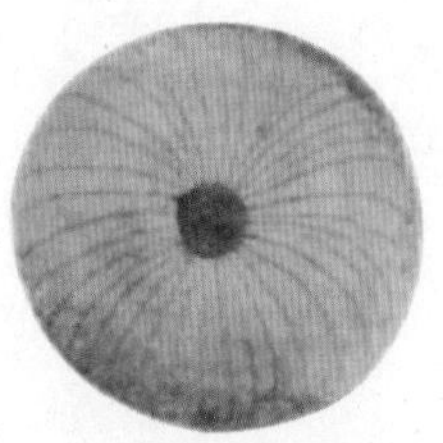

覆盆子

双子叶植物纲，蔷薇科木本植物，果实酸甜，呈红色、金色或黑色；枝细圆，呈褐色或红褐色；6到8月份结果。

释名

蒛、西国草、毕楞伽、大麦莓、插田泡、乌包子。

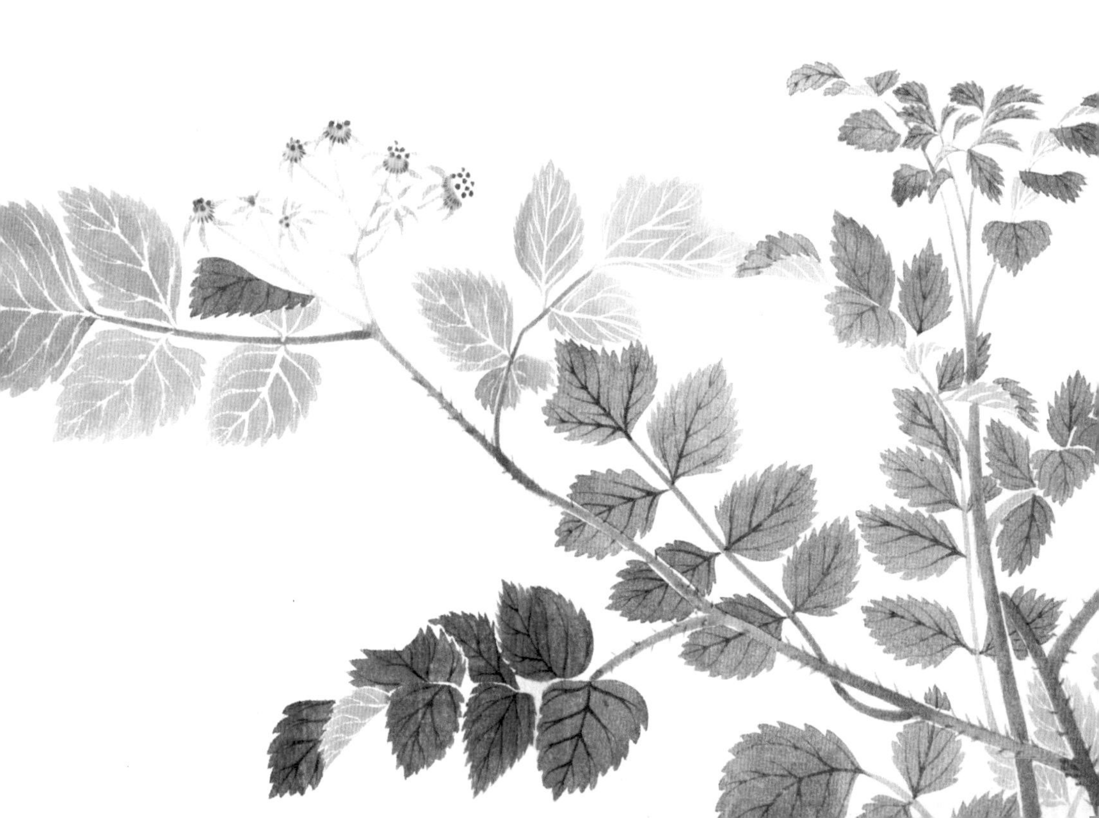

虎掌

单子叶植物纲，天南星科草本植物，根密集，肉质；块茎呈扁球形；叶柄淡绿色；肉穗花序，柄长直立。

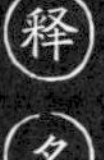

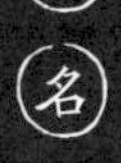

虎膏。

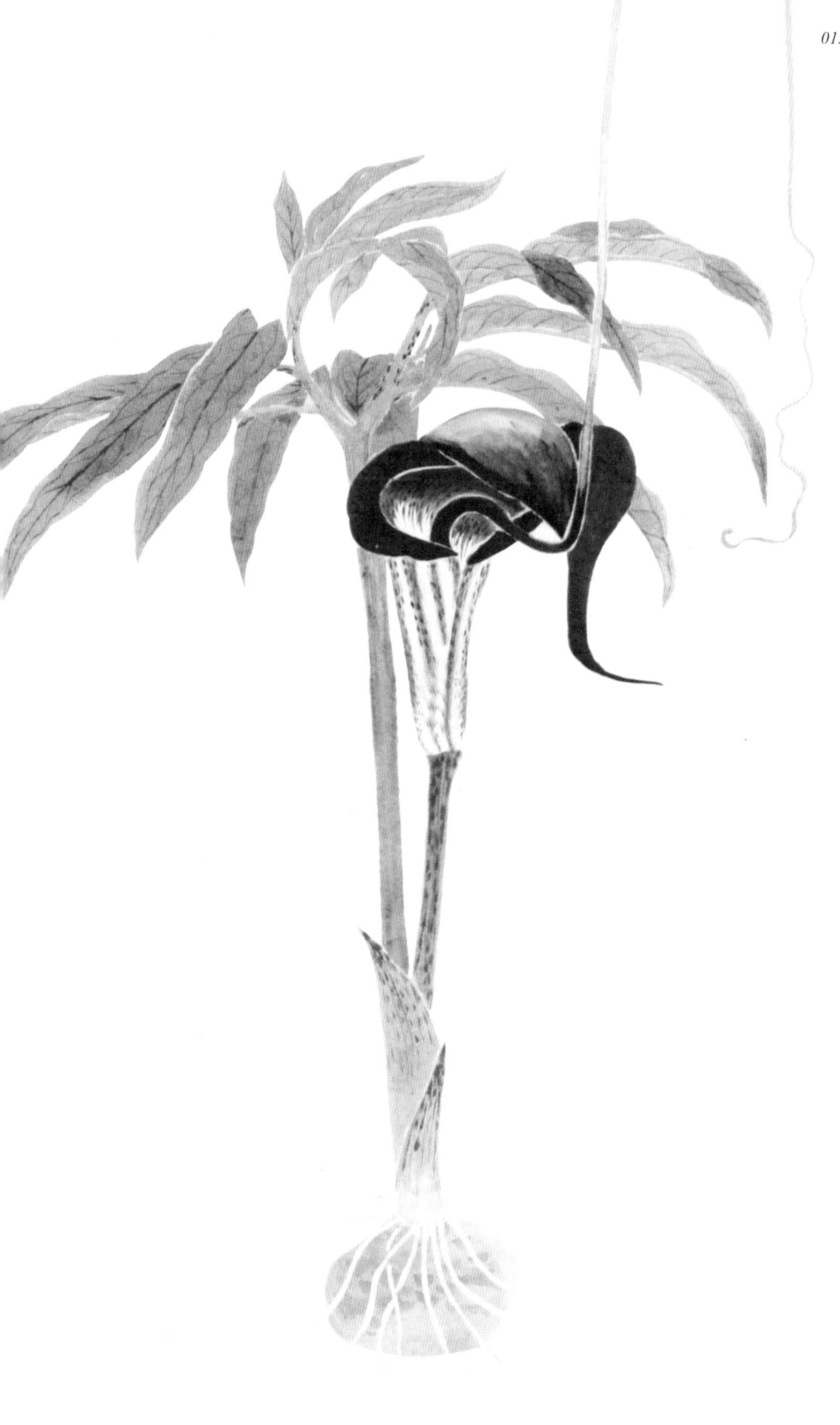

藜芦

单子叶植物纲，百合科植物，根茎短而厚；叶片呈椭圆形、宽卵状椭圆形或卵状披针形；7到9月份开绿白色或暗紫色花。

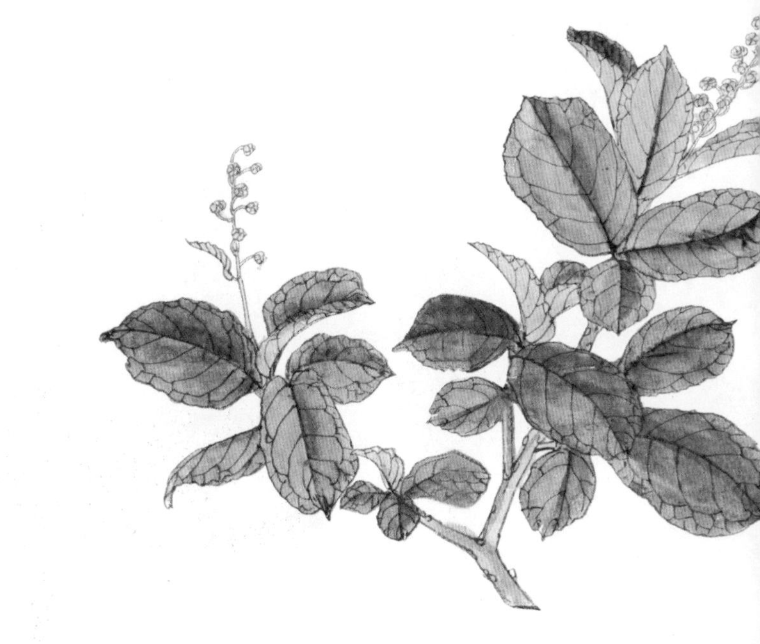

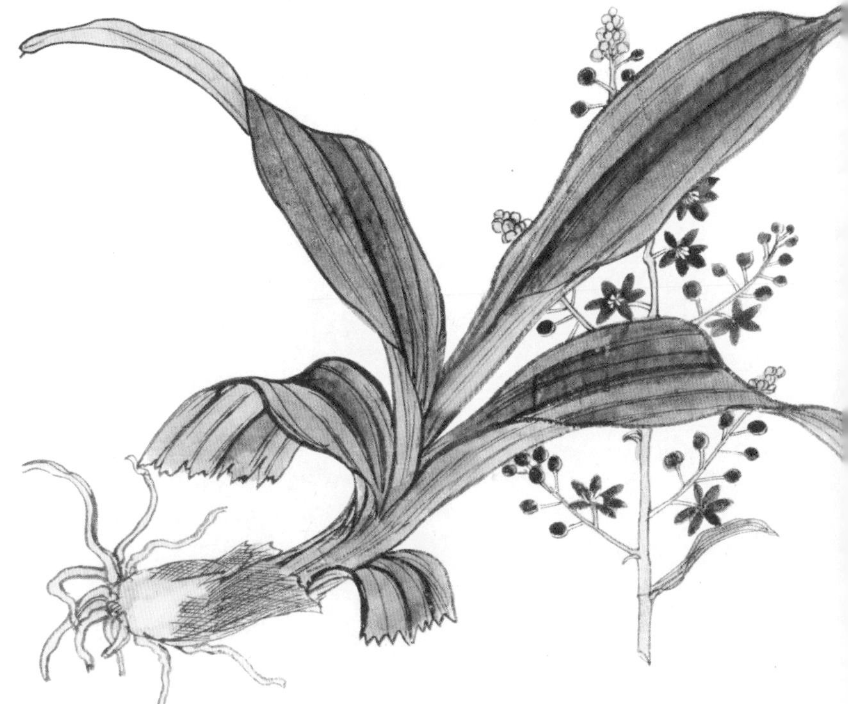

释名 山葱、葱苒、葱炎、葱葵、丰芦、憨葱、鹿葱。

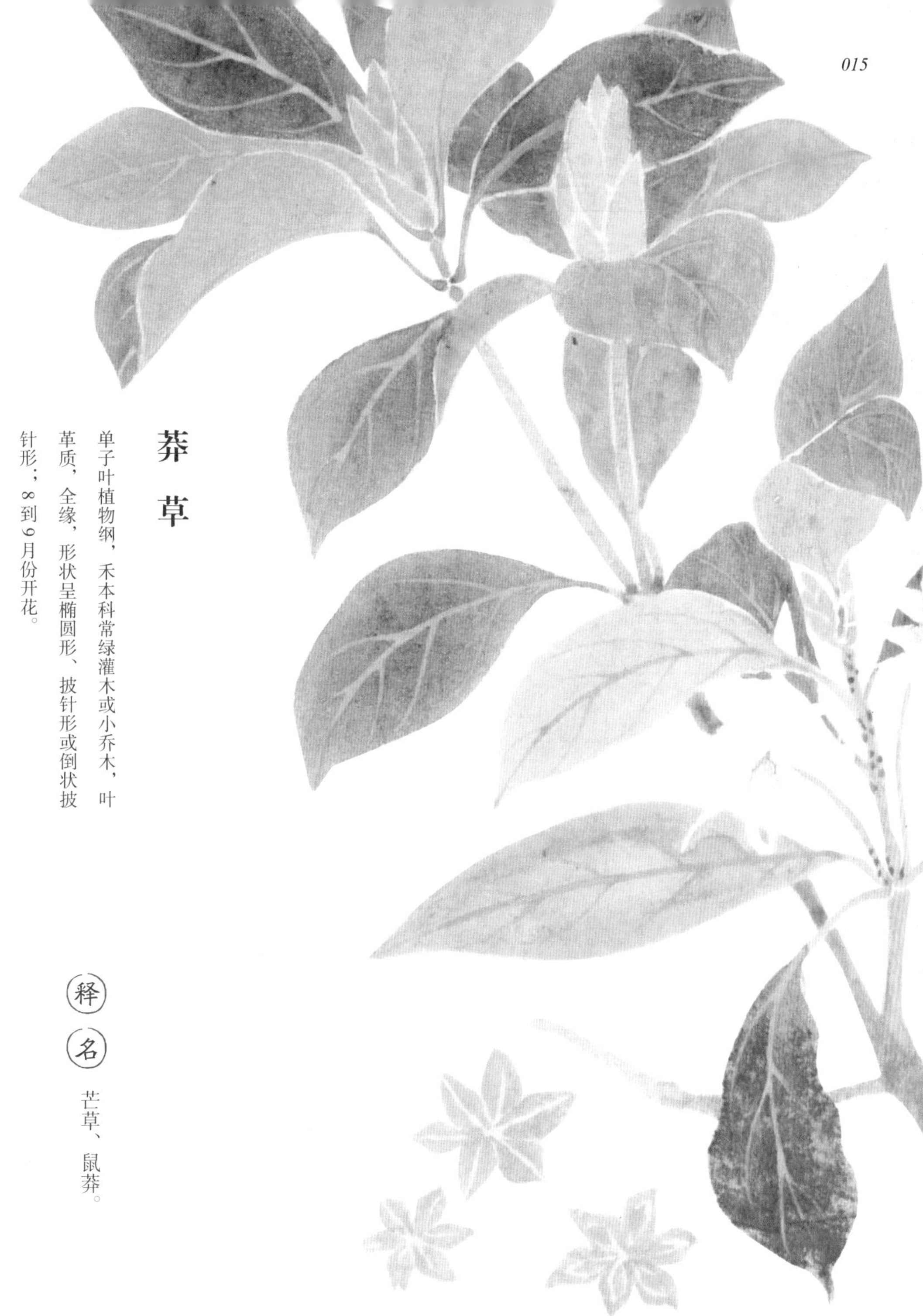

莽草

单子叶植物纲，禾本科常绿灌木或小乔木，叶革质，全缘，形状呈椭圆形、披针形或倒状披针形；8到9月份开花。

释名 芒草、鼠莽。

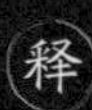

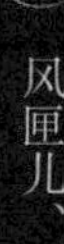

风匣儿、山茄子。

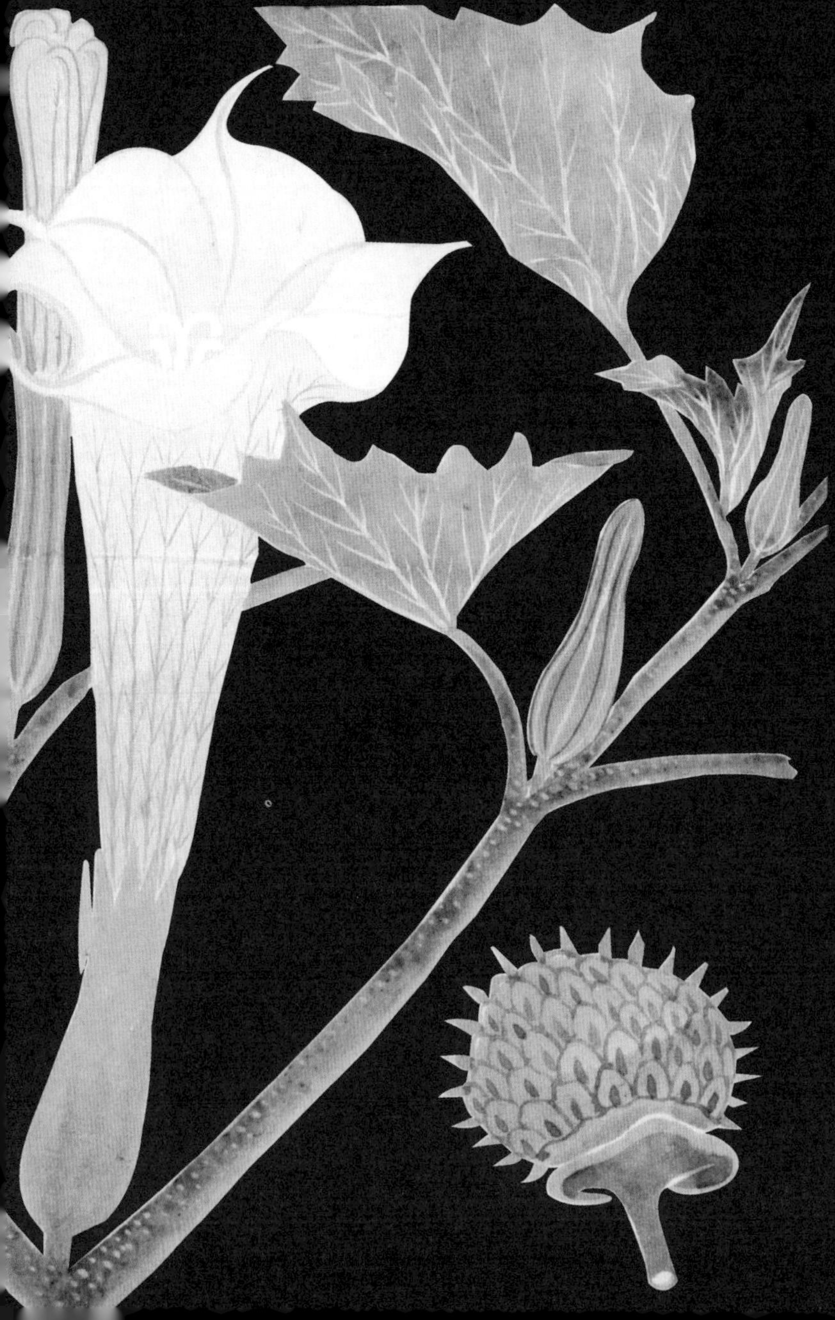

曼陀罗花

双子叶植物纲，茄科植物，茎直立，呈圆柱形；叶片呈卵形或广卵形；种子略扁呈肾形，棕褐色，果仁稍带甜味。

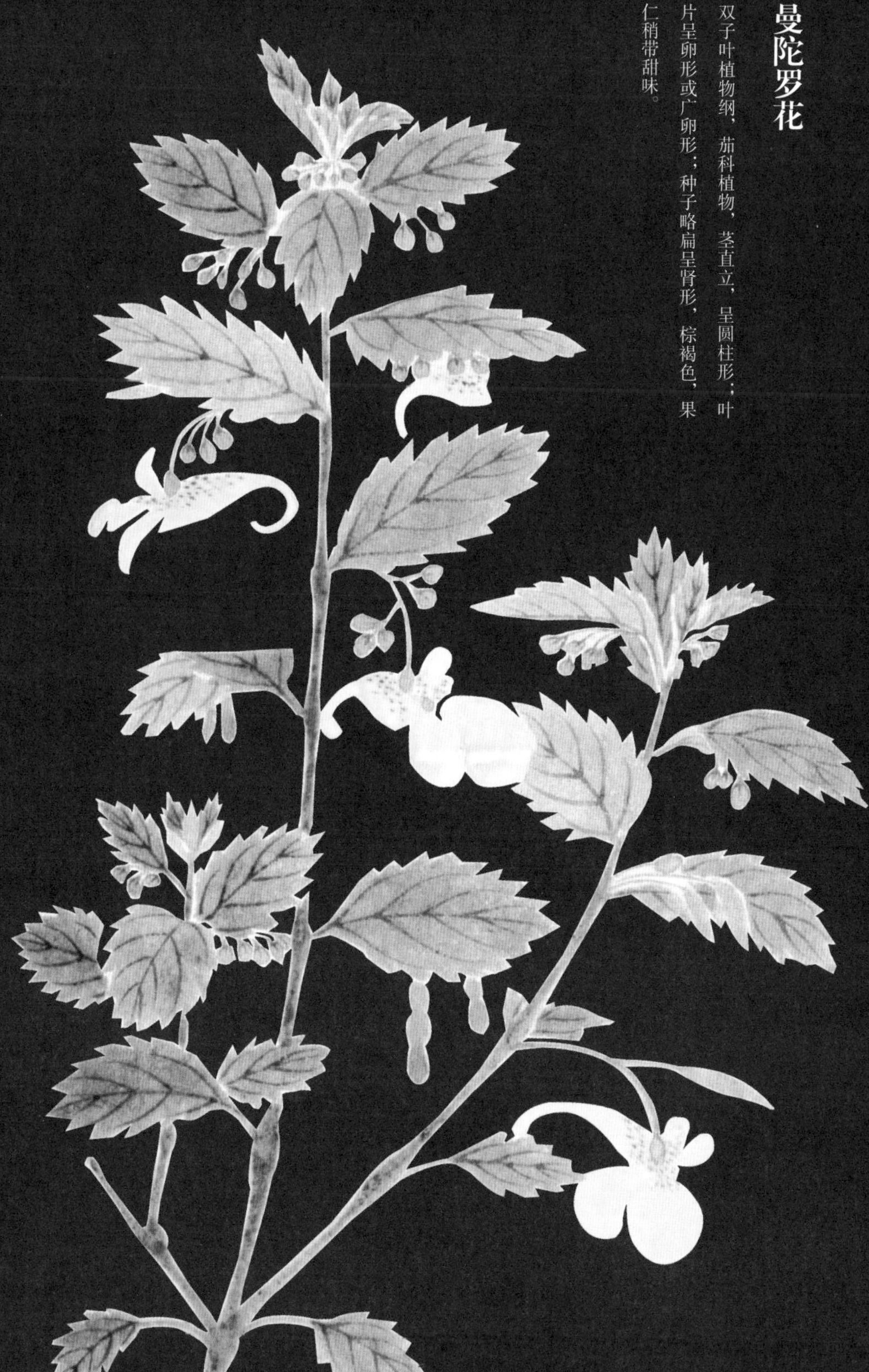

释名

急性子、旱珍珠、金凤花、小桃红、夹竹桃、菊婢。

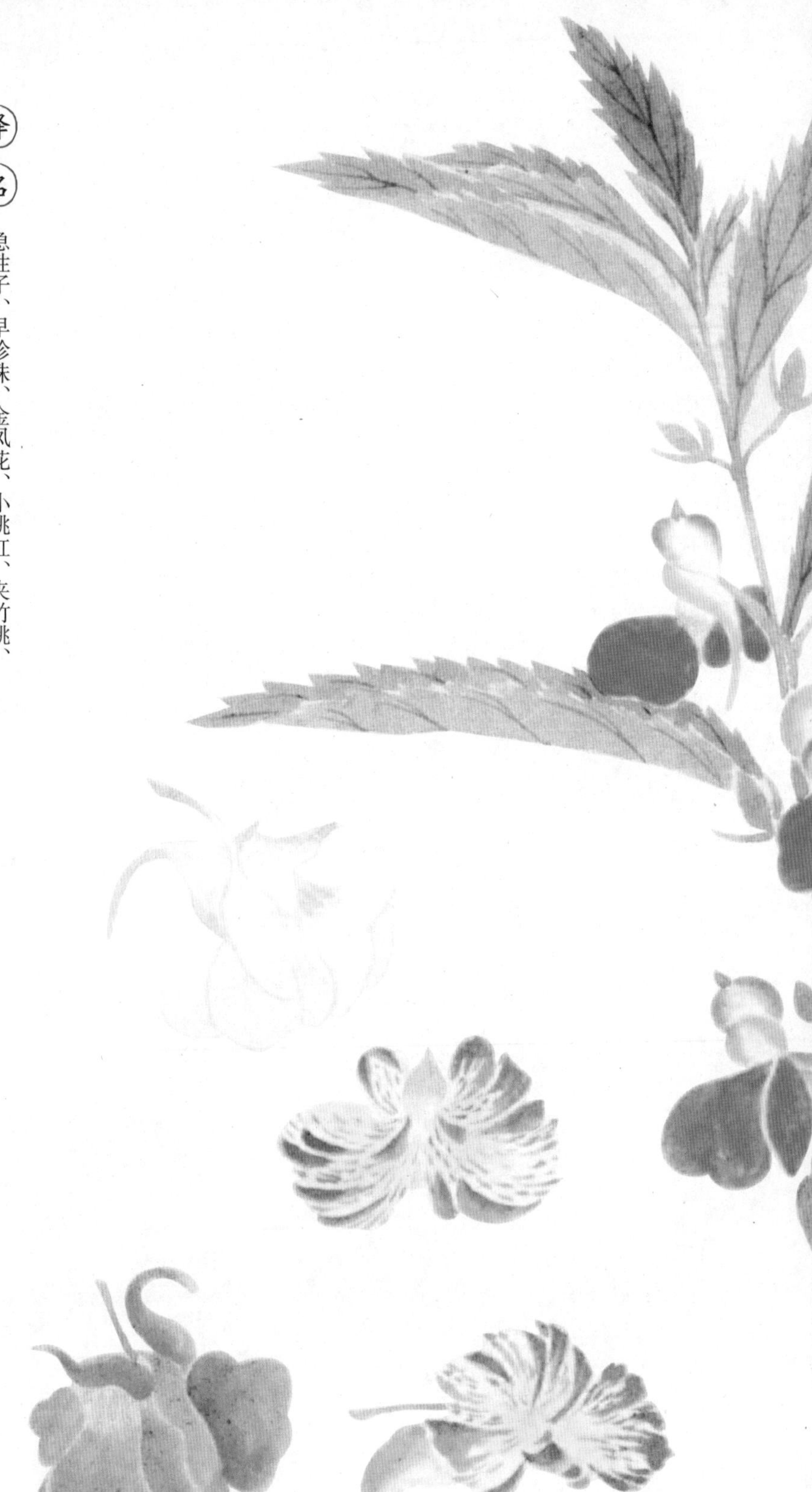

凤仙

双子叶植物纲，凤仙花科植物，肉质茎，粗壮直立；叶互生，形状呈狭椭圆形、披针形或倒披针形；种子黑褐色，呈圆球形；7到10月份开蝴蝶状花。

蓖麻

双子叶植物纲，大戟科灌木或小乔木，茎圆形中空，有分枝；单叶互生，叶片呈盾状圆形；花序圆锥状；种子呈椭圆形，种皮较硬。

释名

红蓖麻、草麻。

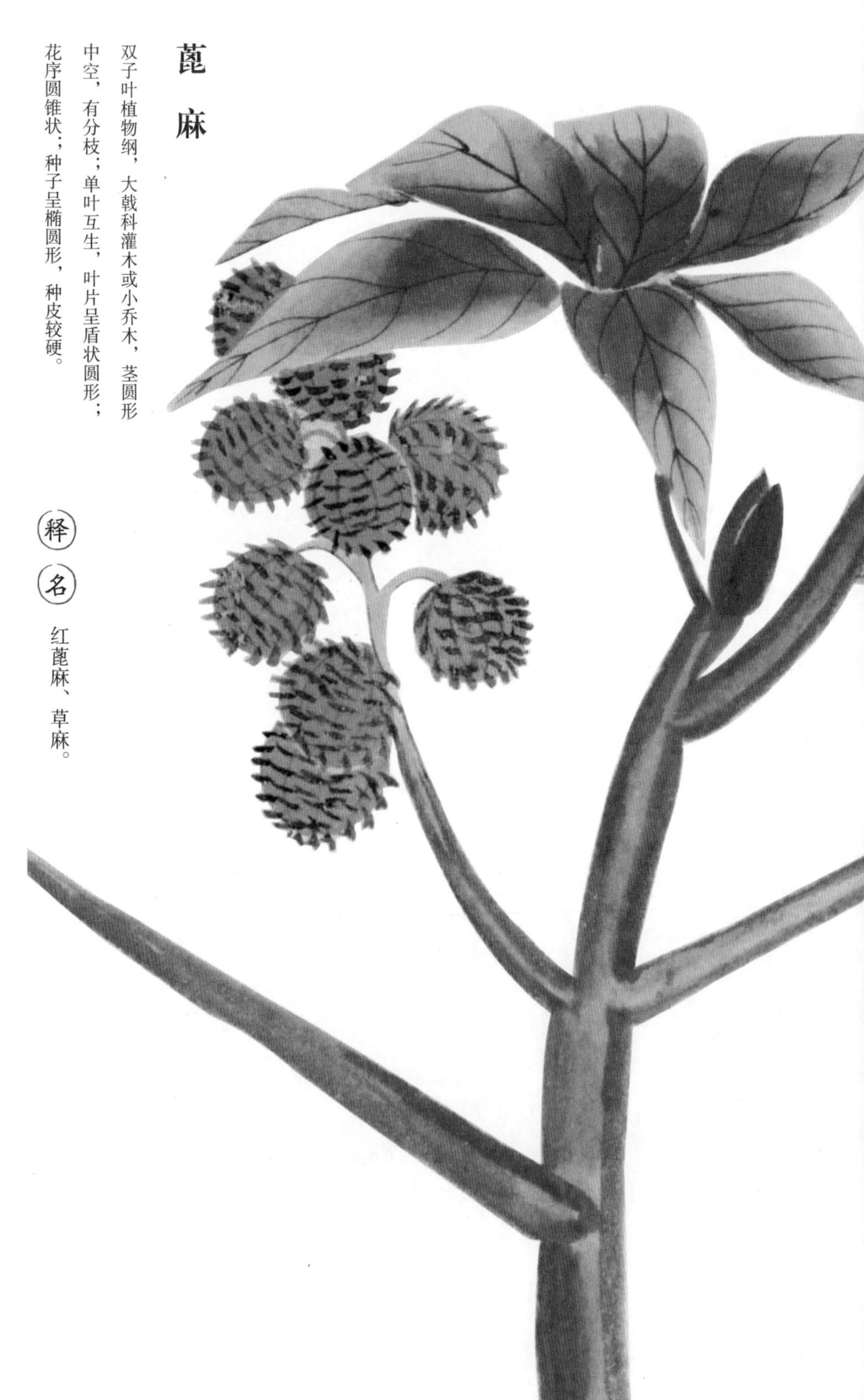

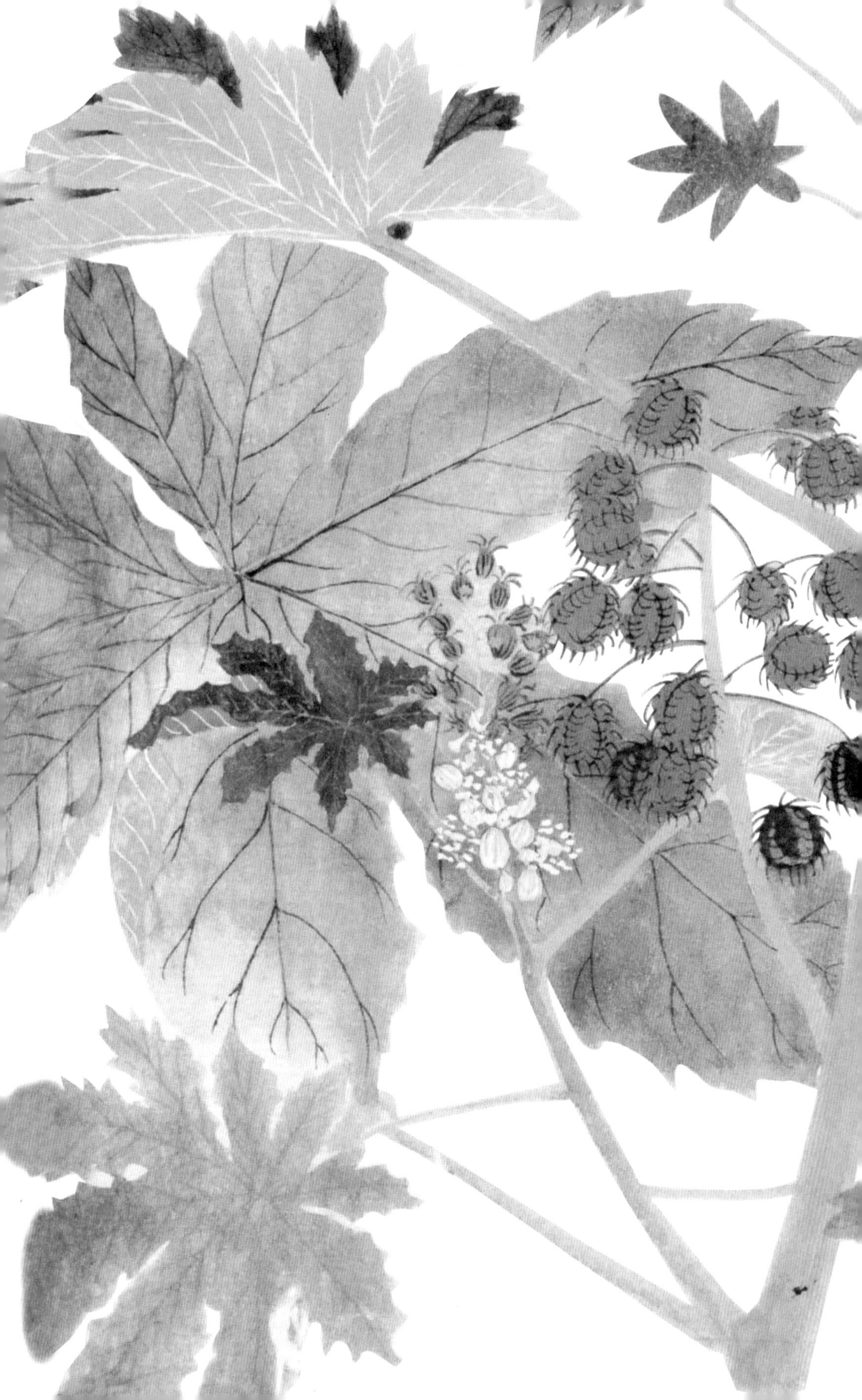

狼牙

薄囊蕨纲，蔷薇科木兰属，根茎较短，横生，密被暗棕色鳞片；叶革质，丛生，叶柄呈草绿色；总状花序细长，花瓣呈黄色。

释名

牙子、狼齿、狼子、犬牙、抱牙、支兰。

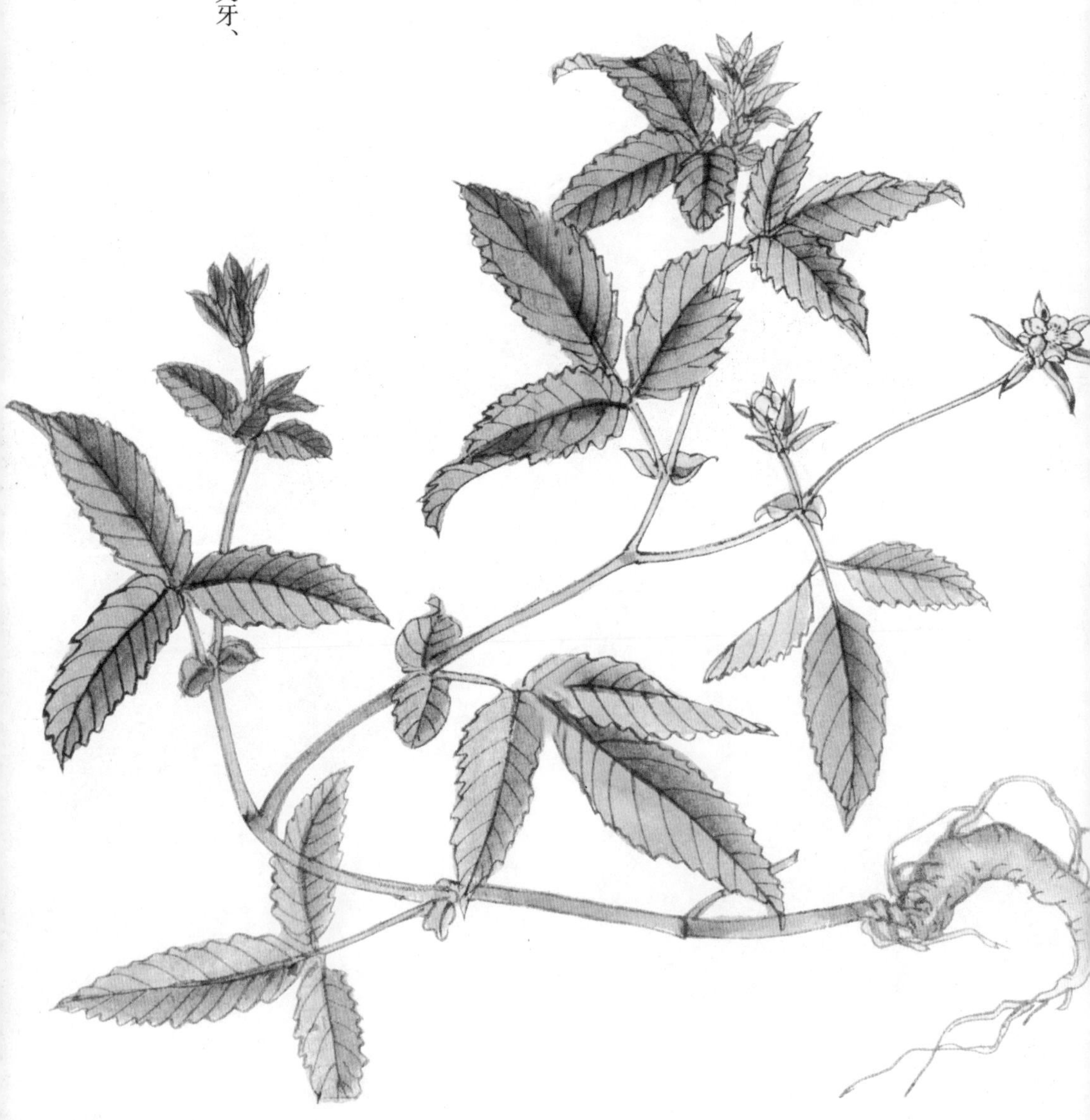

蒺藜

双子叶植物纲，蒺藜科匍匐草本植物，茎平卧，多分枝；叶全缘，羽状复叶互生或对生；6到7月份开黄色5瓣花。

释名

旁通、屈人、止行、休羽、升推。

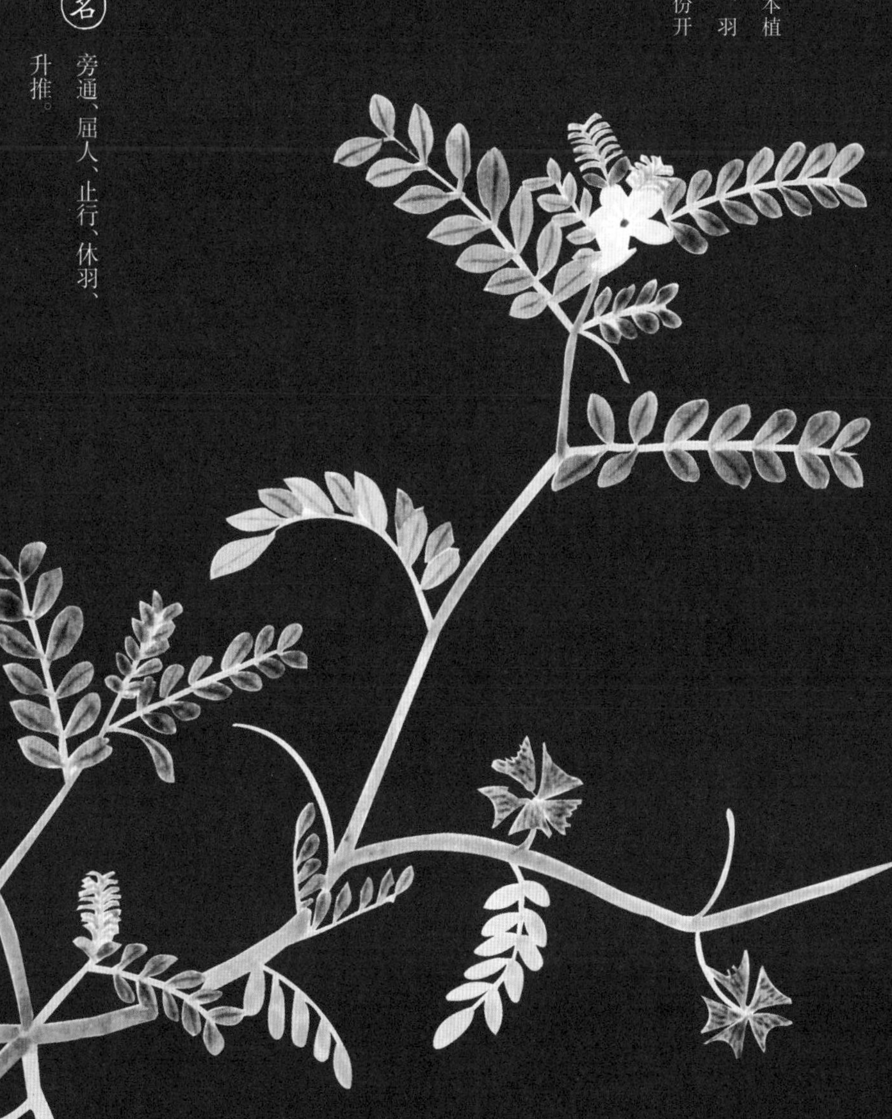

释名

箭头草、独行虎、羊角子、米布袋。

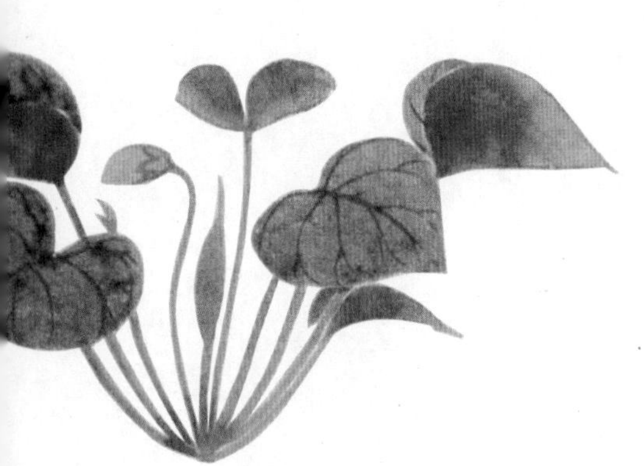

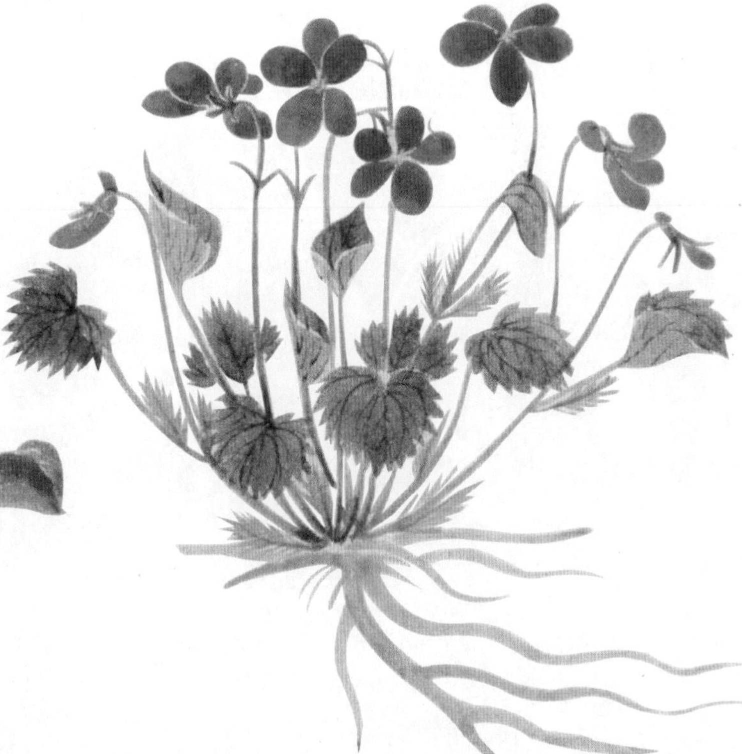

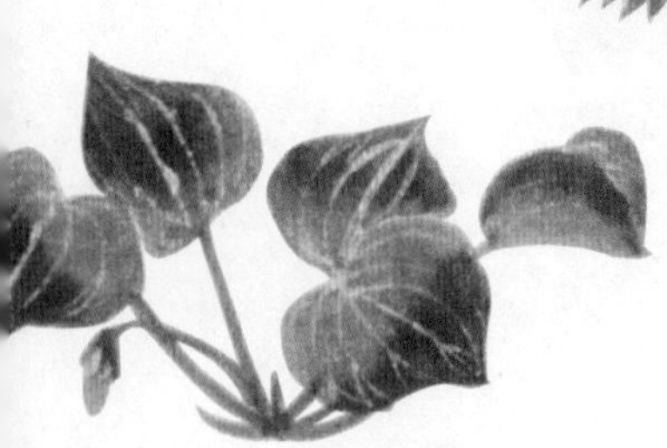

紫花地丁

双子叶植物纲，堇菜科宿根草本植物，根状茎呈淡褐色，短而垂直；叶基生，呈莲座状；蒴果无毛，呈长圆形；种子淡黄色，呈卵球形。

车前

双子叶植物纲，车前科草本植物，茎短粗肥厚，密生多数须根；叶纸质，基生，呈莲座状；花冠白色，花序穗状，4到8月份开花；蒴果呈纺锤状卵形、卵球形或圆锥状卵形。

释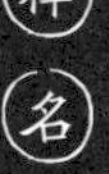

当道、浮以、马昔、牛遗、牛舌、车轮草、地衣、蛤蟆衣。

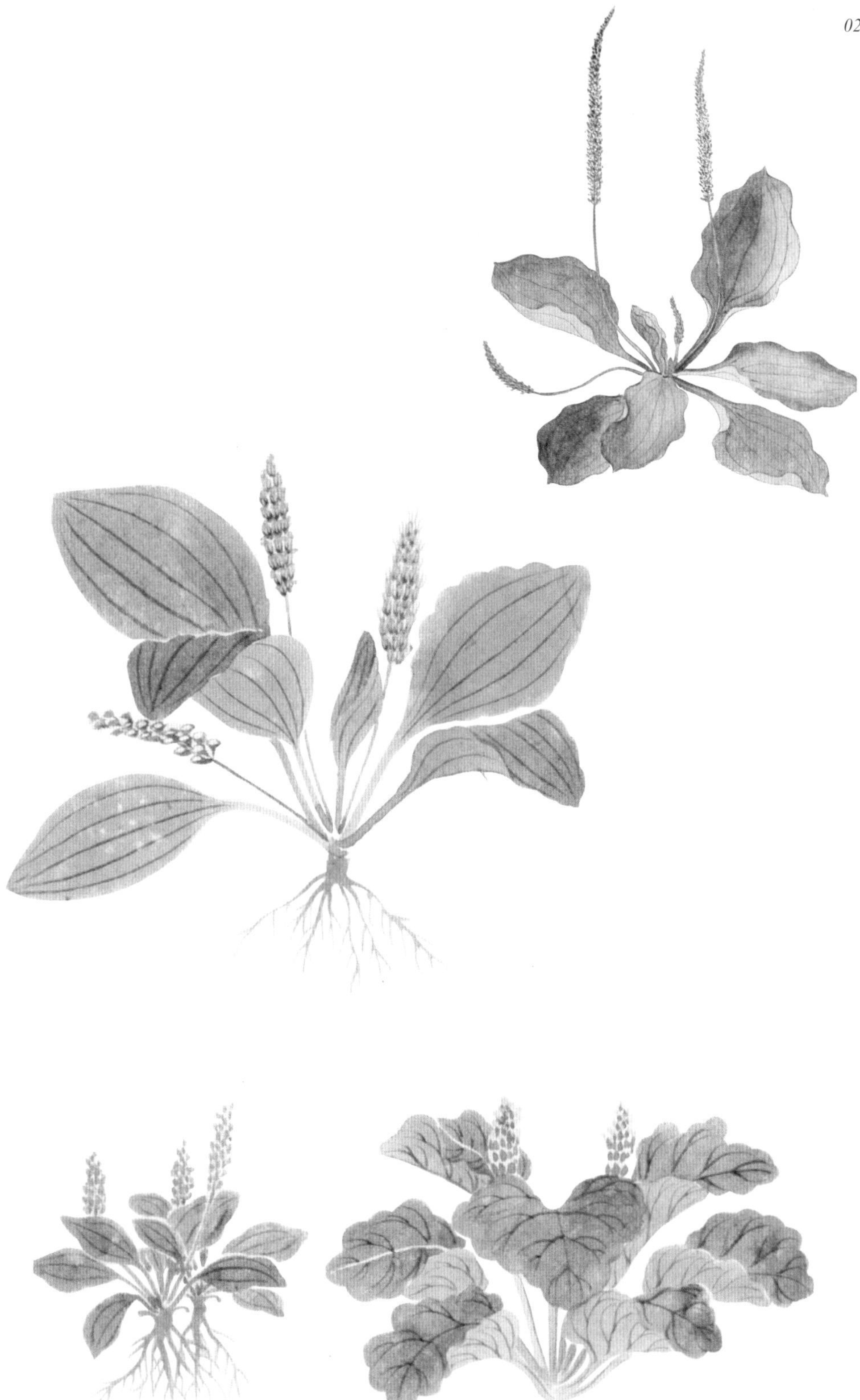

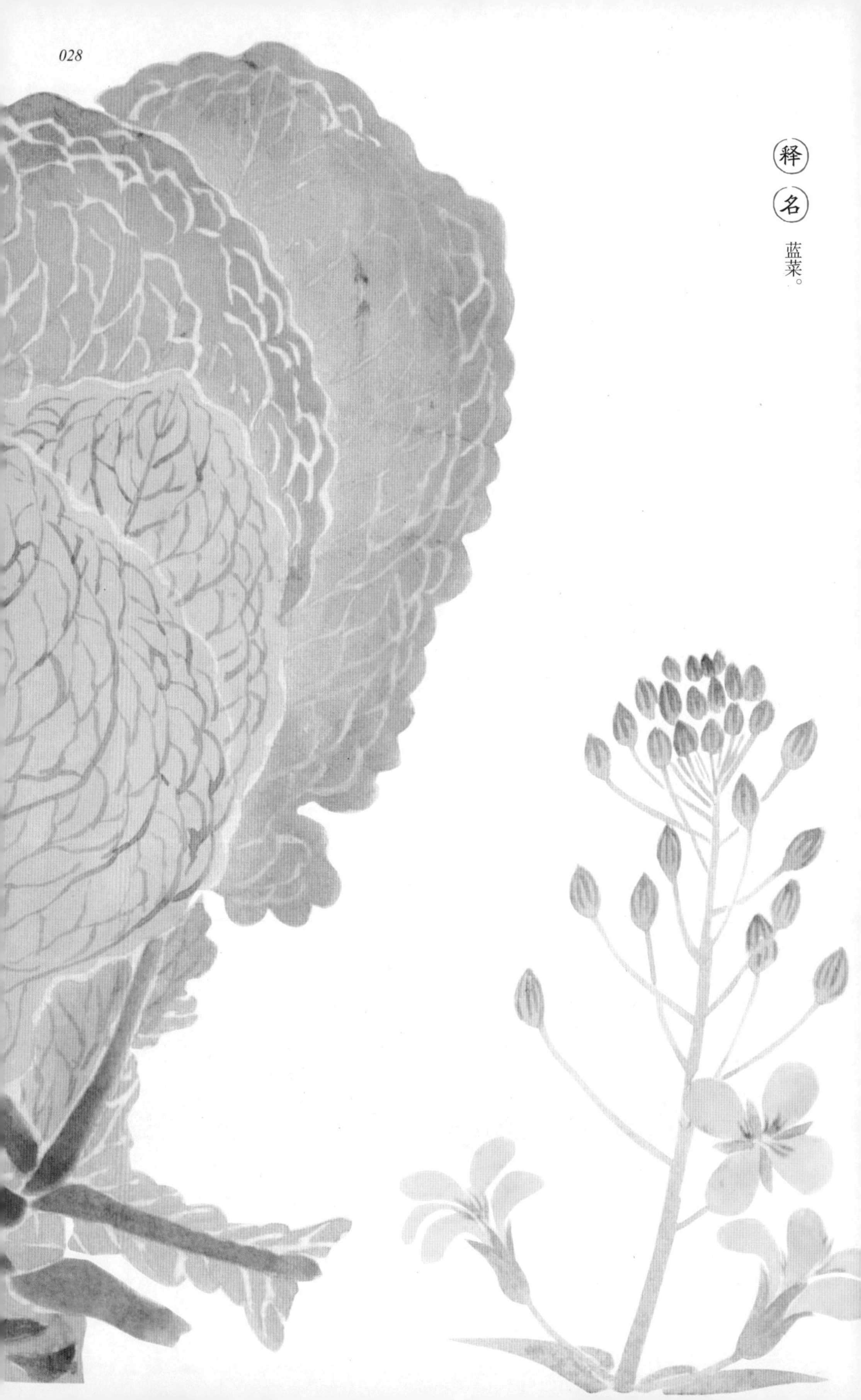

释名

蓝菜。

甘蓝

双子叶植物纲，十字花科草本植物，茎肉质，不分枝，矮且粗壮；叶片呈灰绿色或蓝绿色，形状呈倒卵形或长圆形；5到6月份开淡黄色花。

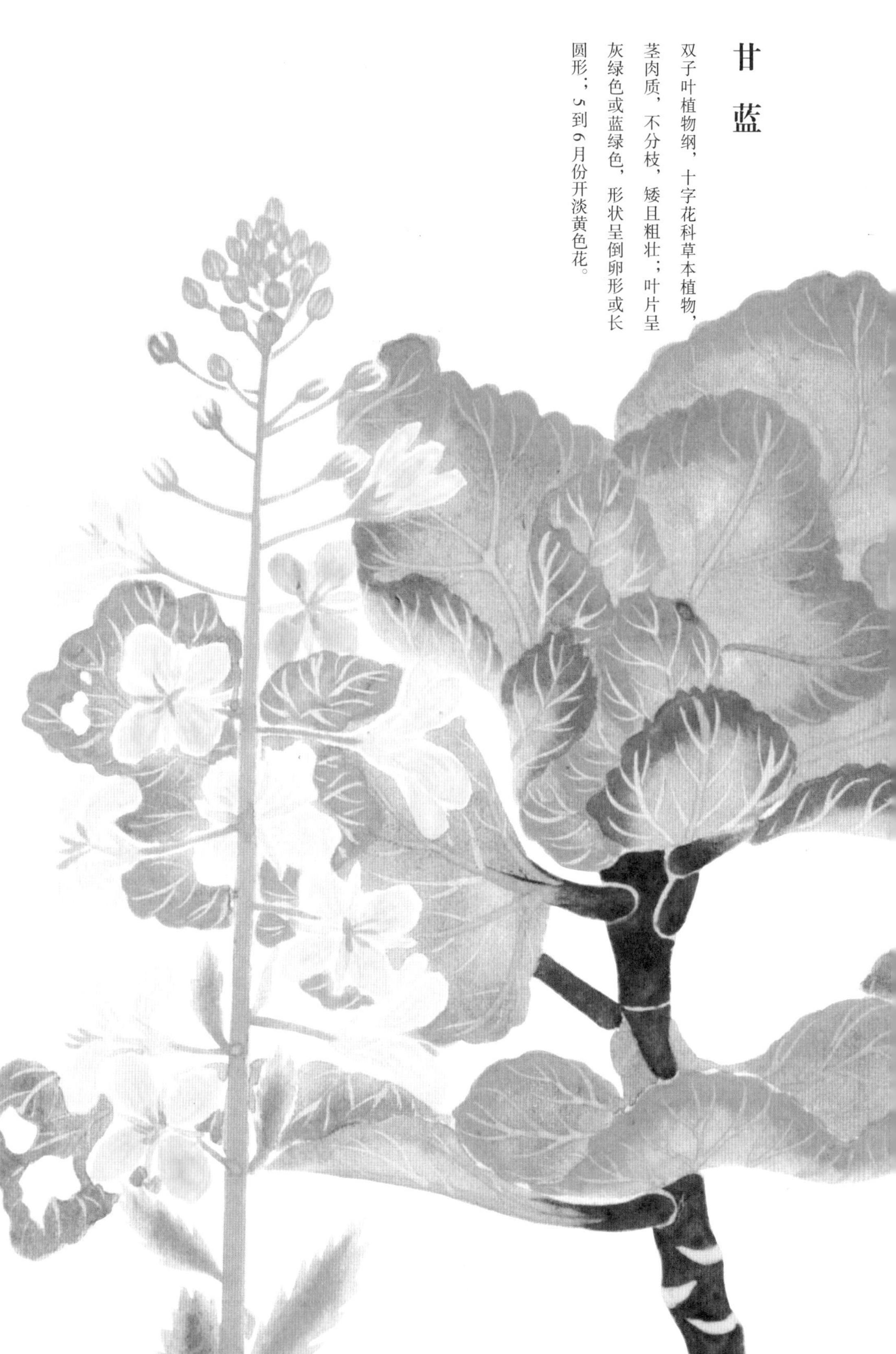

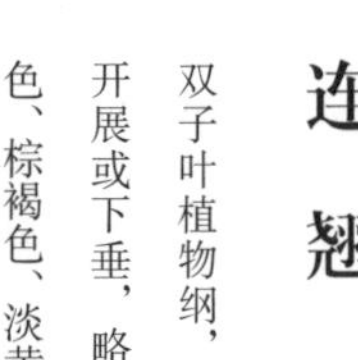

连翘

双子叶植物纲，木犀科落叶灌木，枝开展或下垂，略呈四棱形，颜色呈棕色、棕褐色、淡黄褐色；叶片呈卵形、宽卵形、椭圆形或椭圆状卵形。

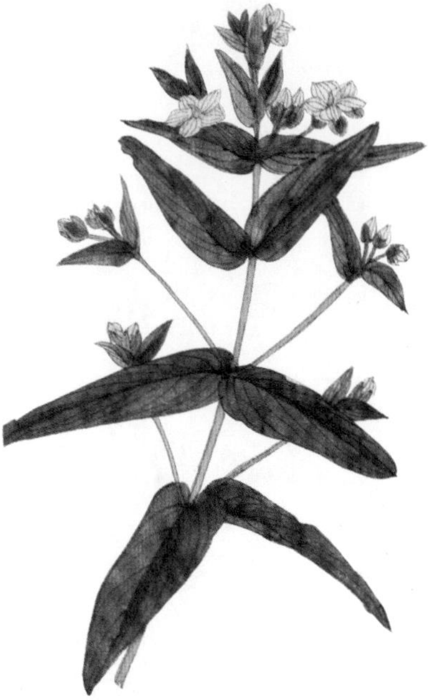

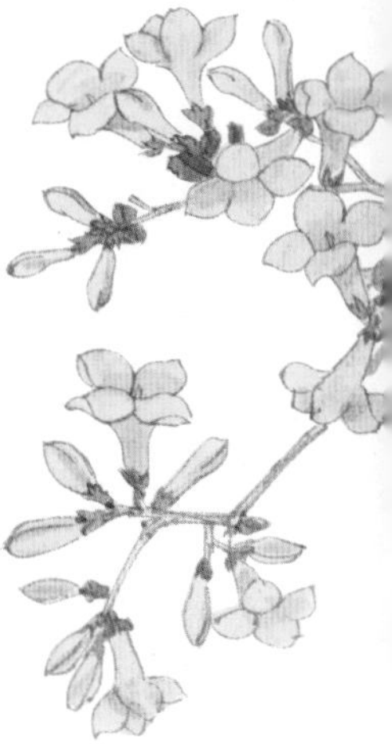

释名

异翘、旱莲子、兰华、三廉，根名连轺、竹根。

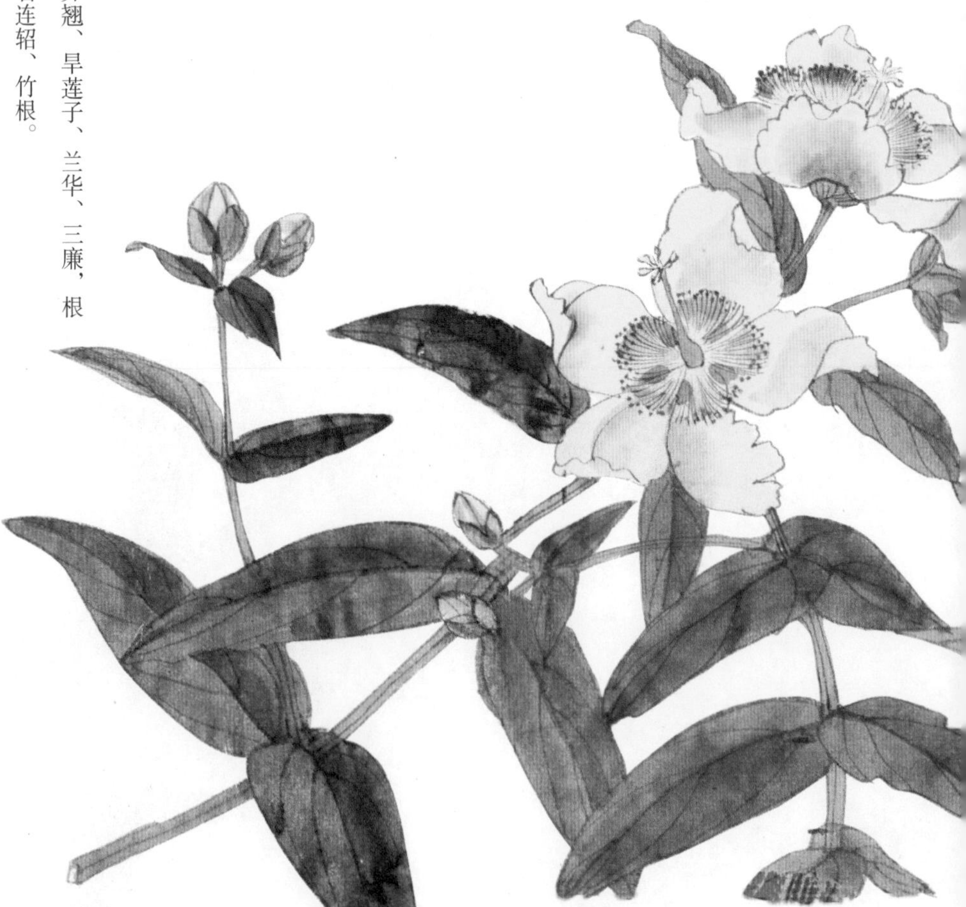

虎杖

双子叶植物纲，蓼科草本植物，茎木质，粗壮，具明显纵棱；叶近革质，呈宽卵形或卵状椭圆形；花序圆锥状，雌雄异株。

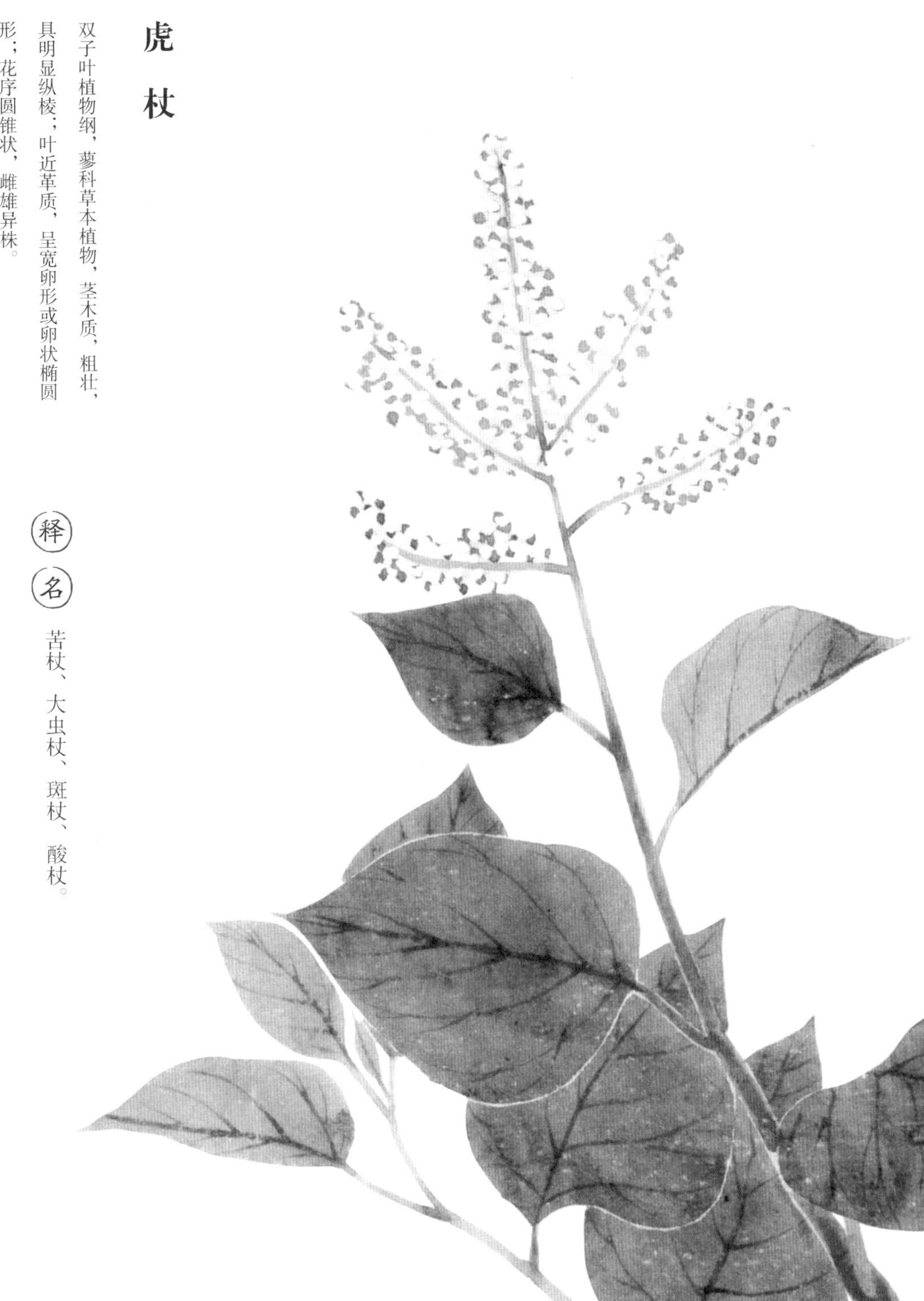

释名

苦杖、大虫杖、斑杖、酸杖。

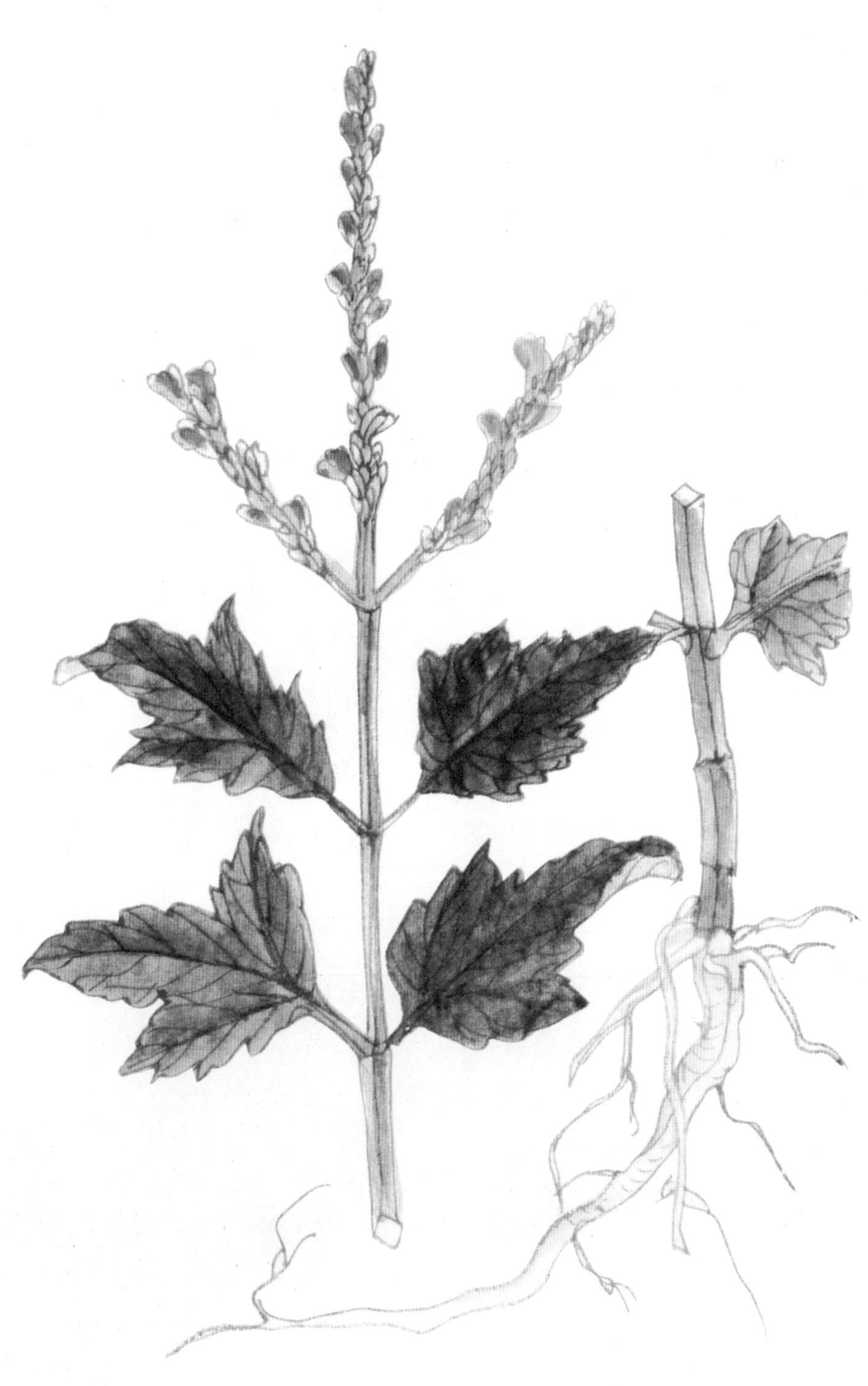

马鞭草

木兰纲，马鞭草科草本植物，茎呈四方形；叶片对生，形状呈卵圆形、倒卵形或长圆状披针形；花冠淡紫或蓝色，6到8月份开花。

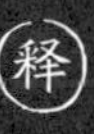
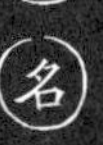
龙牙草、凤颈草。

龙葵

双子叶植物纲，茄科草本植物，茎直立，多分枝，颜色呈绿色或紫色；叶片互生，呈卵形或心形；花序蝎尾状，6到7月份开白花。

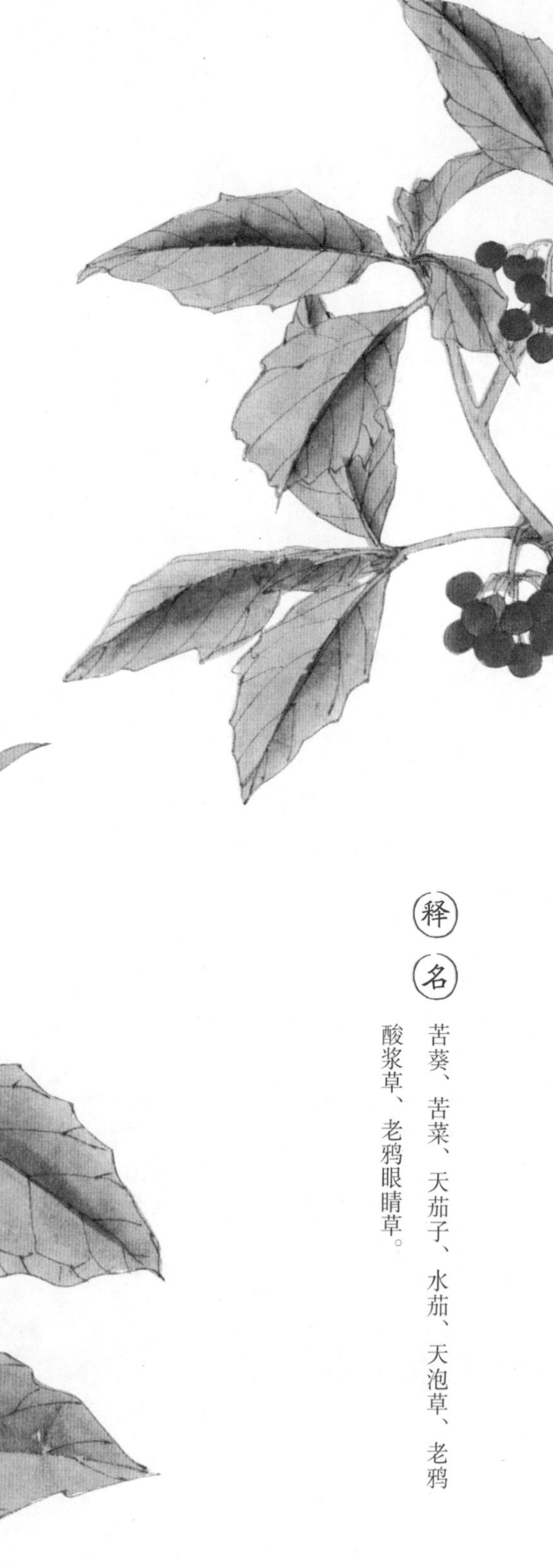

释名

苦葵、苦菜、天茄子、水茄、天泡草、老鸦酸浆草、老鸦眼睛草。

淡竹叶

单子叶植物纲，禾本科草本植物，根茎木质化，呈纺锤形；叶片互生，呈披针形；花序圆锥状，7到9月份开花。

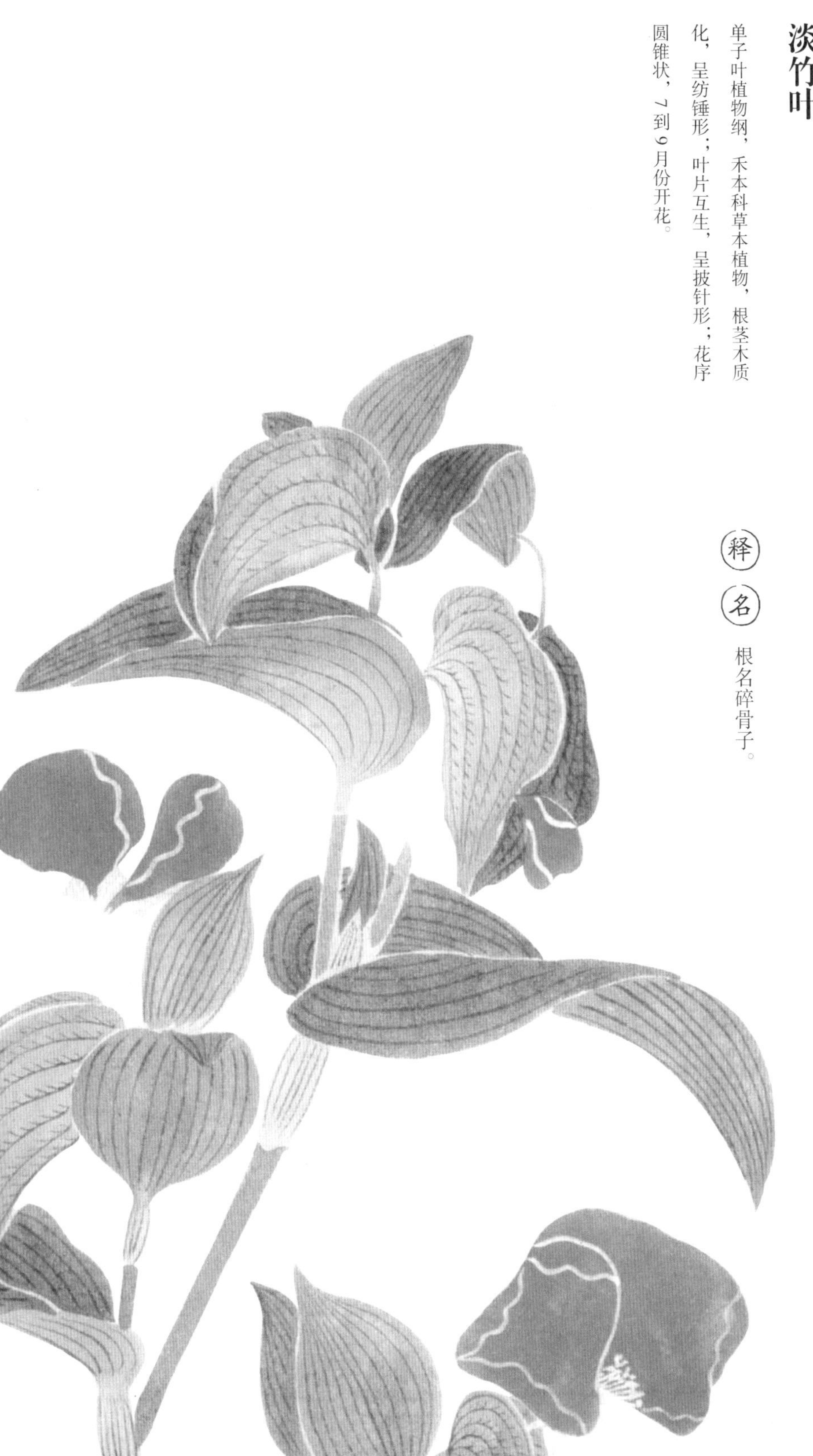

释名

根名碎骨子。

释名

忘郁、疗愁、丹棘、鹿葱、鹿剑、宜男。

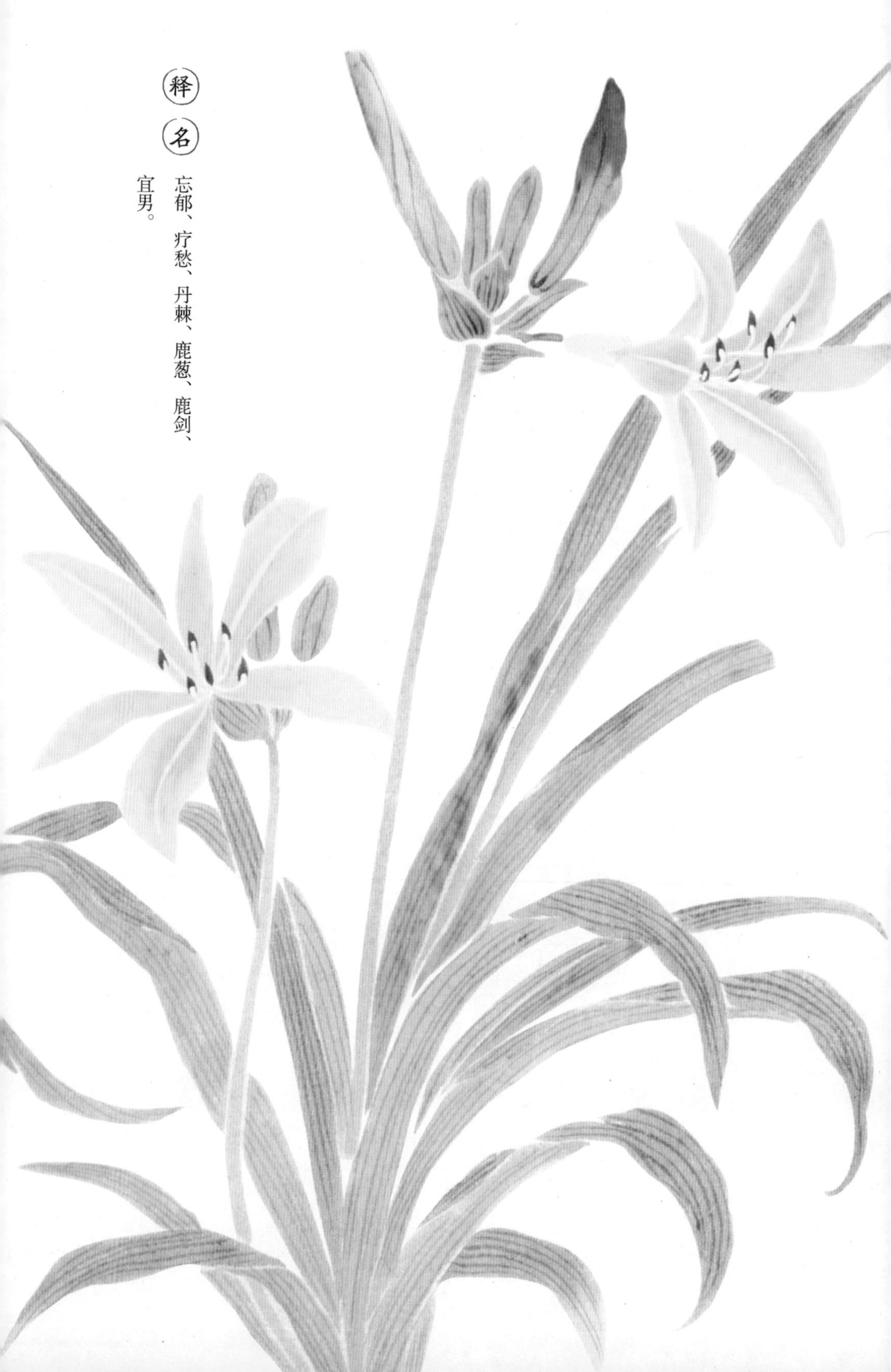

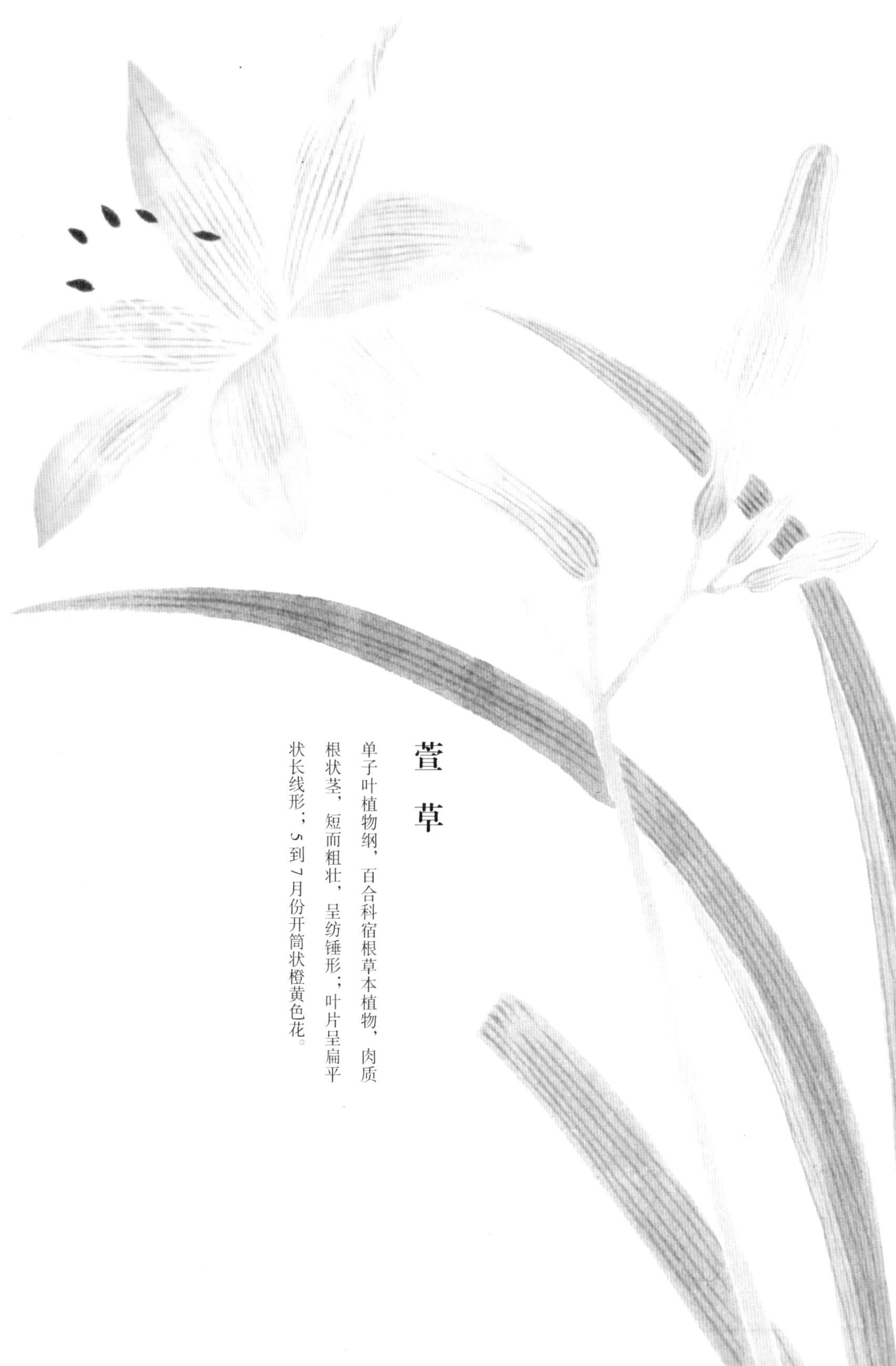

萱草

单子叶植物纲，百合科宿根草本植物，肉质根状茎，短而粗壮，呈纺锤形；叶片呈扁平状长线形；5到7月份开筒状橙黄色花。

地黄

双子叶植物纲，玄参科草本植物，根茎肉质，颜色呈黄色或紫红色；叶片呈卵形或长椭圆形，上面呈绿色，下面呈紫色或紫红色；蒴果呈卵形或长卵形，4到7月份结果。

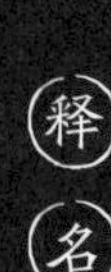

苄、地髓。

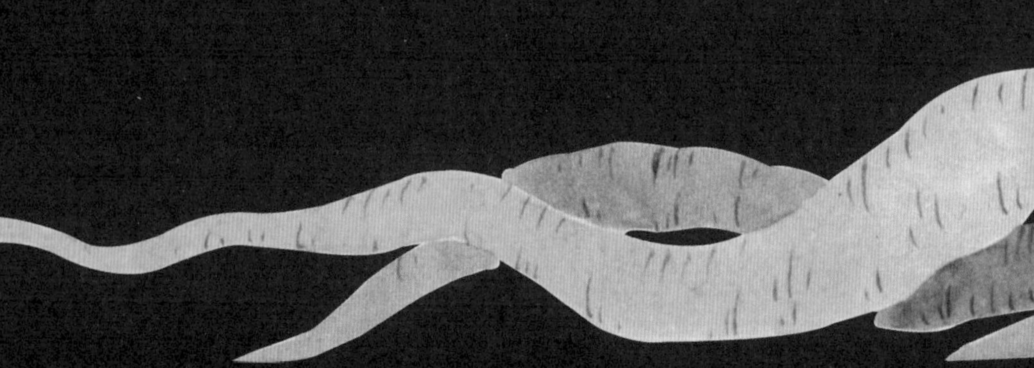

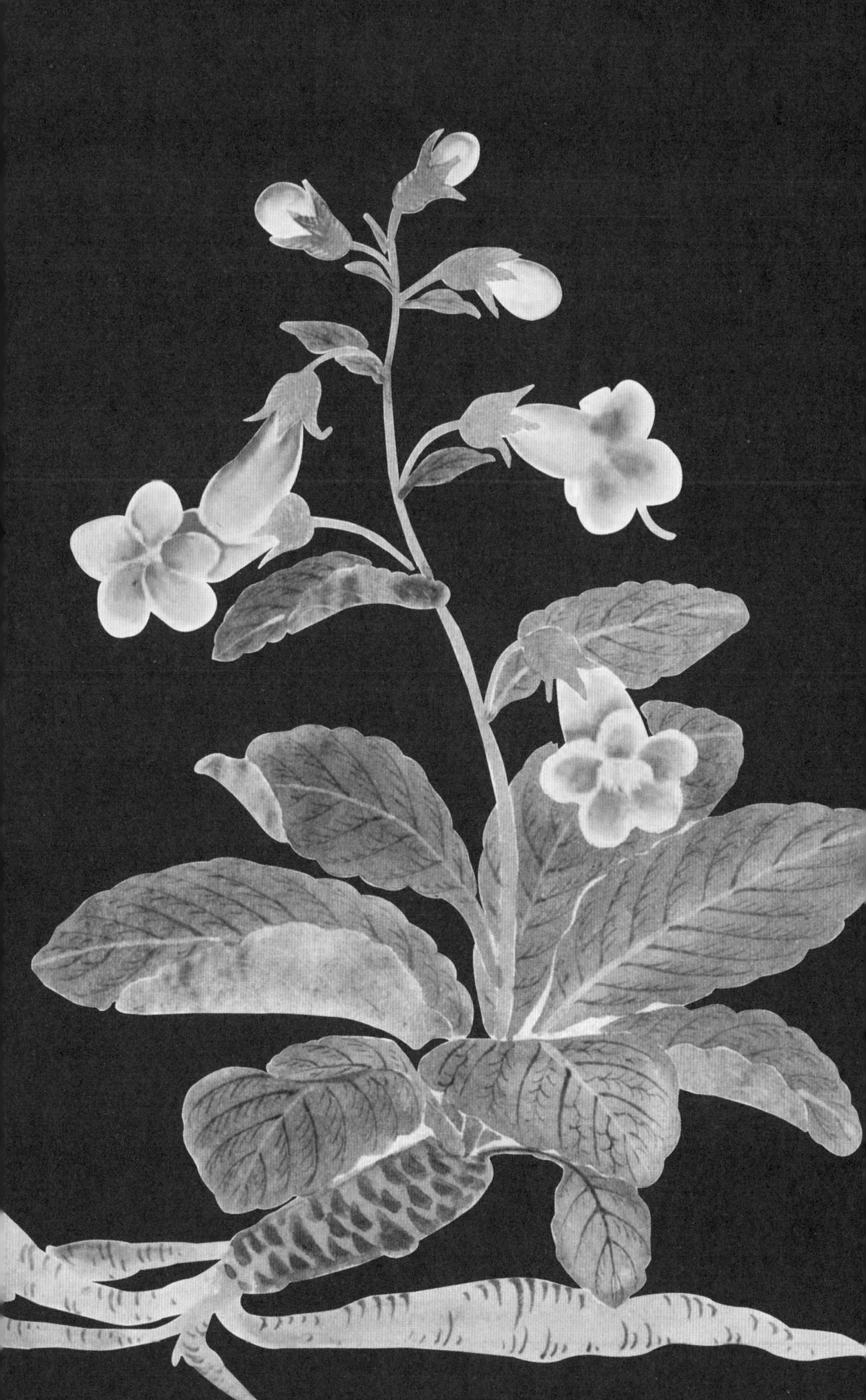

鸡冠

双子叶植物纲，苋科植物，茎直立粗壮；叶片互生，呈长卵形或卵状披针形；花序穗状顶生，多扁平而肥厚，呈鸡冠状；种子呈肾形，黑色有光泽。

释名

鸡角根、凤尾鸡冠。

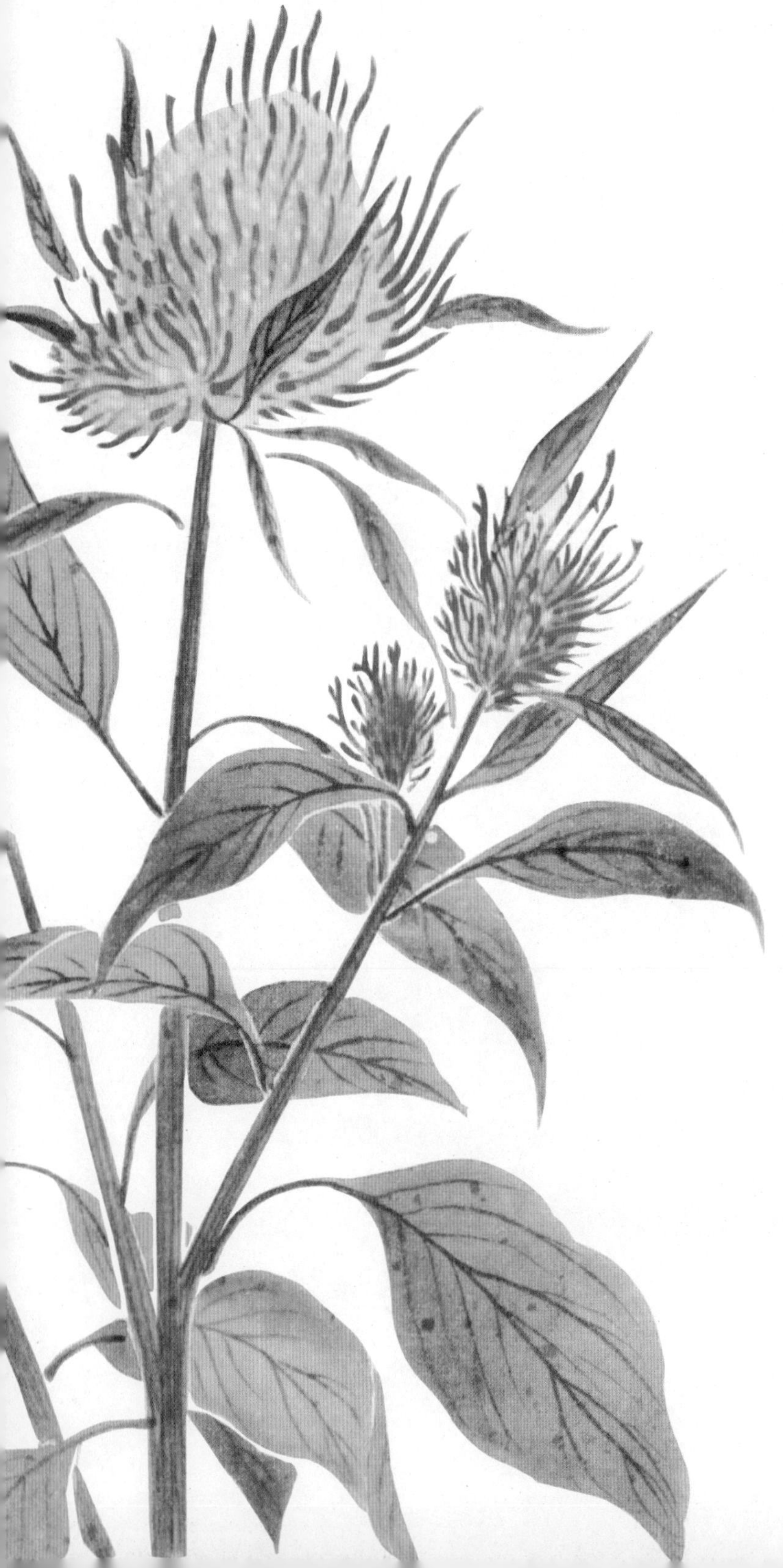

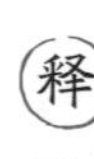

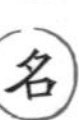

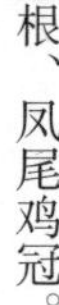

甘蕉

单子叶植物纲，芭蕉科植物，茎直立，枝匍匐；叶片鲜绿色，有光泽，形状呈长圆形；花序穗状下垂；浆果肉质，呈长圆形，有三钝棱，熟时表皮呈黄色，无种子。

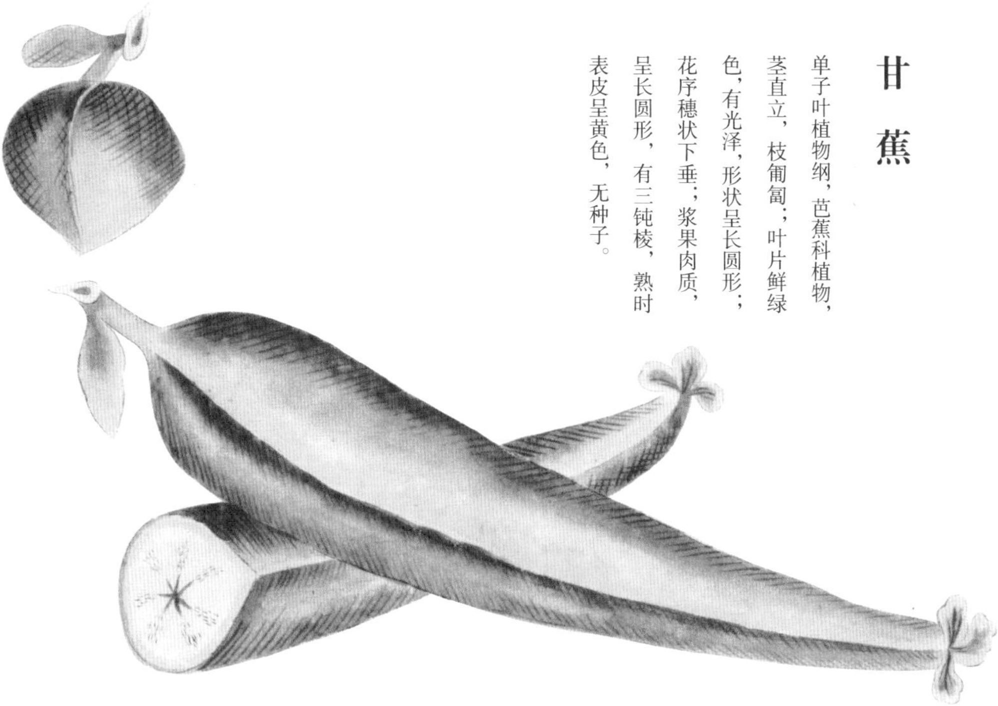

释名

芭蕉、天苴、芭苴。

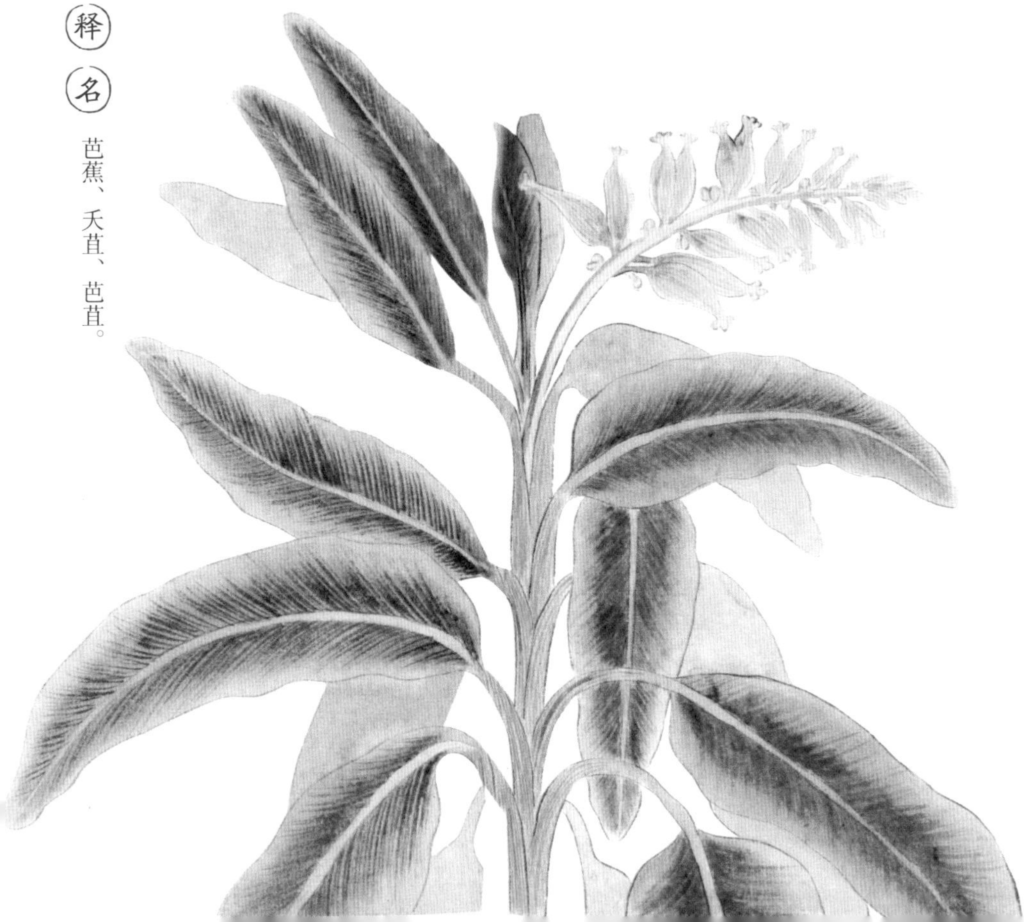

青蒿

双子叶植物纲，菊科草本植物，植株有香气，主根单一；茎上多分枝，有纵棱；叶片无毛，两面均呈青绿色或淡绿色；6到9月份开淡黄色花。

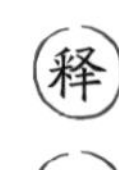
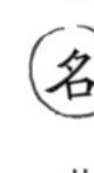

草高、方溃、狈蒿、香蒿。

白蒿

双子叶植物纲，菊科草本植物，主根单一垂直，呈狭纺锤形；茎单生直立，有分枝，被白色微绒毛；花冠狭圆锥状，花药呈披针形或线状披针形，6到10月份开花。

释名

由胡、蒌蒿、蘩。

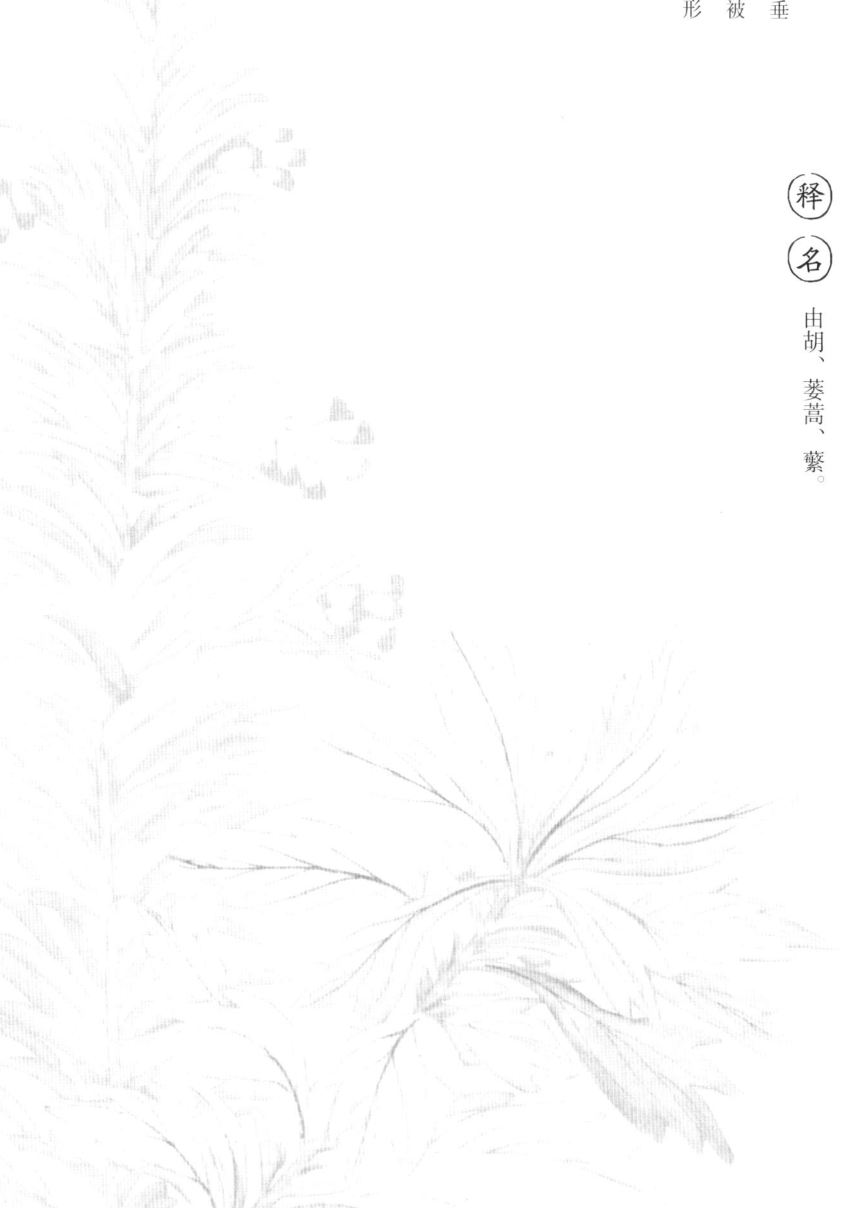

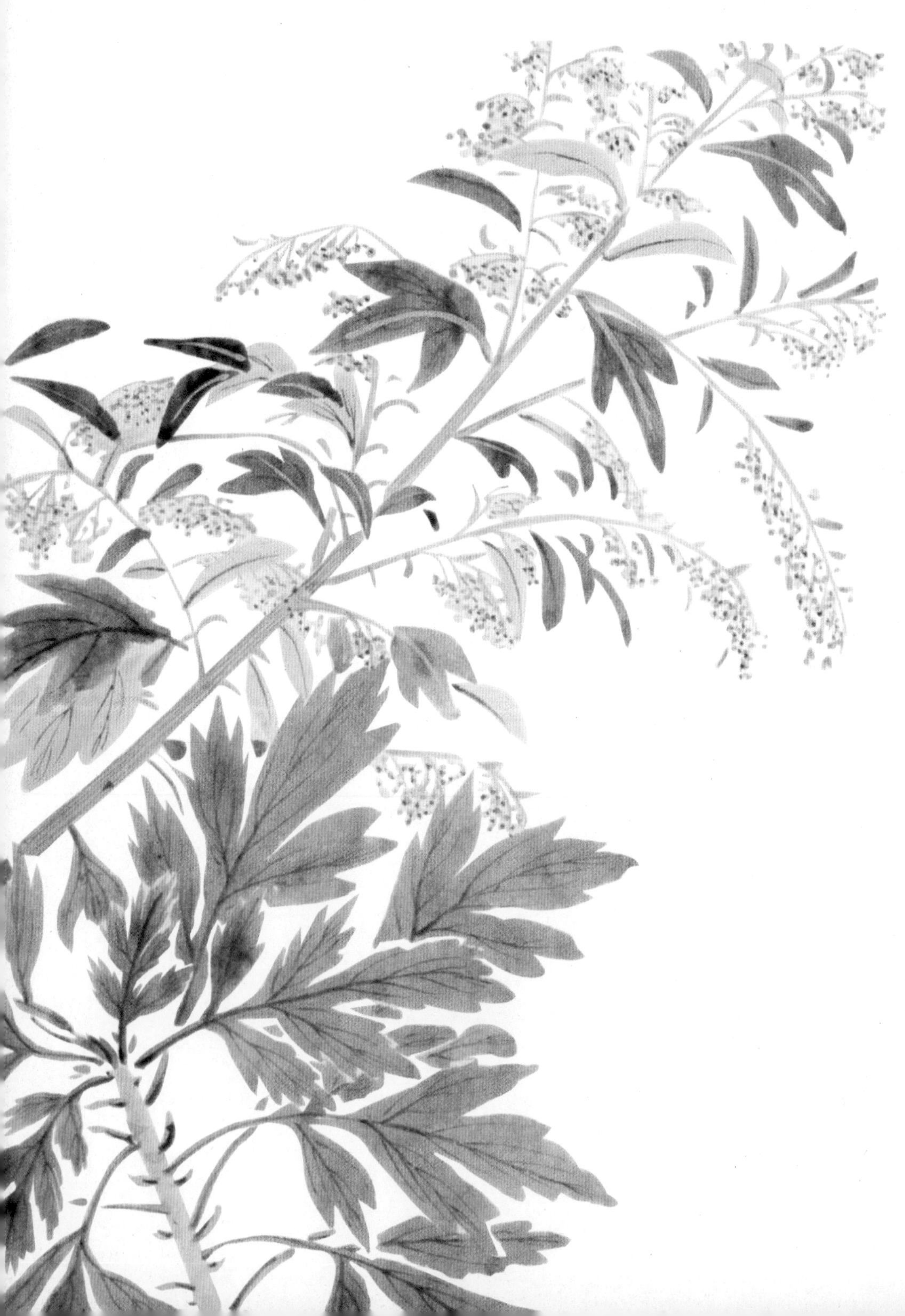

艾

双子叶植物纲，菊科半灌木状草本植物，植株有浓烈香气，主根略粗长，侧根较多；叶片较厚，呈纸质，上被灰白色短柔毛，并有白色腺点和小凹点；瘦果呈长卵形或长圆形，7到10月份结果。

释名 冰台、医草、黄草艾蒿。

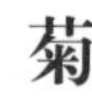

菊

双子叶植物纲，菊科宿根草本植物，茎基部稍木质化，略带紫红色；叶片互生，呈卵形或卵状披针形；花序头状，9到11月份开白色、红色、黄色、橙色、紫色、粉红色等各色花。

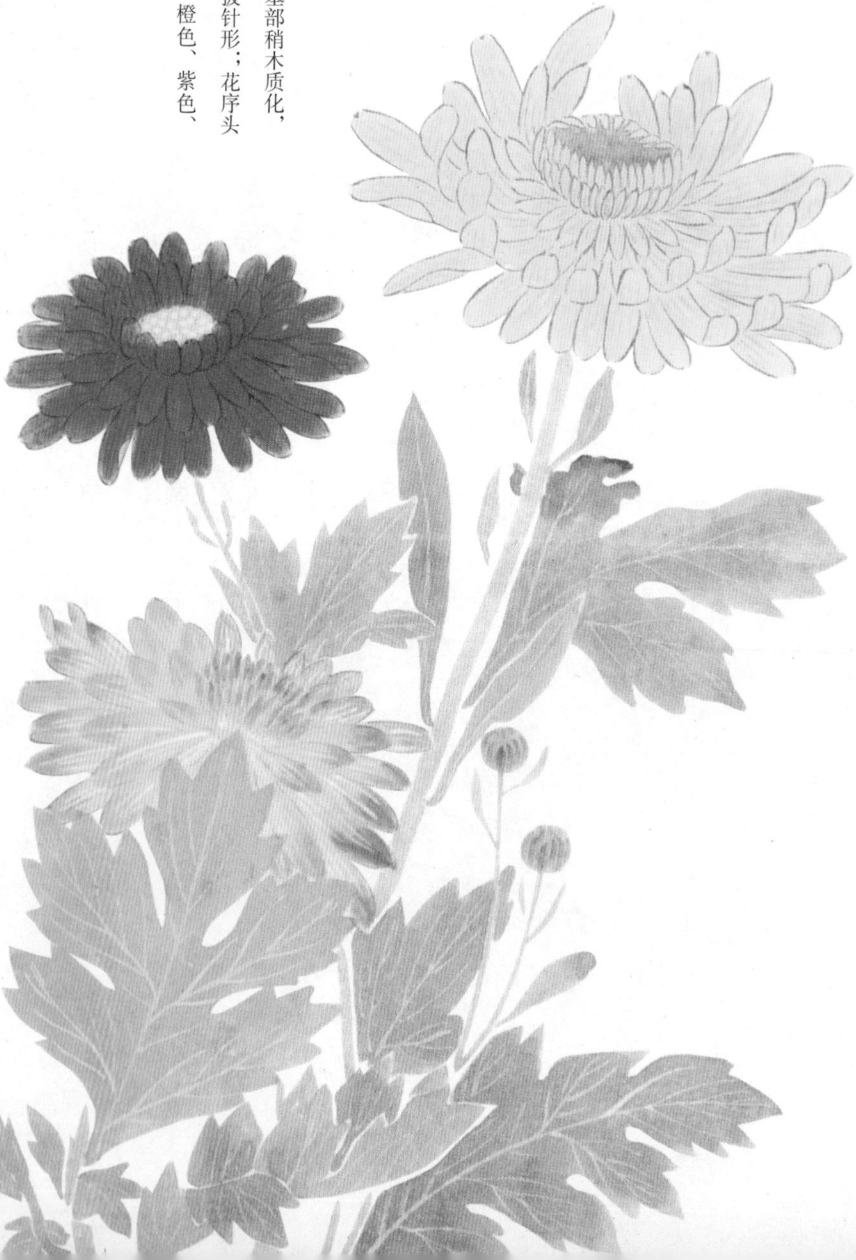

释名

节华、女节、女华、女茎、日精、更生、傅延年、金蕊、阴成、周盈。

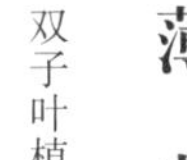

薄荷

双子叶植物纲，唇形科植物，茎呈方柱形，有对生分枝；叶片呈披针形、长圆状披针形、卵状披针形、椭圆形或长扁圆形；7到9月份开淡紫色花。

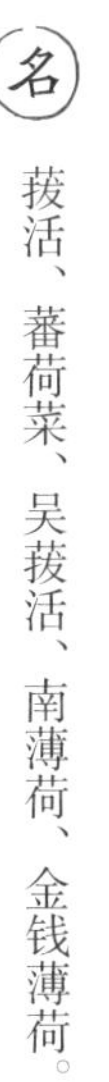

释名 菝活、蕃荷菜、吴菝活、南薄荷、金钱薄荷。

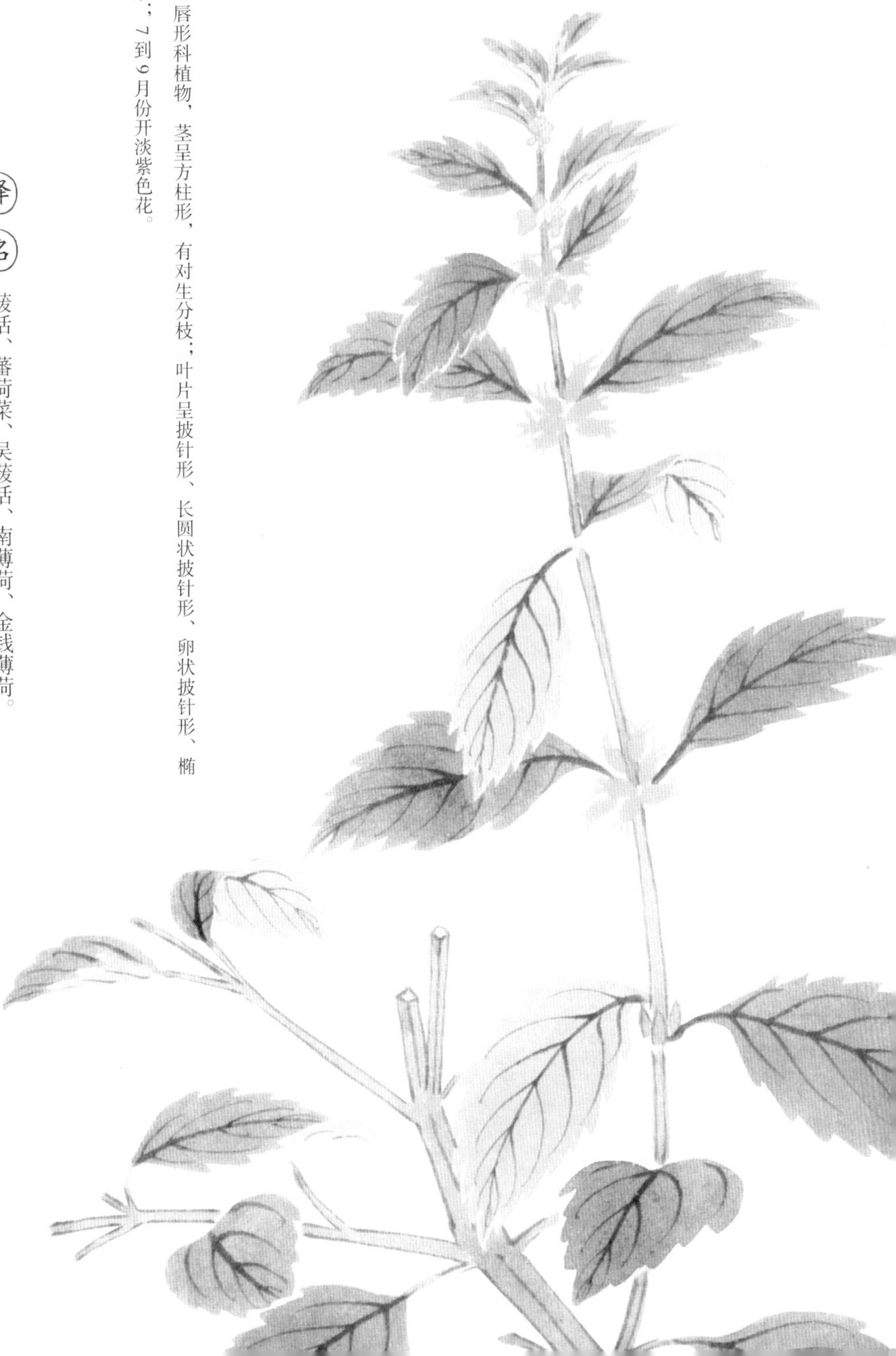

兰草

单子叶植物纲，兰科草本植物，茎直立，颜色呈绿色或紫红色；叶自茎部簇生，形状呈长椭圆形、长椭圆状披针形或倒披针形；瘦果黑褐色，呈长椭圆形，具5条棱，7到11月份结果。

释名 木香、香水兰、女兰、香草、燕尾香、大泽兰、兰泽、煎泽、都梁香、孩儿菊、千金草。

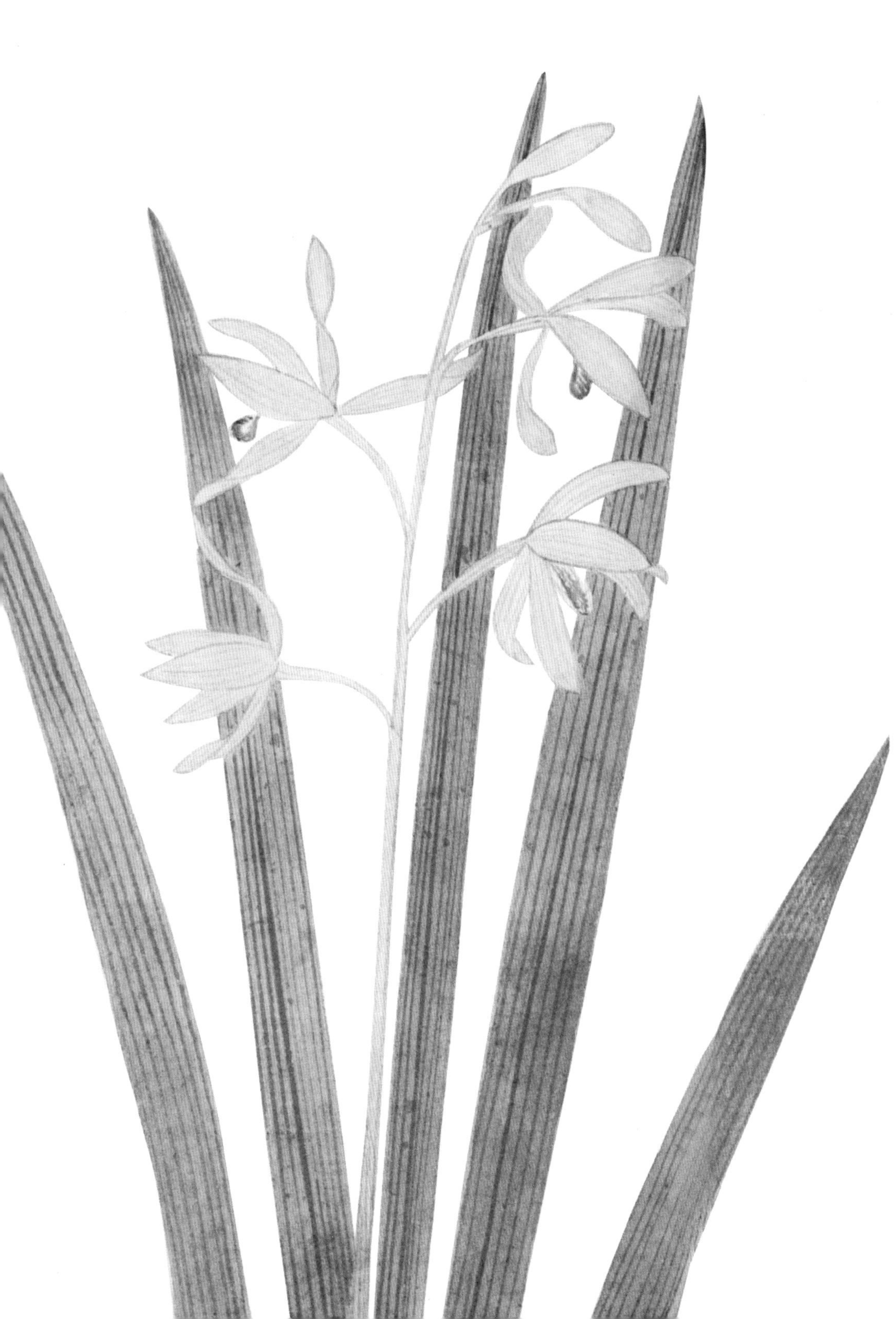

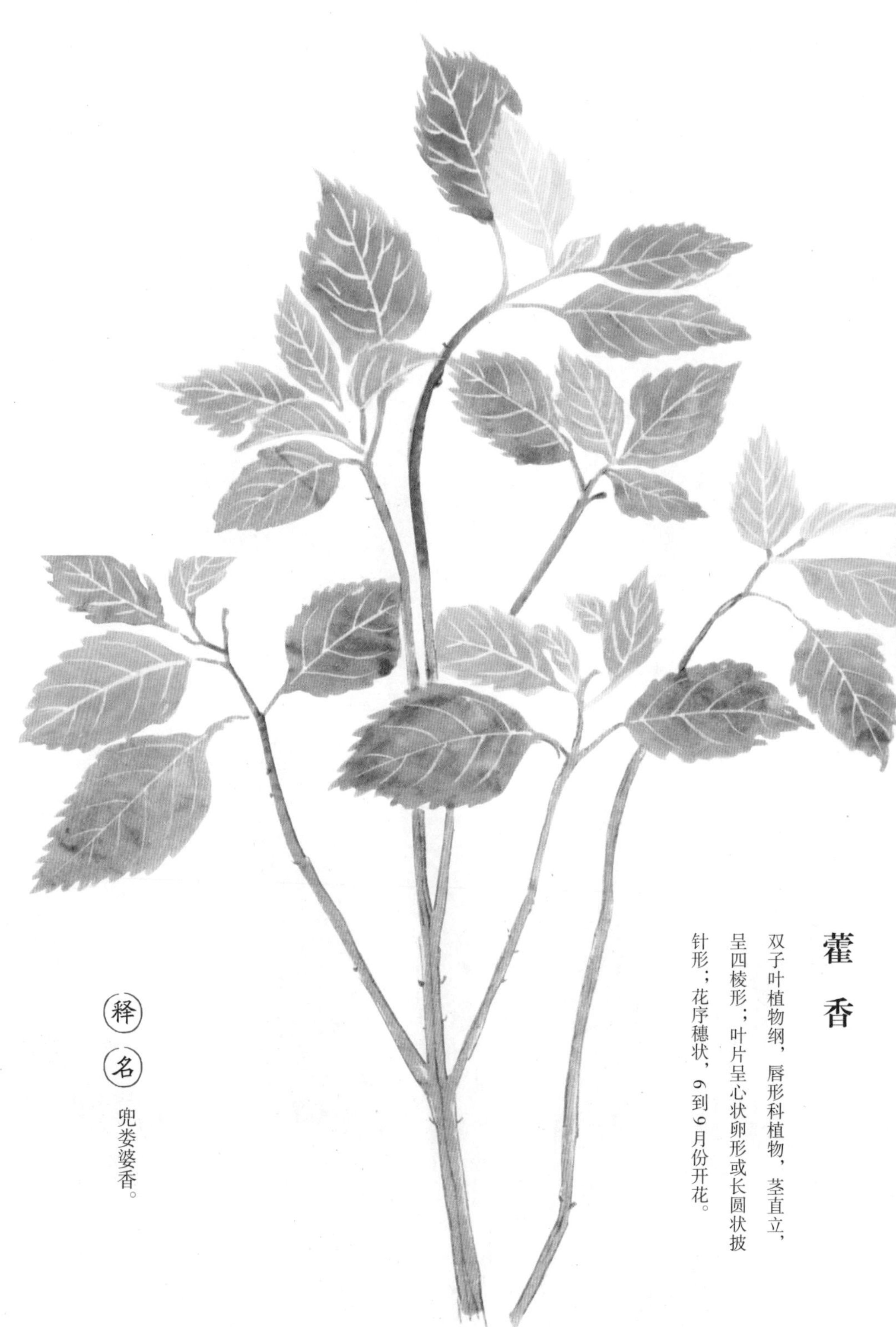

藿香

双子叶植物纲，唇形科植物，茎直立，呈四棱形；叶片呈心状卵形或长圆状披针形；花序穗状，6到9月份开花。

释名

兜娄婆香。

郁金

单子叶植物纲，姜科植物，根茎肥厚，呈卵圆形；叶片呈长圆形或卵状长圆形；5到6月份开花。

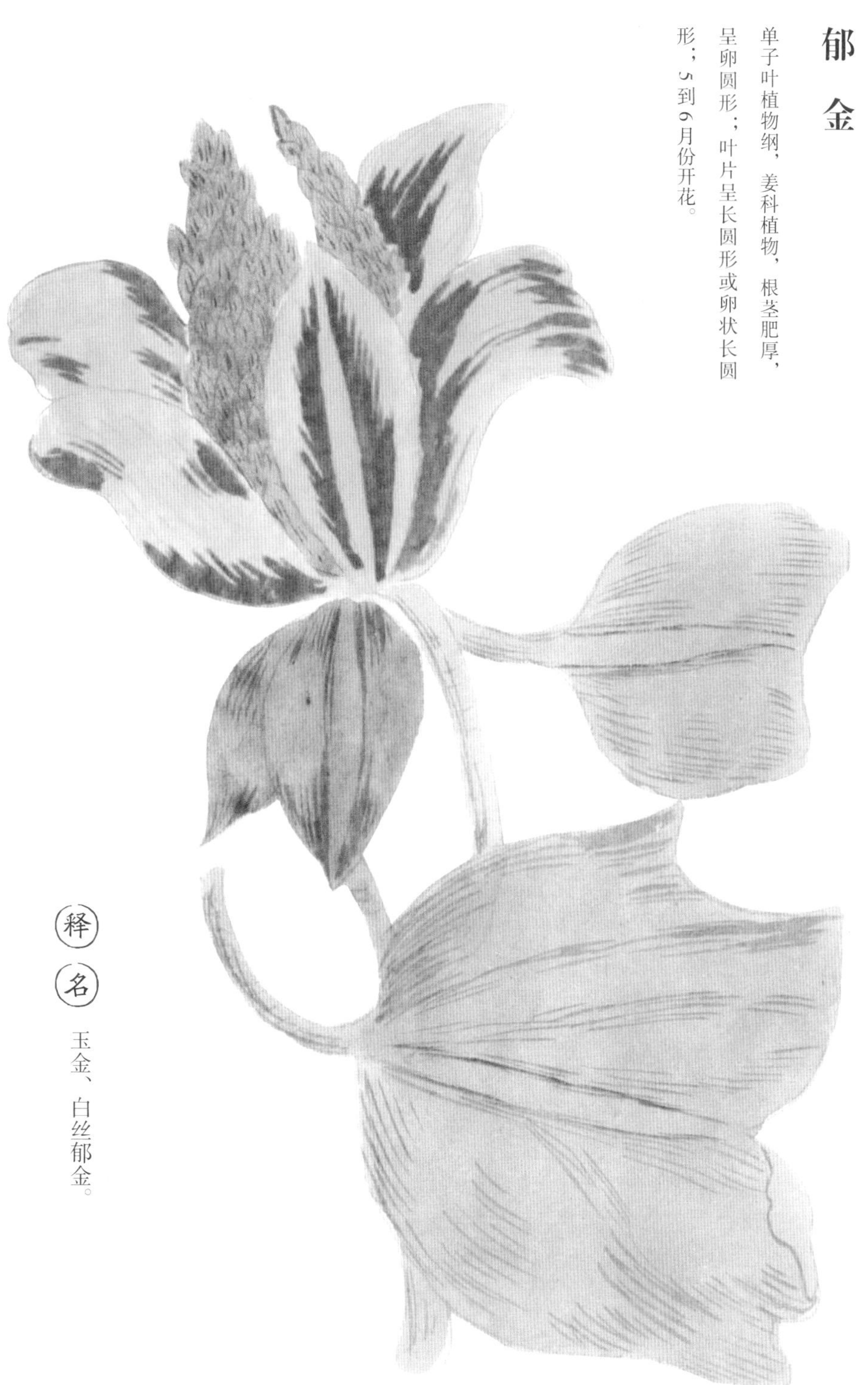

释名

玉金、白丝郁金。

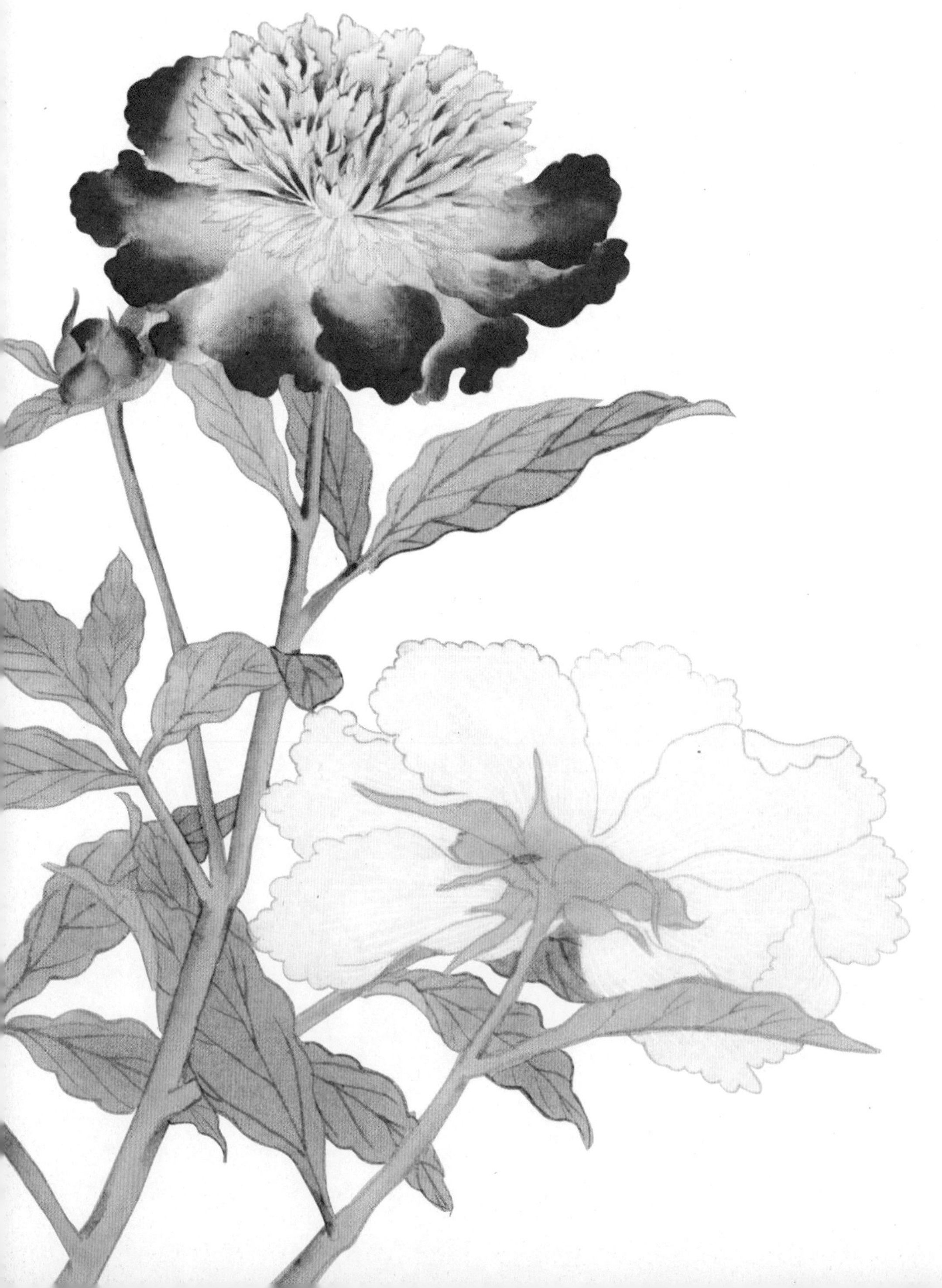

芍药

双子叶植物纲，芍药科植物，根茎肉质粗壮，呈纺锤形或长柱形；茎由根部簇生；叶通常为二回三出羽状复叶；5到6月份开白色、粉色、红色、紫色、黄色、绿色、黑色或复色花。

释名 将离、犁食、白芍、余容。白者名金芍药，赤者名木芍药。

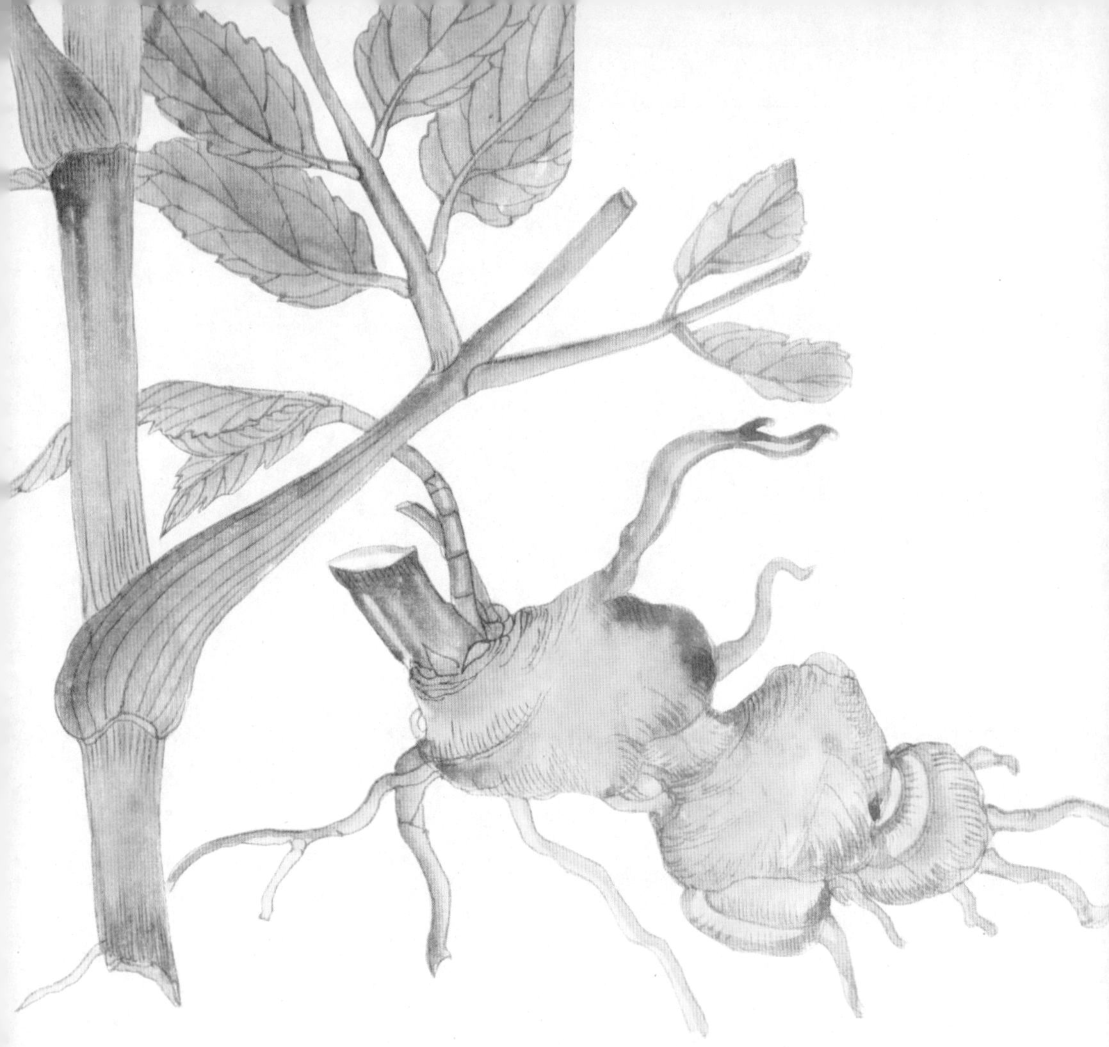

当归

双子叶植物纲，伞形科草本植物，根呈圆柱形，有分枝，颜色呈黄棕色，有浓郁香气；茎直立，颜色呈绿白色或紫色，光滑无毛。

释名 干归、山蕲、白蕲、文无。

牡丹

双子叶植物纲，芍药科落叶灌木，茎高达2米，分枝短而粗；叶通常为二回三出复叶；初夏开白色、红色或紫色花，花单生，花型较大，雌蕊生于肉质花盘上，密被细毛。

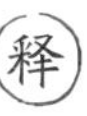名

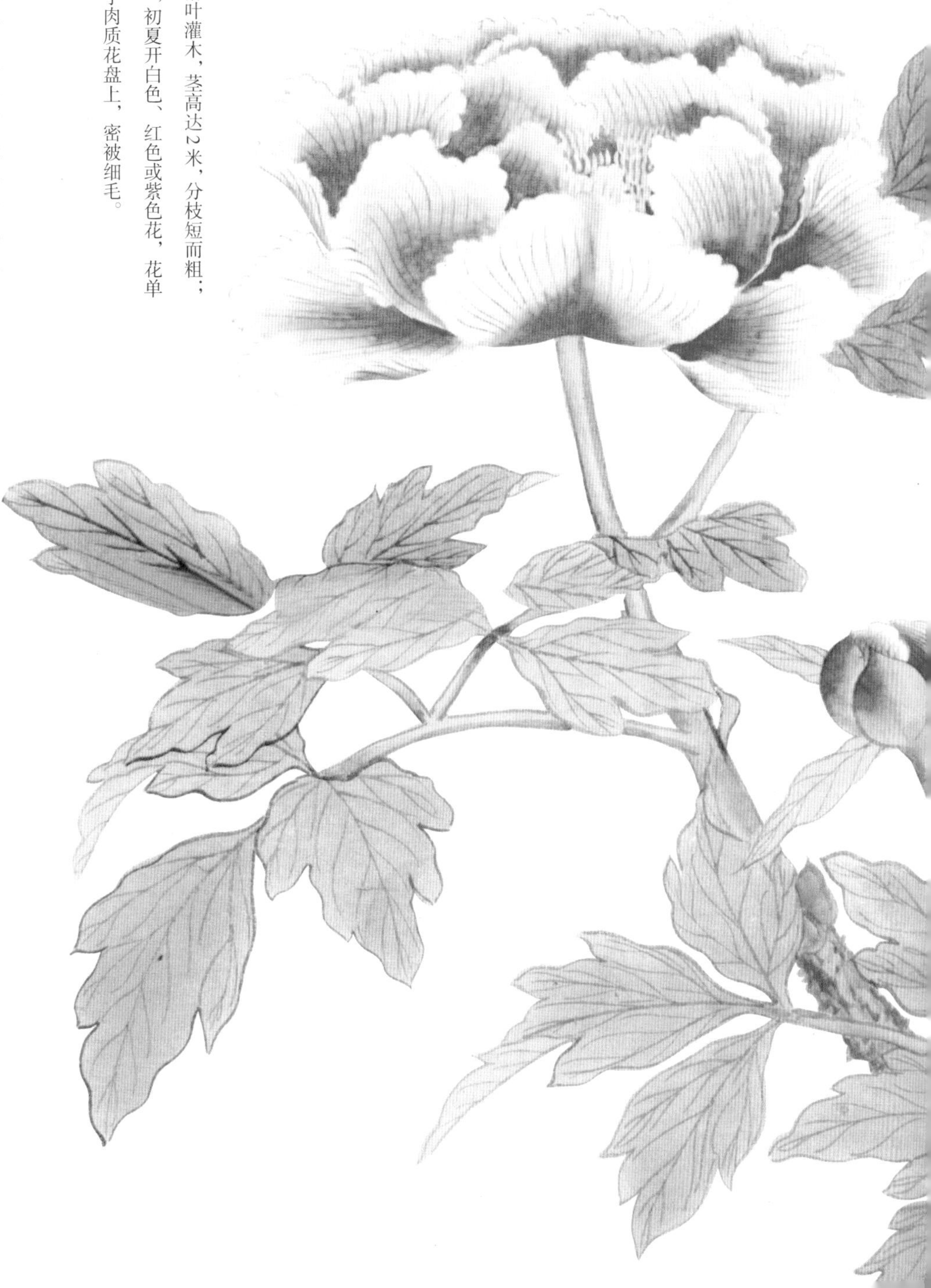

鼠姑、鹿韭、百两金、木芍药、花王。

豆蔻

单子叶植物纲，姜科常绿草本植物，根茎匍匐，呈木质圆柱状；叶片线状披针形，且两边不对称，边缘被毛；总状花序，顶生直立，4到6月份开花。

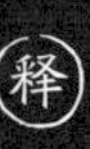
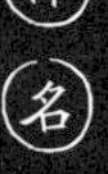
草豆蔻、漏蔻、草果。

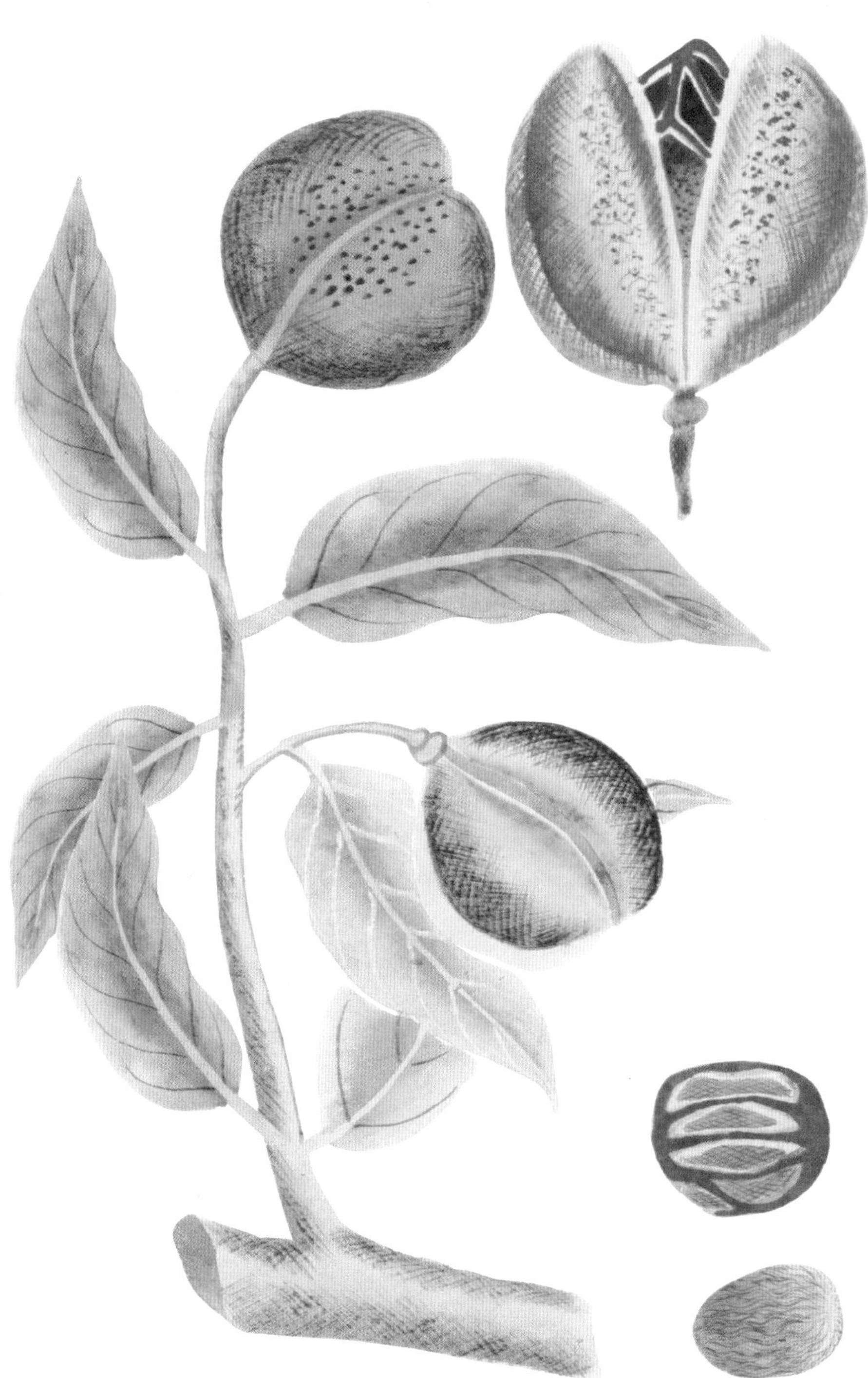

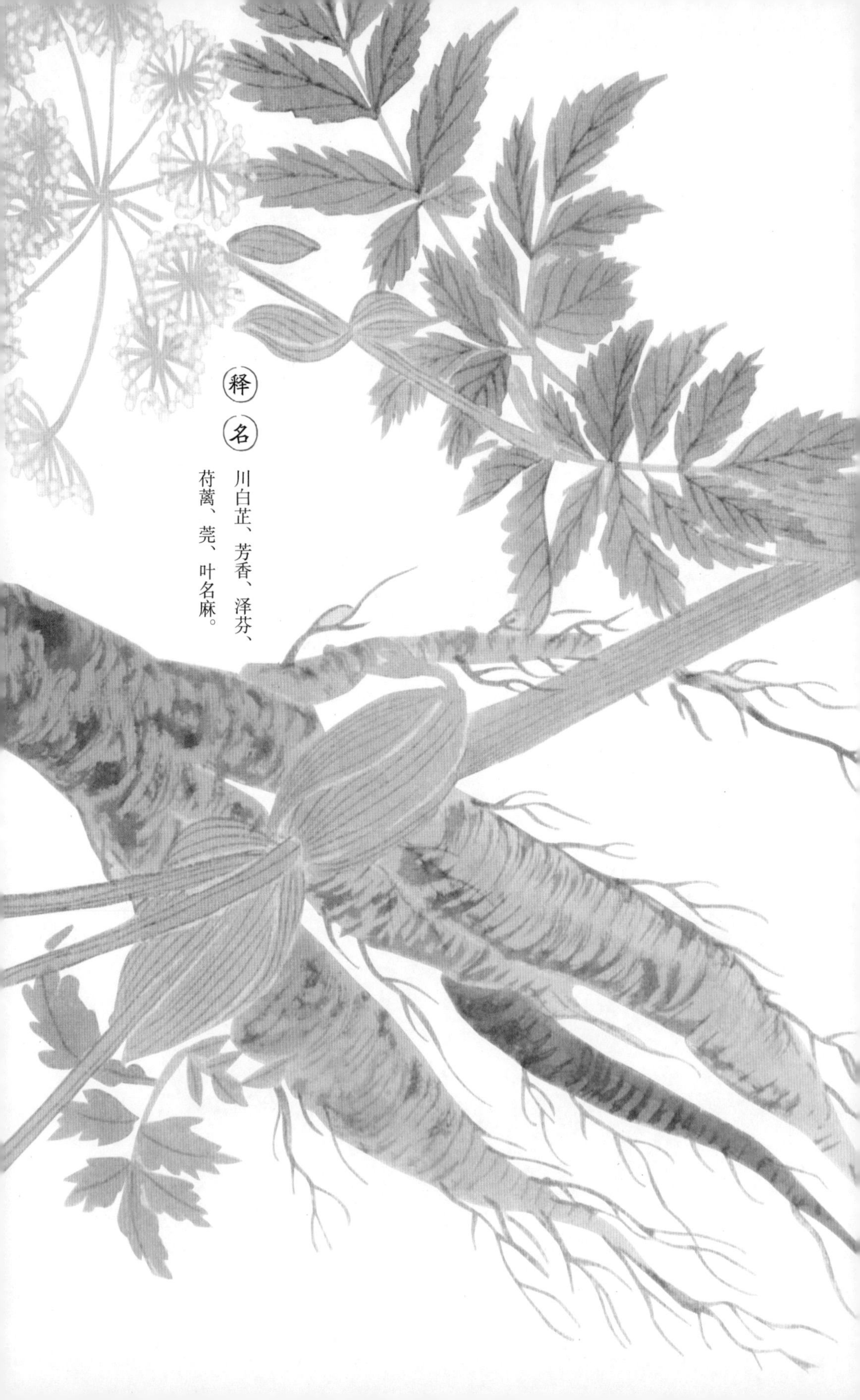

释名

川白芷、芳香、泽芬、苻蓠、莞、叶名麻。

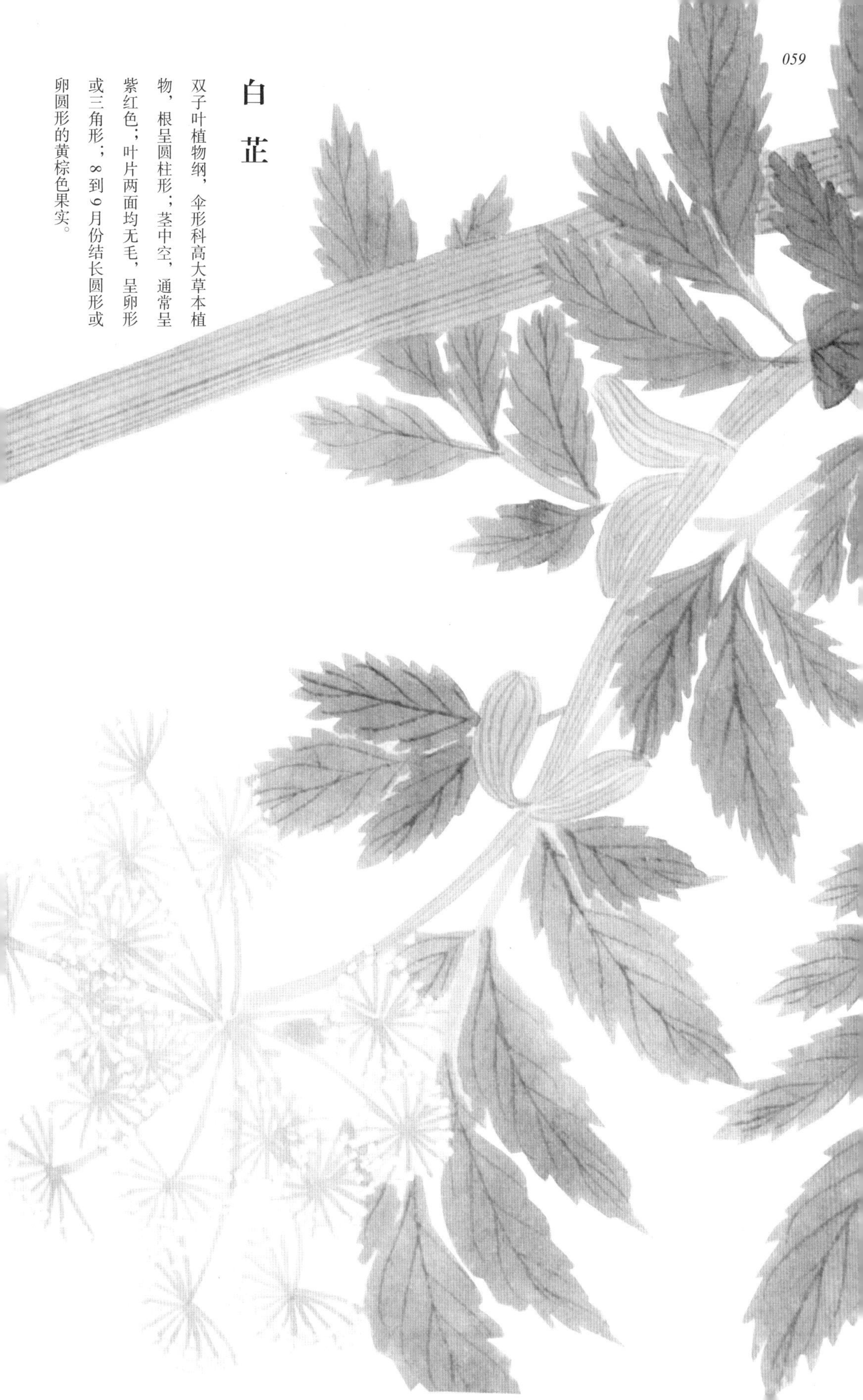

白芷

双子叶植物纲，伞形科高大草本植物，根呈圆柱形；茎中空，通常呈紫红色；叶片两面均无毛，呈卵形或三角形；8到9月份结长圆形或卵圆形的黄棕色果实。

龙胆

双子叶植物纲，龙胆科草本植物，根呈黄白色，绳索状；茎直立，粗壮，通常不分枝；叶近革质，无柄，形状呈卵形、卵状披针形或线状披针形；9到10月份开蓝色花。

释名

陵游。

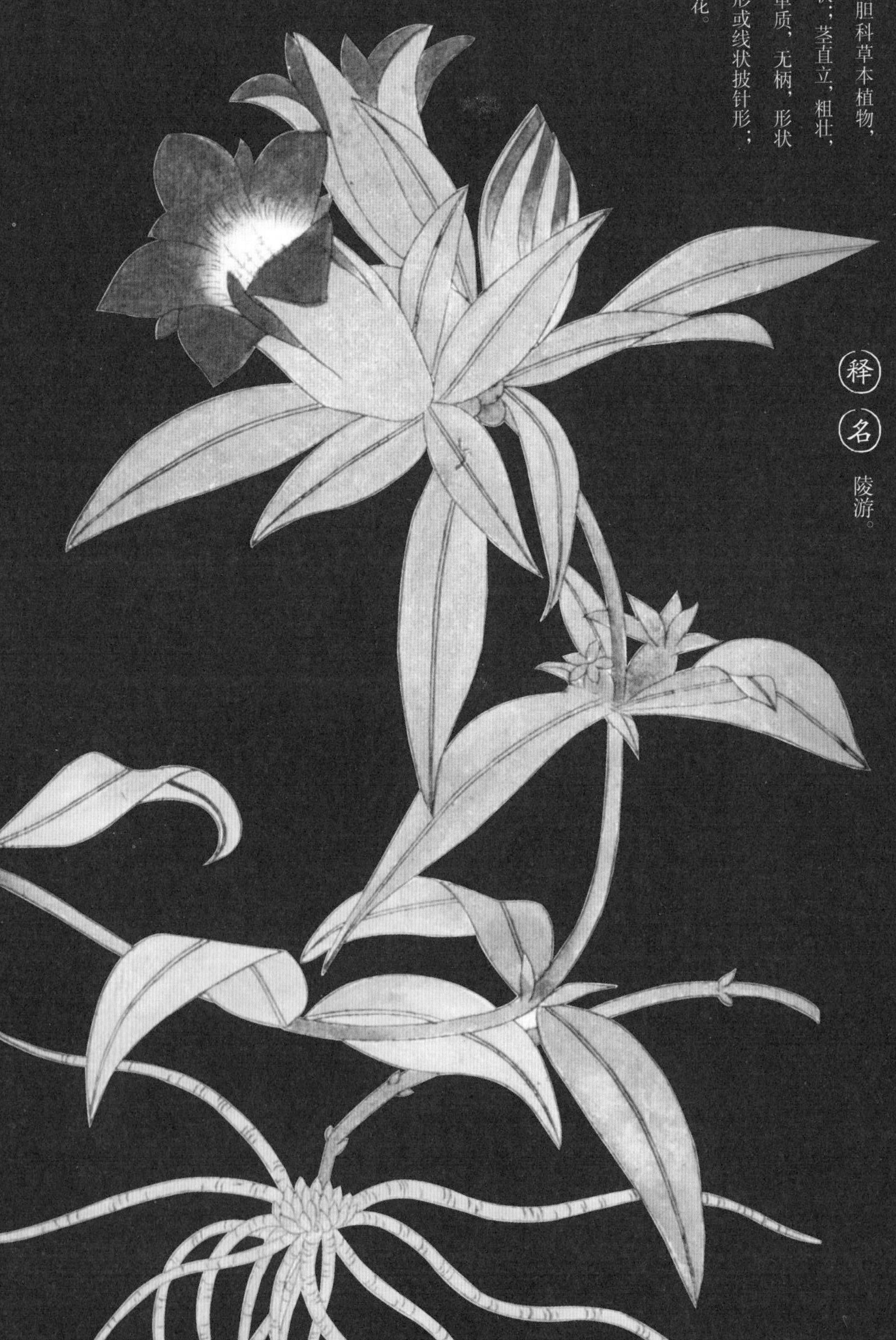

贝母

单子叶植物纲，百合科草本植物，鳞茎呈圆锥形，深埋土中；茎直立，不分枝，一部分位于地下；叶片常对生，少数散生或轮生，呈披针形或线形。

释名 苘、勤母、苦菜、苦花、空草、药实。

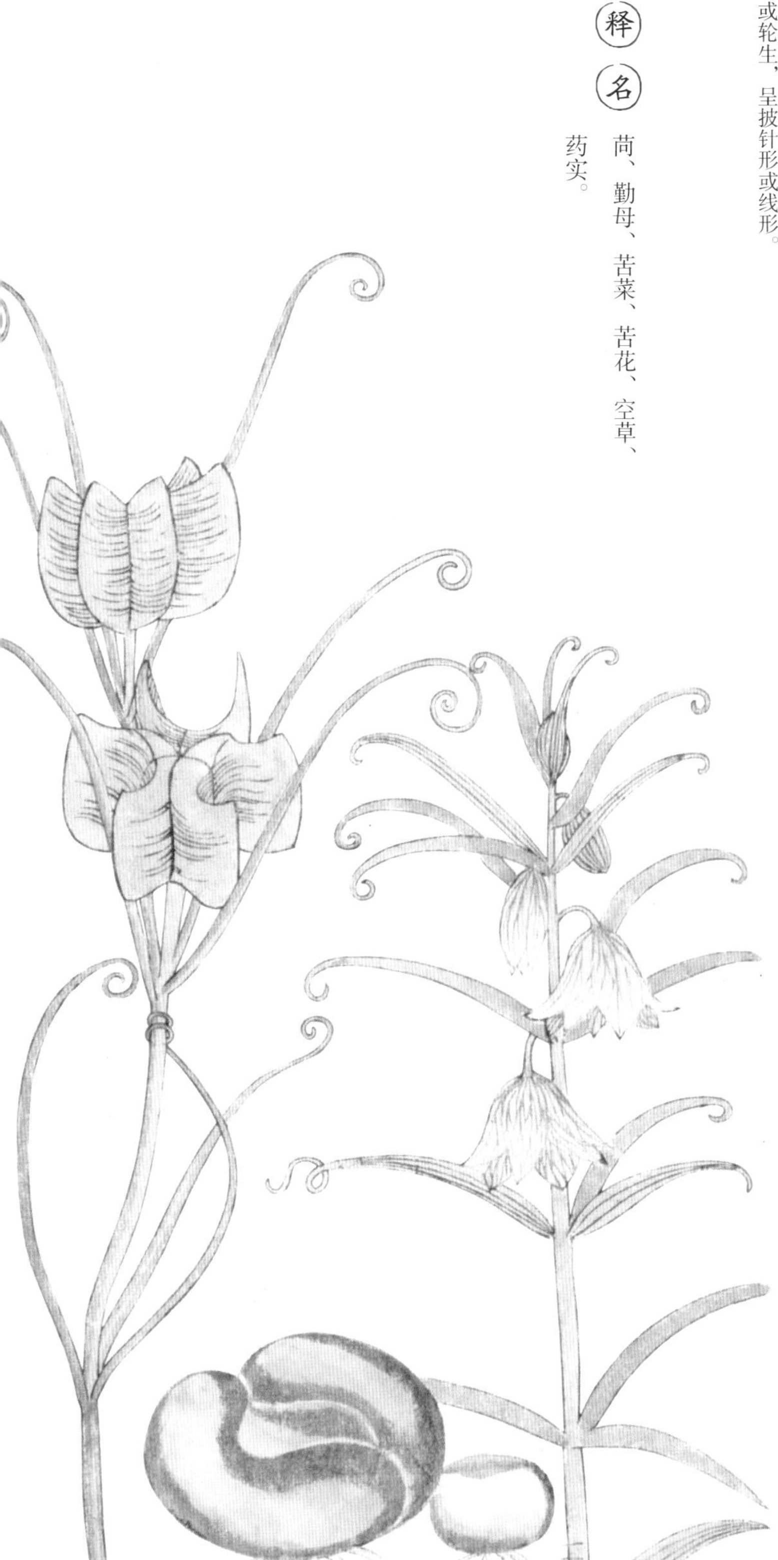

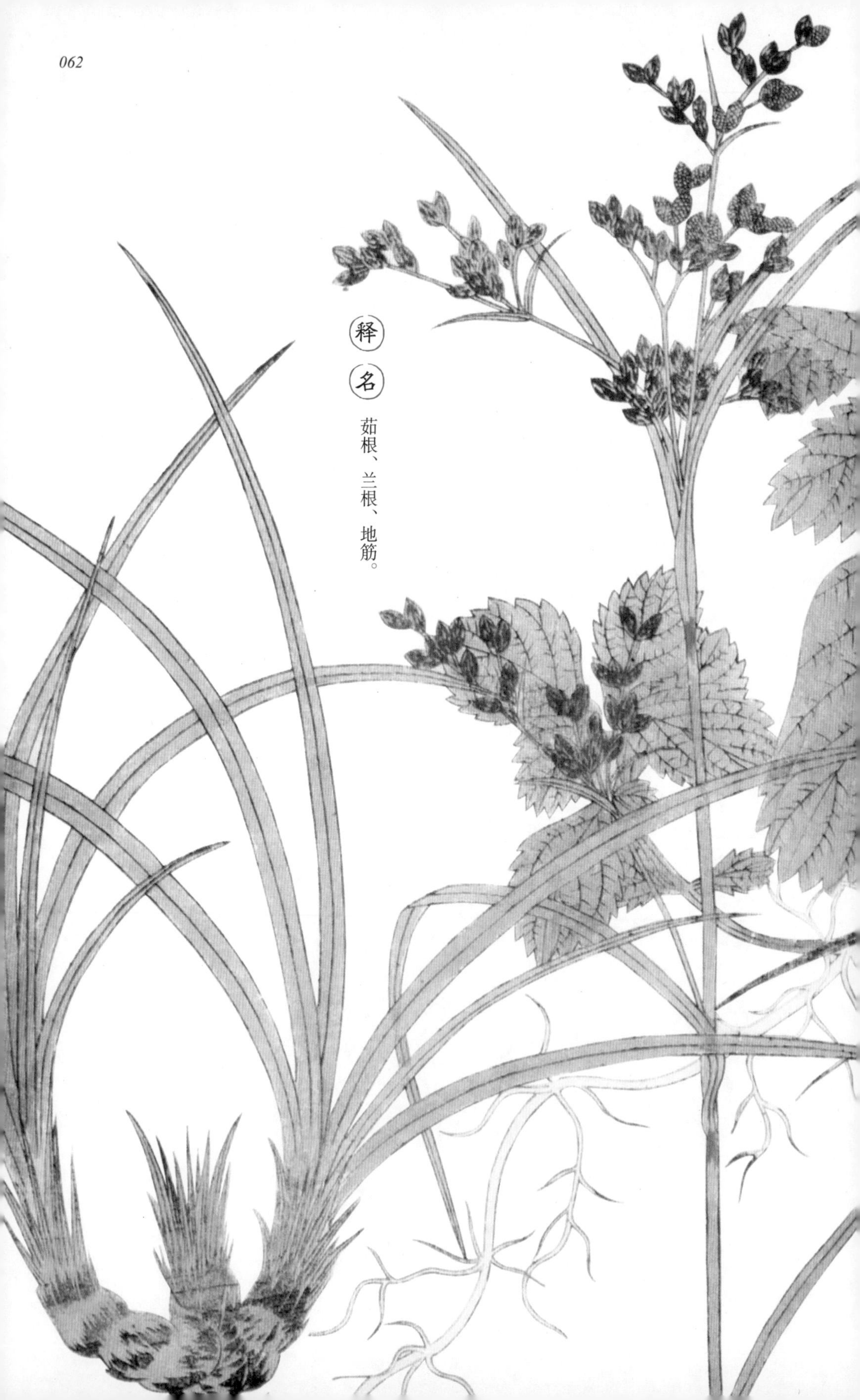

释名

茹根、兰根、地筋。

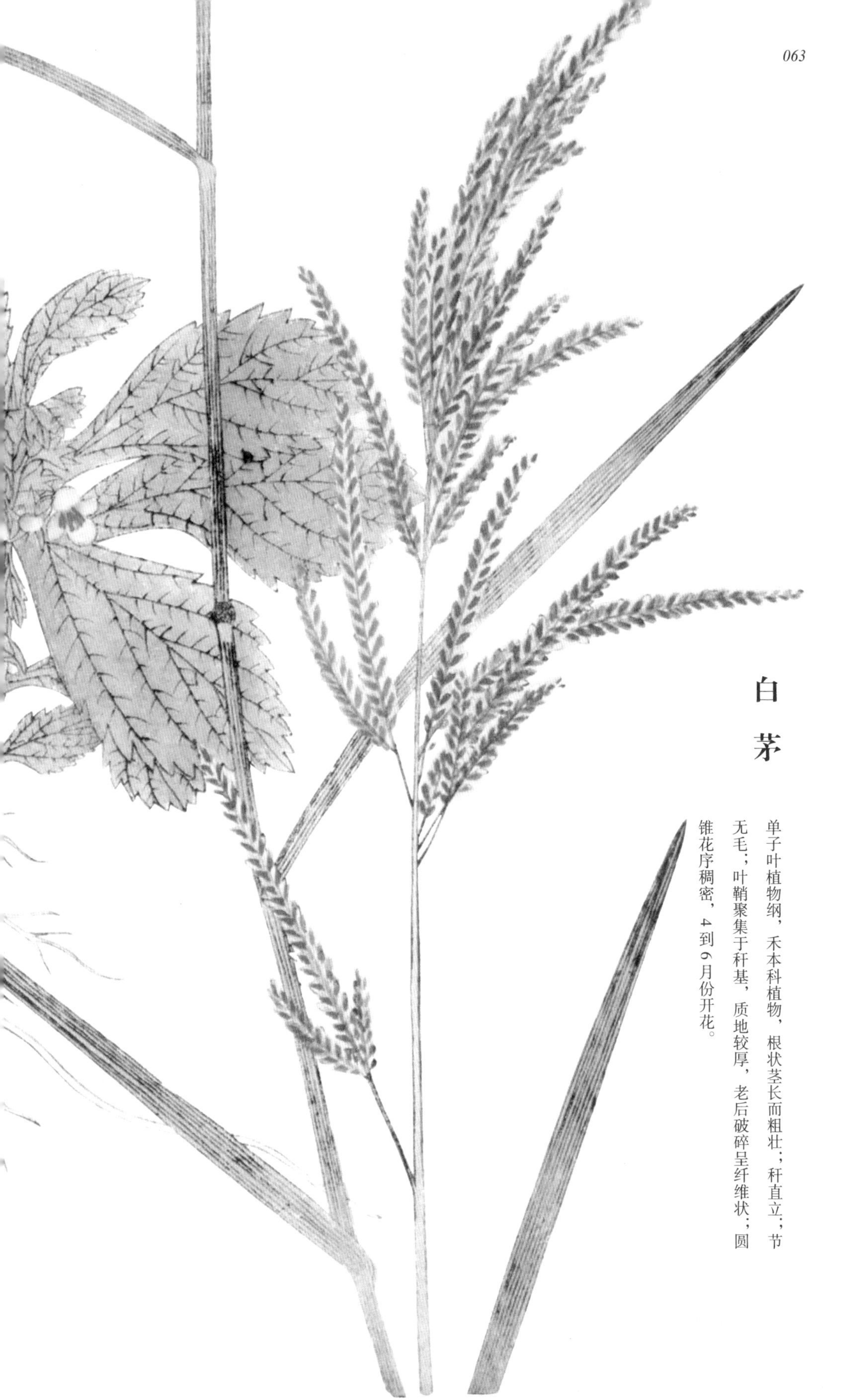

白茅

单子叶植物纲，禾本科植物，根状茎长而粗壮；秆直立；节无毛；叶鞘聚集于秆基，质地较厚，老后破碎呈纤维状；圆锥花序稠密，4到6月份开花。

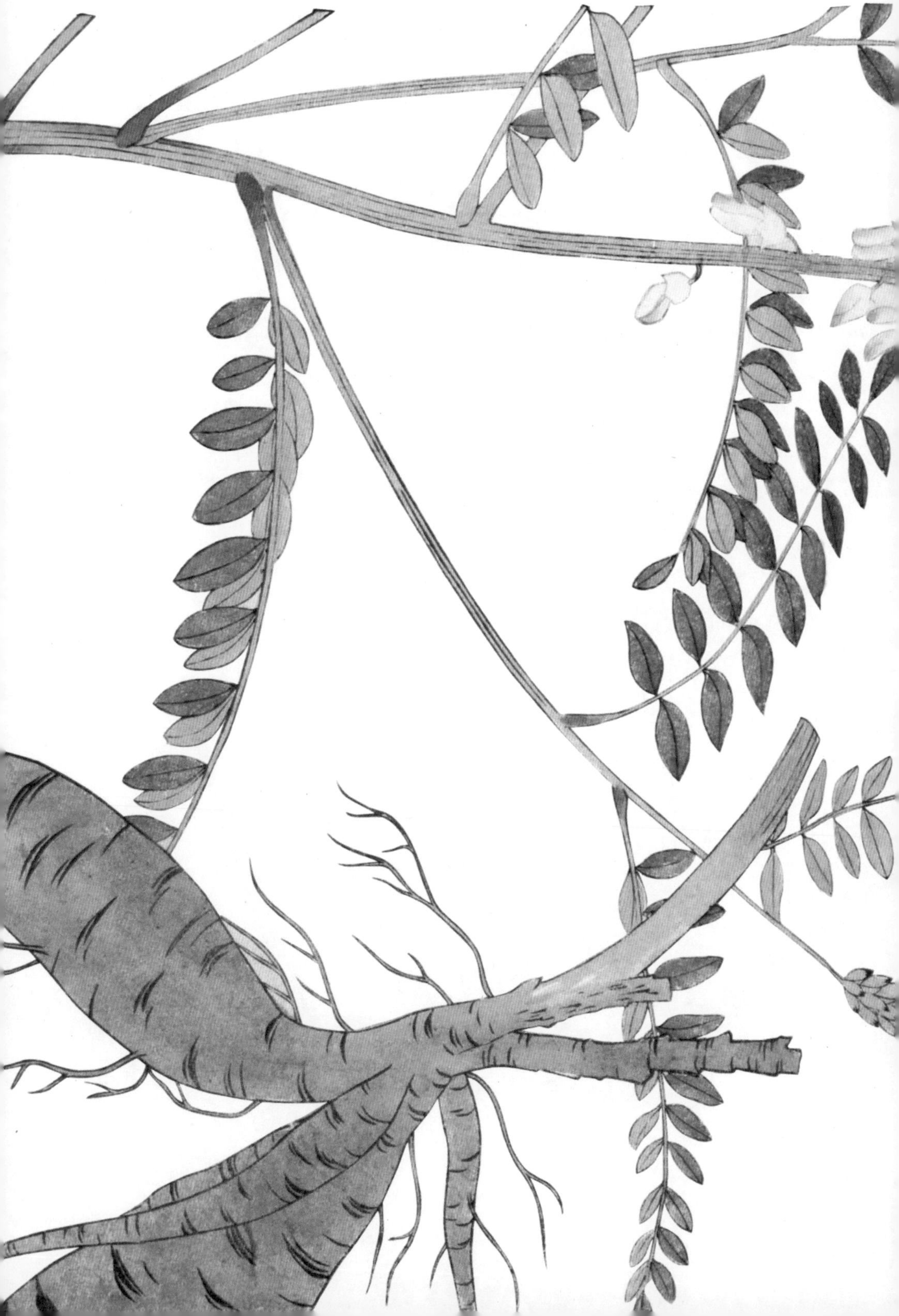

苦参

双子叶植物纲，豆科亚灌木状草本植物，茎具纹棱；叶片纸质，互生或对生，形状呈椭圆形、卵形、披针形或披针状线形；总状花序顶生，6到8月份开花。

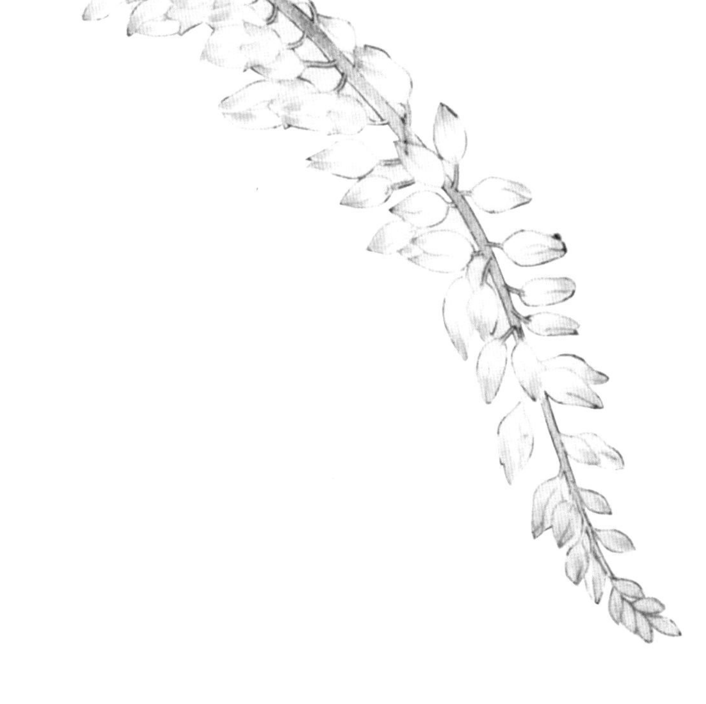

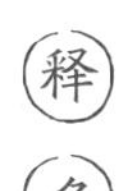

苦骨、地槐、水槐、菟槐、骄槐、野槐、白茎。

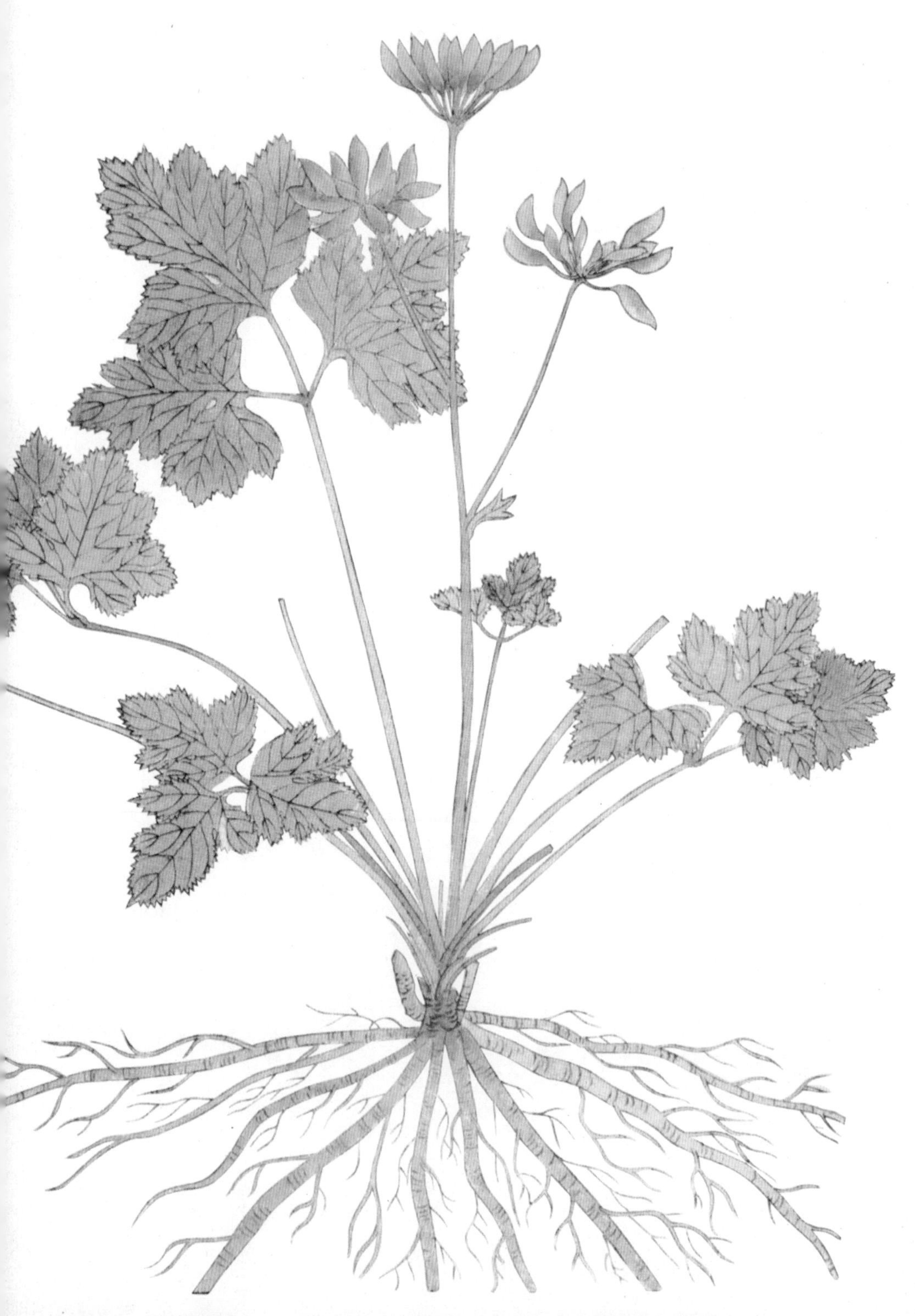

黄连

双子叶植物纲，毛茛科草本植物，根状茎呈黄色，有分枝；叶有长柄，稍带革质，形状呈卵状三角形；2到3月份开花。

释名 王连、支连。

白头翁

双子叶植物纲，毛茛科草本植物，根状茎呈圆柱形或圆锥形；基生叶有长柄，叶片呈宽卵形；花萼蓝紫色，4 到 5 月份开花。

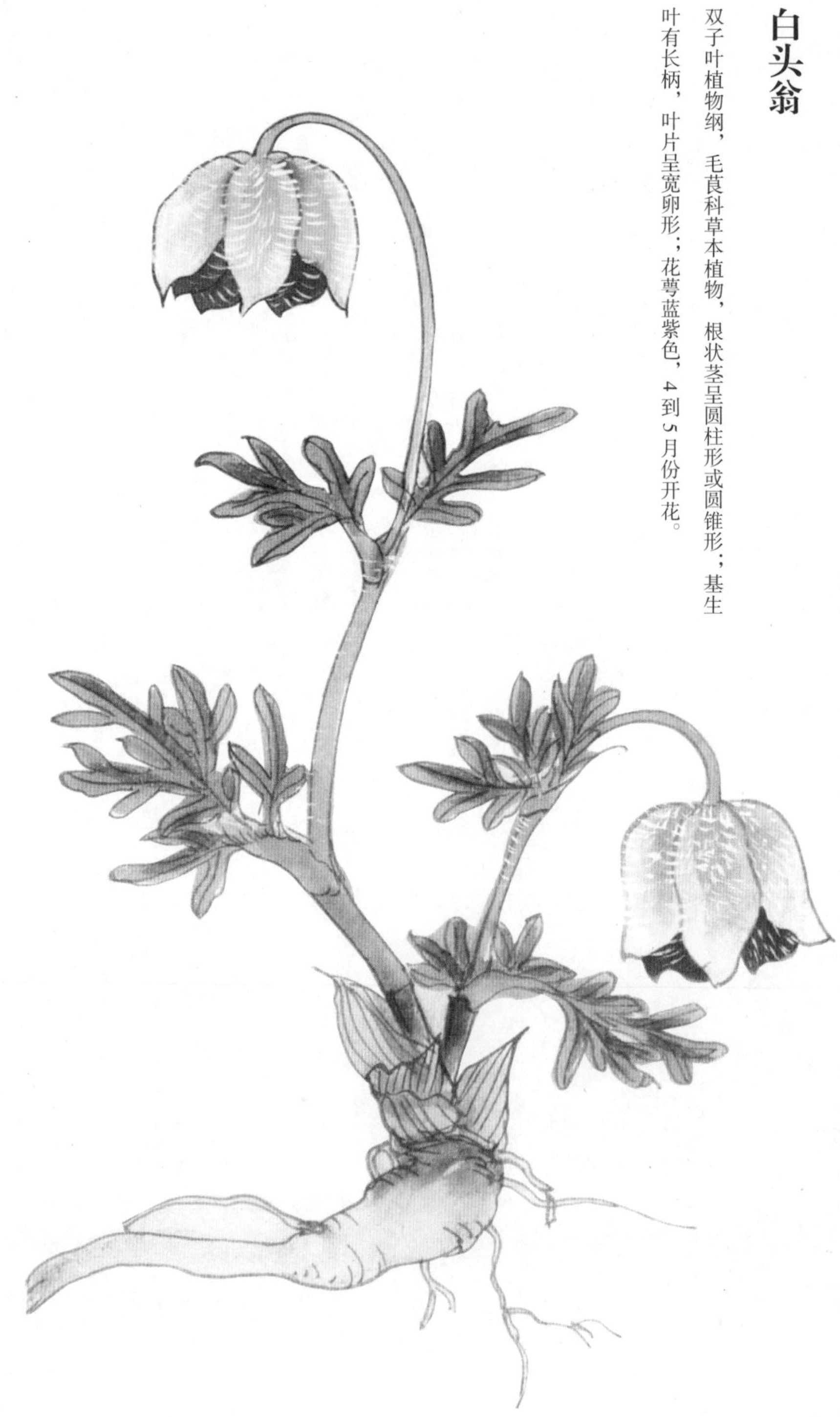

释名

野丈人、胡王使者、奈何草。

紫草

双子叶植物纲，紫草科植物，根部扭曲，富含紫色物质；茎直立，上部有分枝；叶无柄，形状呈卵状披针形或披针形；6到9月份开花。

释名

紫丹、紫芙、茈苠、藐、地血、鸦衔草。

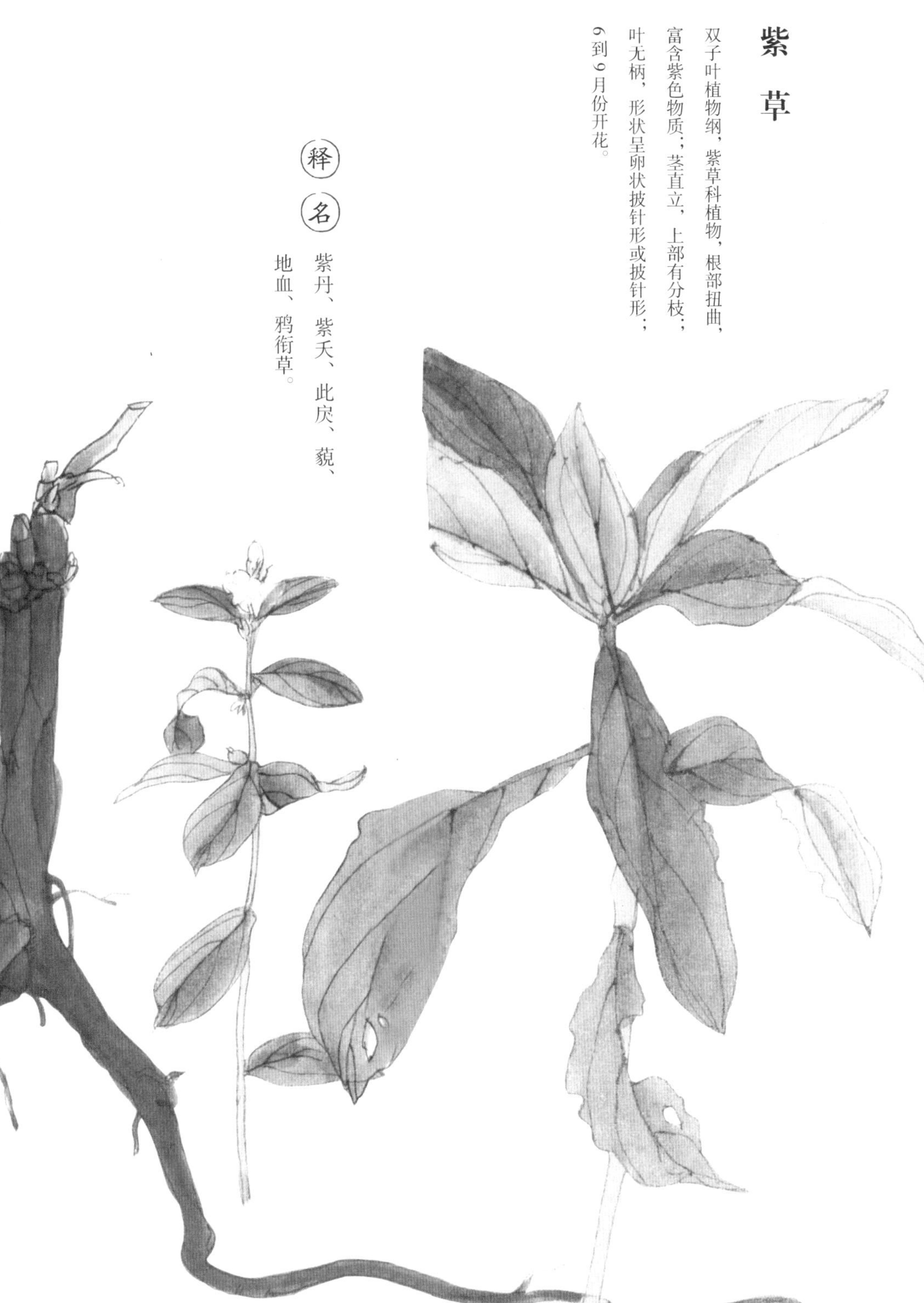

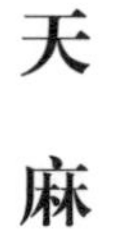

天麻

木兰纲，兰科腐生草本植物，块茎形状近似哑铃形或椭圆形；茎直立，颜色呈橙黄色、黄色、灰棕色或蓝绿色；无绿叶；蒴果呈倒卵状椭圆形；总状花序，5到7月份开花结果。

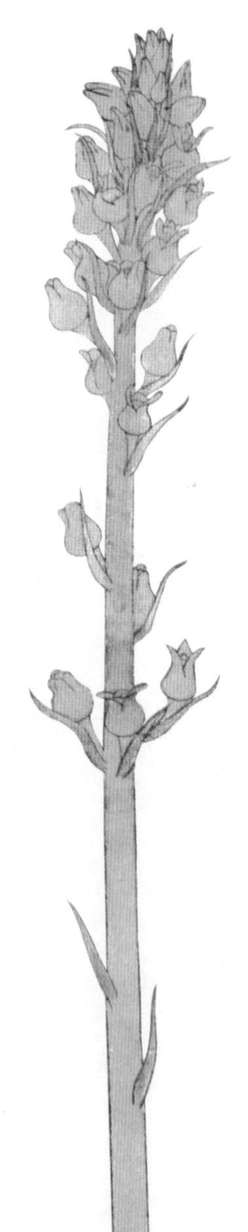

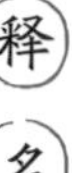

释名

赤箭芝、独摇芝、定风草、离母、合离草、神草、鬼督邮。

知母

单子叶植物纲，百合科草本植物，根状茎；叶由基部丛生，呈细长披针形；花茎从叶丛中长出，呈圆柱形；总状花序在顶部簇生；6到9月份开淡紫色、粉红色或白色花。

释名 连母、货母、地参、水参、荨、藩、苦心、心草。

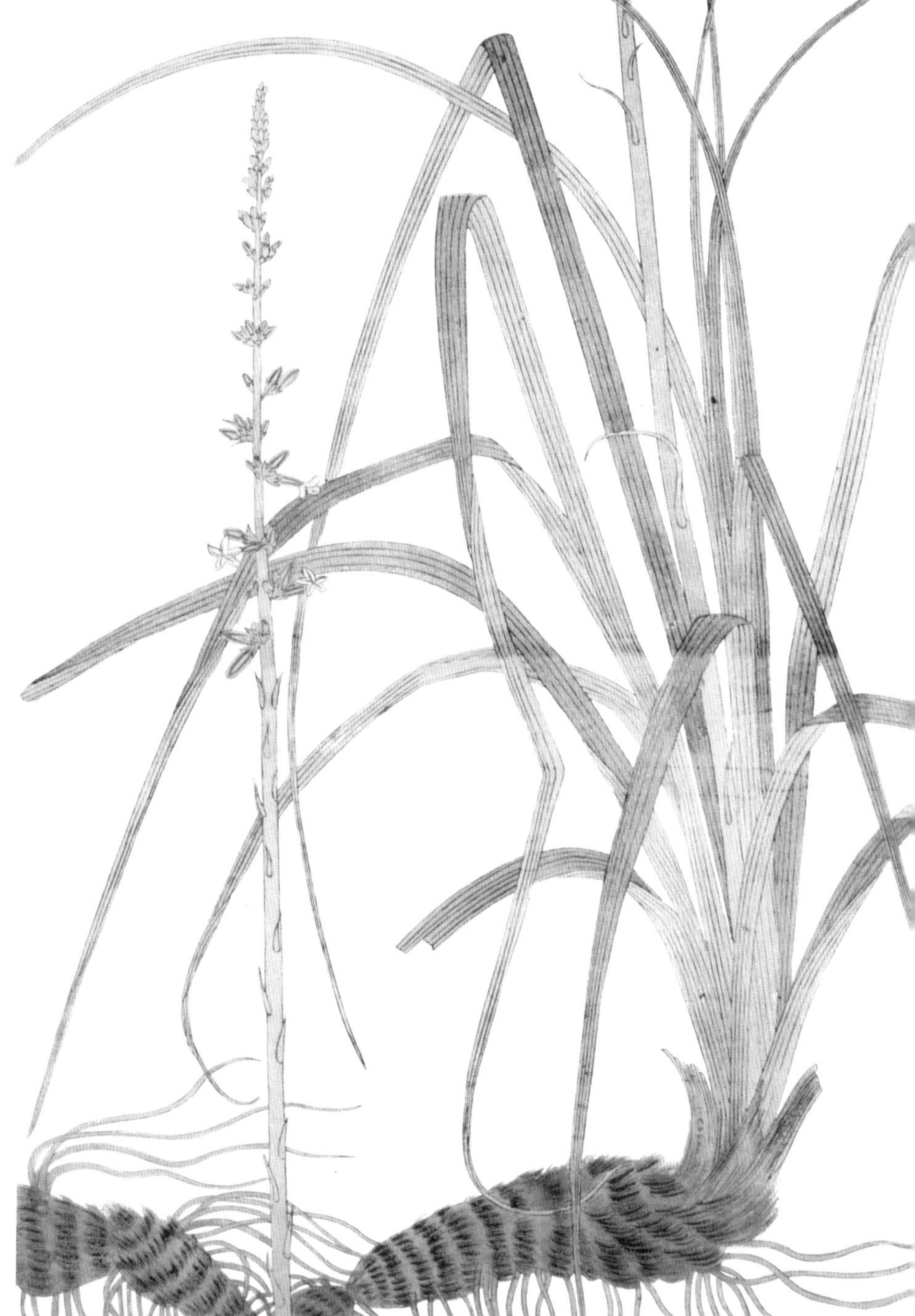

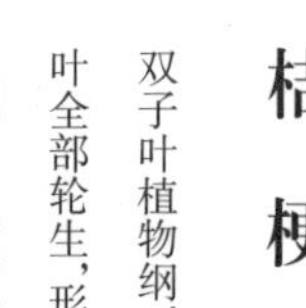

桔梗

双子叶植物纲，桔梗科草本植物，茎通常无毛；叶全部轮生，形状呈卵形、卵状椭圆形或披针形；7到9月份开暗蓝色或暗紫白色花。

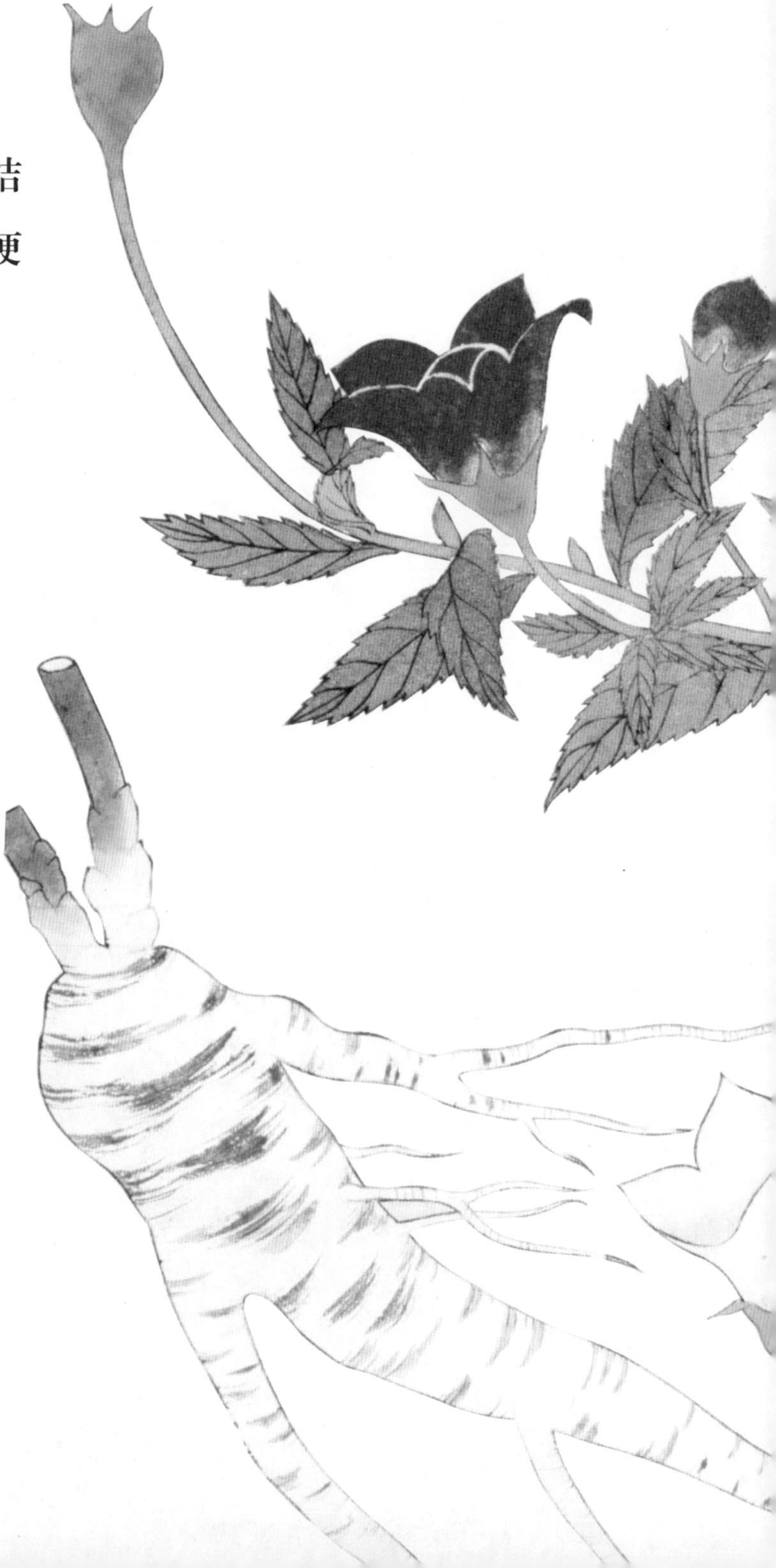

释名 白药、梗草、荠。

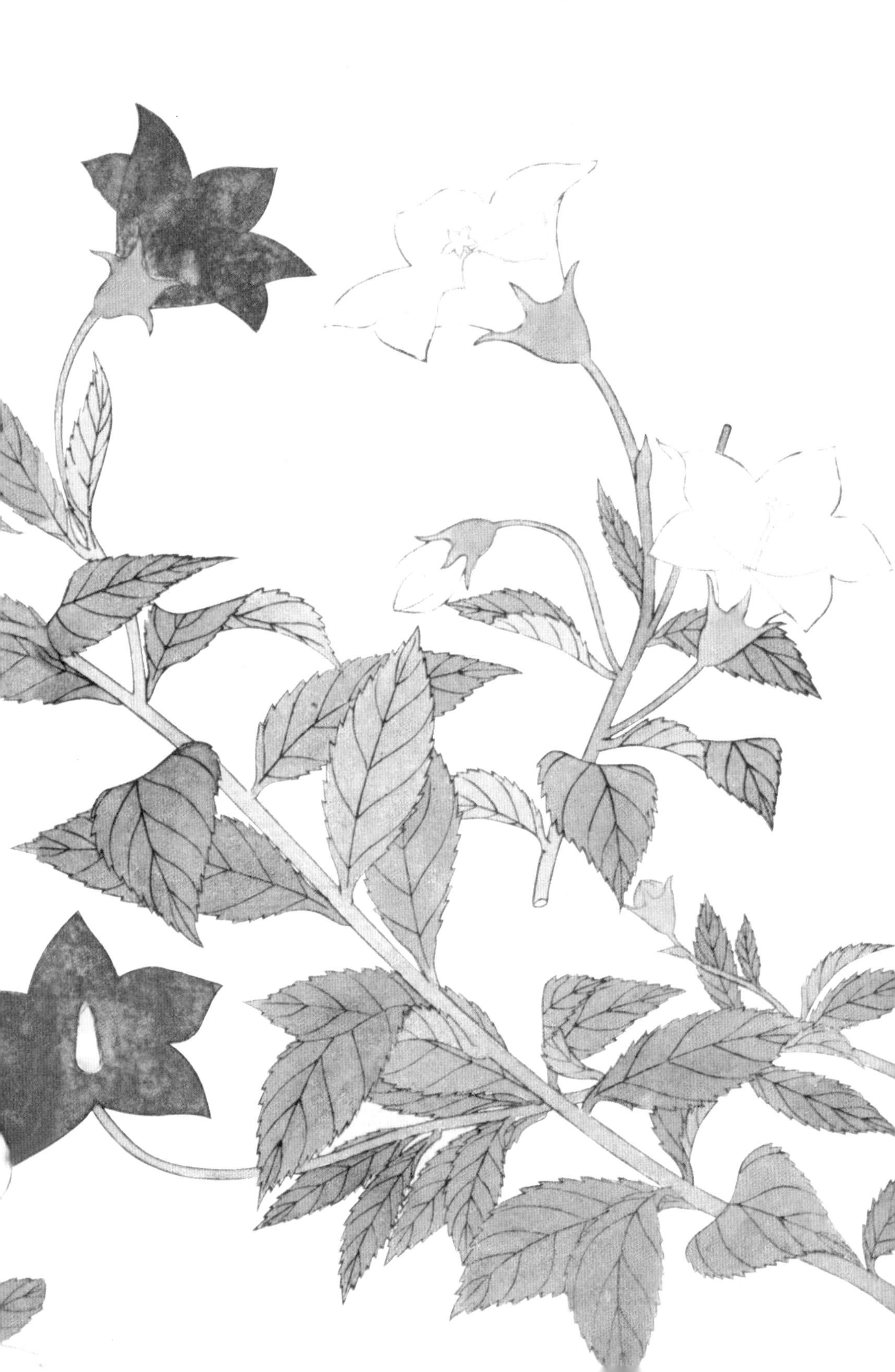

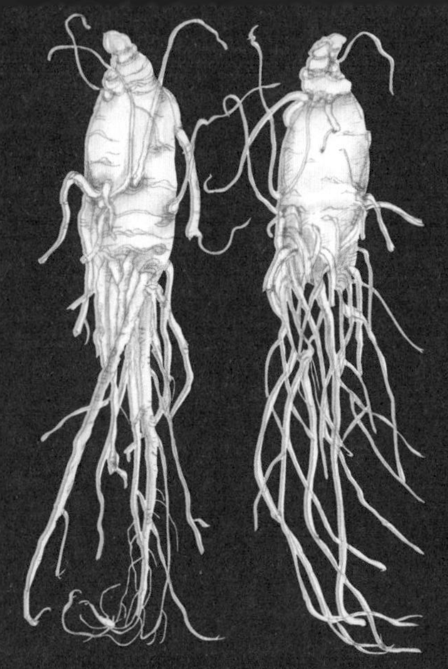

人参

双子叶植物纲，五加科宿根草本植物，主根肥厚，呈黄白色，圆柱形或纺锤形，下端稍有分枝；茎直立，形状呈圆柱形，不分枝；叶片无气孔和栅栏组织，复叶掌状。

释名

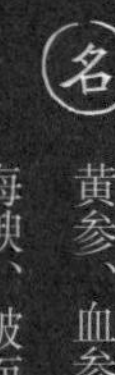
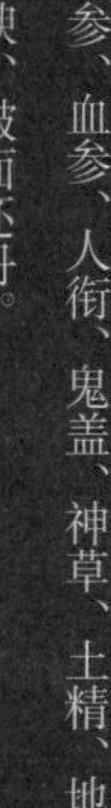

黄参、血参、人衔、鬼盖、神草、土精、地精、海腴、皱面还丹。

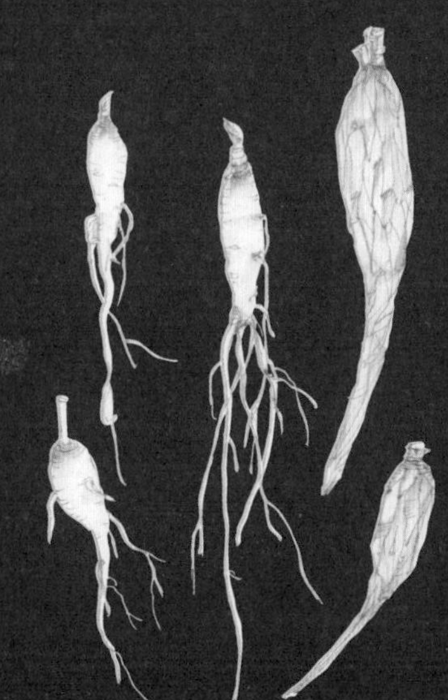

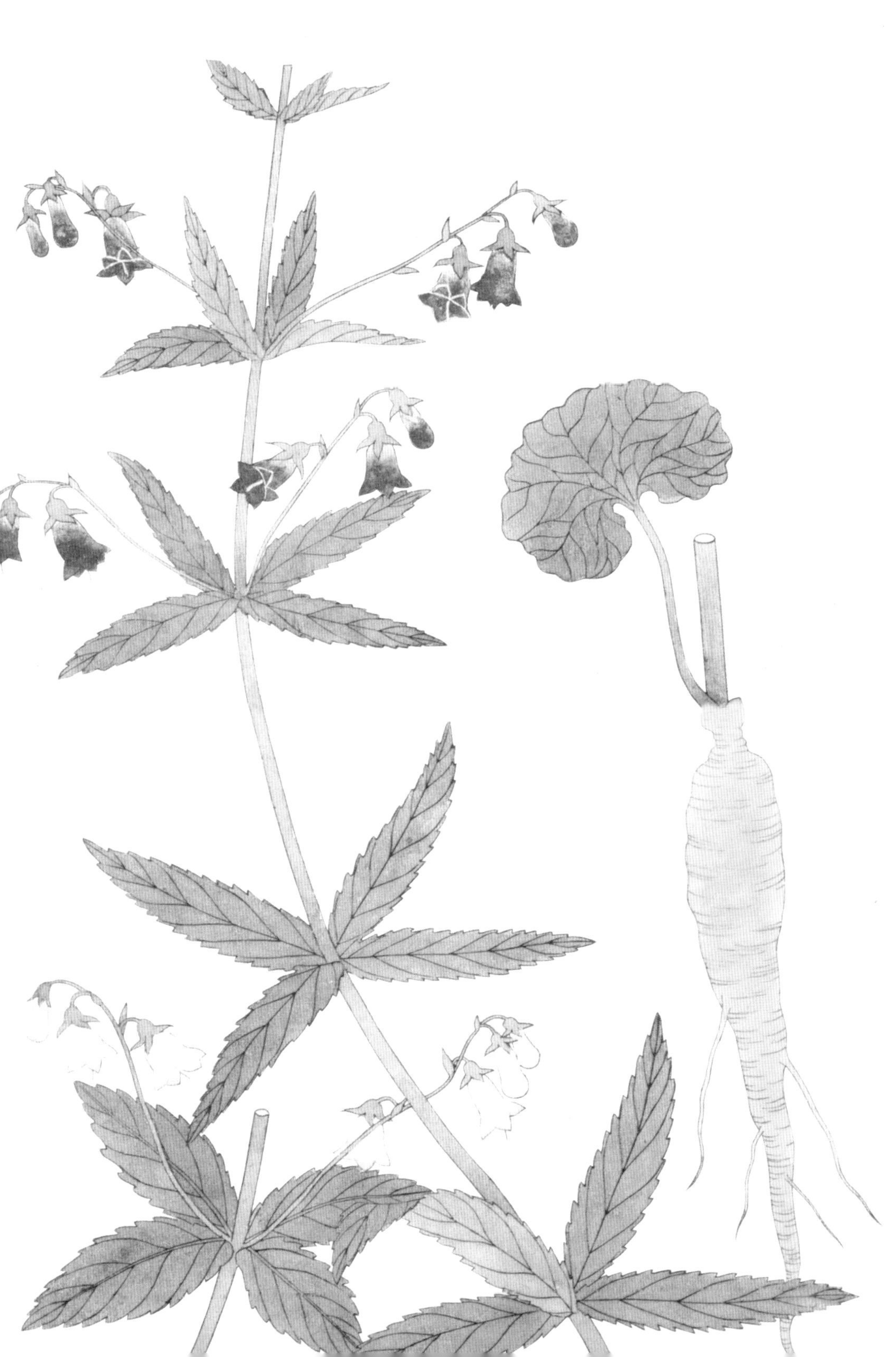

甘草

双子叶植物纲，蝶形花科草本植物，根茎呈圆柱形，表皮呈红棕色或灰棕色；茎直立，多分枝，表皮密被鳞片状腺点、刺毛状腺体及白色或褐色的绒毛；总状花序腋生，6到8月份开紫色、白色或黄色花。

释名 蜜甘、蜜草、美草、灵通、国老。

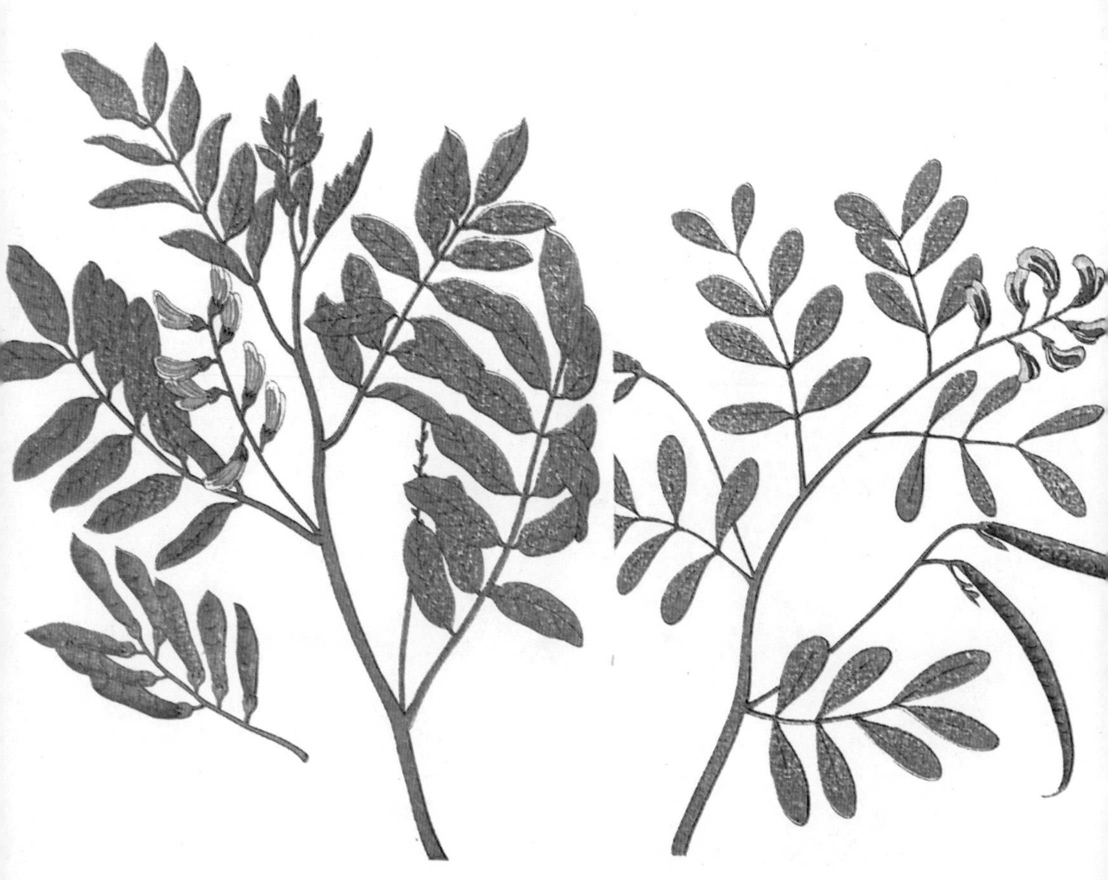

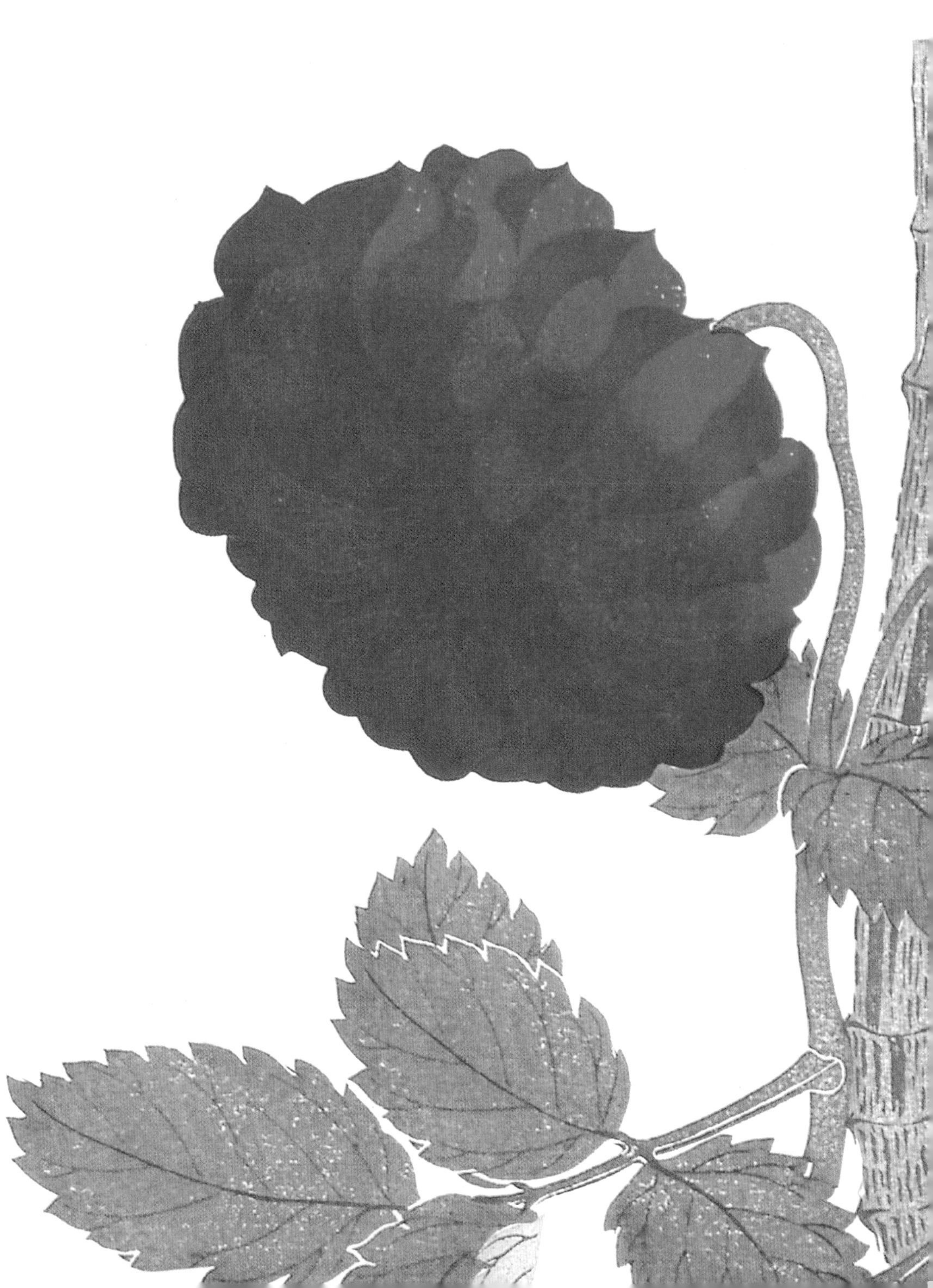

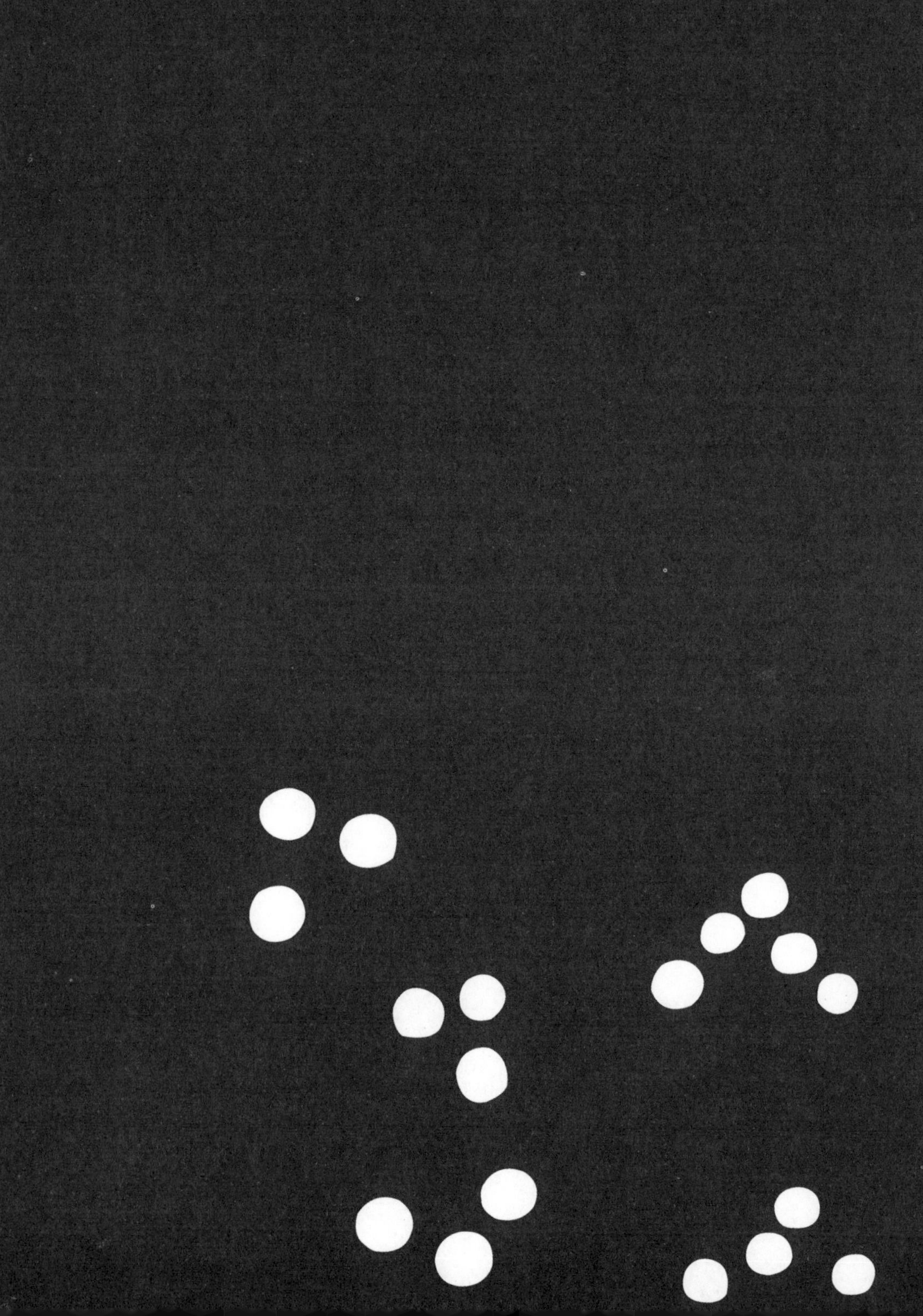

第二卷 谷部

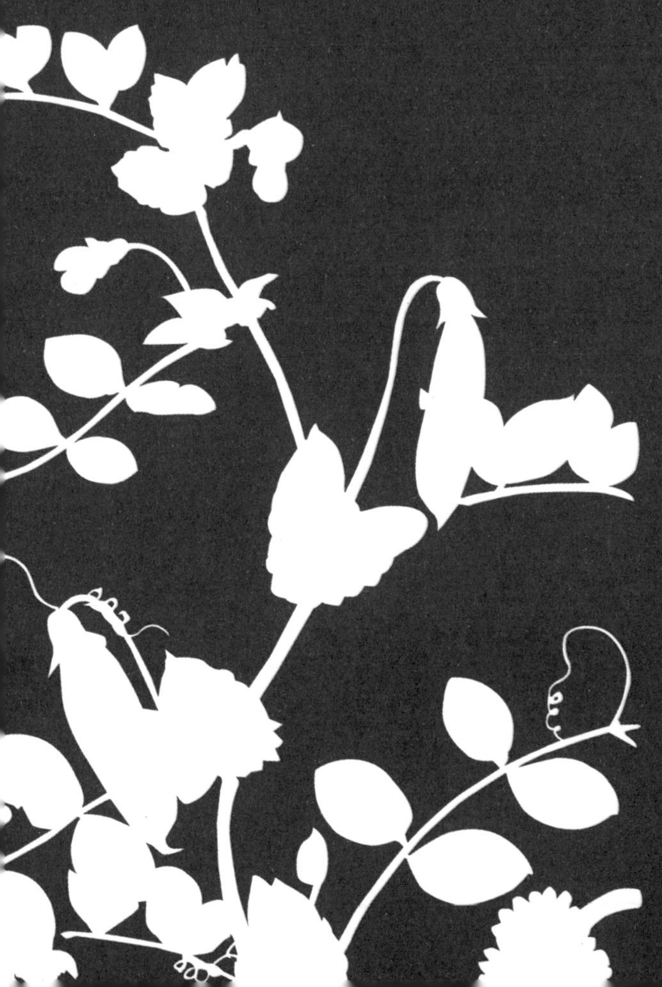

绿豆

双子叶植物纲，豆科缠绕草本植物，茎被褐色长硬毛；小叶呈披针形、阔卵形或棱状卵形；总状花序腋生；荚果呈线状圆柱形，被淡褐色、散生的长硬毛。

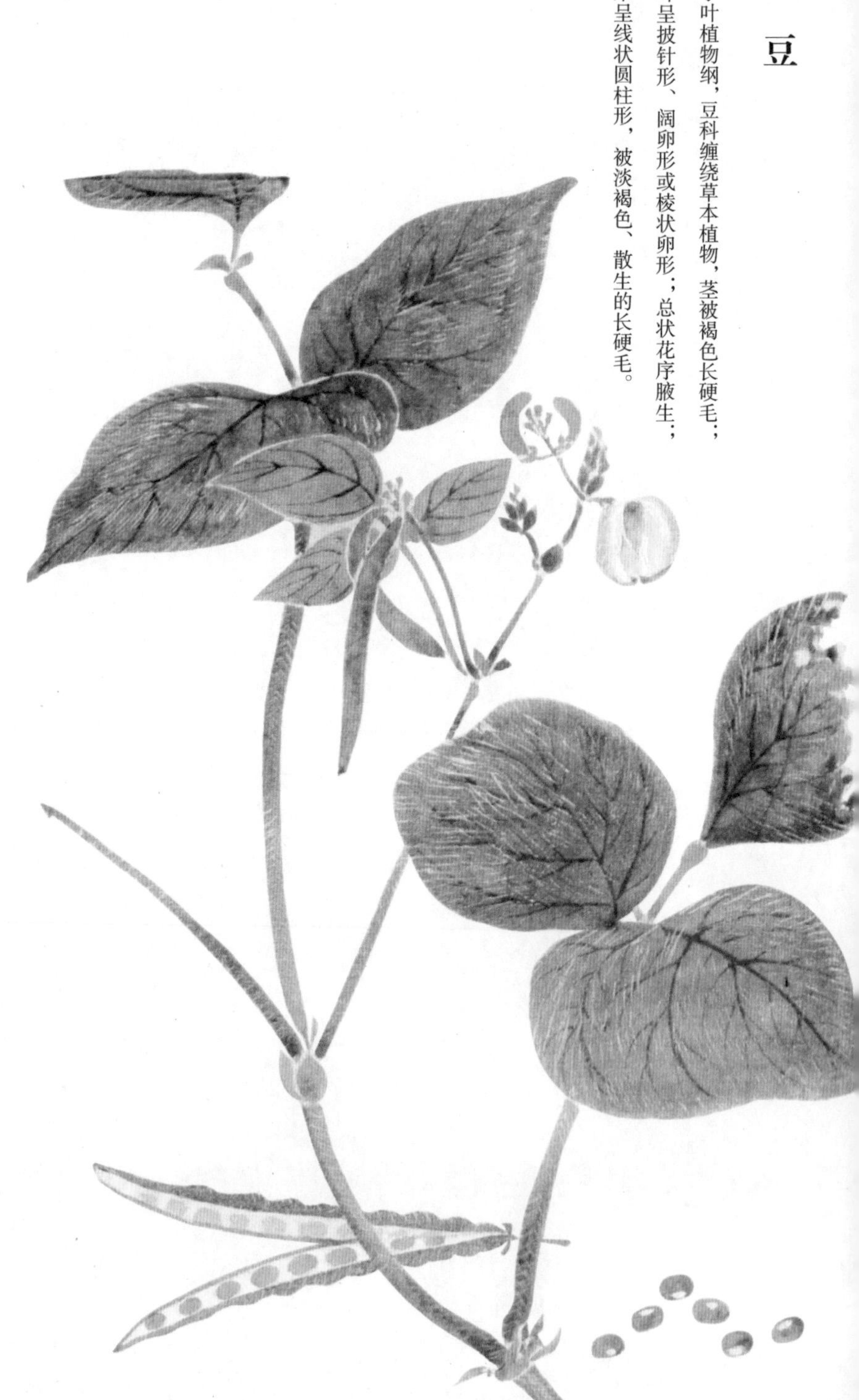

释名 青小豆、植豆。

蚕豆

双子叶植物纲，豆科草本植物，主根短粗，多生须根；茎粗壮直立，中空无毛，具四棱；托叶形状近三角状卵形或戟头形，略有锯齿，且密被深紫色腺点；总状花序腋生，花冠白色，具紫色脉纹和黑色斑晕。

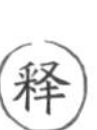
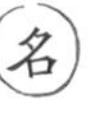
胡豆。

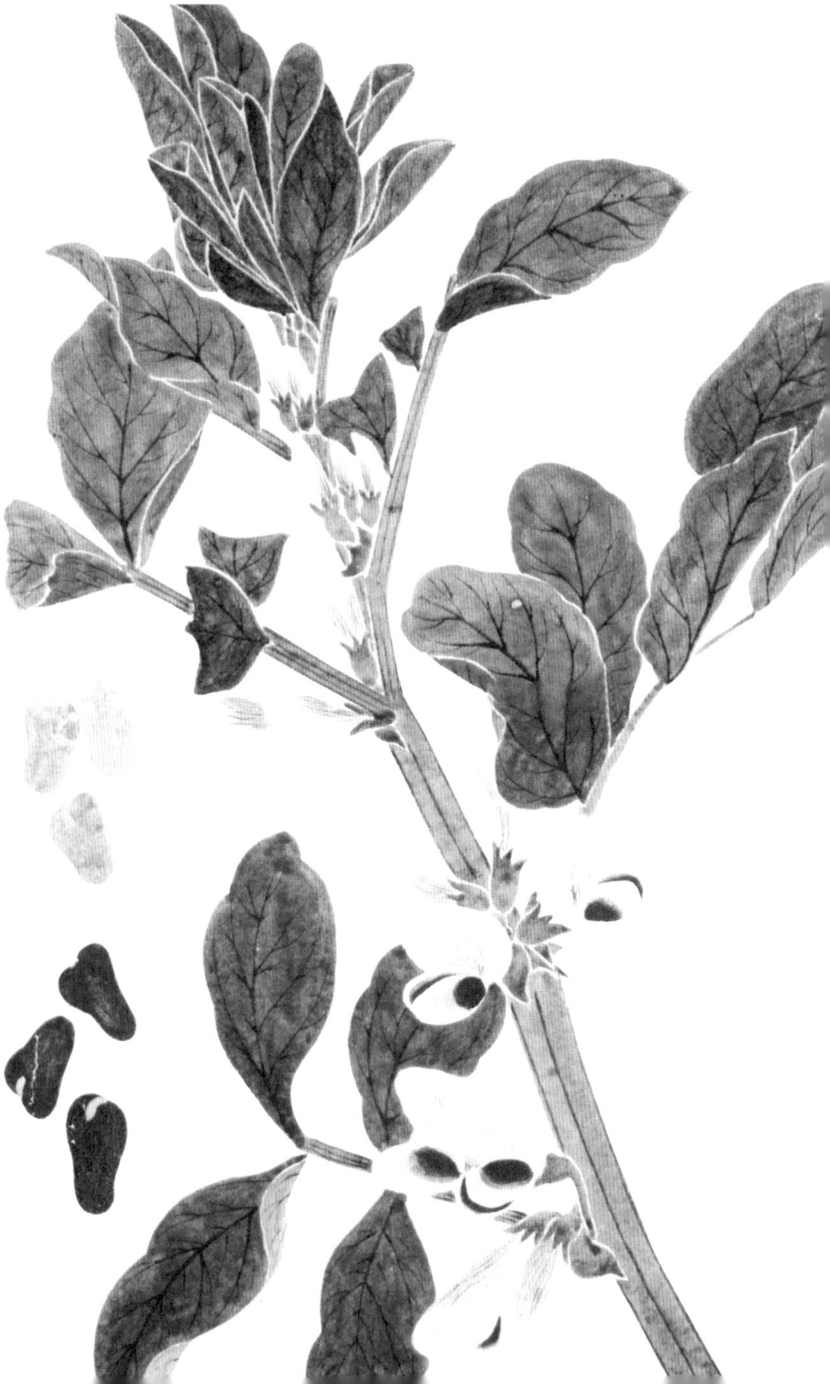

豌豆

双子叶植物纲，豆科攀援草本植物，全株绿色，光滑无毛，被粉霜；托叶呈心形，下缘有细牙齿；花萼钟状，花冠颜色多样，6到7月份开花。

释名

戎菽、回鹘豆、毕豆、青小豆、青斑豆、麻累。

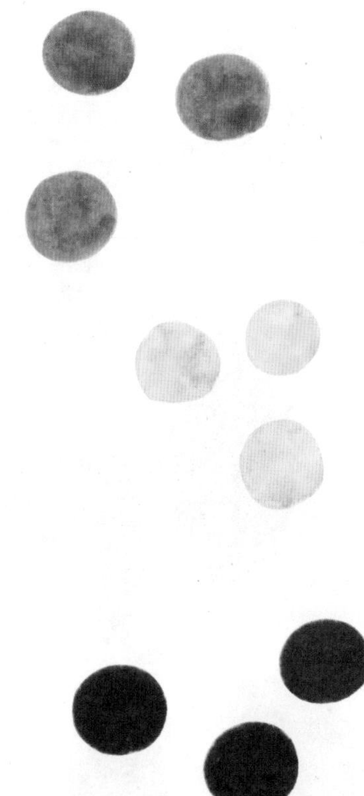

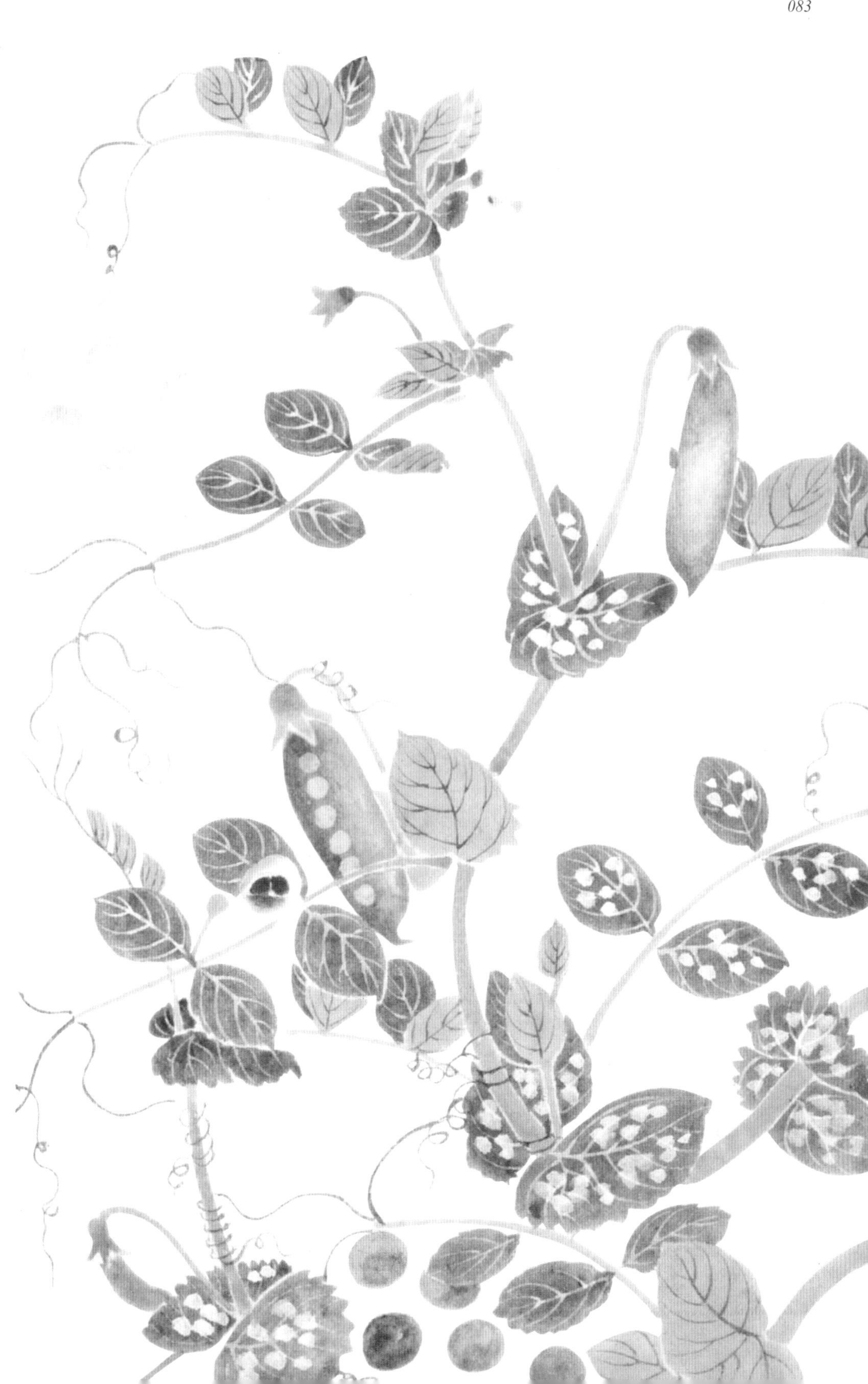

大豆

双子叶植物纲，豆科草本植物，茎粗壮直立，密被褐色长硬毛；托叶具脉纹，被黄色柔毛；小叶纸质，形状呈宽卵形；总状花序，6到7月份开紫色、淡紫色或白色花。

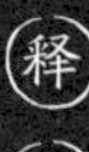
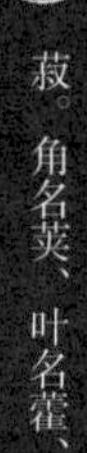
菽。角名荚、叶名藿、茎名萁。

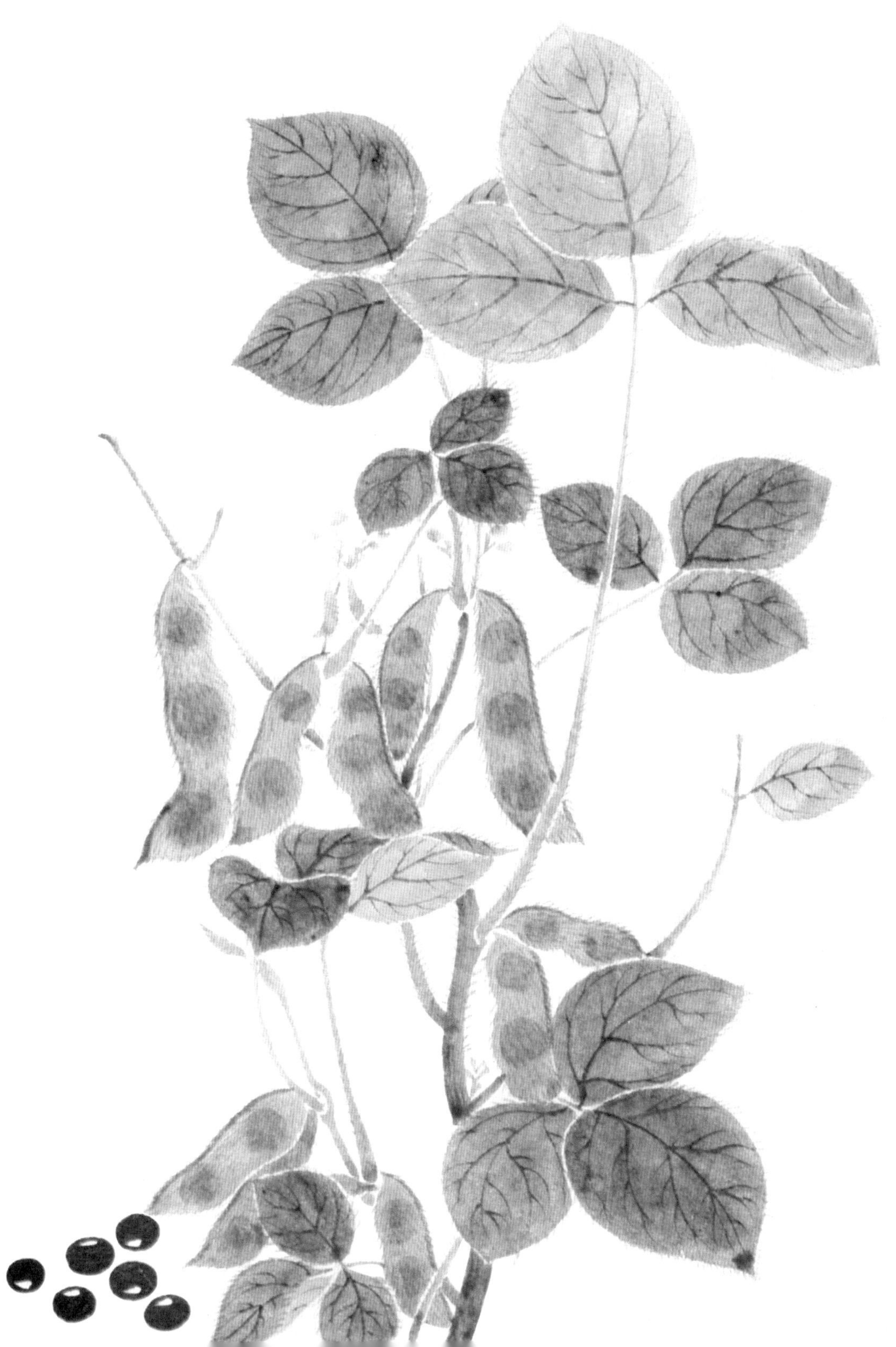

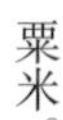
粟米。

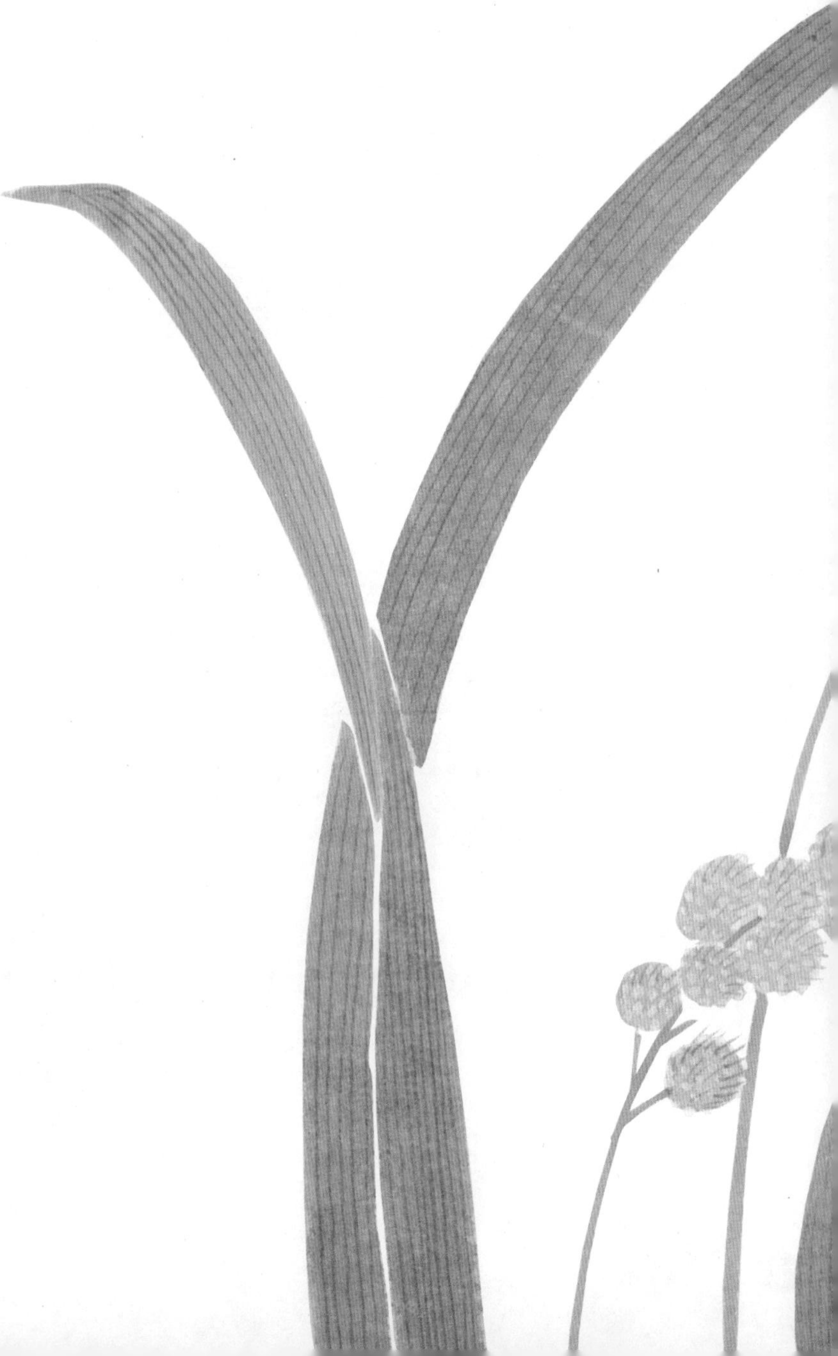

粟

单子叶植物纲，禾本科植物，须根粗大；茎细直，中空有节；叶片呈狭披针形，平行脉；花穗顶生，每穗结数百至上千粒果实，籽实极小。

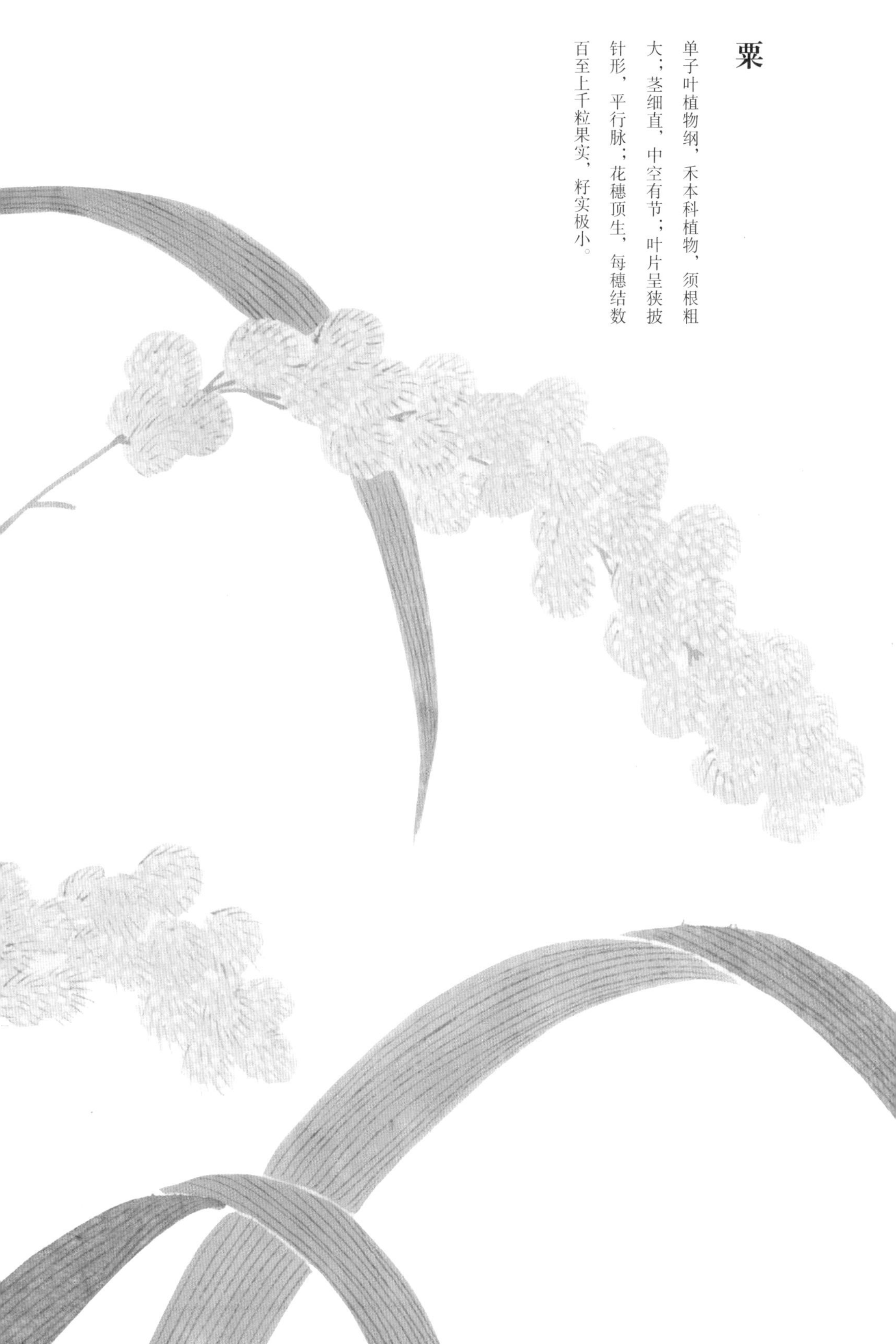

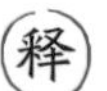

黄粱米、白粱米、青粱米。

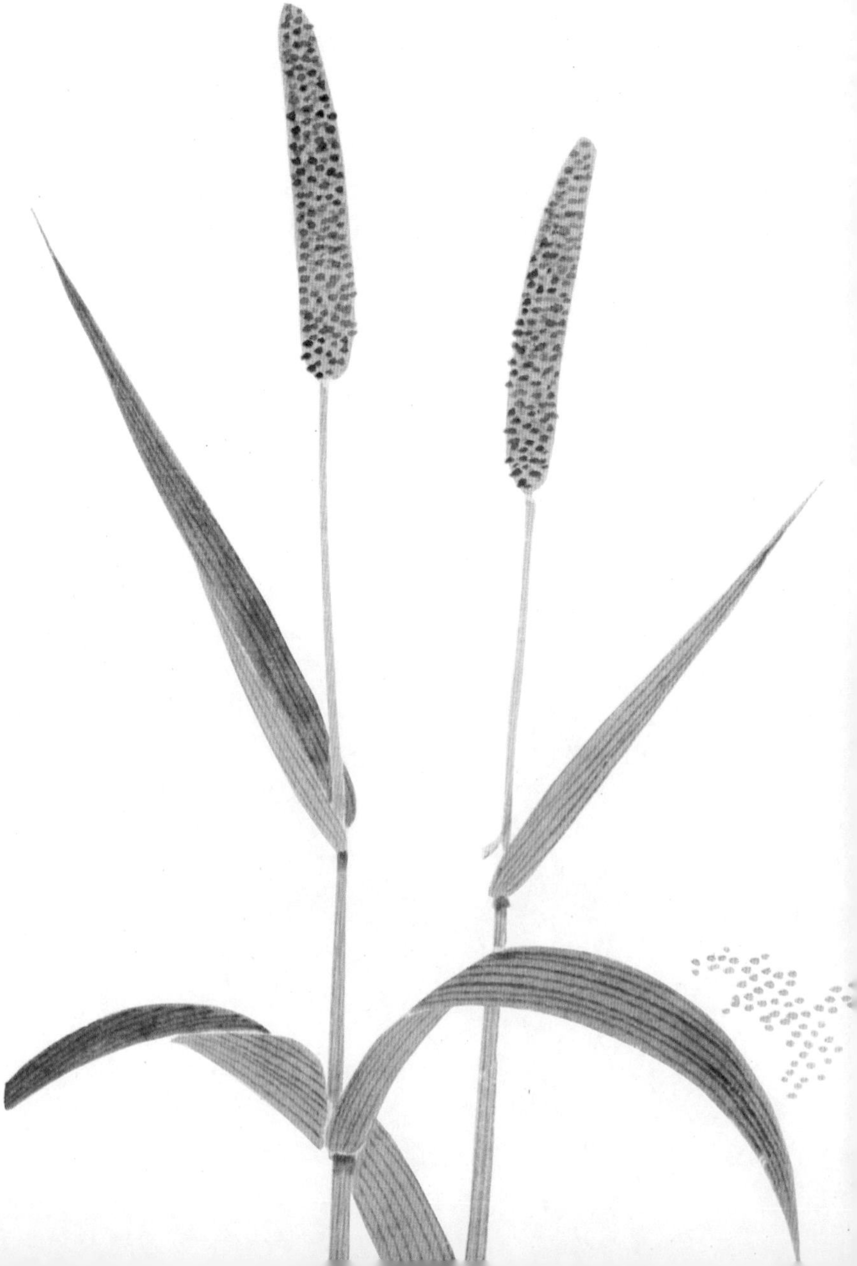

粱

单子叶植物纲，禾本科植物，须根粗大；秆粗壮直立；叶片形状呈长披针形或线状披针形，圆锥花序近纺锤状或呈圆柱状；小穗近圆球形或呈椭圆形，颜色呈黄色、褐色或紫色。

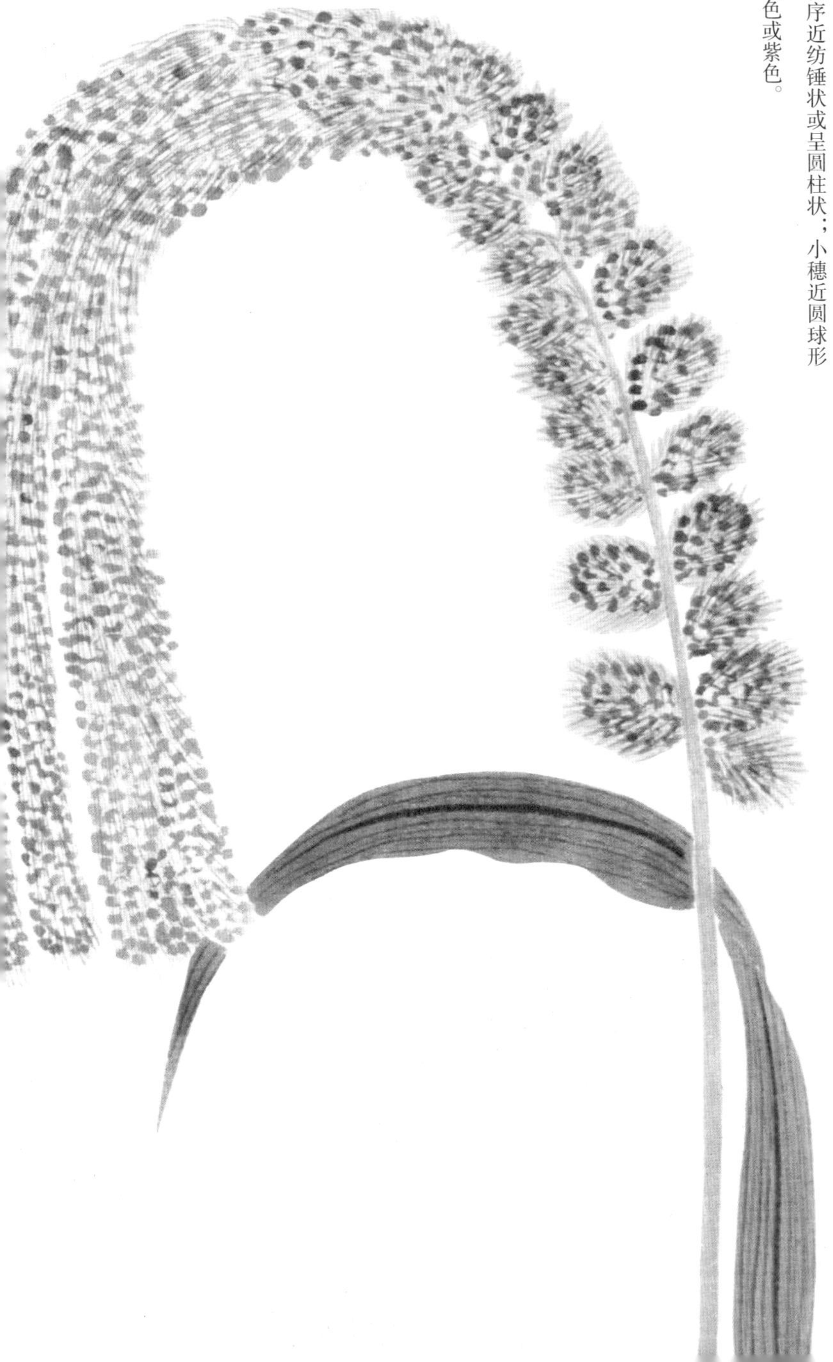

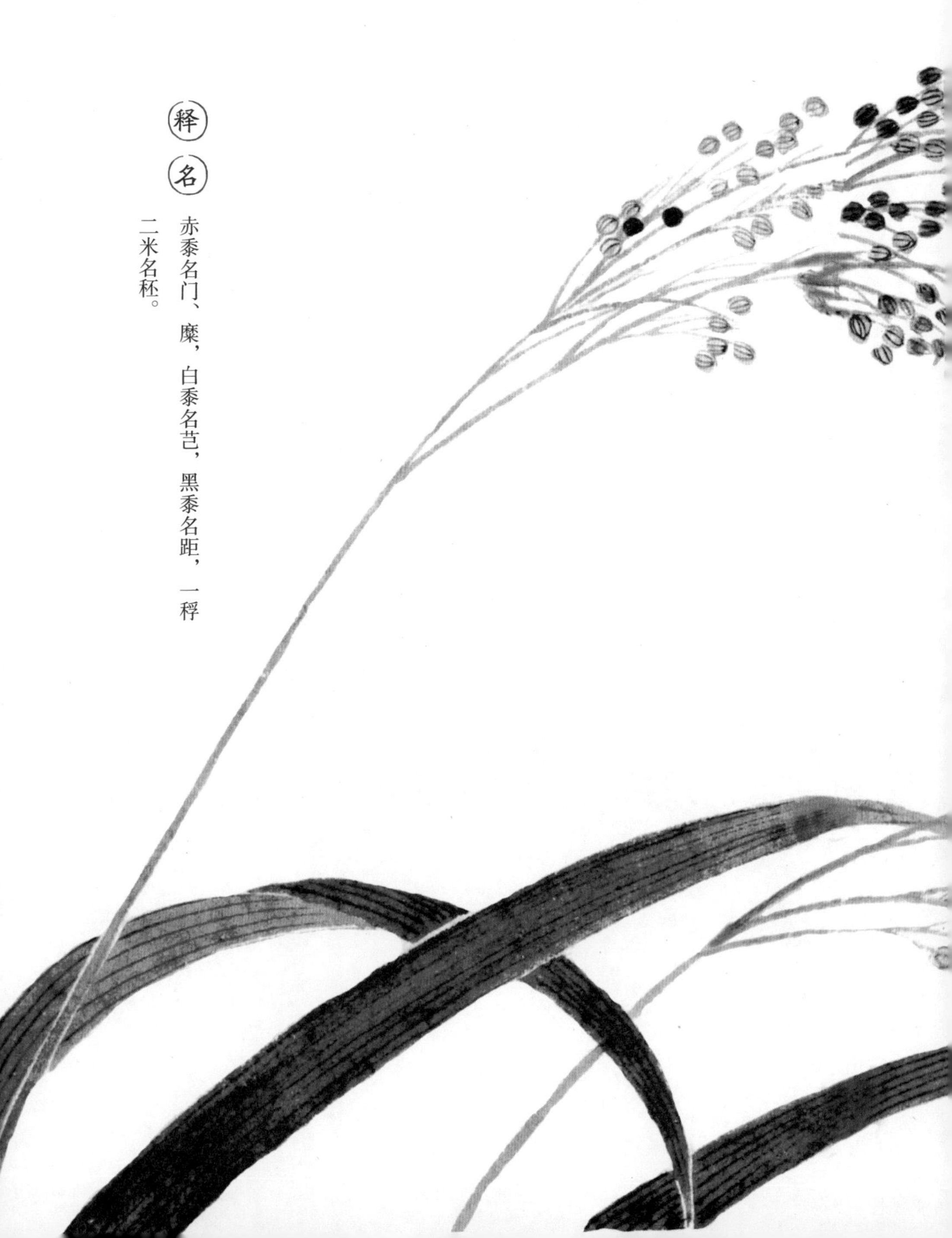

释名

赤黍名门、穈，白黍名芑，黑黍名秬，一稃二米名秠。

黍

单子叶植物纲，禾本科植物，秆直立，单生或少数丛生，秆上有节，节上密生髭毛；叶片呈线形或线状披针形，边缘粗糙，两面或光滑或有长绒毛；圆锥形花序，花色有绿色和紫色，花穗成熟时下垂，穗形有多种；种子白色、黄色或褐色，性黏或不黏。

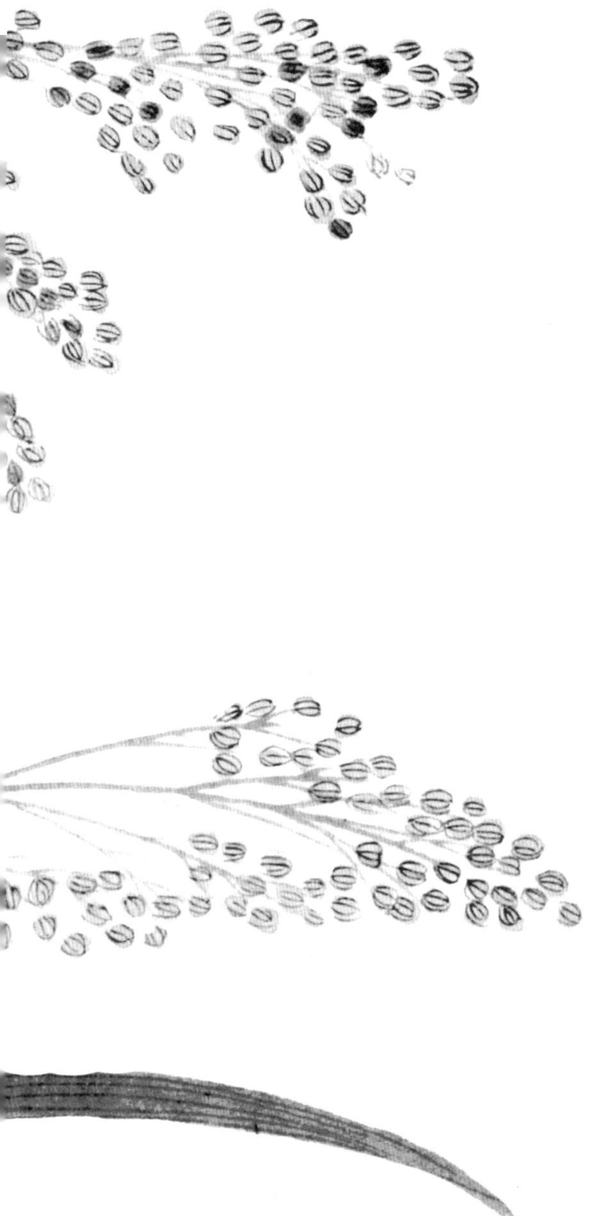

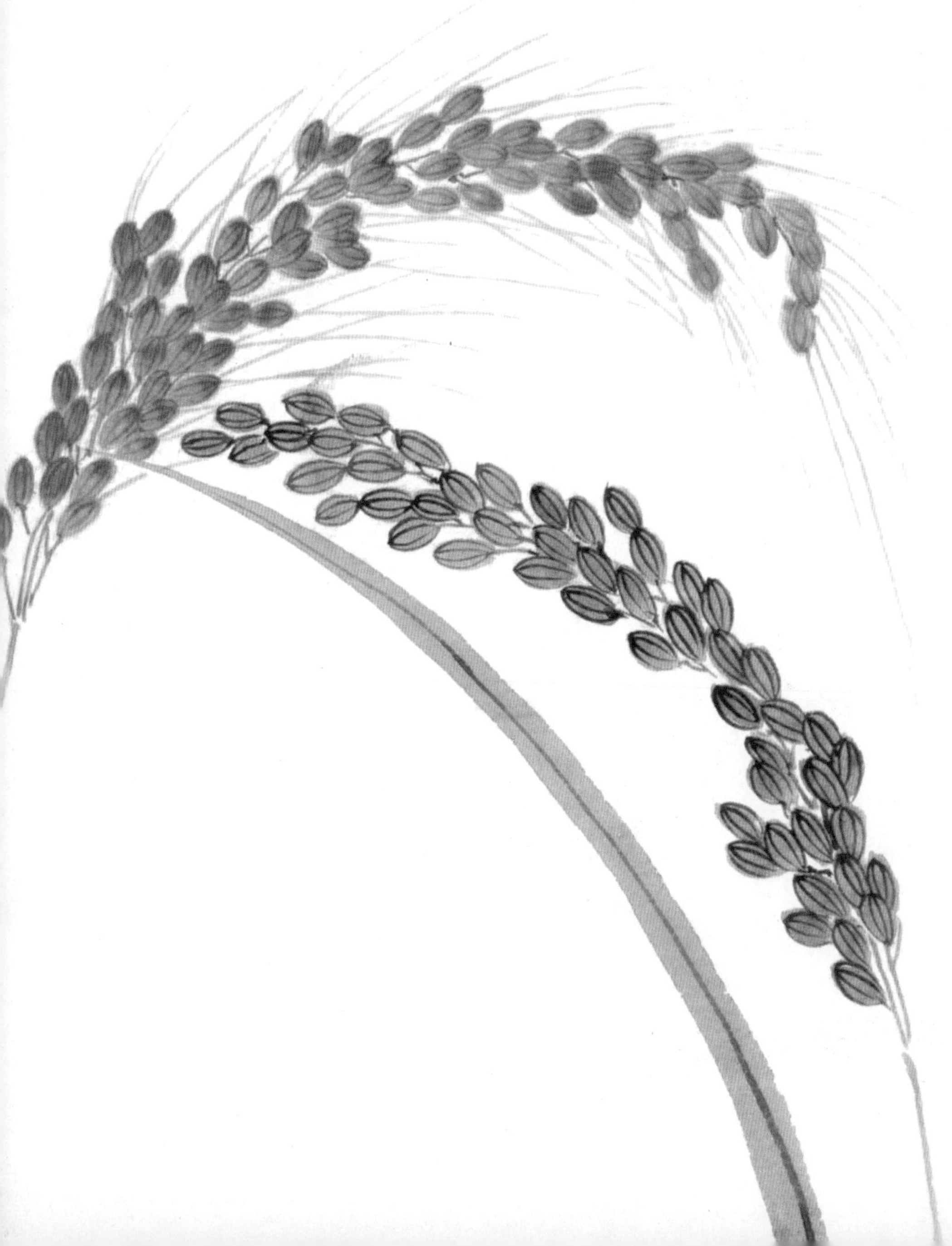

粳

单子叶植物纲，禾本科植物，秆直立丛生，中空有节；叶鞘无毛，叶舌膜质而较硬，叶片扁平呈线形，叶脉明显；7到8月份开花。

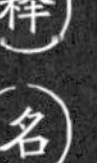
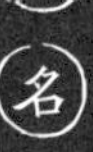

释名 粳米、浙二泔。

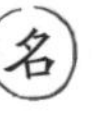

释名

粢。

稷

单子叶植物纲，禾本科植物，秆粗壮直立，高可达1.2米；叶鞘松弛，叶舌膜质，叶片呈线形或线状披针形；圆锥花序开展或较紧密，成熟时下垂。

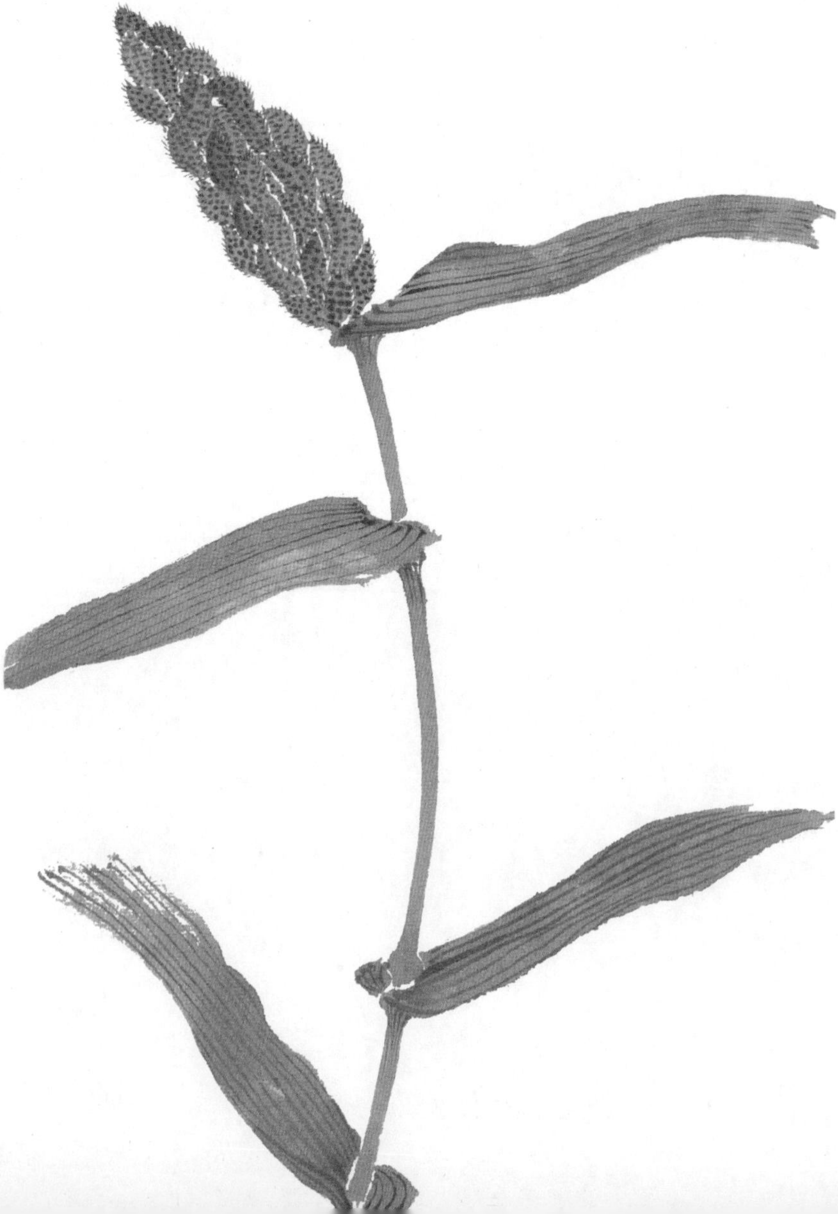

籼

单子叶植物纲，禾本科植物，秆直立丛生，高约1米左右；圆锥花序疏松粗糙，成熟时向下弯曲，分枝具角棱；种子颜色有红、白两种，粒型长而窄，黏性较差。

释名

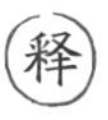

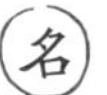

占稻、早稻。

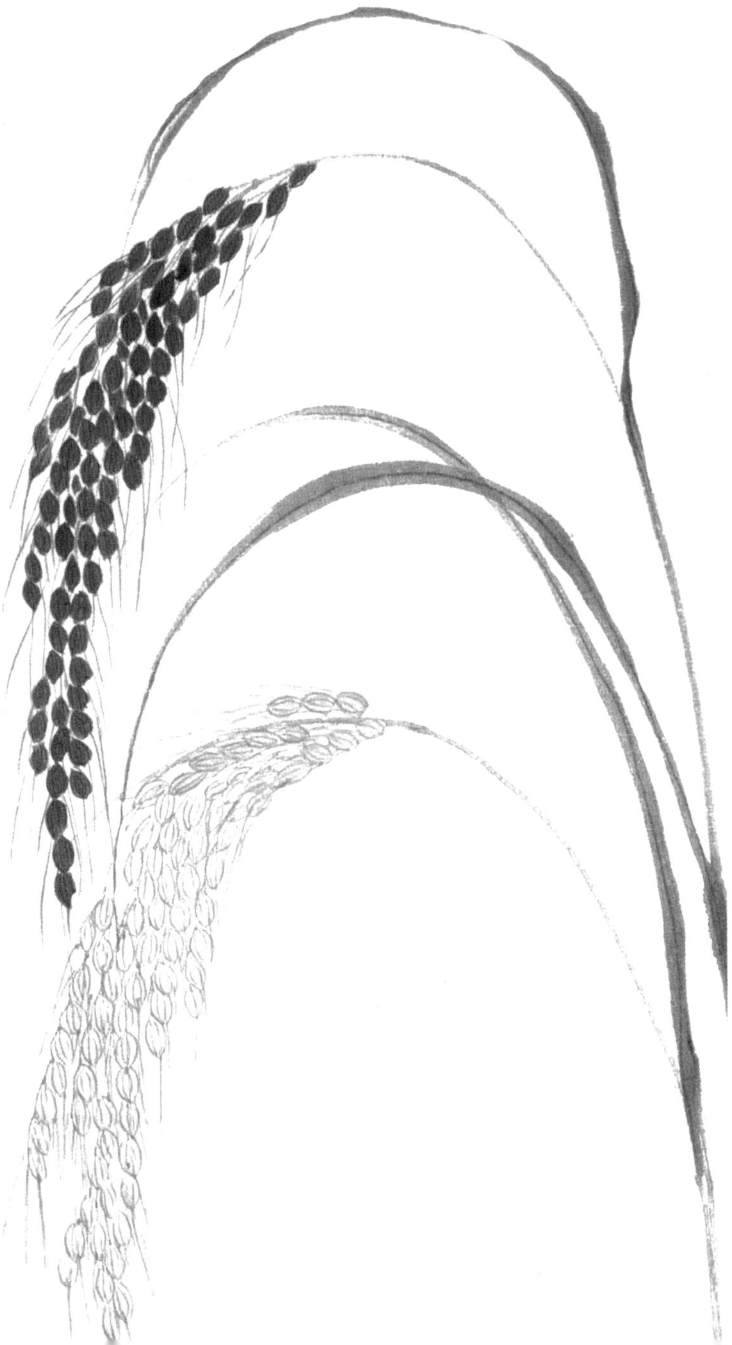

稻

单子叶植物纲，禾本科植物，茎呈圆柱形，中空，表皮包裹数层灰白色或黄白色的叶鞘，下端簇生多数须根，须根细长而弯曲；圆锥花序大型疏展，分枝多，棱粗糙，成熟期向下弯垂。

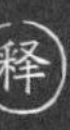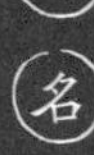

杜、糯。

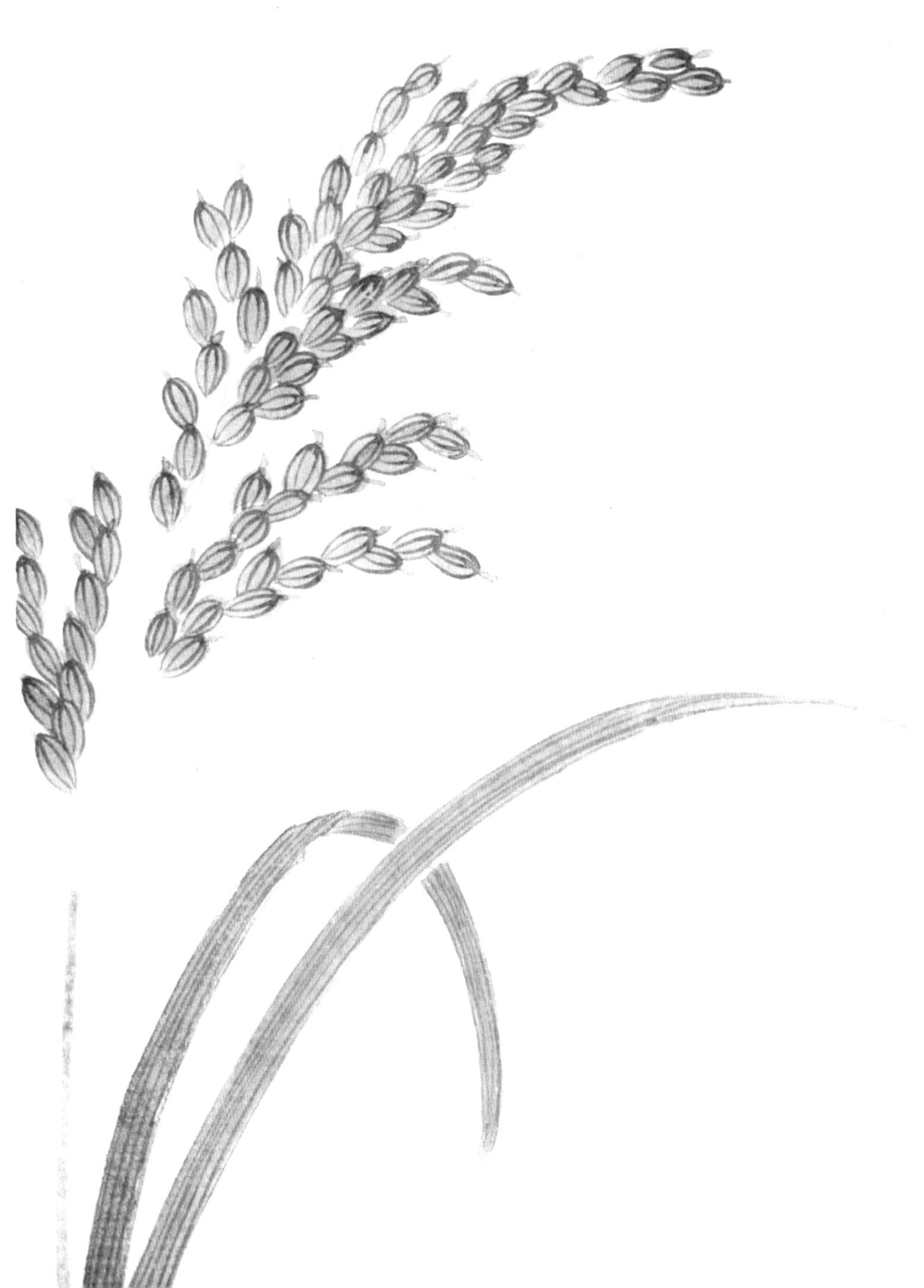

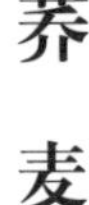

荞麦

双子叶植物纲，蓼科草本植物，茎直立，上有分枝，具纵棱，通体呈绿色或红色；叶片呈三角形或卵状三角形；花序总状或伞房状，顶生或腋生，5到9月份开花。

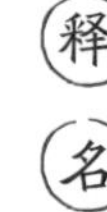
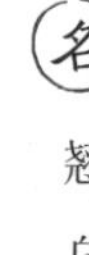

翘、乌麦、花荞。

大麦

单子叶植物纲，禾本科植物，秆粗壮直立，光滑无毛；叶鞘松弛抱茎，两侧有两披针形叶耳，叶舌膜质娇小，叶片扁平；3到4月份开花。

释名

牟麦。

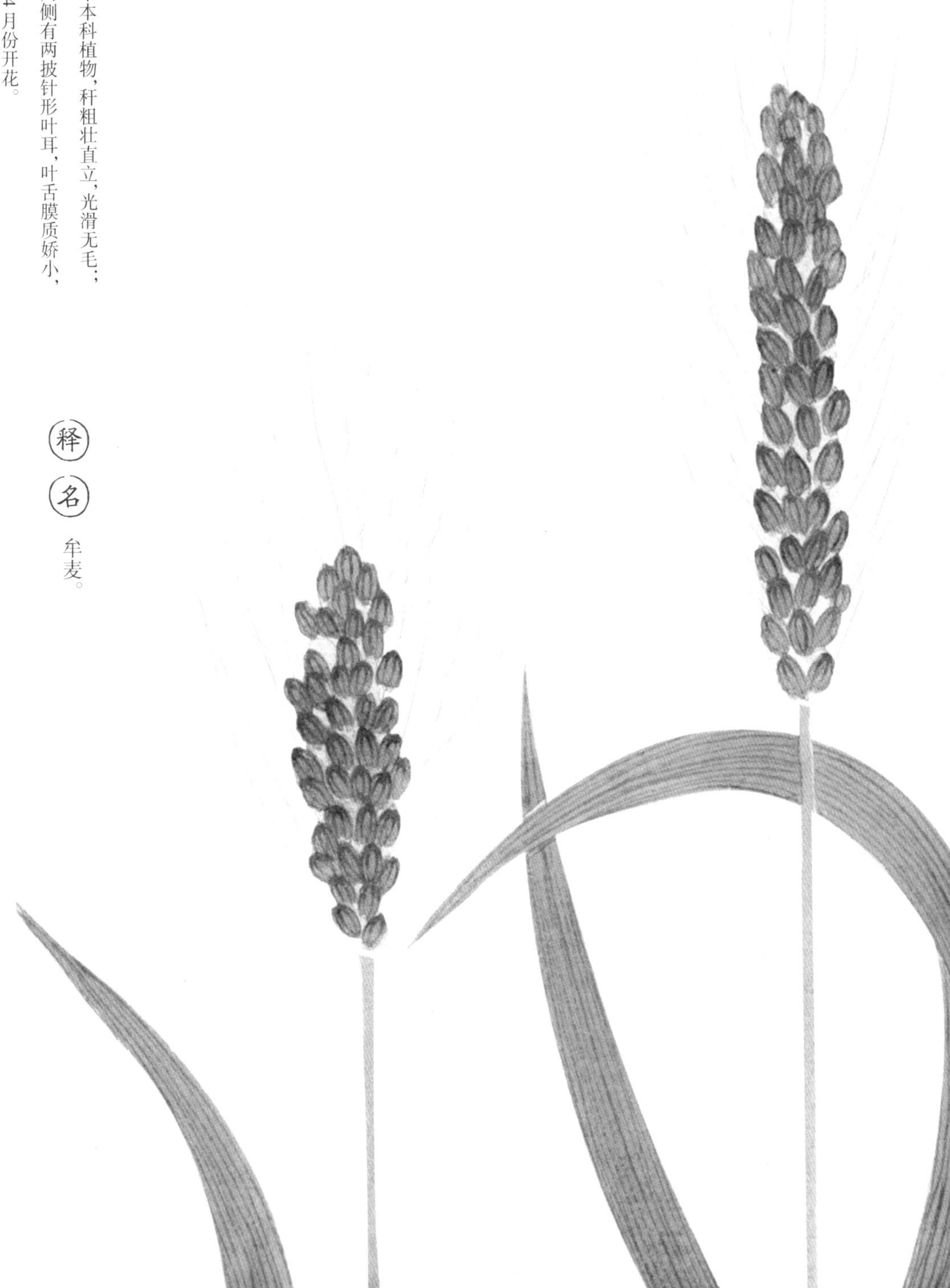

释名

麸麦。

小麦

单子叶植物纲，禾本科植物，秆直立丛生；叶鞘松弛包茎，叶舌膜质，叶片呈长披针形；穗状花序直立；颖果浅褐色，近卵形或呈长圆形，5到6月份结果。

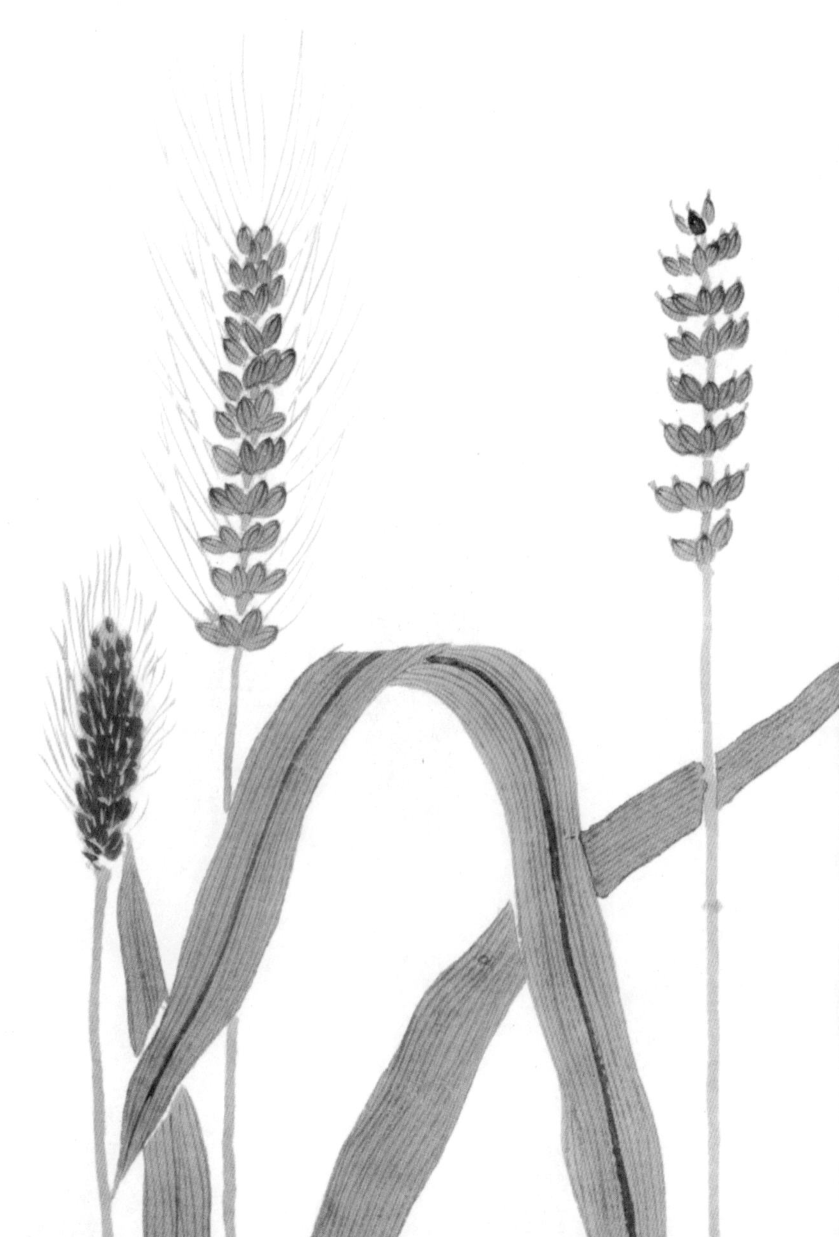

大麻

双子叶植物纲，桑科草本植物，枝具纵沟槽，密生灰白色贴伏毛；叶掌状全裂，裂片呈披针形或线状披针形；花萼宽钟状；花冠蝶形，颜色呈白色，5到6月份开花。

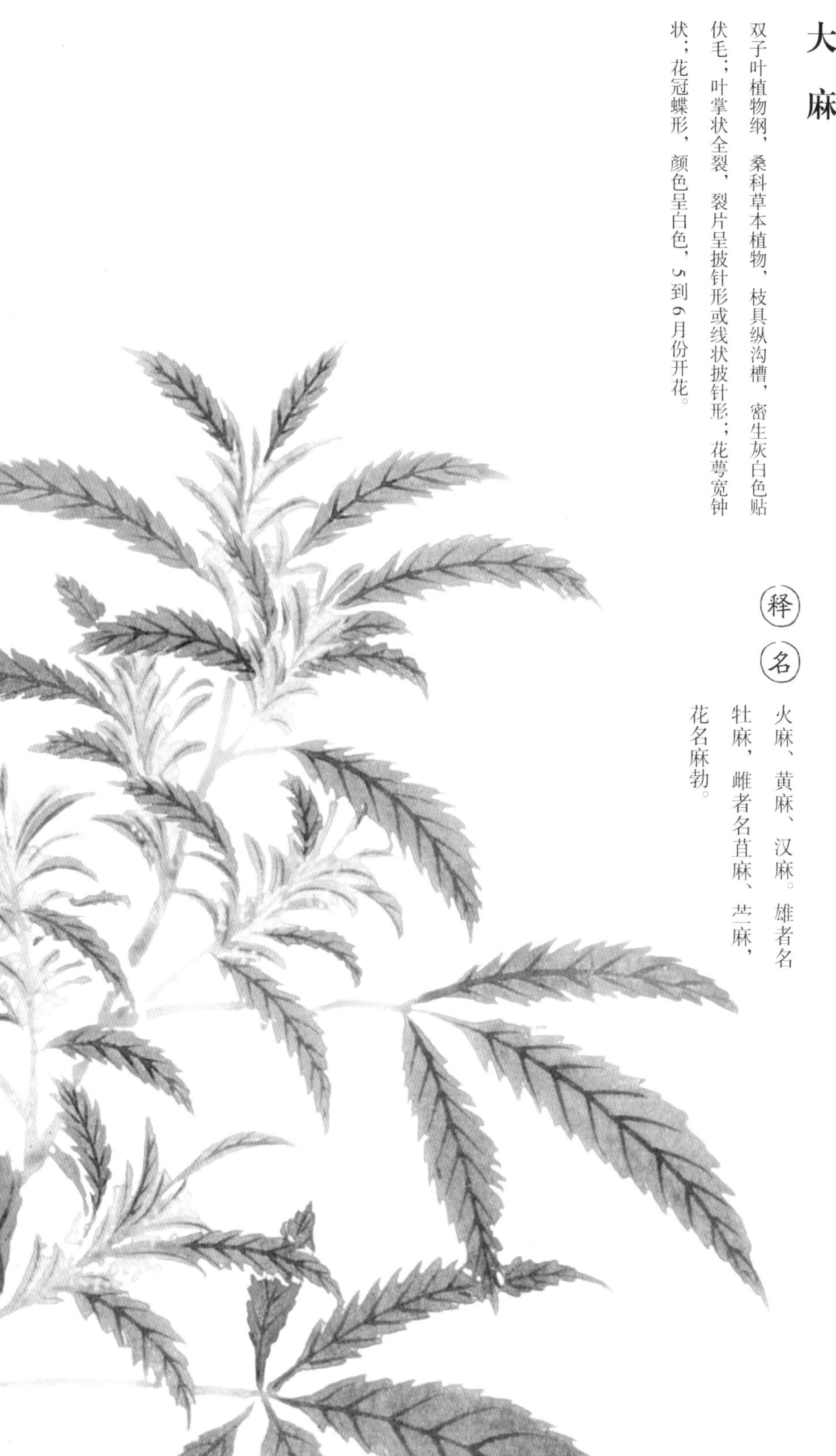

释名

火麻、黄麻、汉麻。雄者名牡麻，雌者名苴麻、苎麻，花名麻勃。

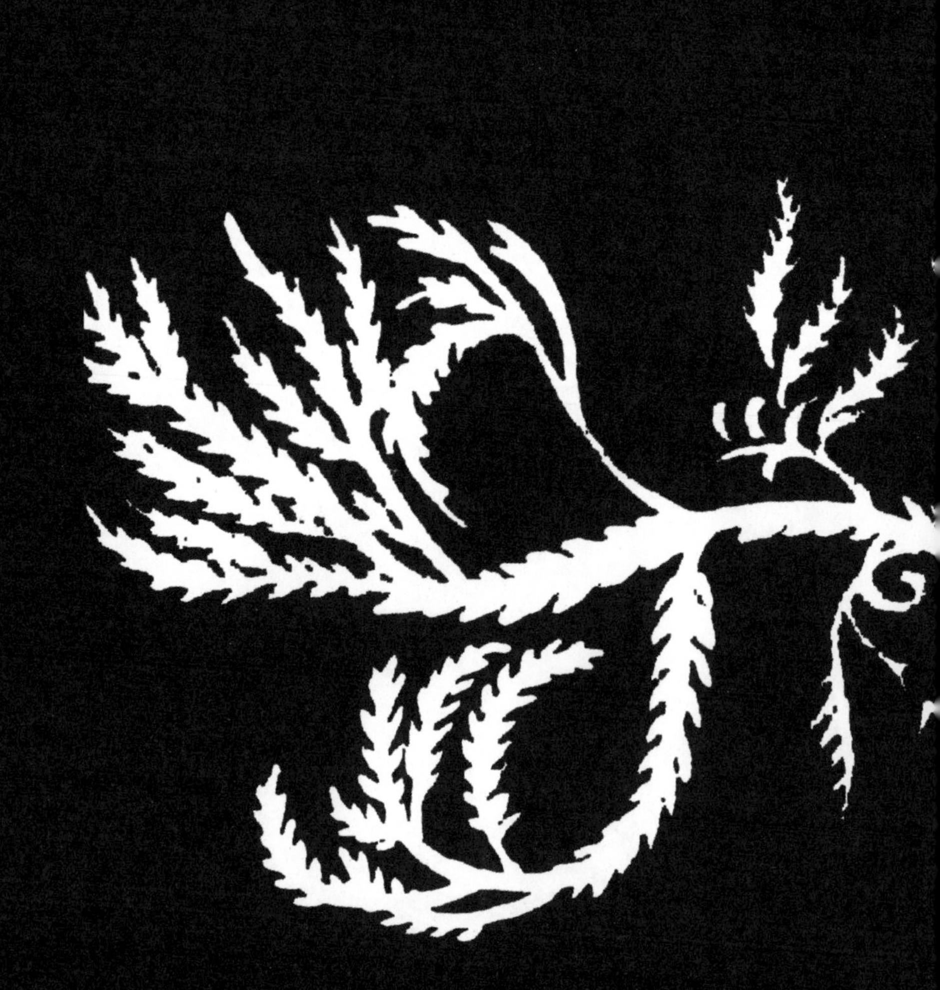

第三卷 菜部

释名

木菌、木软、树鸡、木蛾。

木耳

层菌纲，木耳科植物，管状菌丝无色透明组，基质中吸收养料，形成扇状菌丝体；实体薄而有弹性，呈胶质、半透明状，中间凹陷，呈耳状或环状，渐变为叶状；基部狭窄成耳根，表面光滑，或有脉络状的皱纹，干后强烈收缩，颜色变为深褐色或黑色。

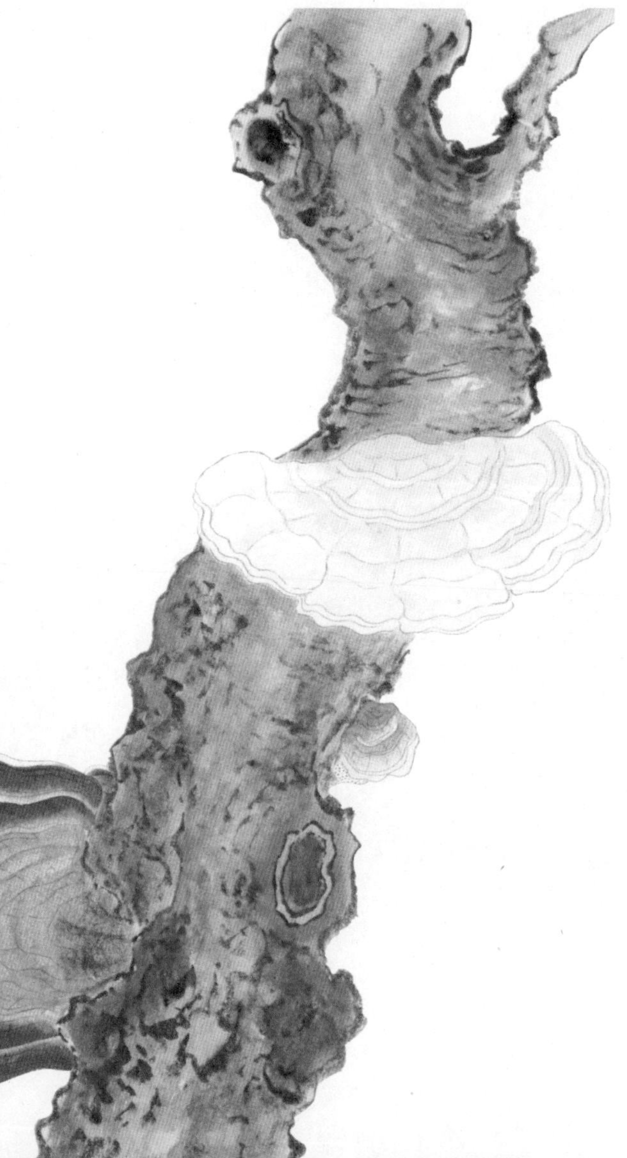

鹿角菜

圆子纲，鹿角菜科植物，藻体呈橄榄绿色或黄褐色，自盘状固着器丛生不规则圆柱形叉状分枝，整体形似鹿耳。

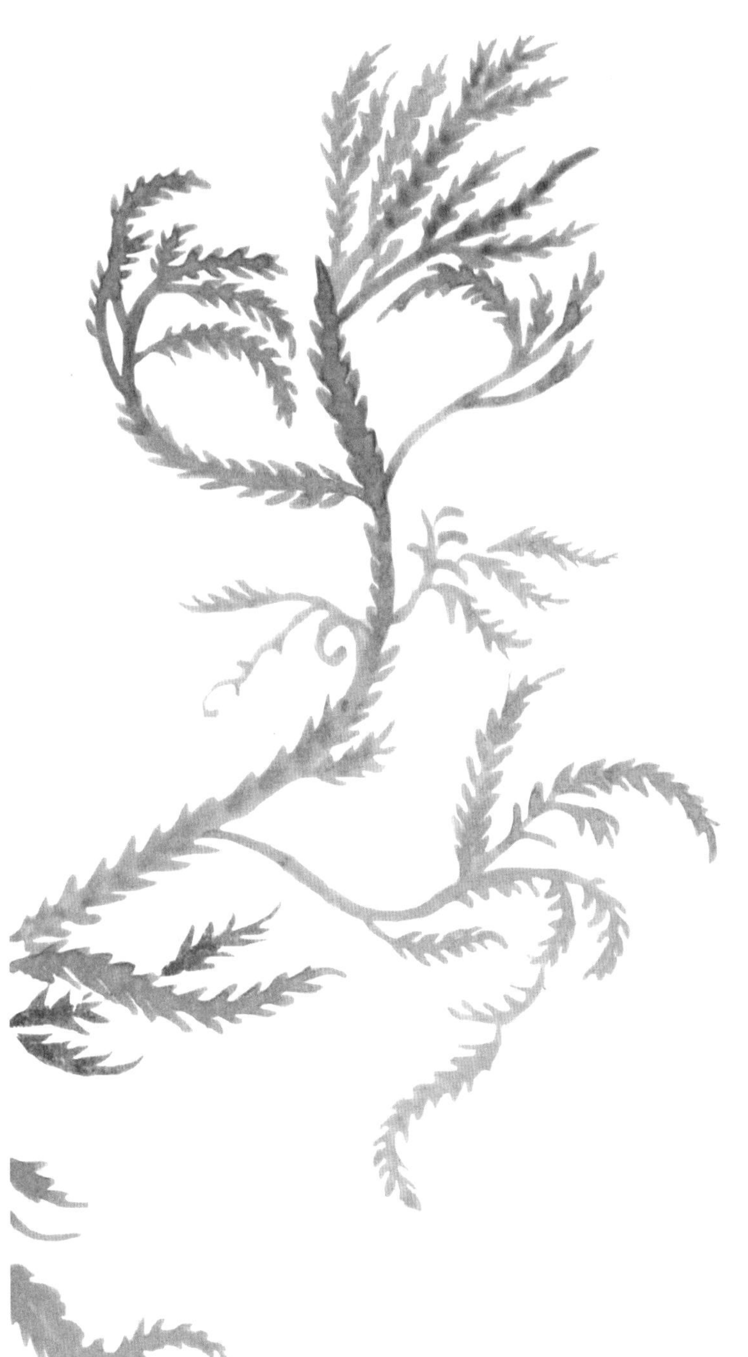

释名

猴葵。

苦瓜

双子叶植物纲，葫芦科攀援状草本植物，茎、枝被柔毛；叶柄细长，叶片膜质，叶脉掌状；雌雄同株，5到10月份开黄色花。

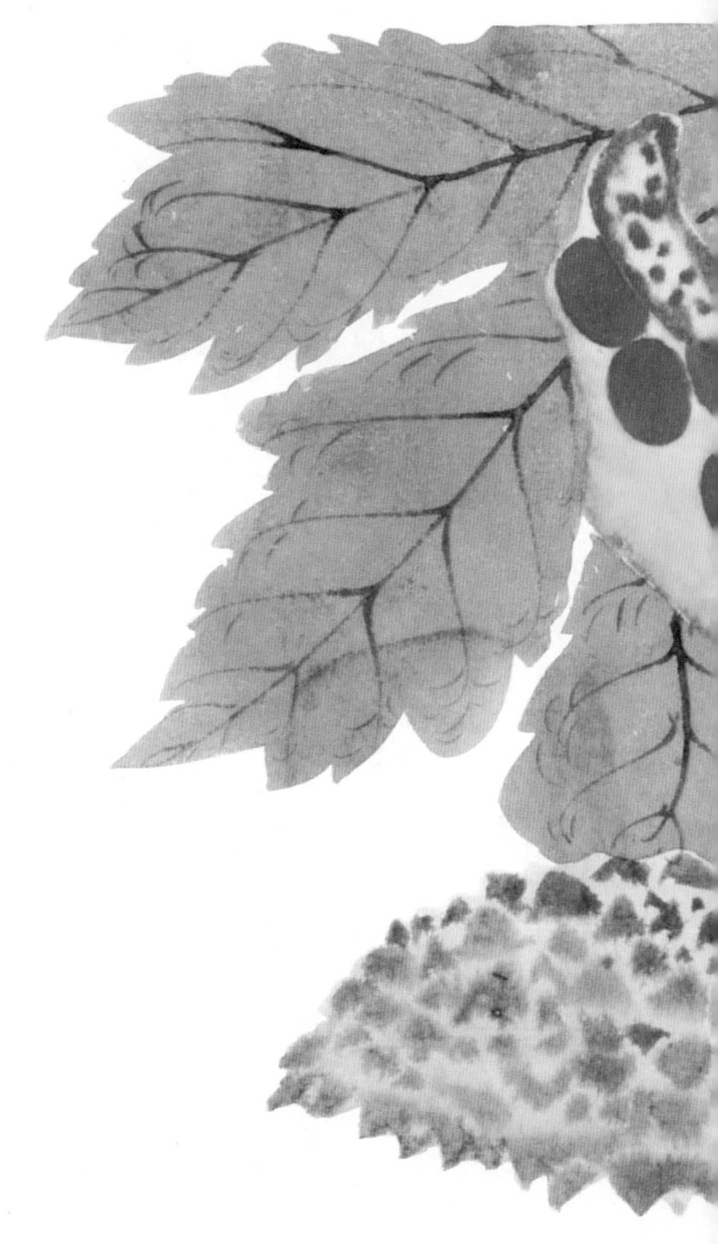

（释）（名）癞葡萄、锦荔枝。

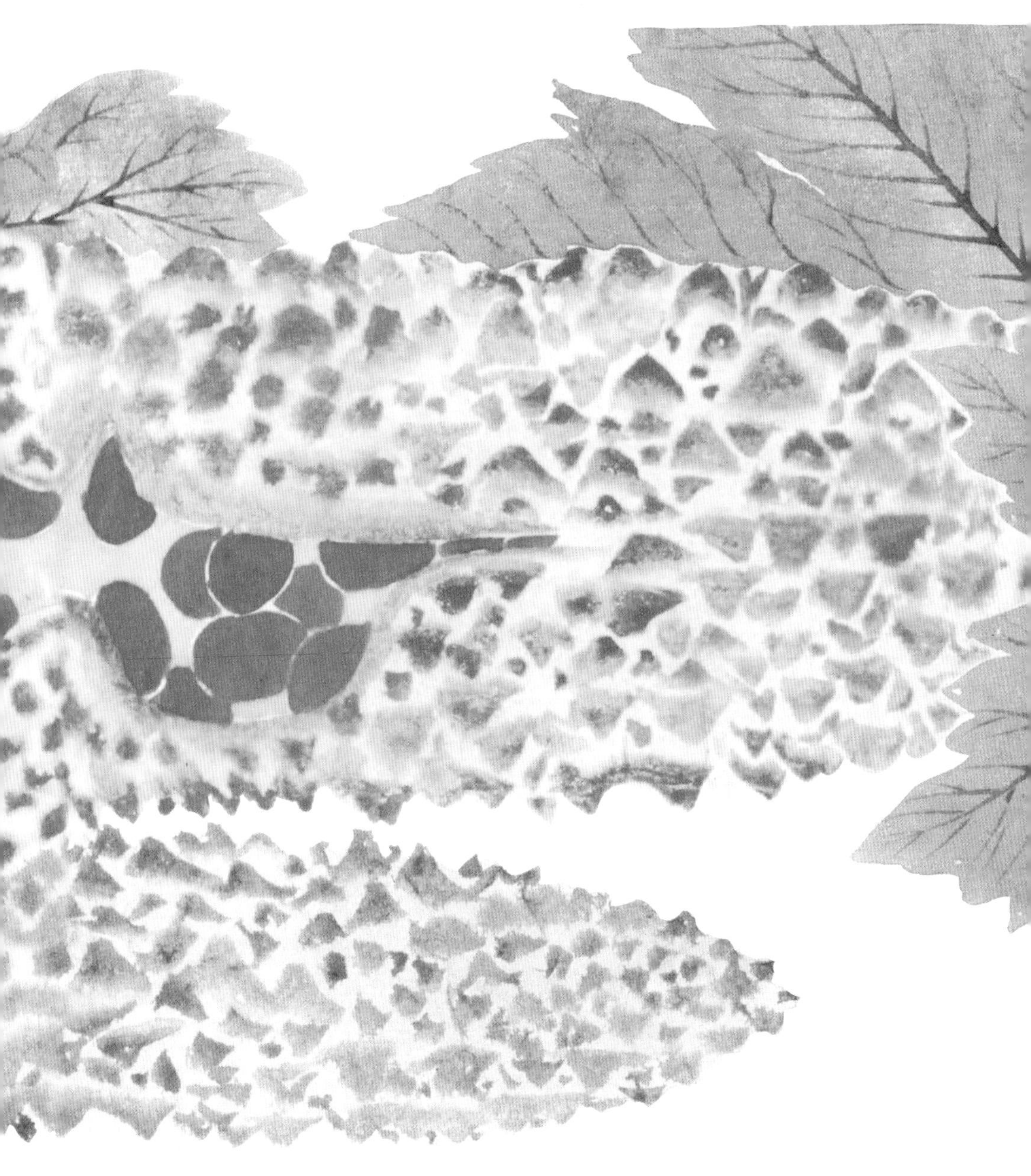

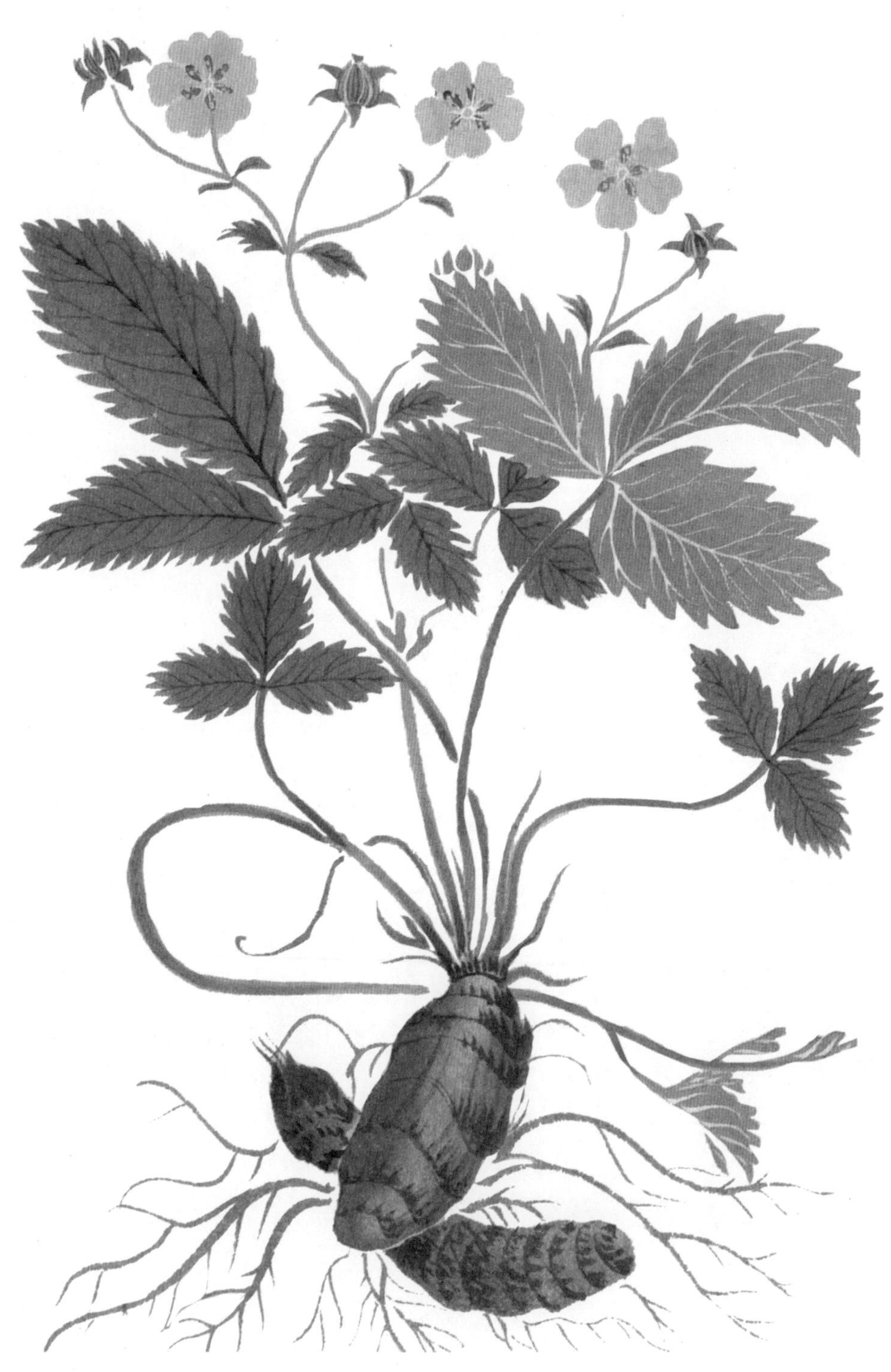

翻白草

双子叶植物纲，蔷薇科植物，根部粗壮，下端常膨大呈纺锤形；花茎直立，上升或微铺散；基生托叶膜质，颜色呈褐色，外表皮被白色长柔毛。

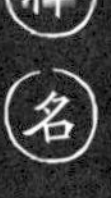

释名 鸡腿根、天藕。

释名

紫软。

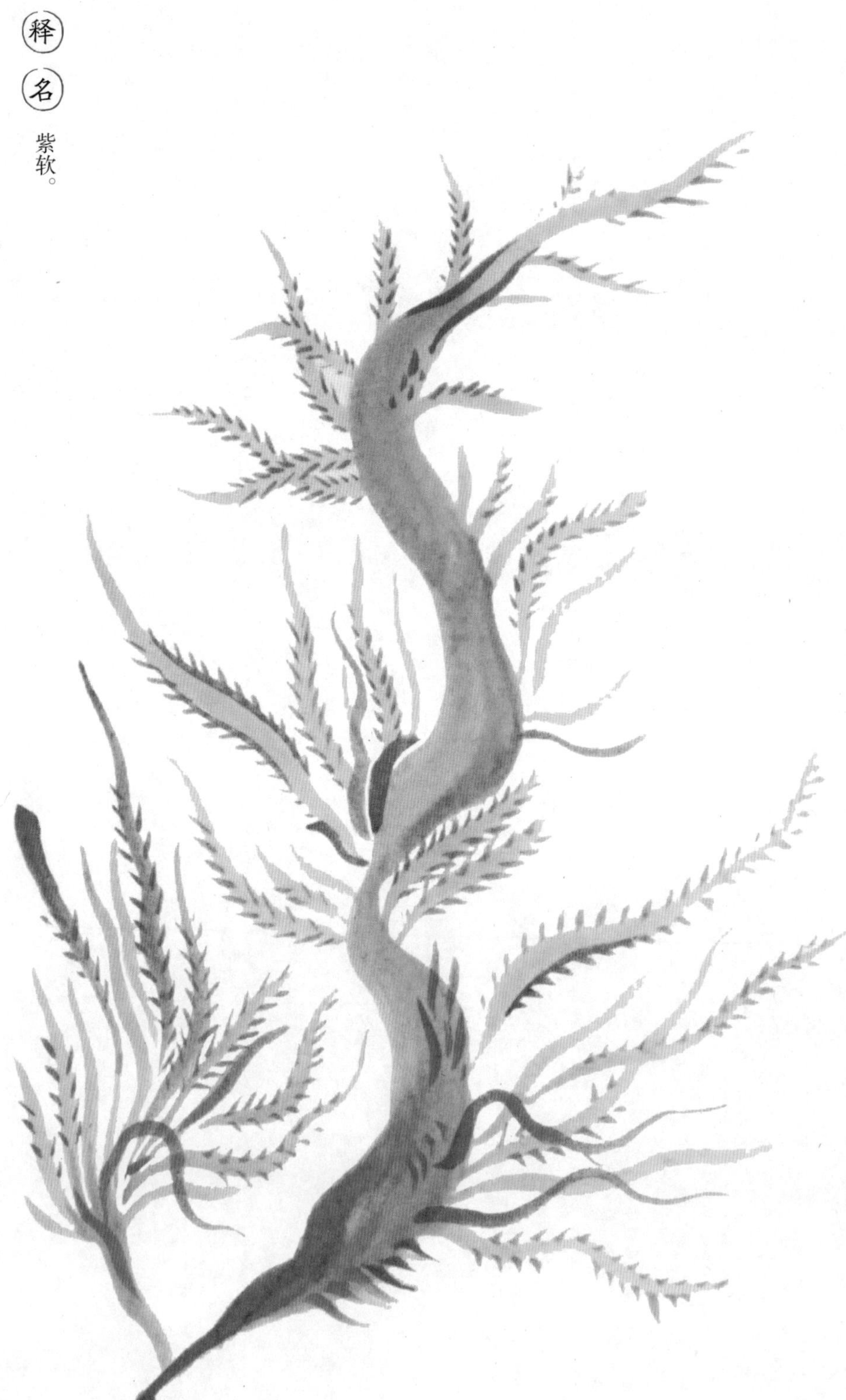

紫菜

原红藻纲，红毛菜科植物，藻体为扁平叶状体；基部有盘状固着器，呈紫色或褐绿色；叶状体由柄上生出，呈广披针形或椭圆形。

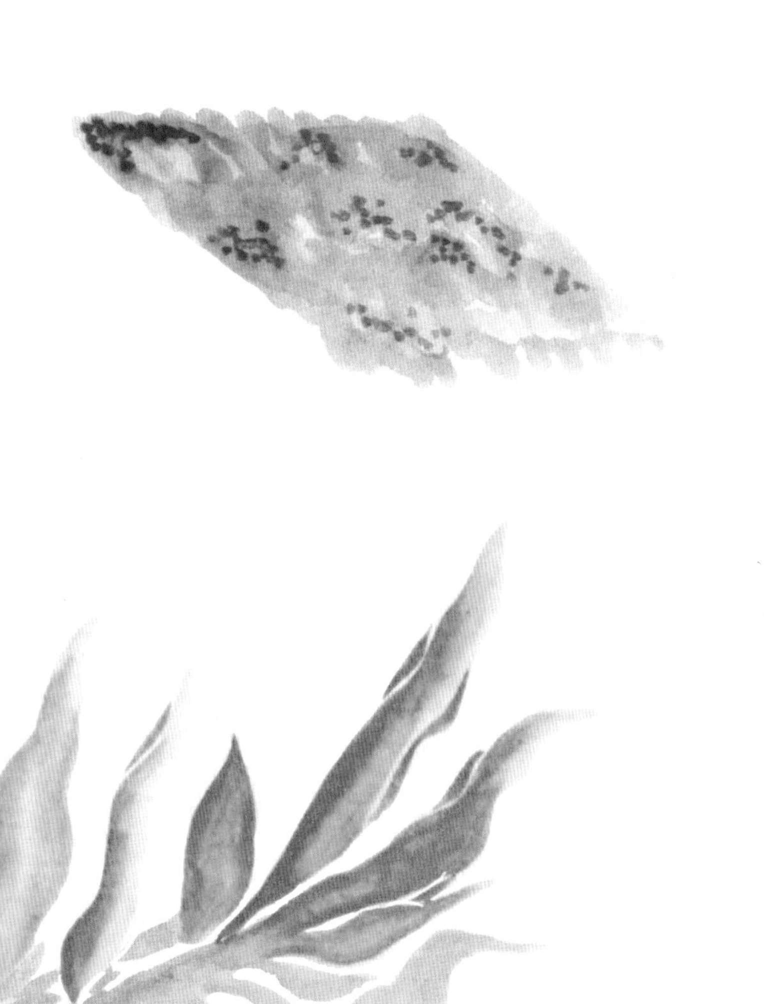

百合

单子叶植物纲，百合科植物，根分肉质根和纤维根两类；茎直立，呈圆柱形，常有紫色斑点；叶片全缘互生，形状呈披针形或椭圆状披针形，叶无叶柄，叶脉弧形；花型较大，多为白色漏斗形。

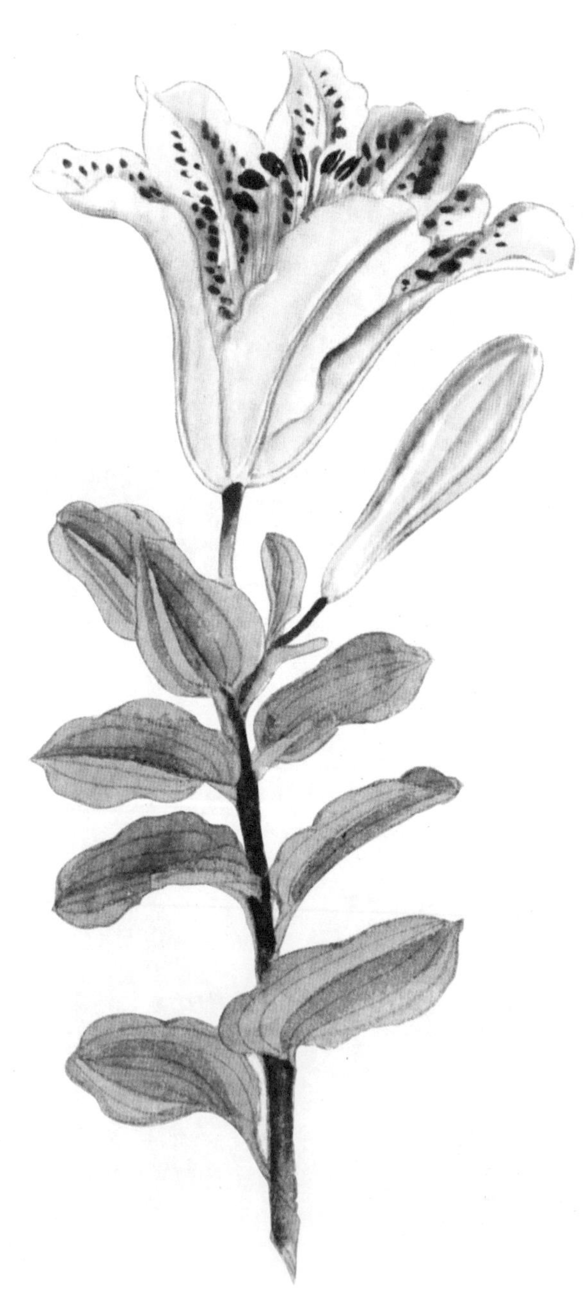

㊎释㊔名 强瞿、蒜脑薯。

竹笋

单子叶植物纲，禾本科植物，根茎在地下匍匐；茎多为木质；秆高可达40米以上；叶片呈剑形，颜色深绿色，有叶柄但无毛；竹一生只开花结籽一次，竹笋为竹上幼芽。

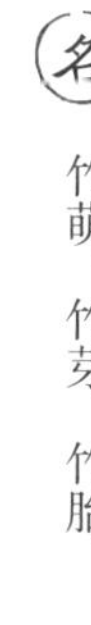

竹萌、竹芽、竹胎。

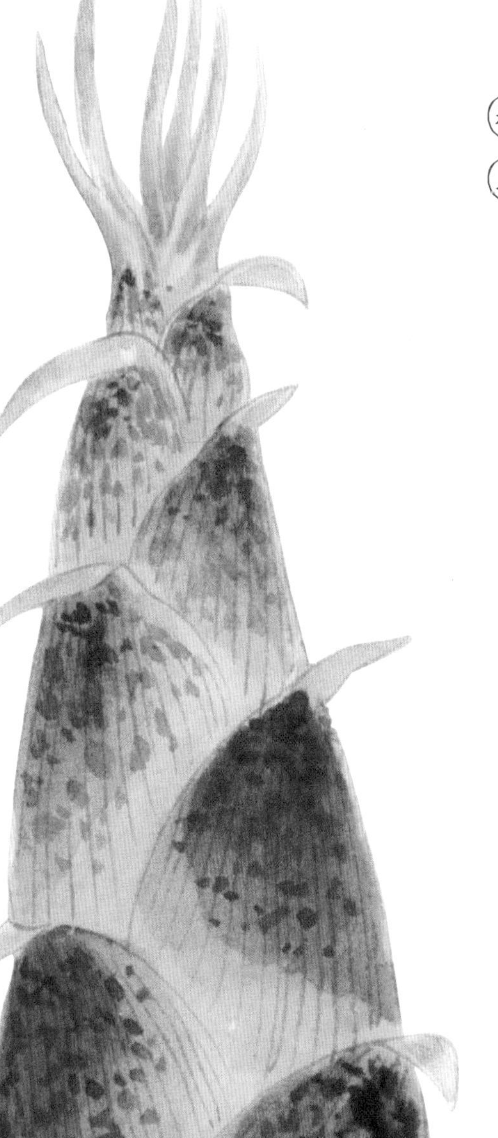

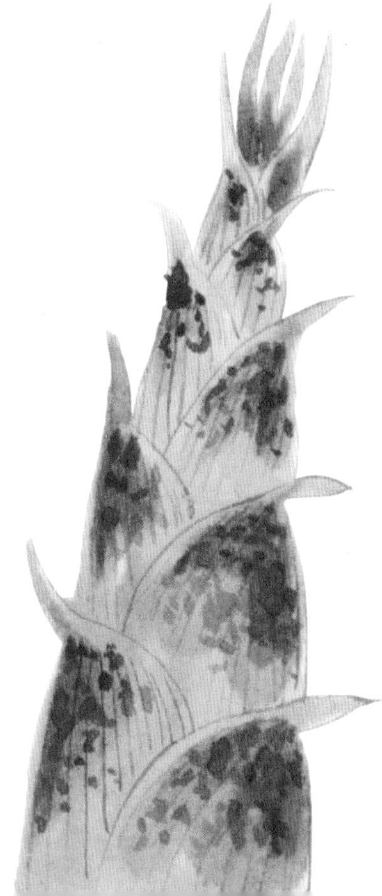

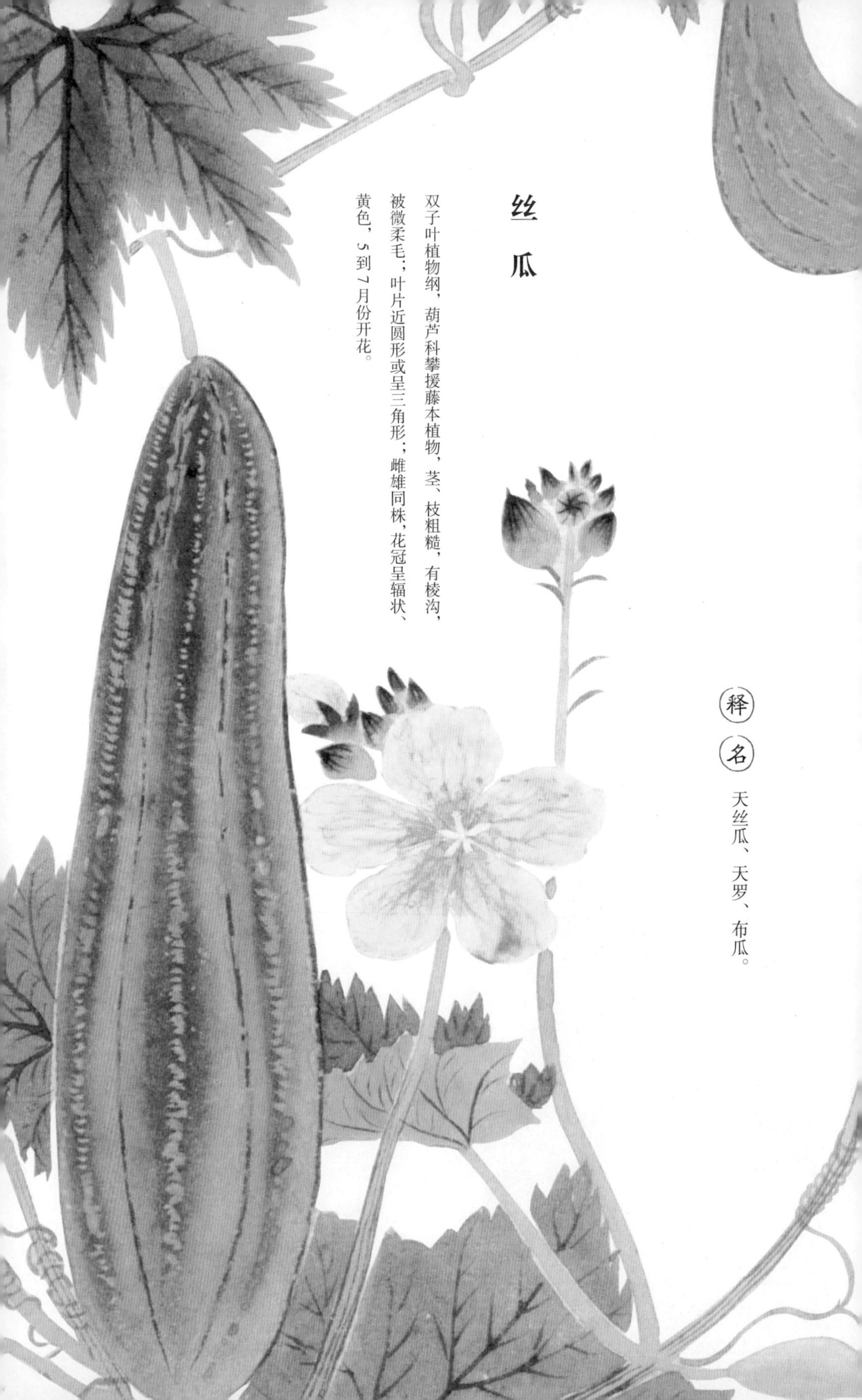

丝瓜

双子叶植物纲，葫芦科攀援藤本植物，茎、枝粗糙，有棱沟，被微柔毛；叶片近圆形或呈三角形；雌雄同株，花冠呈辐状、黄色，5到7月份开花。

释名

天丝瓜、天罗、布瓜。

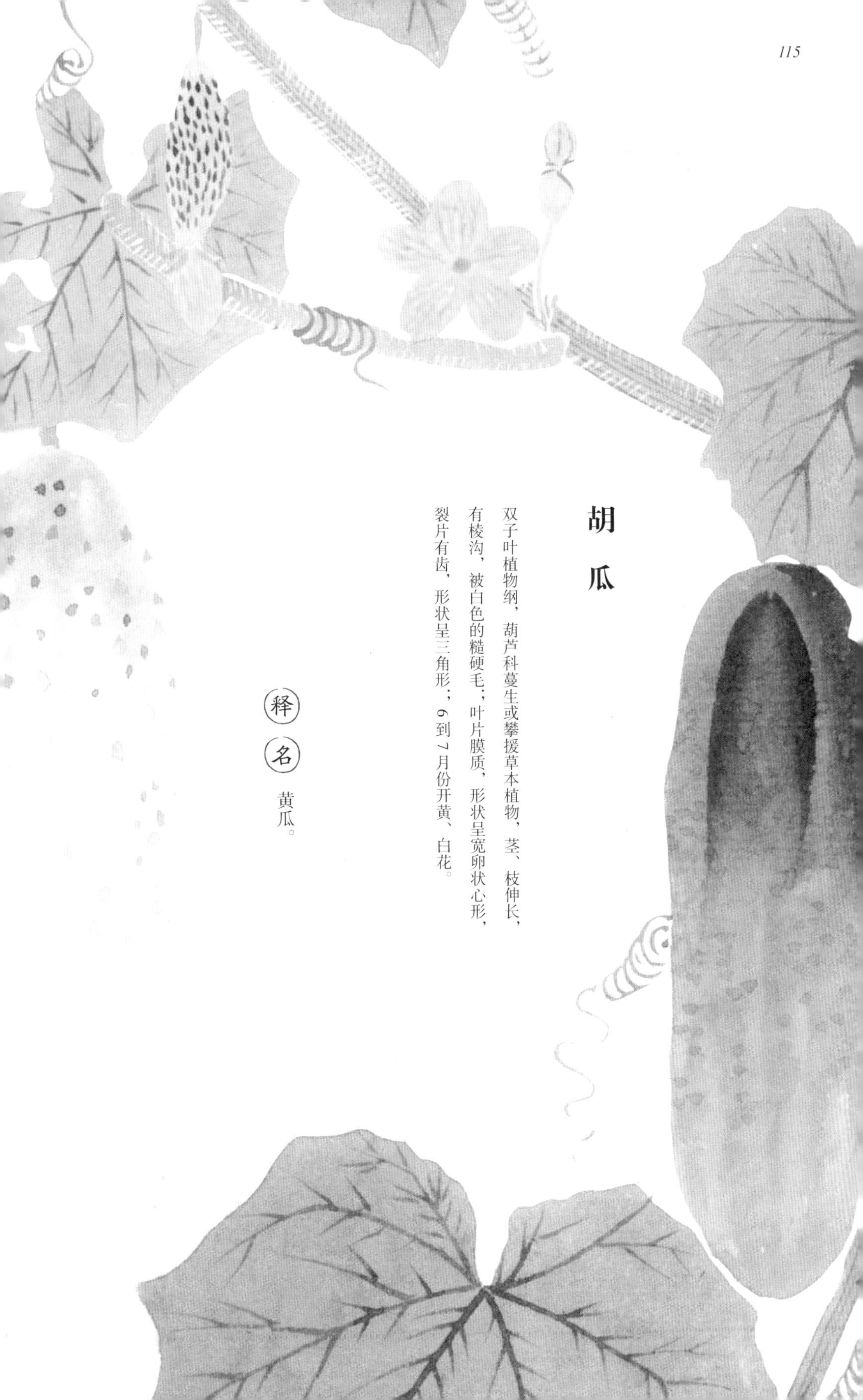

胡瓜

双子叶植物纲，葫芦科蔓生或攀援草本植物，茎、枝伸长，有棱沟，被白色的糙硬毛；叶片膜质，形状呈宽卵状心形，裂片有齿，形状呈三角形；6到7月份开黄、白花。

释名

黄瓜。

苦菜

双子叶植物纲，菊科植物，通体无毛；茎簇生，具乳汁，直立中空；基生叶羽状深裂，呈长椭圆形或倒披针形；头状花序顶生，呈伞房状，5到12月份开黄色花。

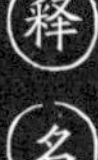
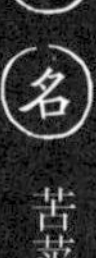
苦荬、荼、苦苣、天香菜、游冬、褊苣、老鹳菜。

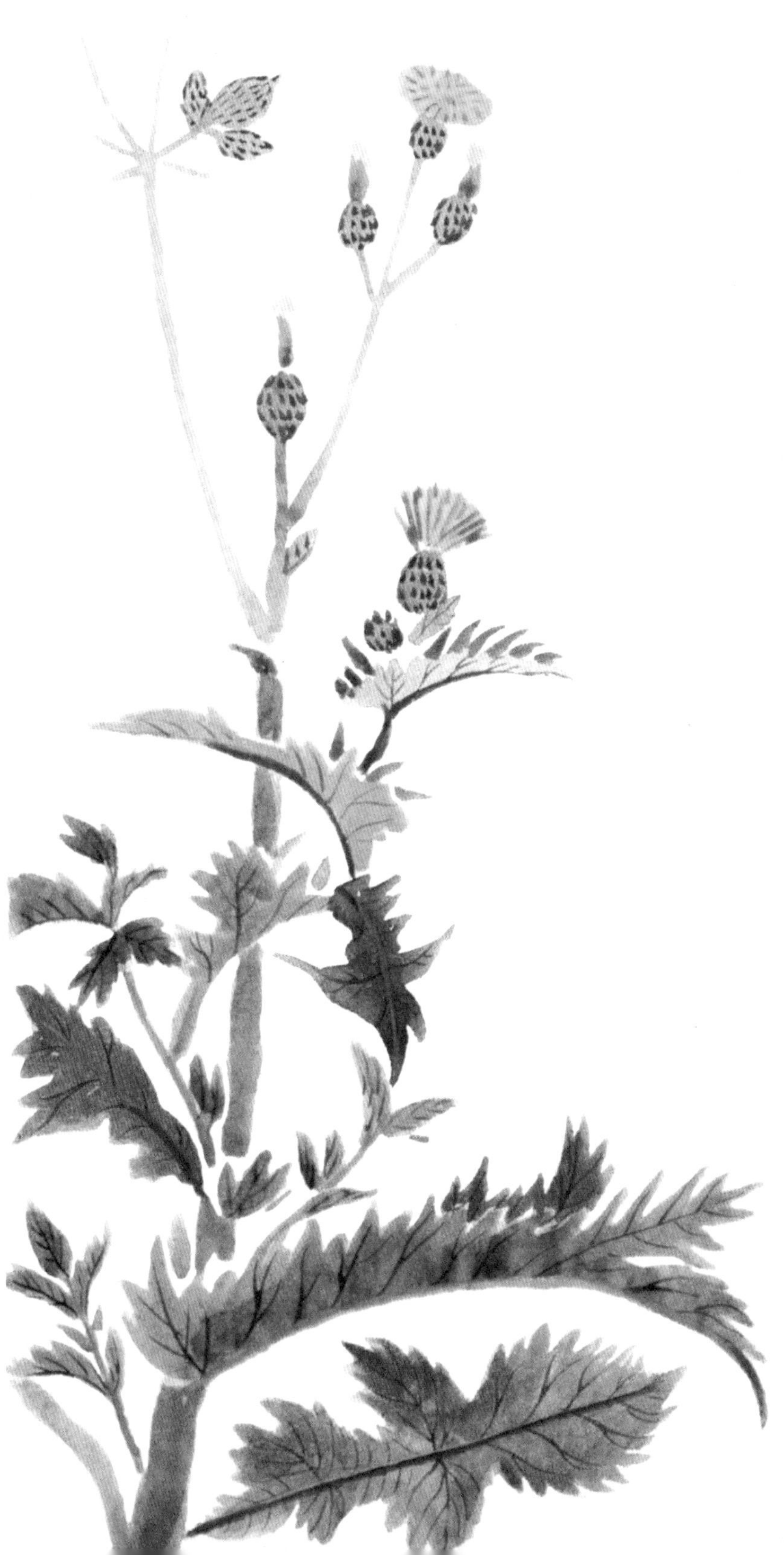

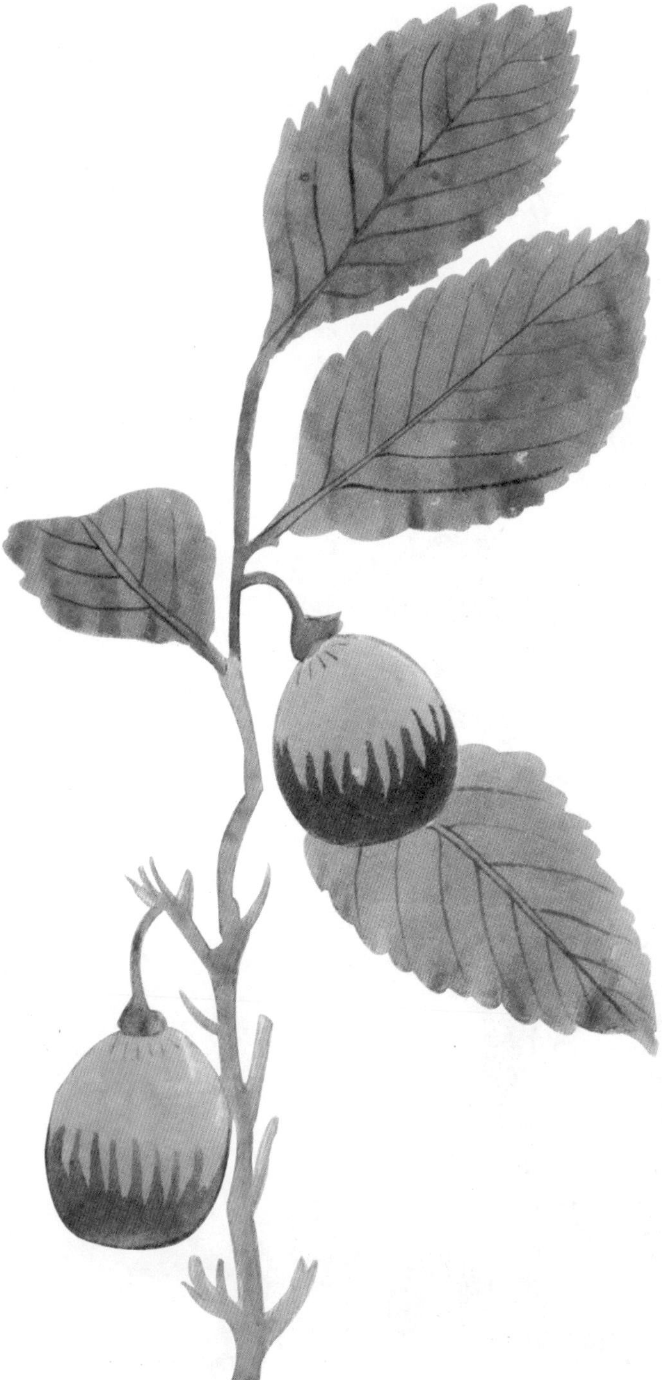

落苏、昆化瓜、草鳖甲。

茄

双子叶植物纲，茄科植物，茎粗壮直立，被星状绒毛；基部木质化，上有小枝，多为紫色；叶片较大，呈卵状椭圆形；花冠呈辐状，外呈星状被有密毛，内仅裂片先端有稀疏星状绒毛；6到8月份开白色、紫色花。

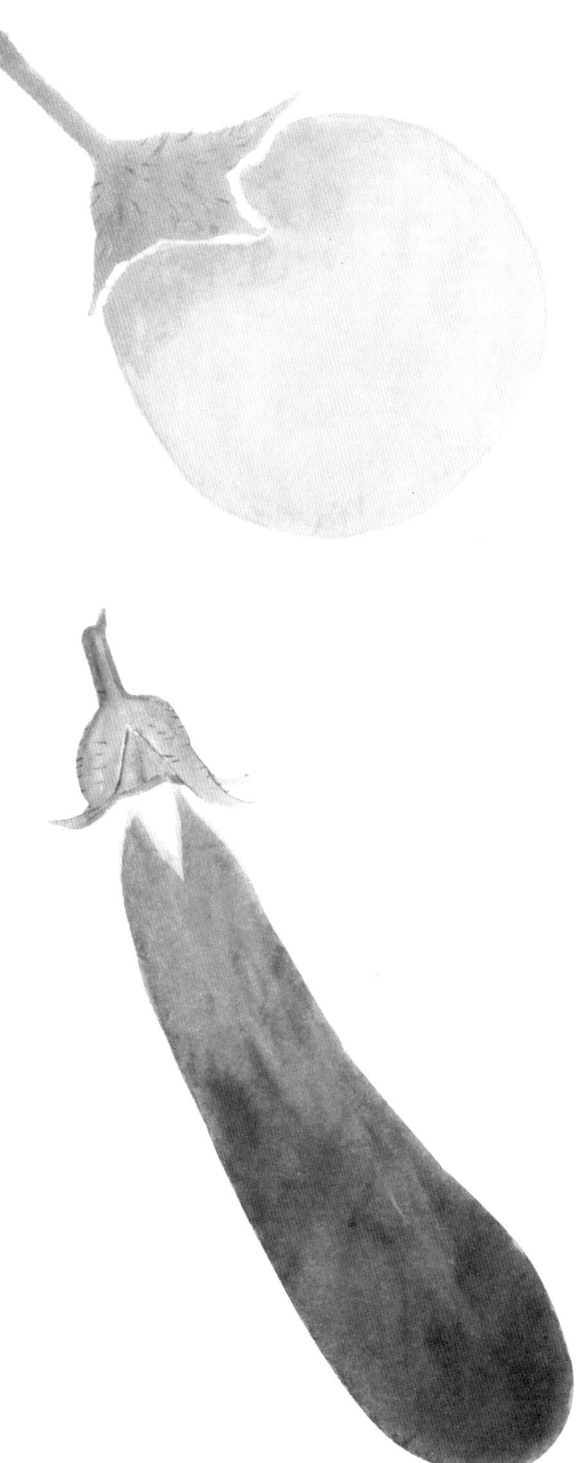

甘薯

单子叶植物纲，薯蓣科缠绕藤本植物，地下块茎顶端分枝，末端膨大成卵球形，表皮光滑，颜色呈淡黄色；茎左旋，基部有刺，被丁字形柔毛；单叶互生，形状呈阔心形。

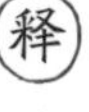
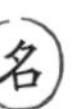

甜薯、地瓜、白薯、红薯。

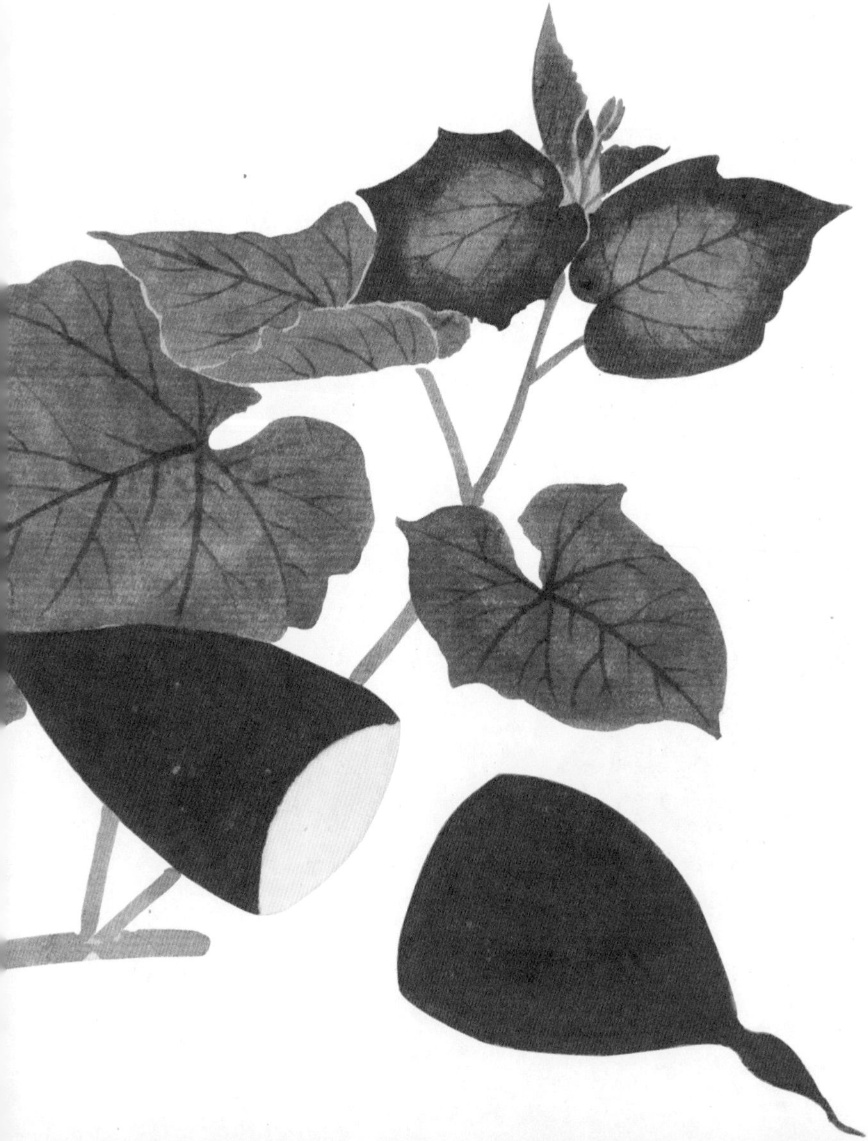

蒲公英

双子叶植物纲，菊科植物，根呈圆锥状，表皮呈棕褐色，头部有棕色或黄白色的绒毛；叶片呈倒卵状披针形、倒披针形或长圆状披针形；瘦果暗褐色呈倒卵状披针形，5到10月份结果。

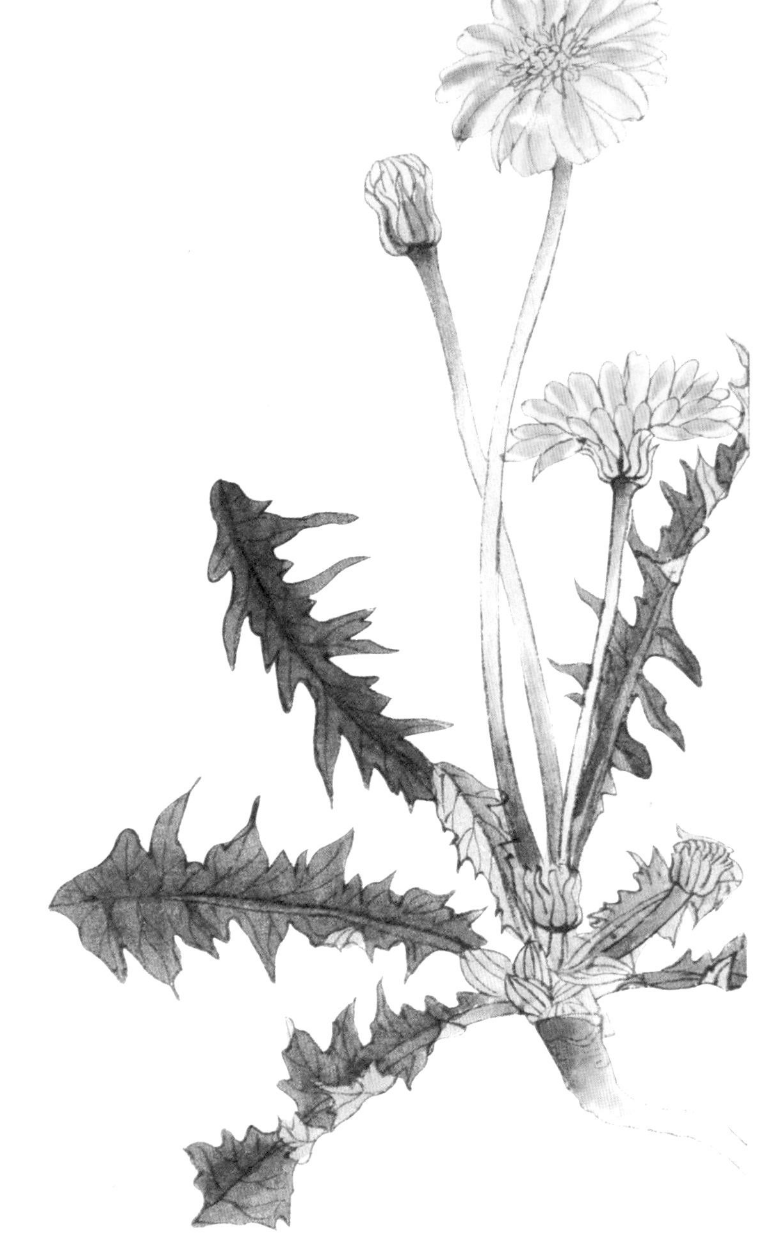

（释）（名）耨草、金簪草、黄花地丁。

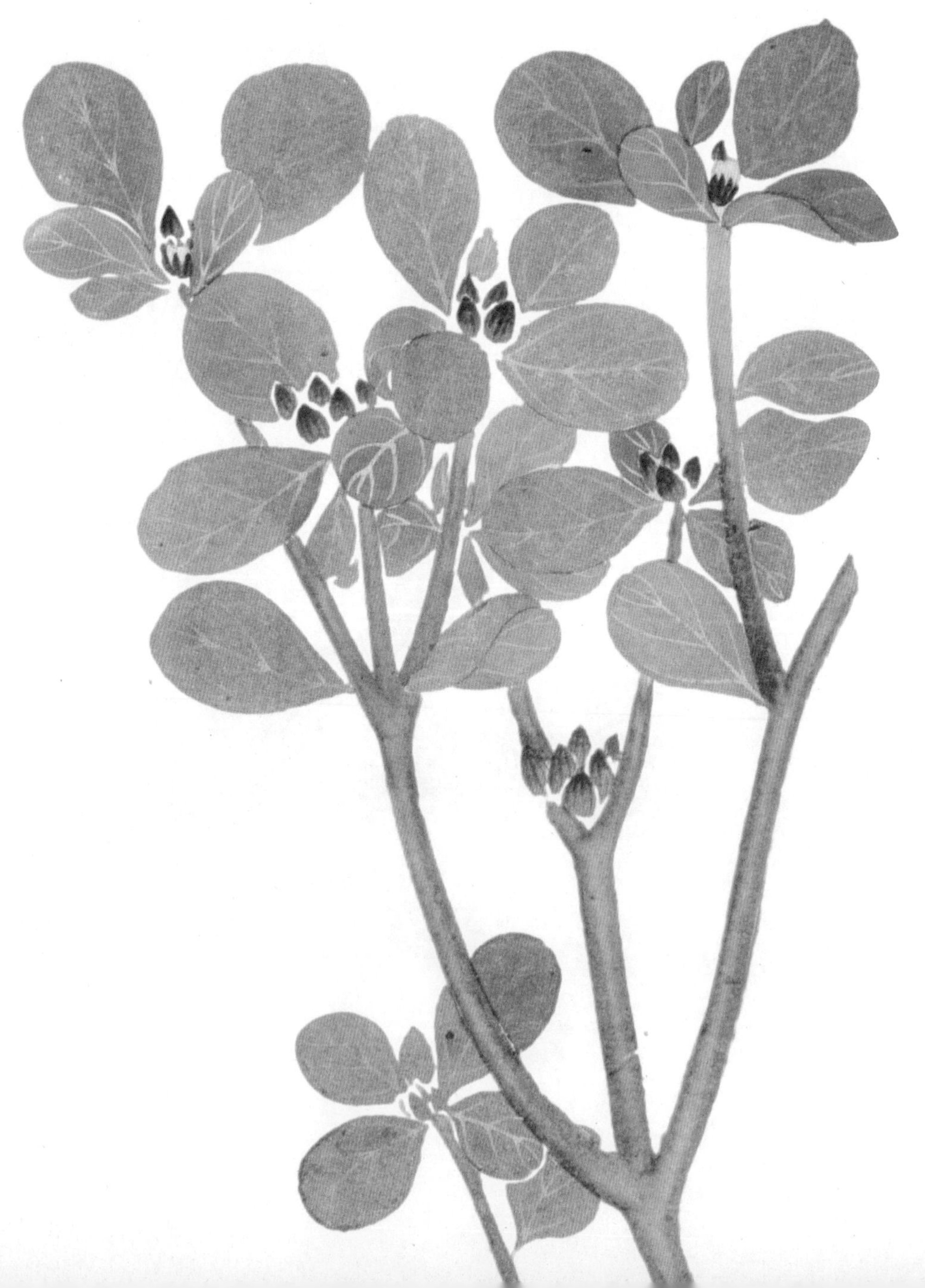

马齿苋

双子叶植物纲，马齿苋科草本植物，全株无毛；茎平卧，伏地铺散；枝颜色呈淡绿色或暗红色；叶片互生，扁平肥厚，似马齿状。

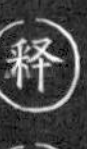
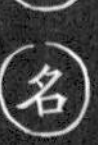
马苋、五行草、五方草、长命菜、九头狮子草。

荠 菜

双子叶植物纲，十字花科草本植物，茎直立，单一或从下部分枝；基生叶丛生呈莲座状，茎生叶呈披针形或窄披针形；总状花序顶生及腋生，4到6月份开花。

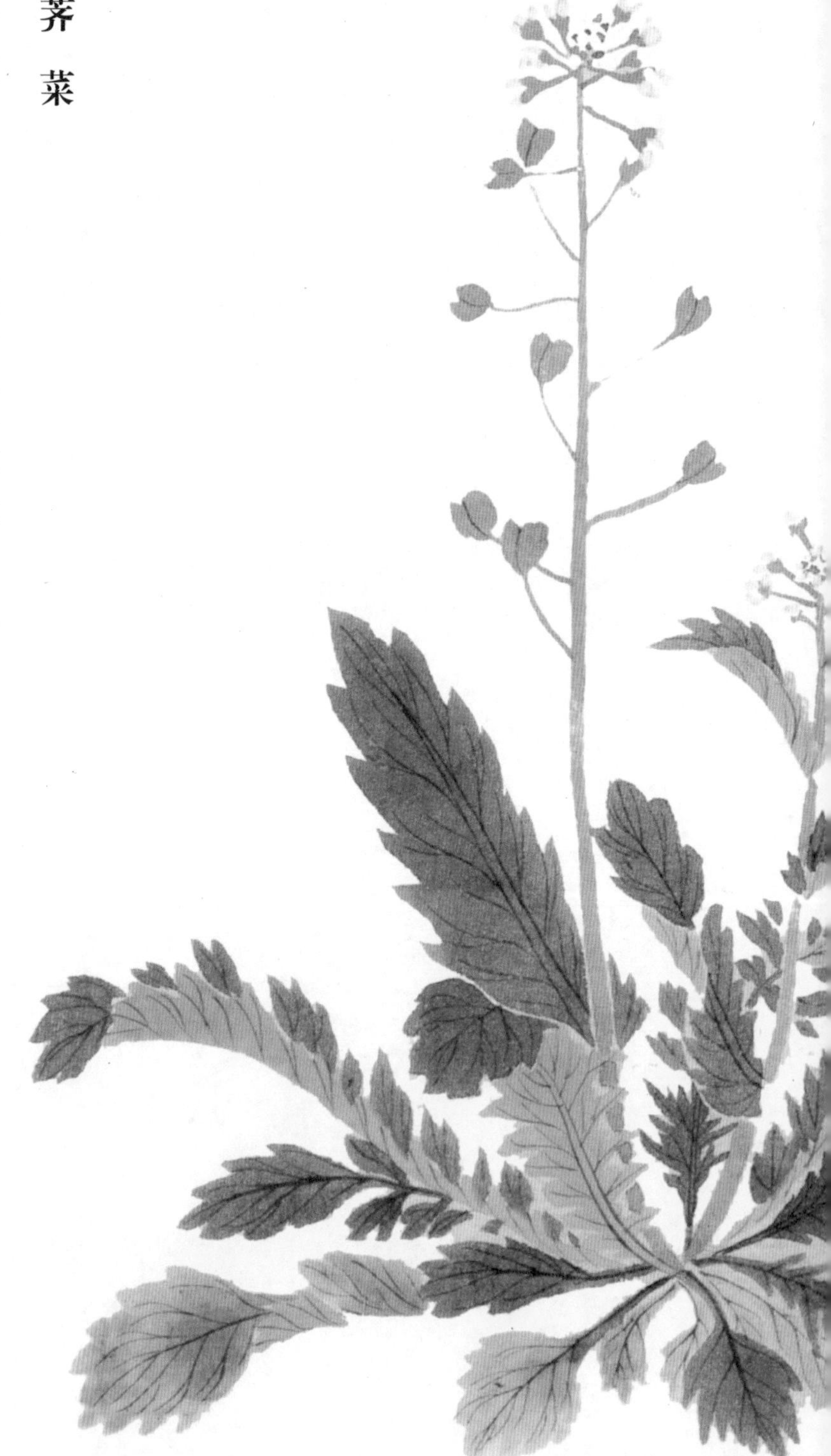

释名 护生草。

茴香

双子叶植物纲，伞形科植物，全株具强烈香气，表面无毛，有粉霜；茎直立光滑，有分枝，颜色呈灰绿色或苍白色；通常有三至四回羽状复叶；复伞形花序顶生，6到9月份开花。

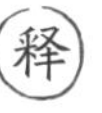

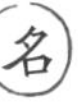

八角珠。

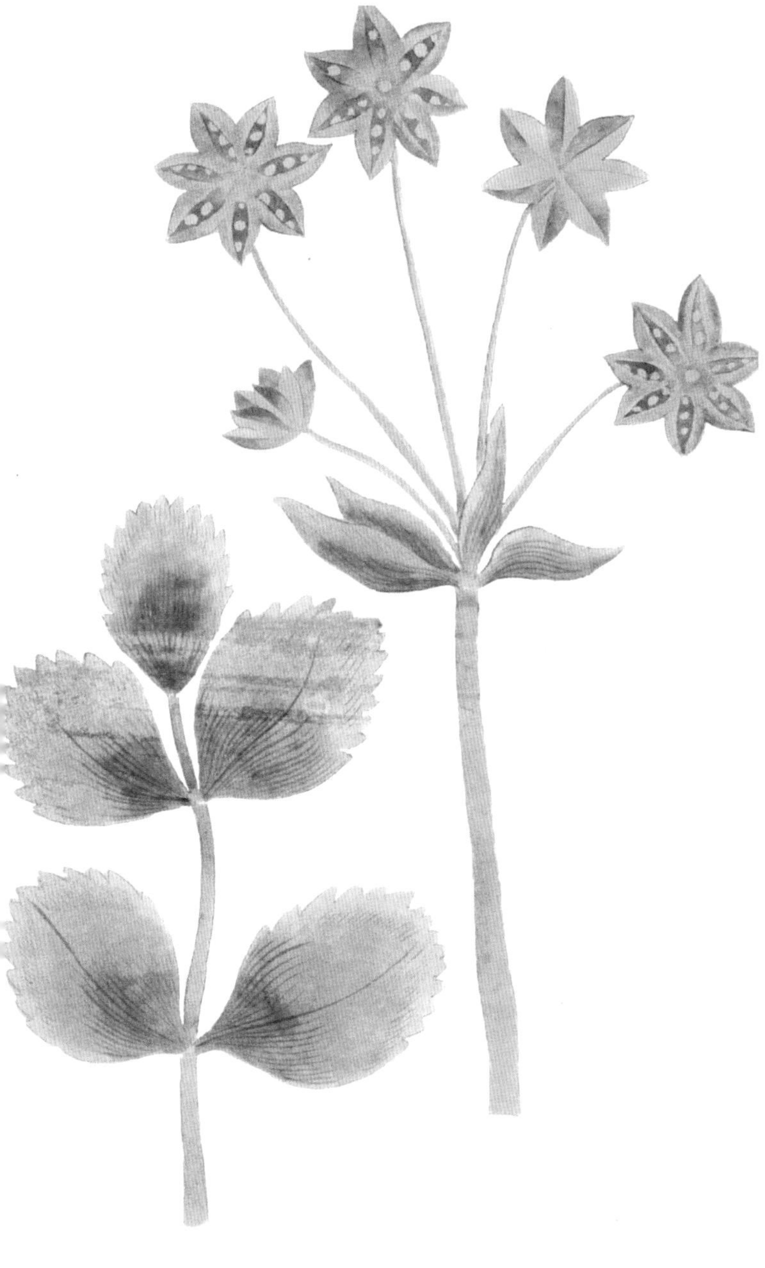

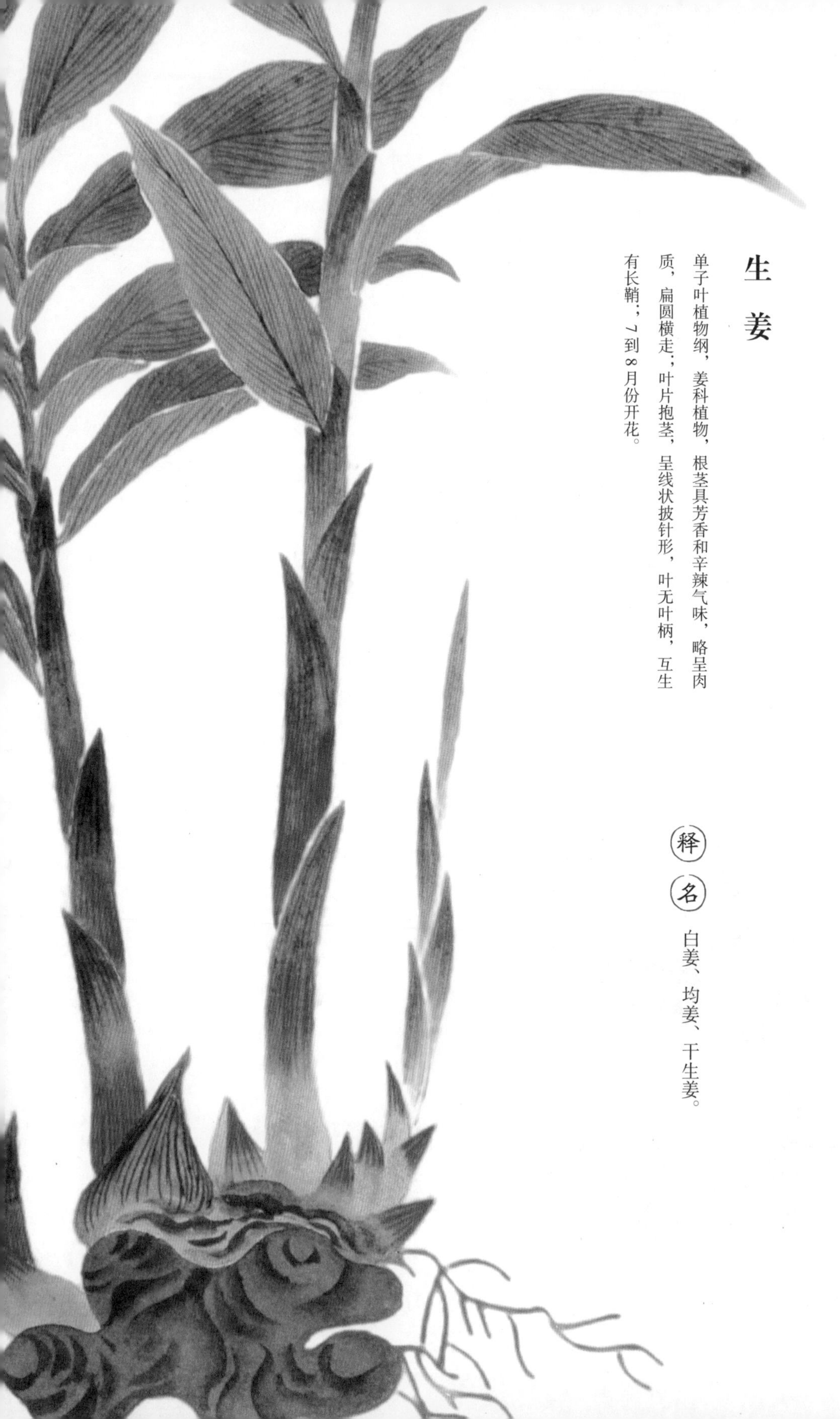

生姜

单子叶植物纲，姜科植物，根茎具芳香和辛辣气味，略呈肉质，扁圆横走；叶片抱茎，呈线状披针形，叶无叶柄，互生有长鞘；7到8月份开花。

释名 白姜、均姜、干生姜。

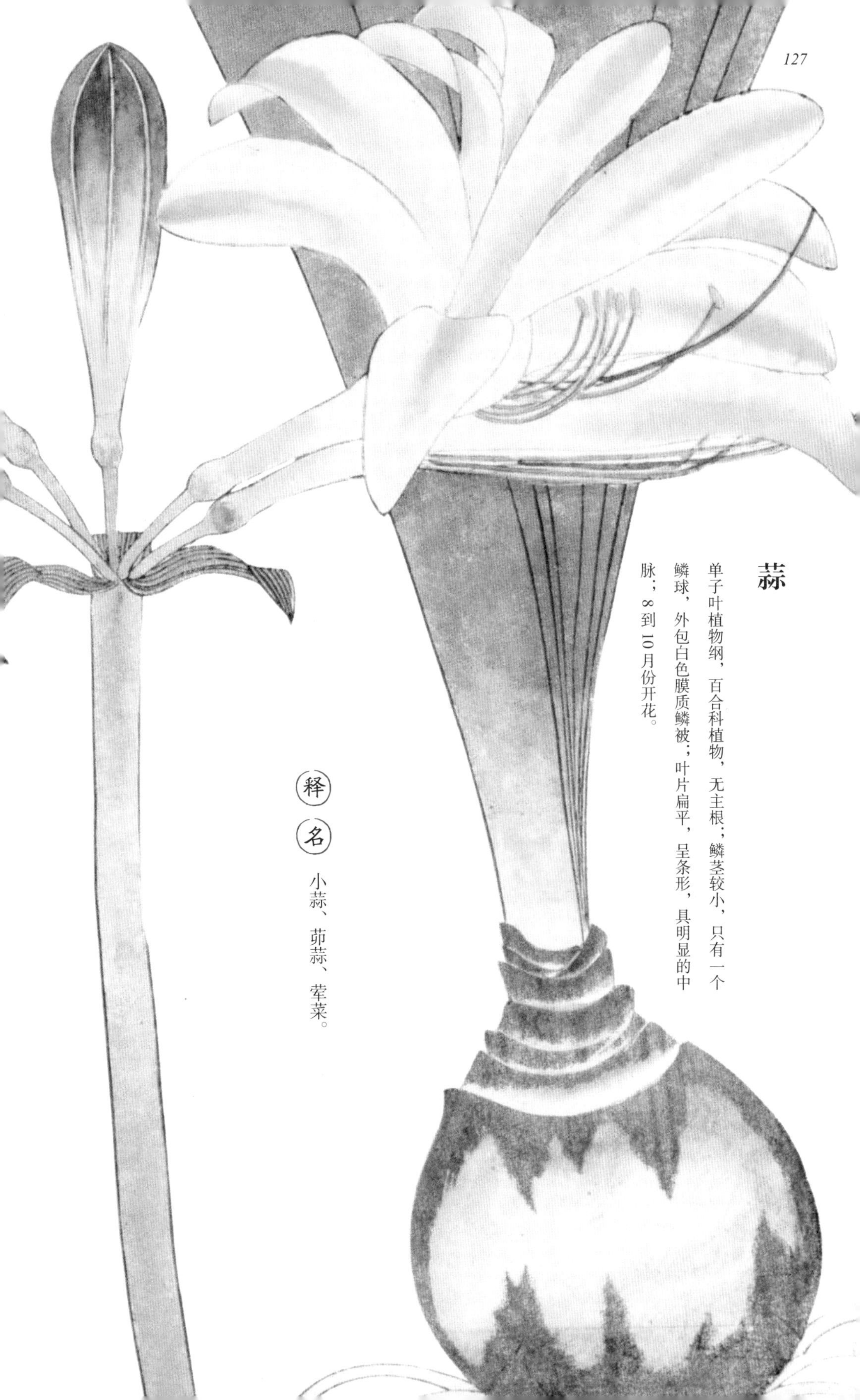

蒜

单子叶植物纲，百合科植物，无主根；鳞茎较小，只有一个鳞球，外包白色膜质鳞被；叶片扁平，呈条形，具明显的中脉；8到10月份开花。

释名

小蒜、茆蒜、荤菜。

葫

单子叶植物纲，百合科植物，无主根；鳞茎形状较大，具6至10瓣，外包灰白色或淡紫色的膜质鳞被；叶鞘管状，叶子基生，实心扁平，呈线状披针形。

释名 大蒜、荤菜。

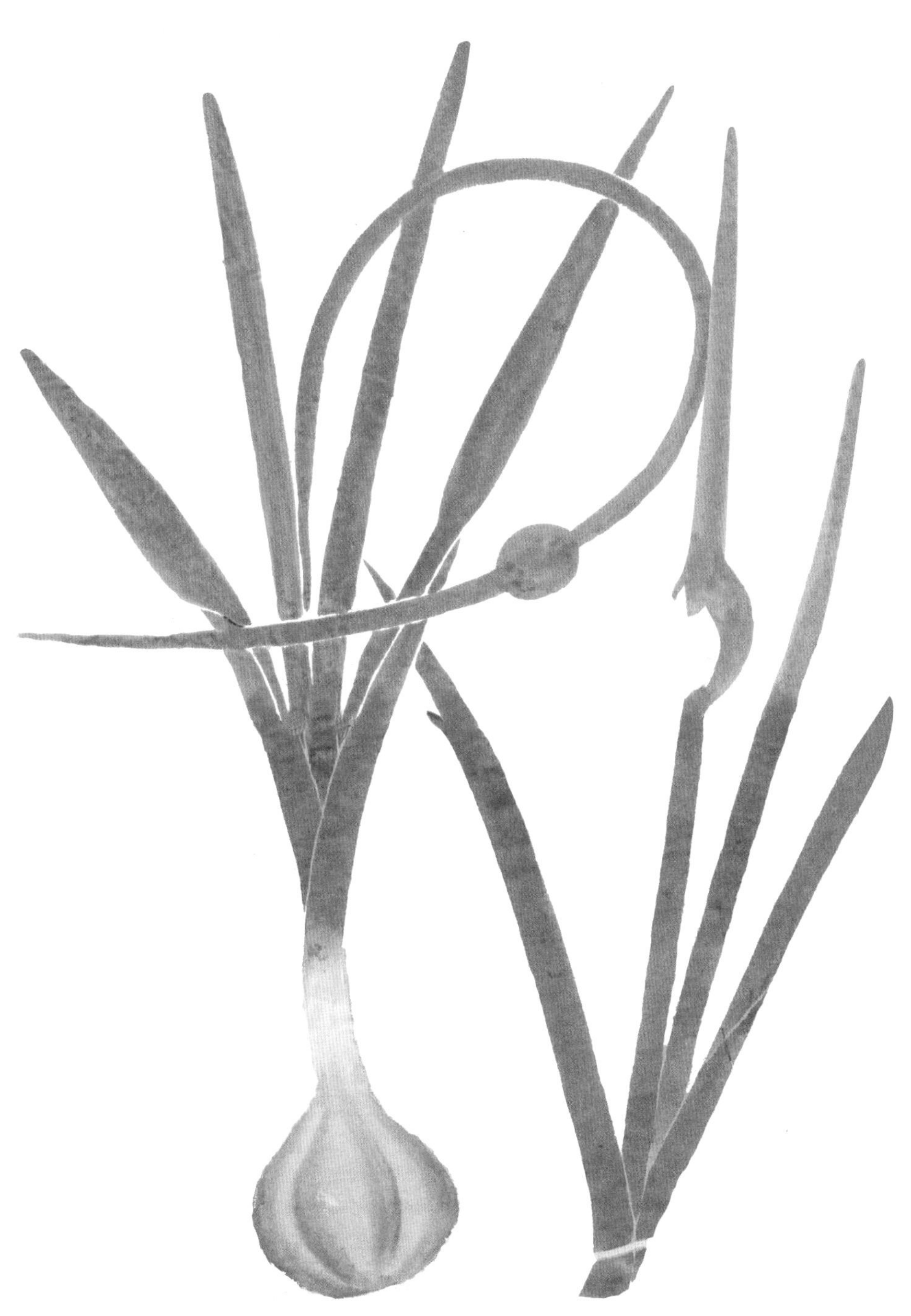

葱

单子叶植物纲，百合科植物，鳞茎单生，呈圆柱状，外皮呈白色或淡红褐色；葱叶呈中空圆筒状；花葶为中空圆柱状，伞形花序球状，4到7月份开花。

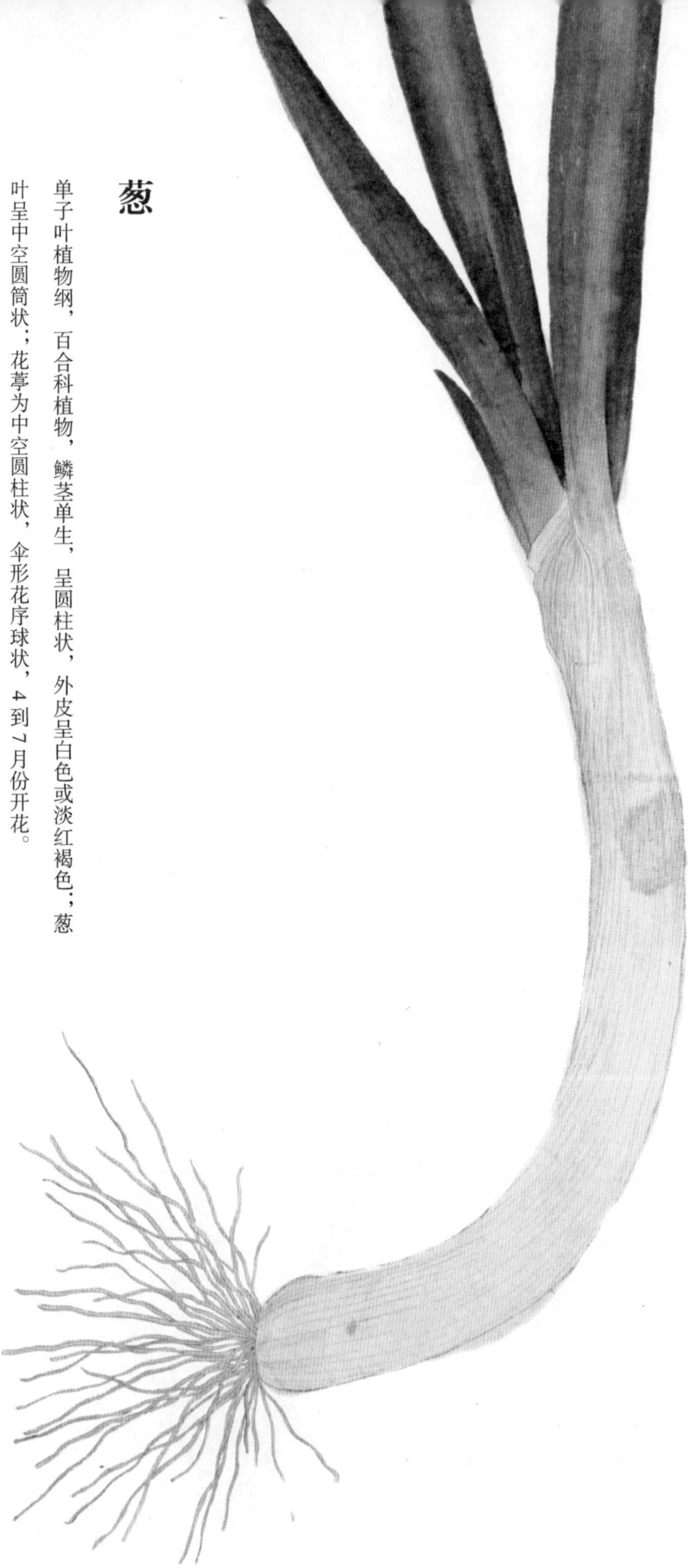

释名

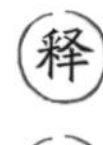

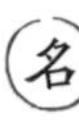

菜伯、和事草、鹿胎。

韭

单子叶植物纲，百合科草本植物，根状茎倾斜横生；鳞茎簇生，近圆柱状，呈暗黄色或黄褐色，外皮破裂呈纤维状；叶片扁平实心，呈条形；7到9月份开花。

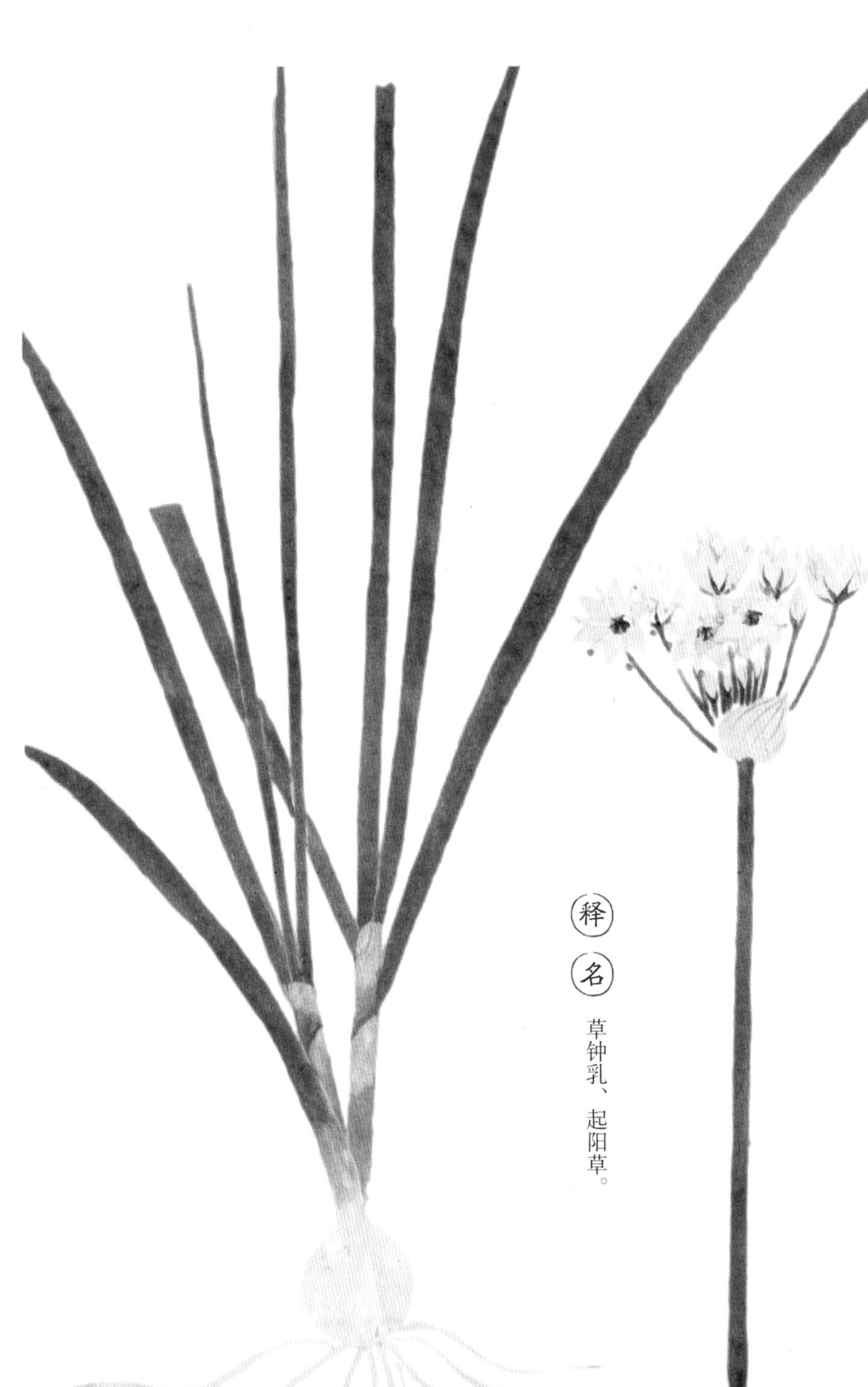

释名 草钟乳、起阳草。

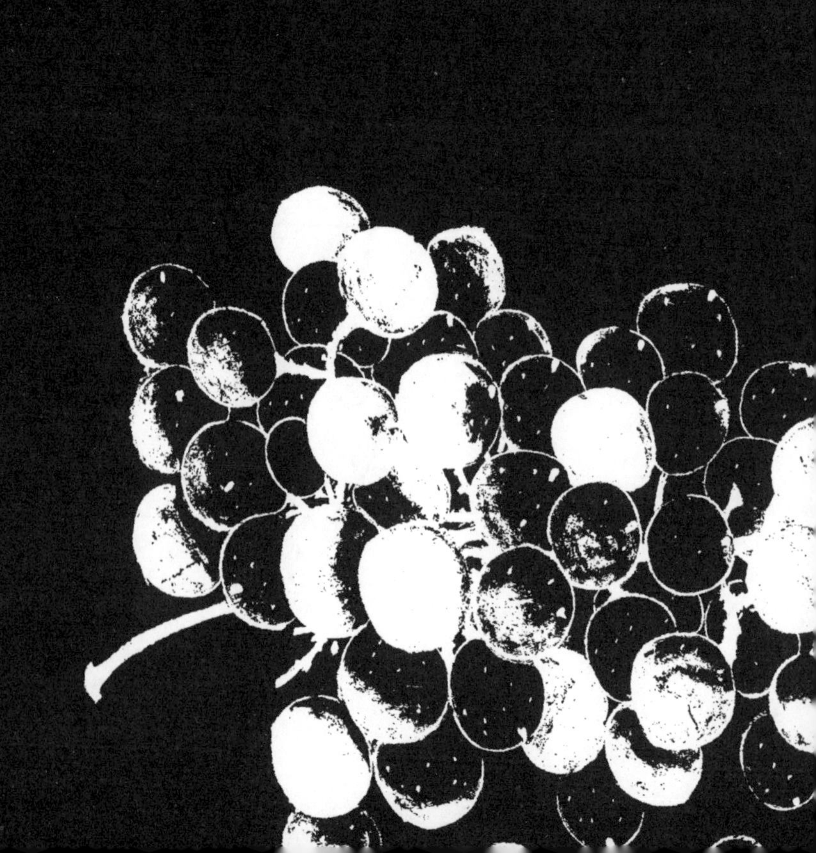

第四卷 果部

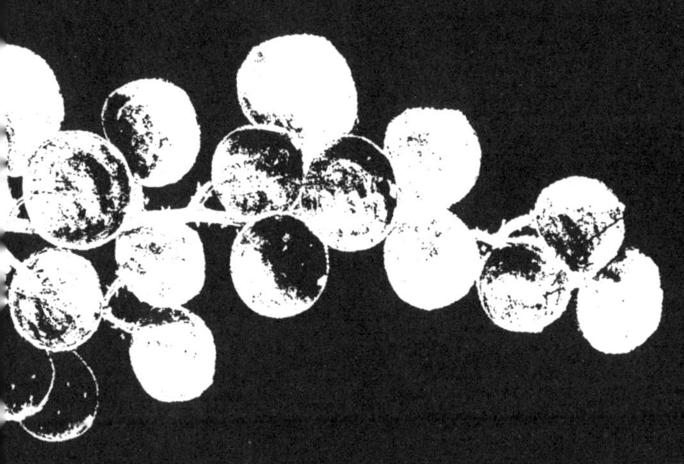

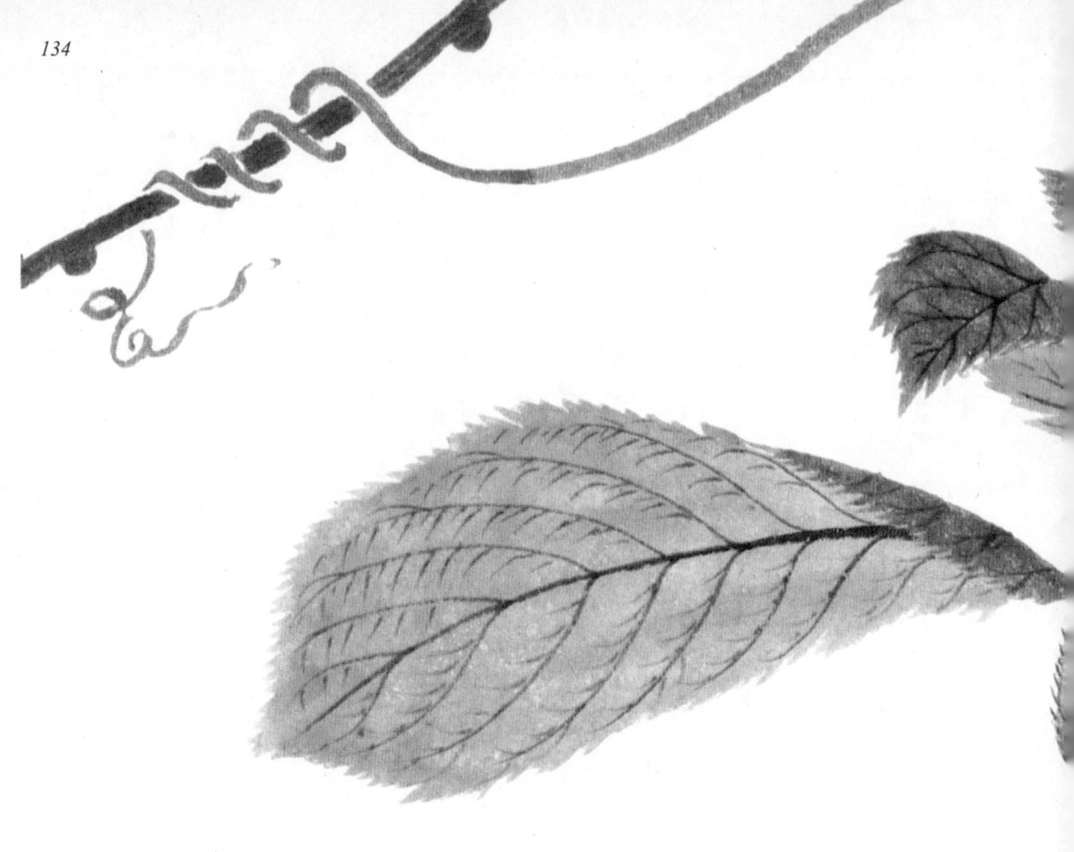

猕猴桃

双子叶植物纲，猕猴桃科藤本植物，枝呈褐色，被有灰白色星状绒毛或褐色长硬毛或铁锈色硬毛状刺毛；叶呈纸质，无托叶，形状呈倒卵形、阔卵形或圆形；果实呈卵形或长圆形，密被黄棕色长柔毛，有亮绿色的果肉和多排黑色的种子。

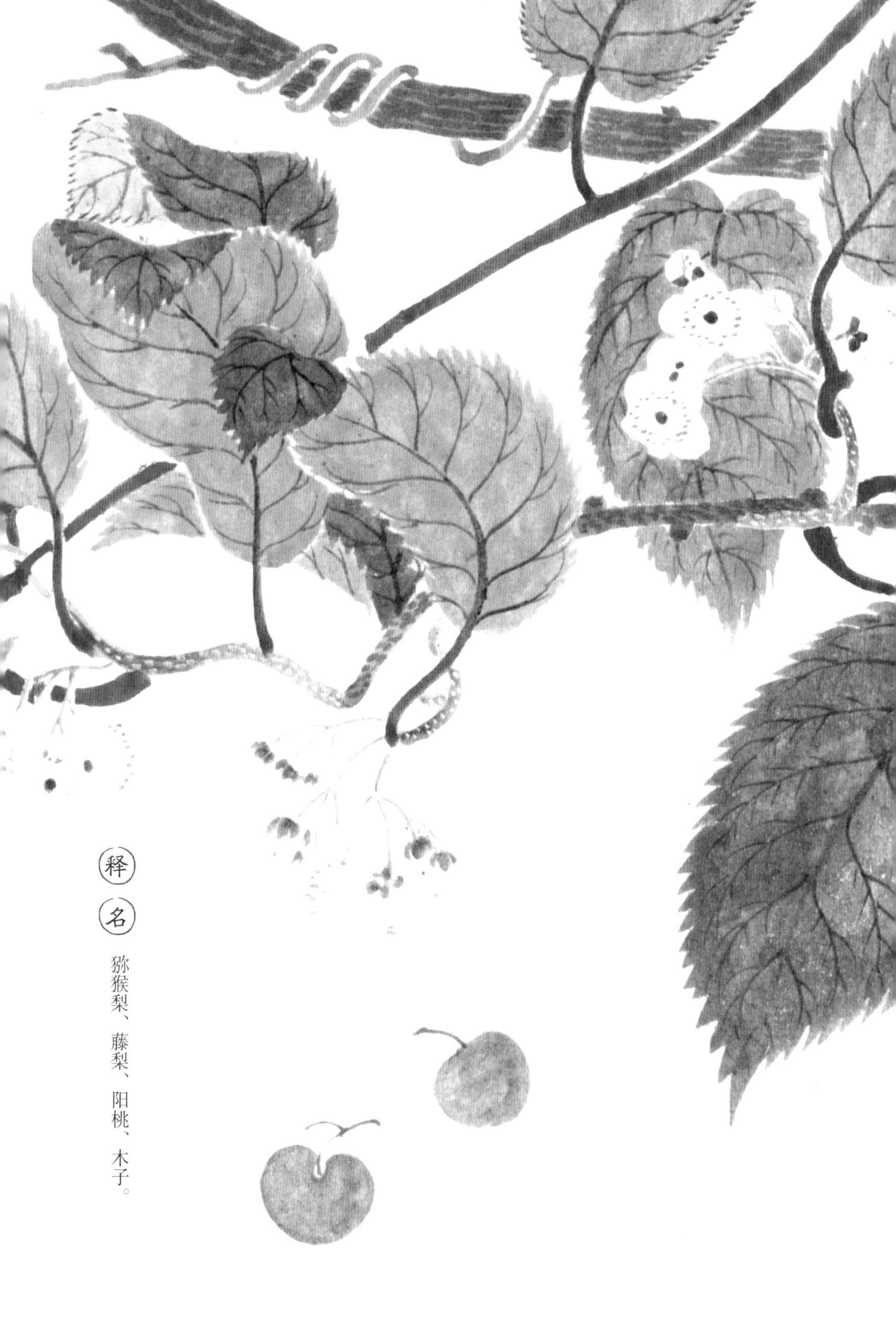

释名

猕猴梨、藤梨、阳桃、木子。

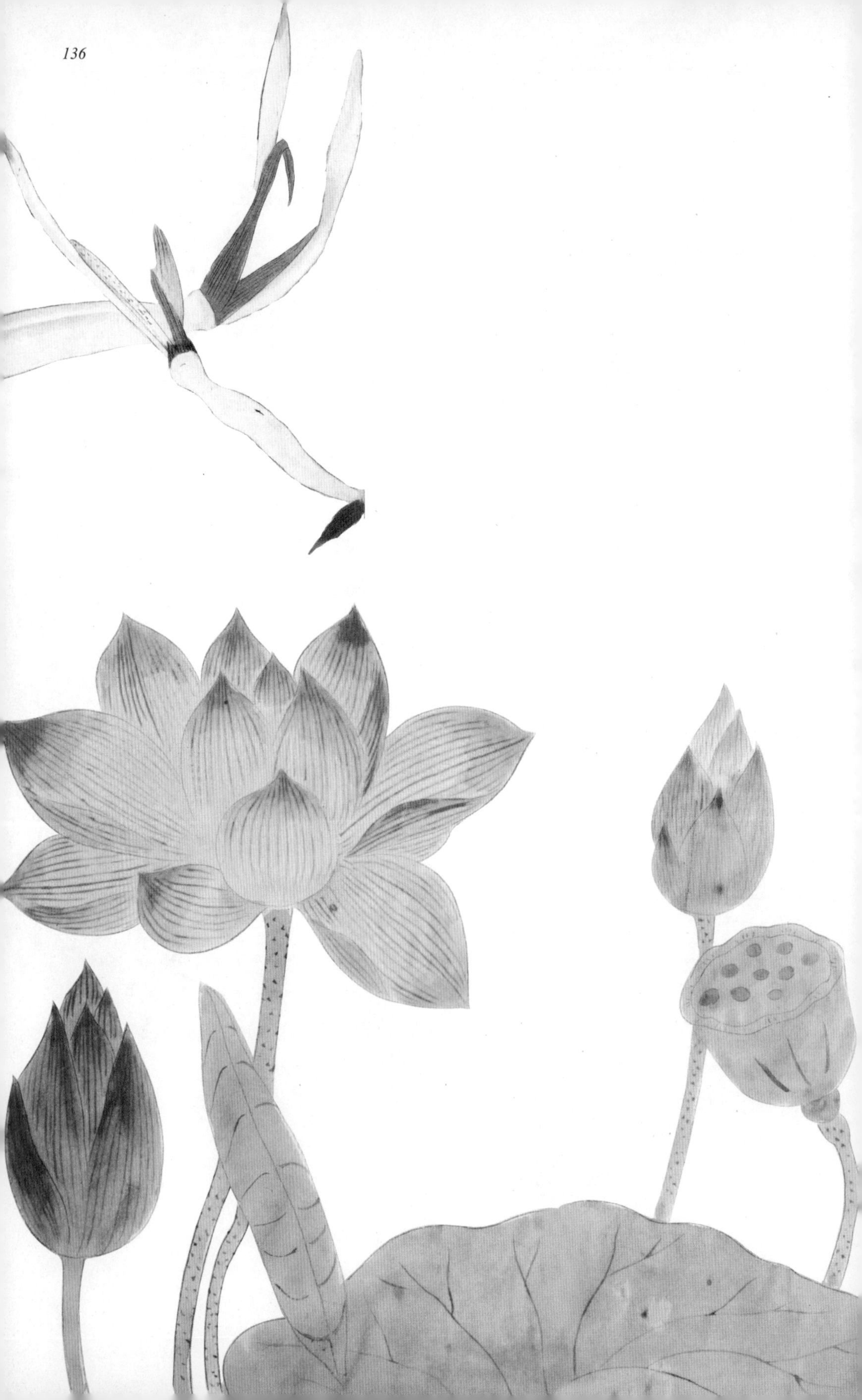

莲藕

木兰亚纲，莲科植物，具束状不定根，着生在地下茎节上；地下茎横生细长如手指粗的分枝；叶片近圆形，从茎的各节向上抽生，具长柄；莲藕是莲肥硕的地下茎。

释名

莲实：藕实、石莲子、水芝、泽芝。

苦薏：莲薏。

莲蕊须：佛座须。

莲花：芙蓉、芙蕖。

甘蔗

单子叶植物纲，禾本科高大实心草本植物，根状茎粗壮发达，丛生有节；秆坚实粗壮，颜色呈绿色、淡黄色或淡紫色；花序顶生，呈圆锥状，分枝较多。

释名 竿蔗、遮。

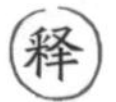

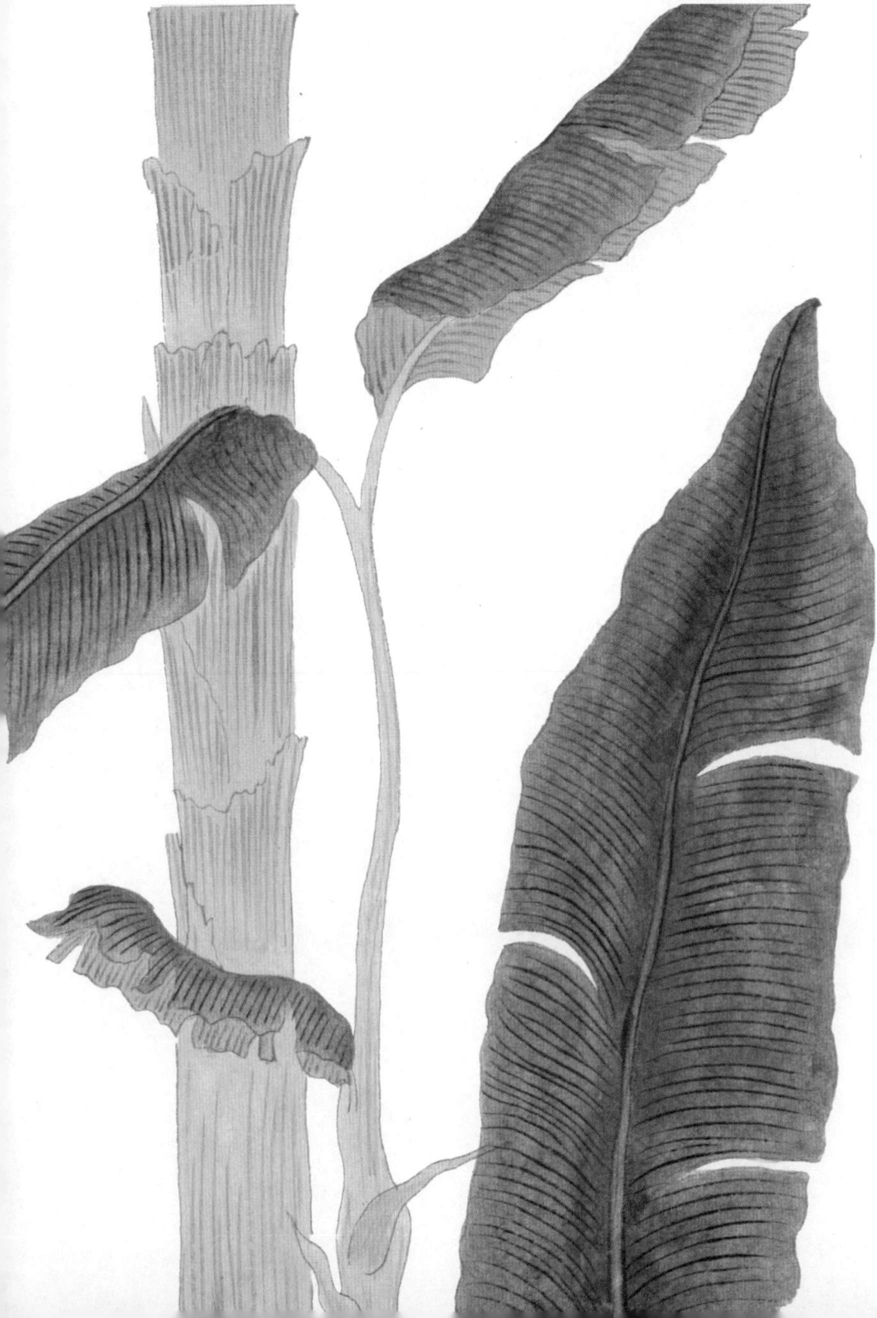

槟榔

单子叶植物纲，棕榈科常绿乔木，茎直立，有明显的环状叶痕；叶在顶端丛生，羽状复叶；雌雄同株，花序多分枝；果实呈长圆形或卵球形，颜色橙黄色，中果皮厚，纤维质，3到4月份结果。

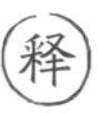

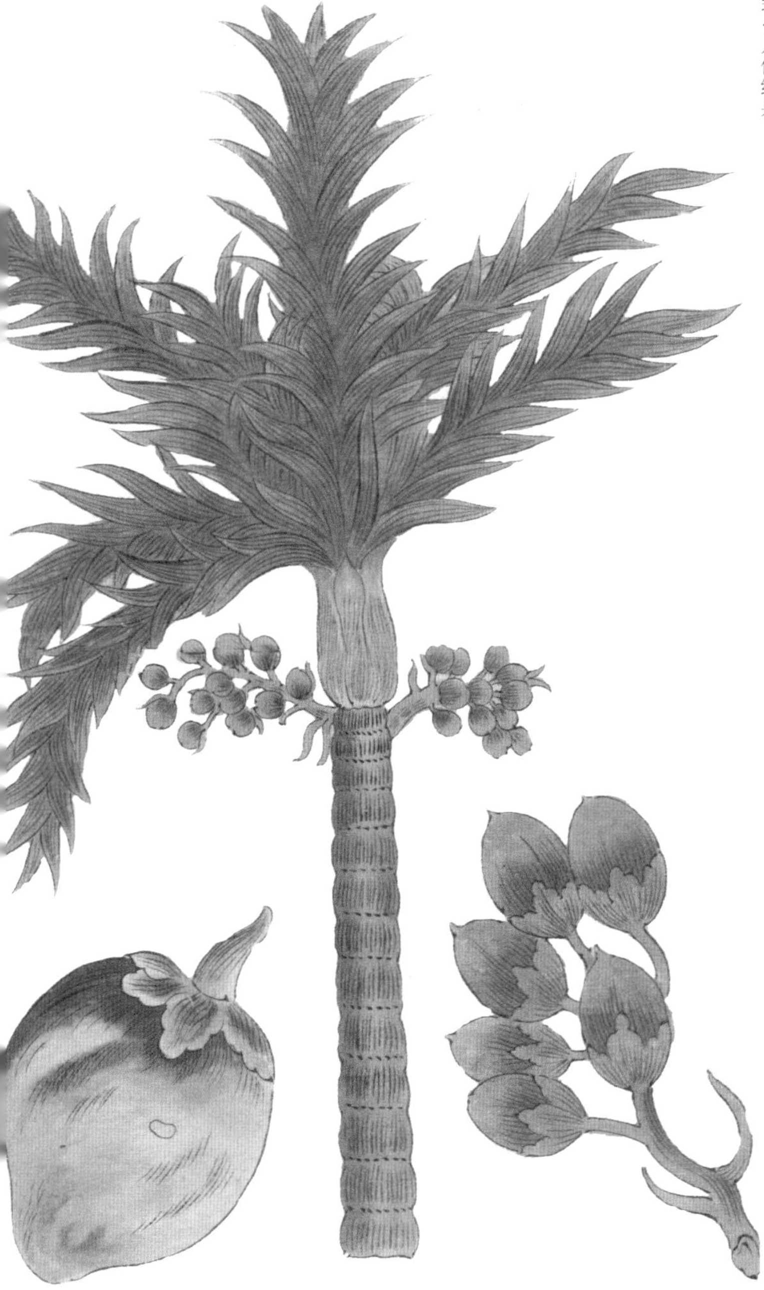

宾门、仁频、洗瘴丹。

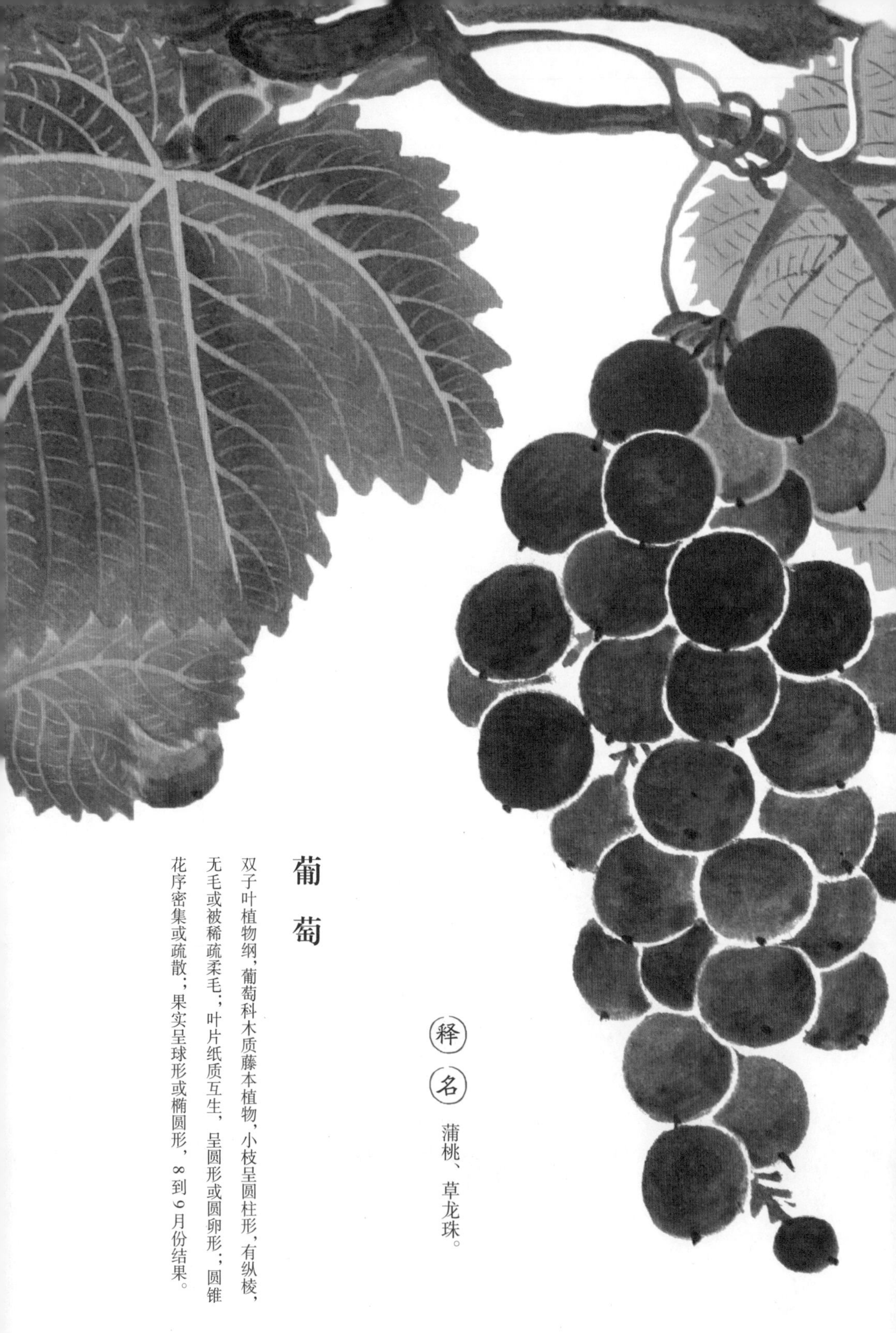

释名 蒲桃、草龙珠。

葡萄

双子叶植物纲，葡萄科木质藤本植物，小枝呈圆柱形，有纵棱，无毛或被稀疏柔毛；叶片纸质互生，呈圆形或圆卵形；圆锥花序密集或疏散；果实呈球形或椭圆形，8到9月份结果。

西瓜

双子叶植物纲，葫芦科蔓生藤本植物，茎、枝粗壮，具明显的棱；叶片纸质互生，呈三角状卵形或广卵形；花冠呈漏斗状，6到7月份开花。

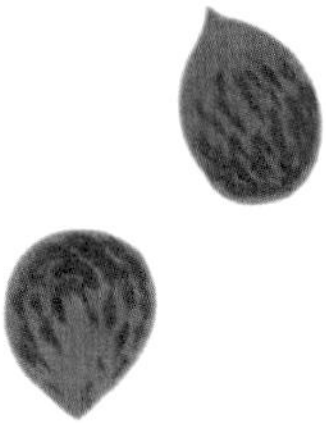

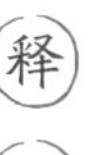

释名

寒瓜。

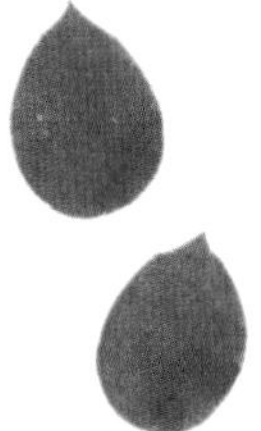

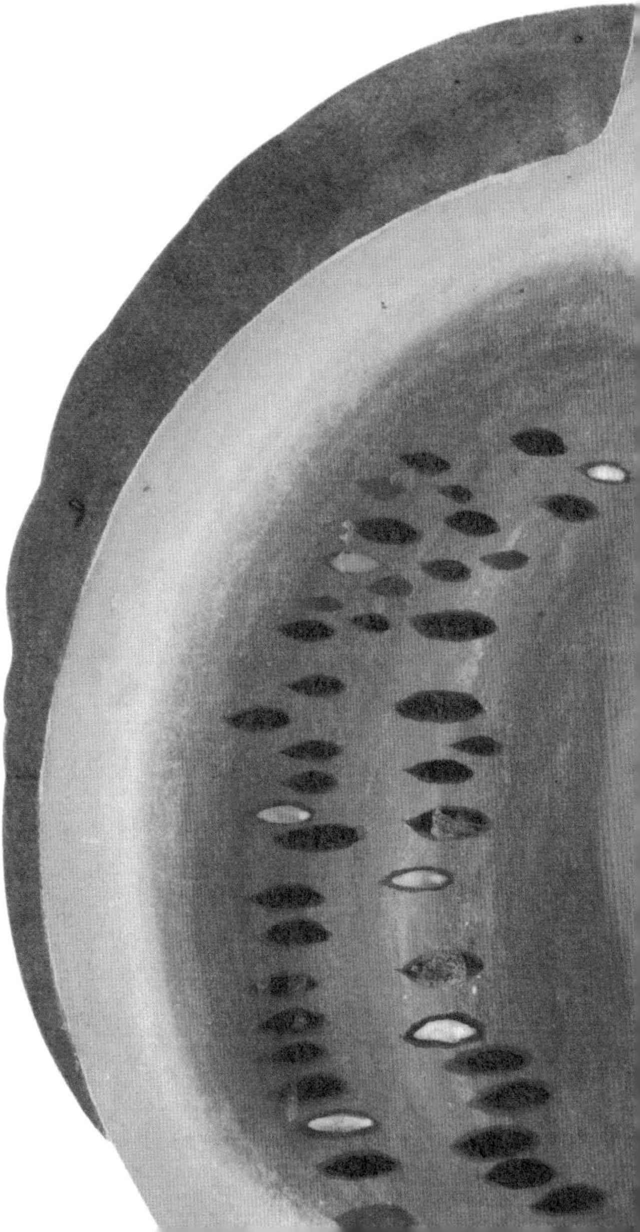

甜瓜

双子叶植物纲，葫芦科蔓生草本植物，茎和枝均有棱，被微柔毛；叶片纸质，质地较厚，形状近圆形或肾形；果实的形状、颜色因品种而异，通常为球形或长椭圆形，果皮平滑，有纵沟纹或斑纹，果肉呈白色、黄色或绿色，有香甜味。

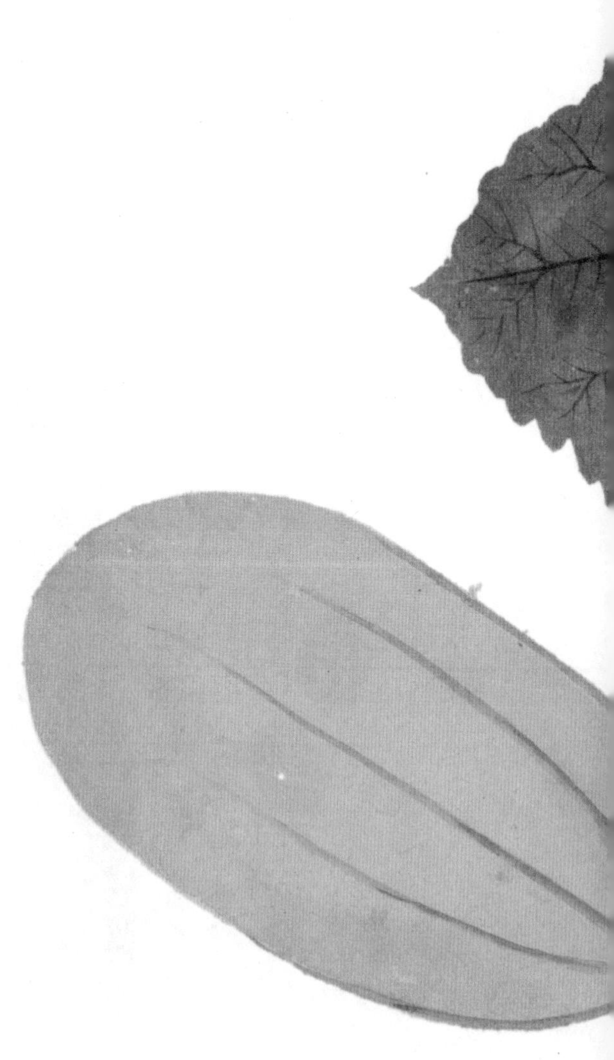

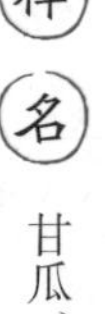

甘瓜、果瓜。

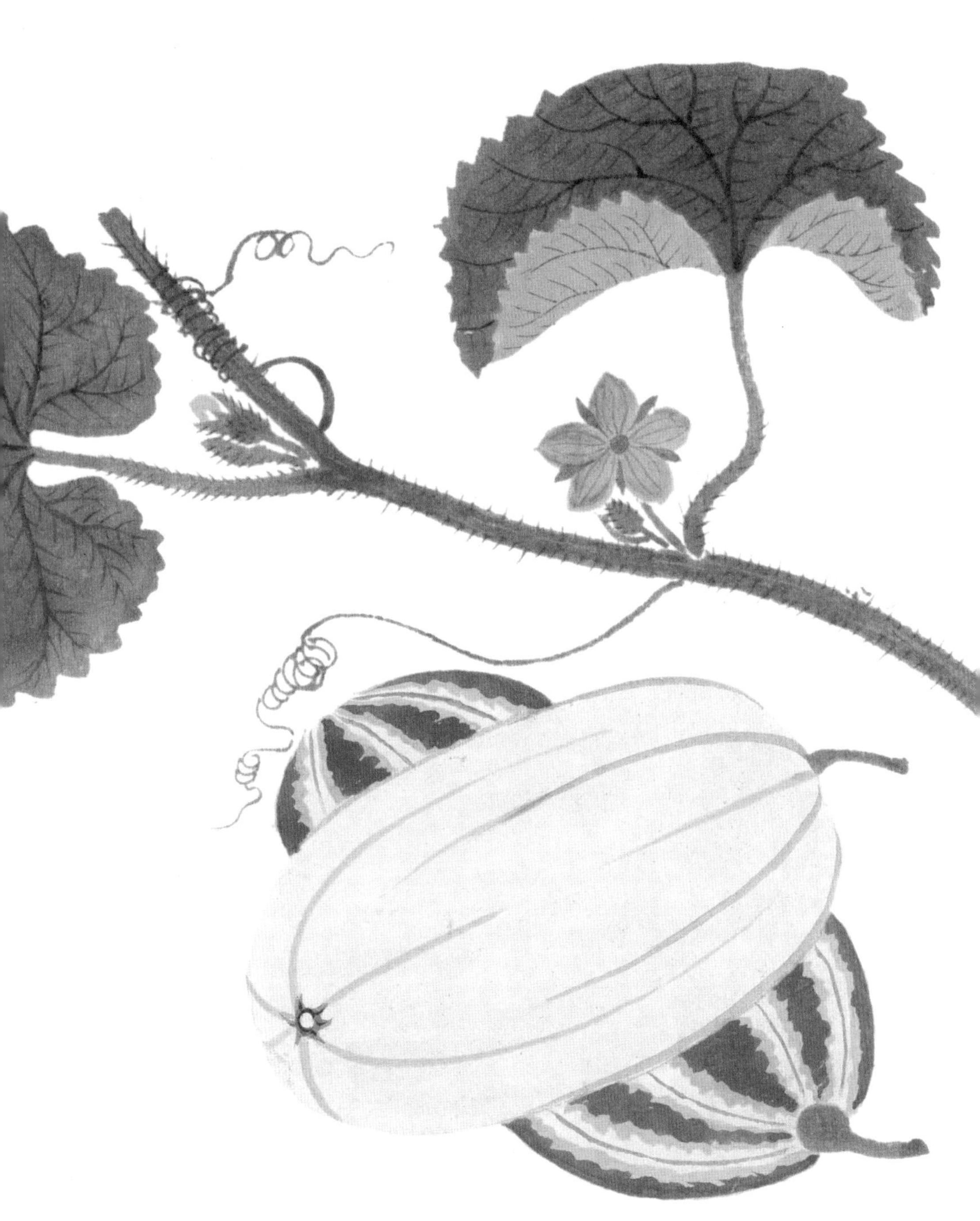

胡椒

双子叶植物纲，胡椒科木质攀援藤本植物，茎、枝无毛，节显著膨大，常生小根；叶近革质，近圆形或呈阔卵形、卵状长圆形；花杂性，通常雌雄同株，花序与叶对生，6到10月份开花。

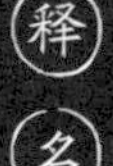

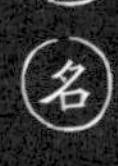

味履支。

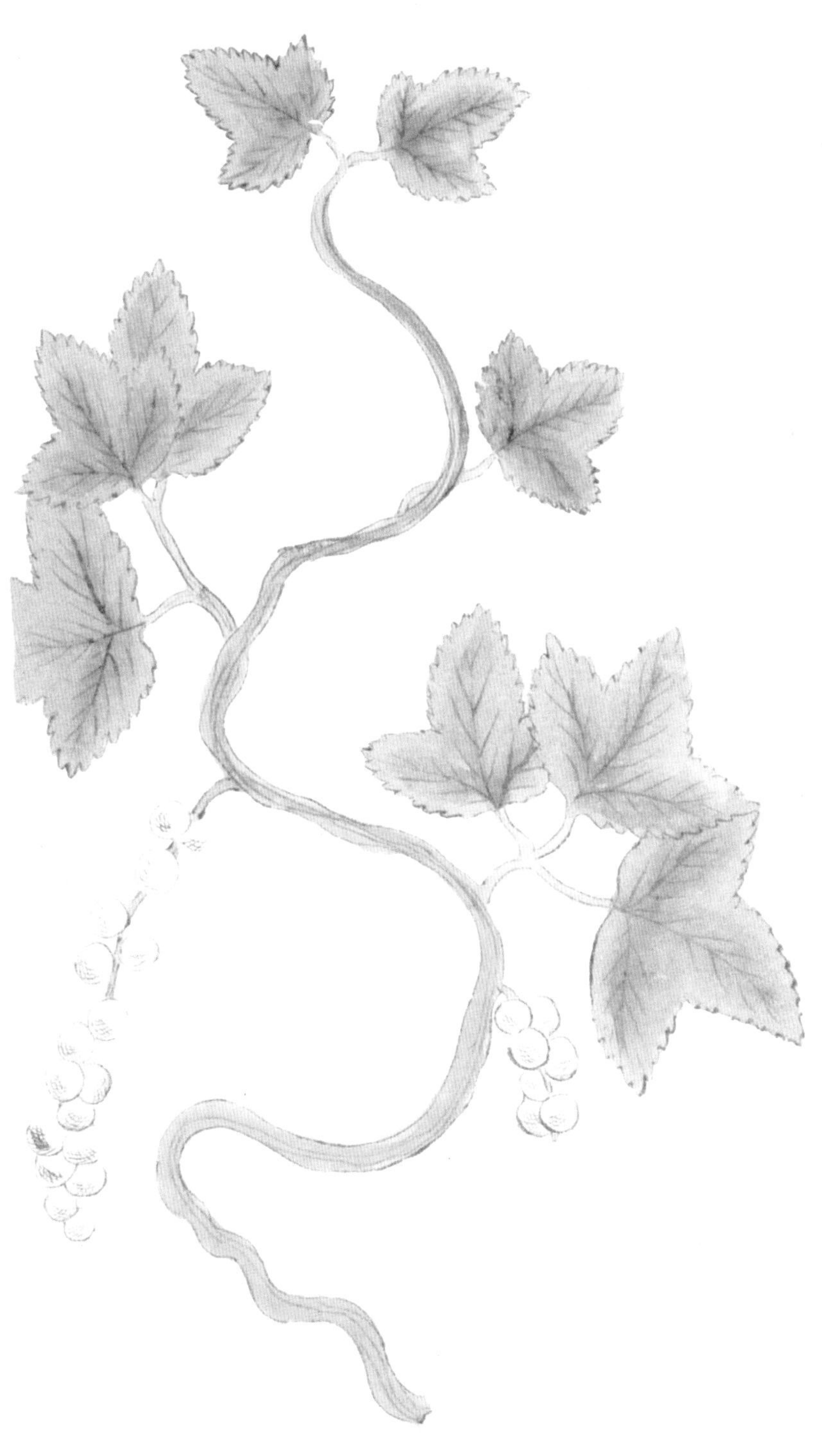

橄榄

双子叶植物纲，橄榄科乔木，树皮平滑，颜色淡灰色；单数羽状复叶互生；圆锥花序顶生或腋生；果实呈卵圆形或纺锤形，成熟时呈黄绿色，外果皮厚，干时有皱纹。

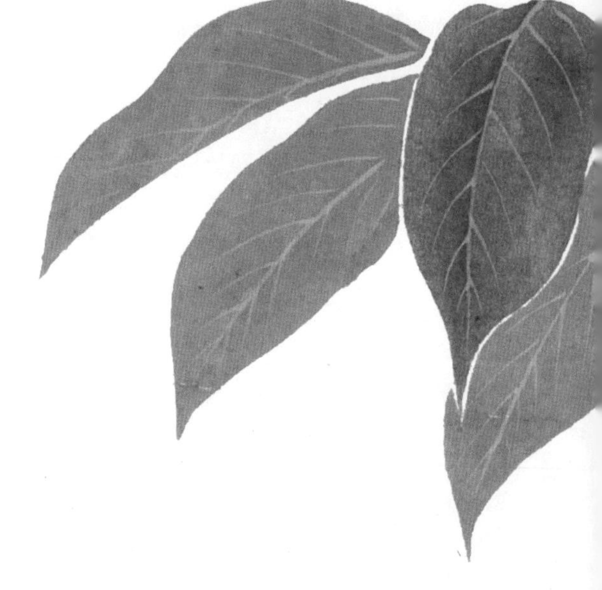

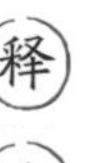
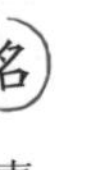

释名　青果、忠果、谏果。

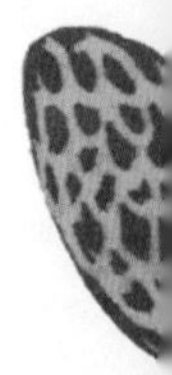

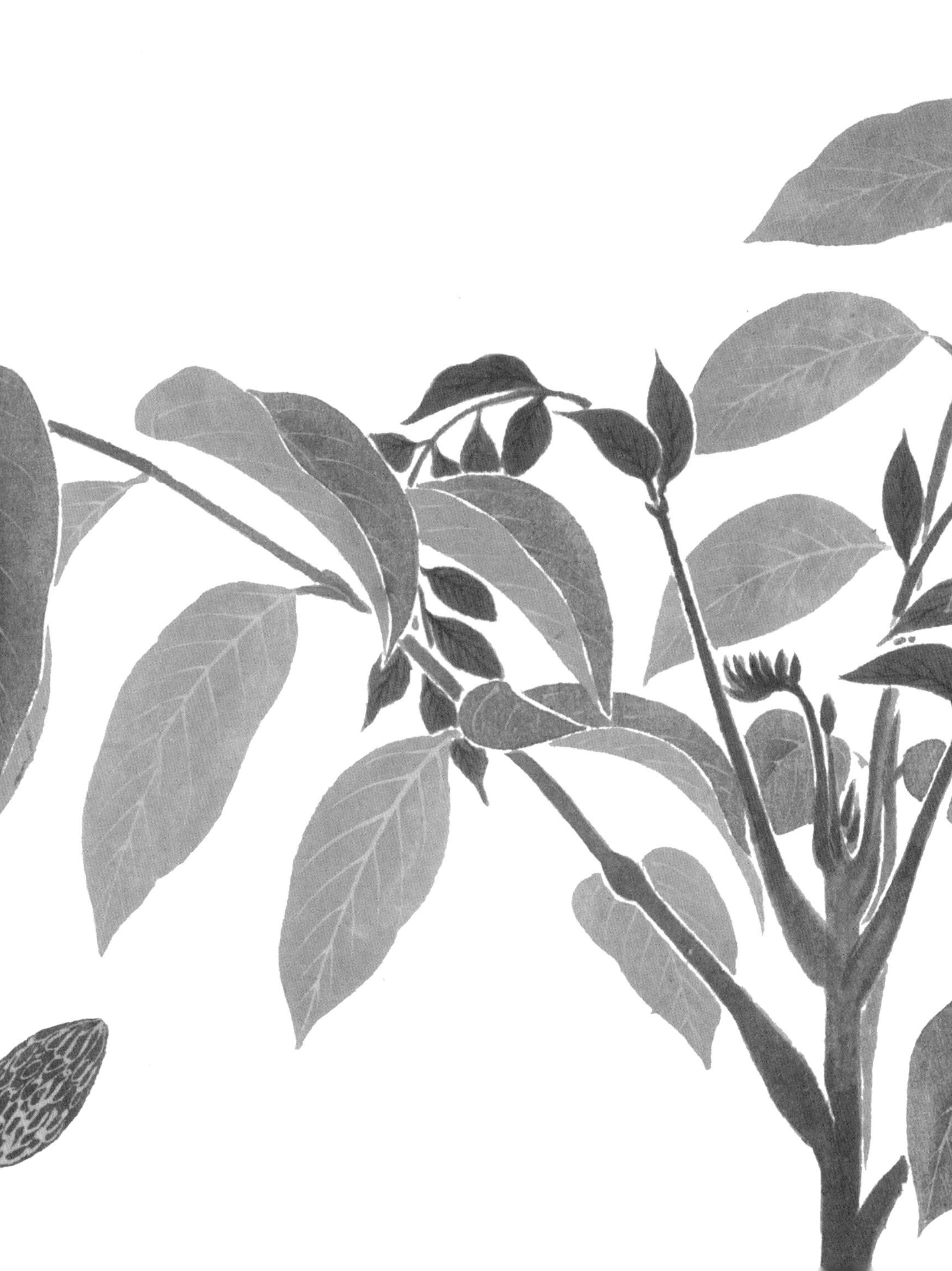

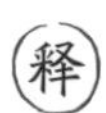

离枝、丹荔。

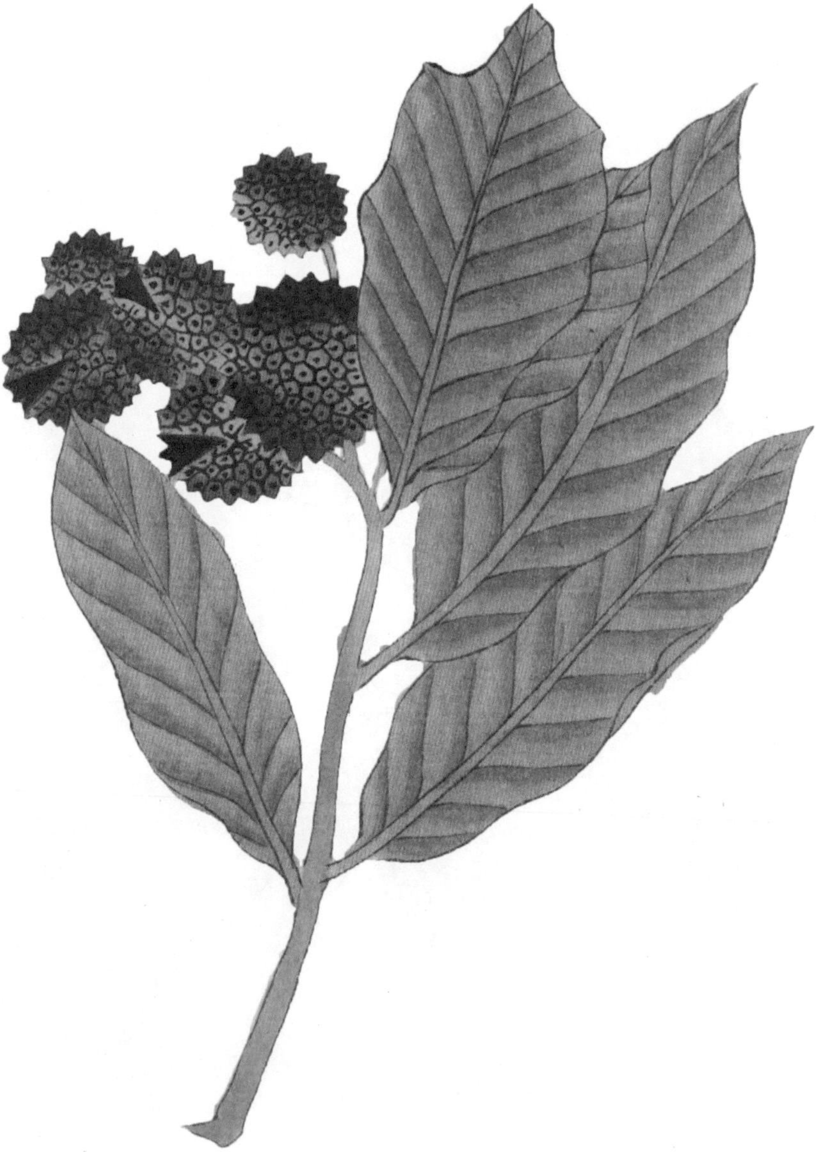

荔枝

双子叶植物纲，无患子科常绿乔木，树皮灰黑色；枝多扭曲，表皮呈红褐色，密生白色皮孔；小叶革质全缘，形状呈披针形或卵状披针形；果实近球形或呈卵圆形，果皮有鳞斑状凸起，幼时绿色，成熟时至鲜红，种子被肉质假种皮包裹。

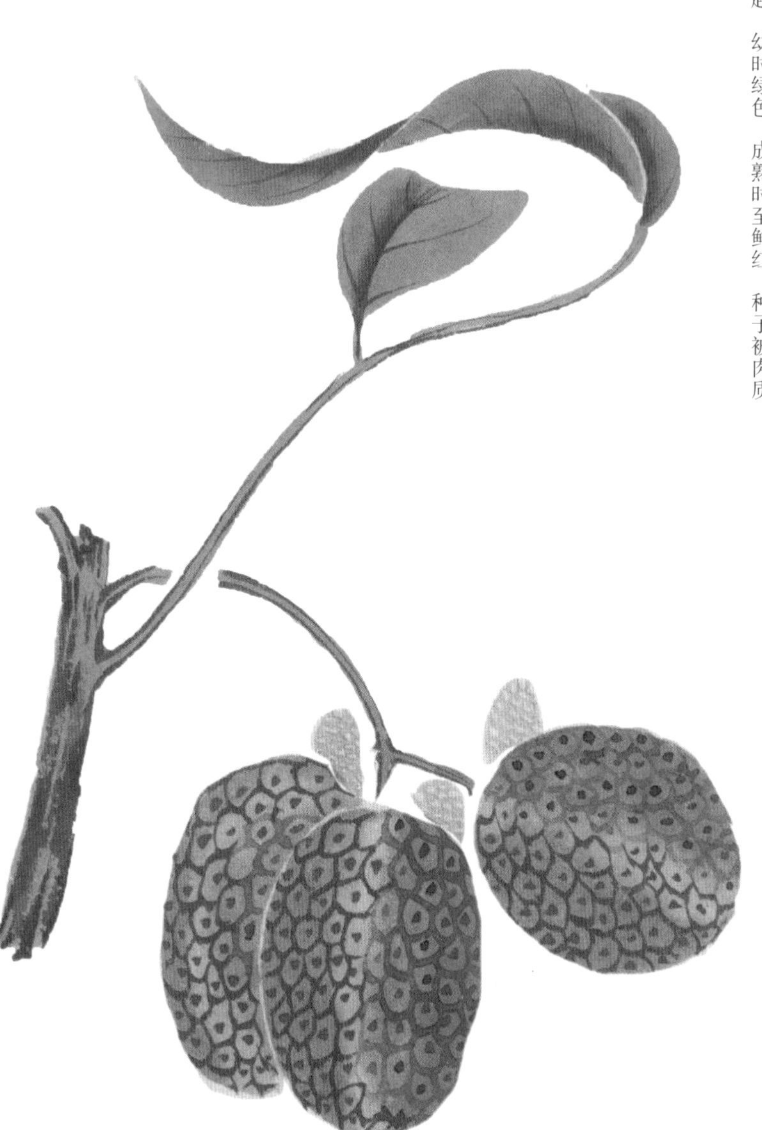

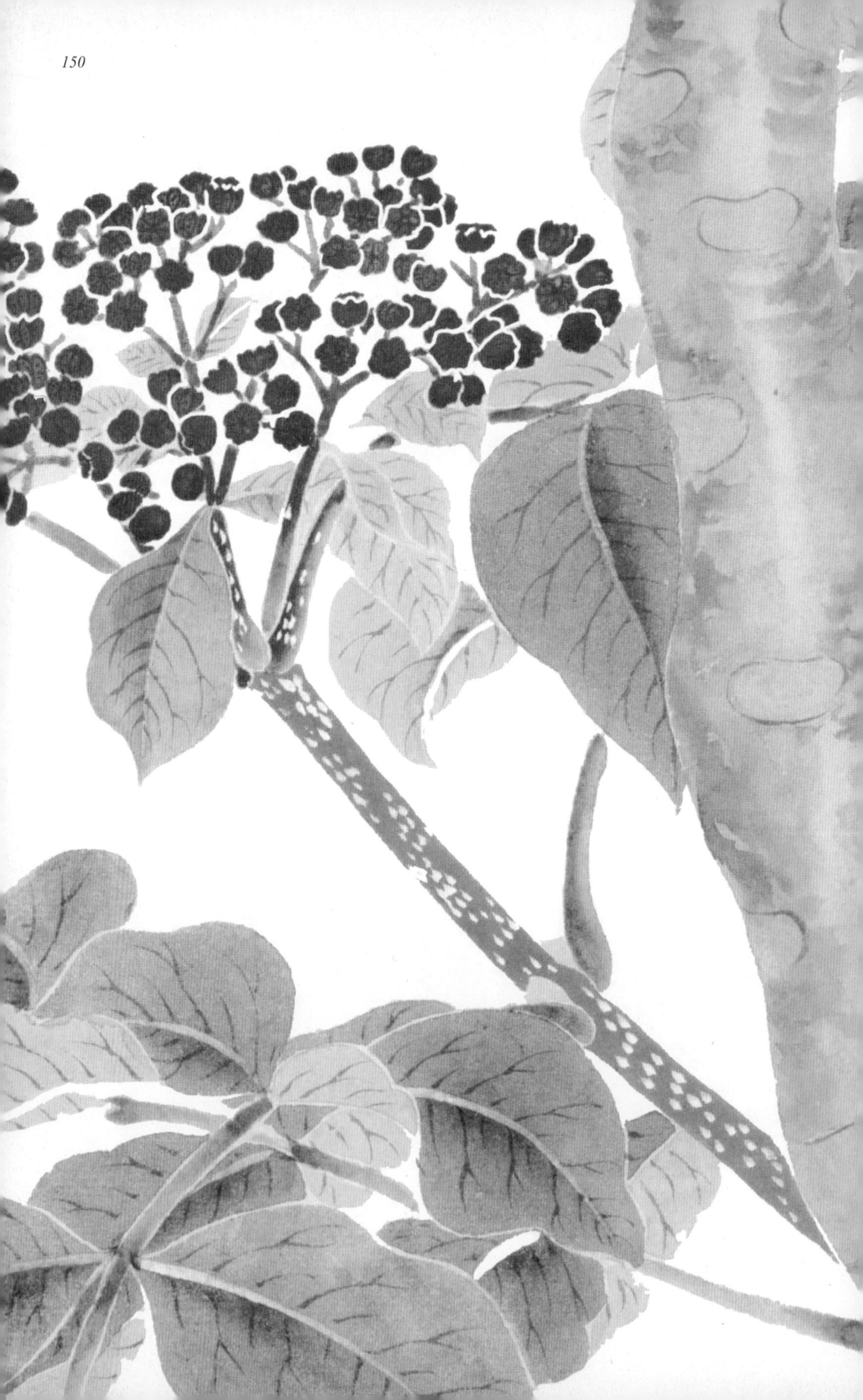

茱萸

双子叶植物纲，山茱萸科落叶乔木，树皮灰褐色；小枝呈细圆柱形；叶全缘，纸质对生，形状呈卵状披针形或卵状椭圆形；伞形花序生于枝侧，3到4月份开花。

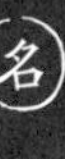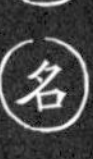越椒。

莺桃、含桃、荆桃。

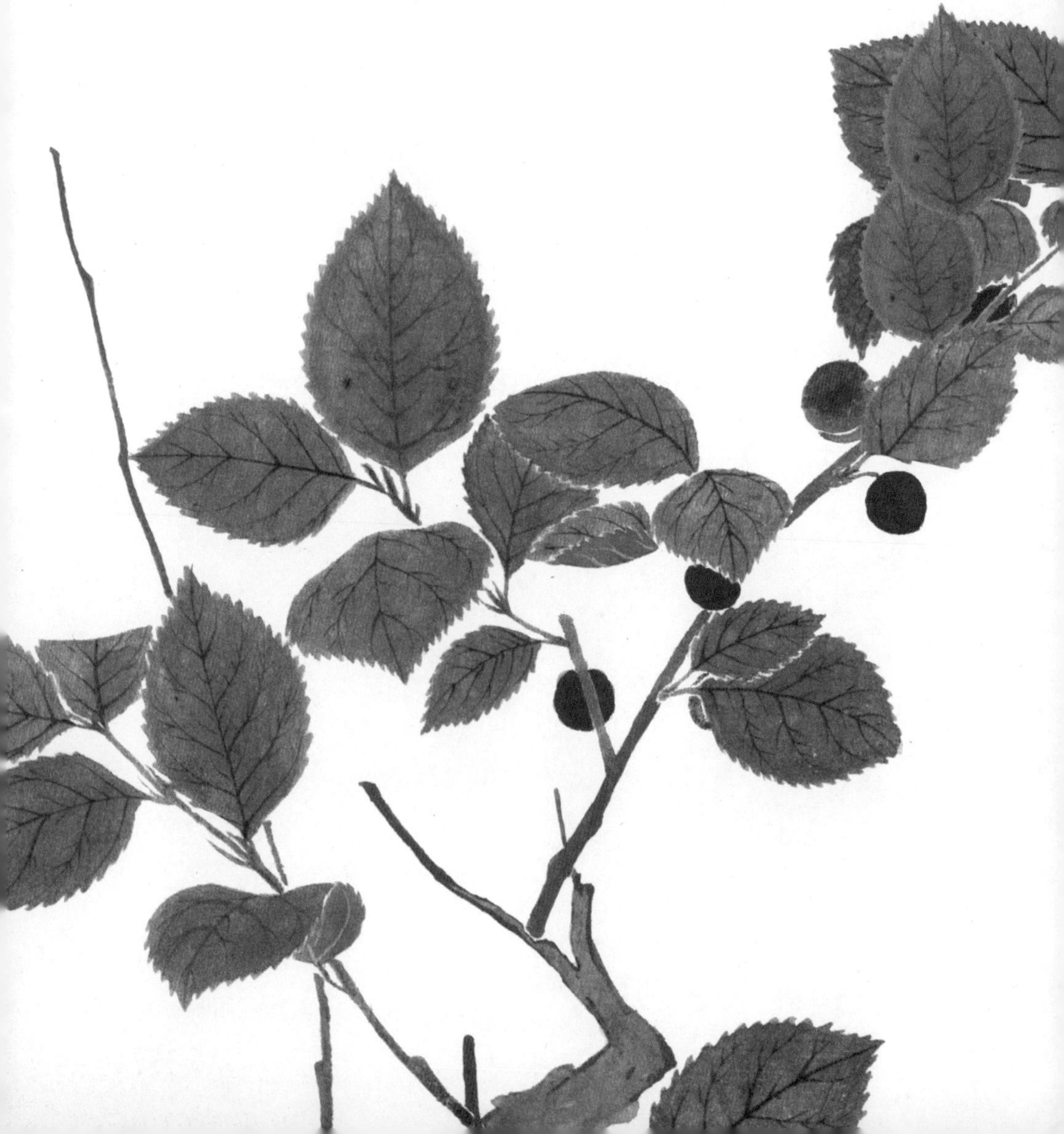

樱桃

双子叶植物纲，蔷薇科乔木，树皮灰白色；小枝灰褐色，嫩枝绿色，无毛或被疏柔毛；叶片呈卵形或长圆状卵形，边缘有尖锐重锯齿，齿端有小腺体，托叶早落；核果近球形，红色，5到6月份结果。

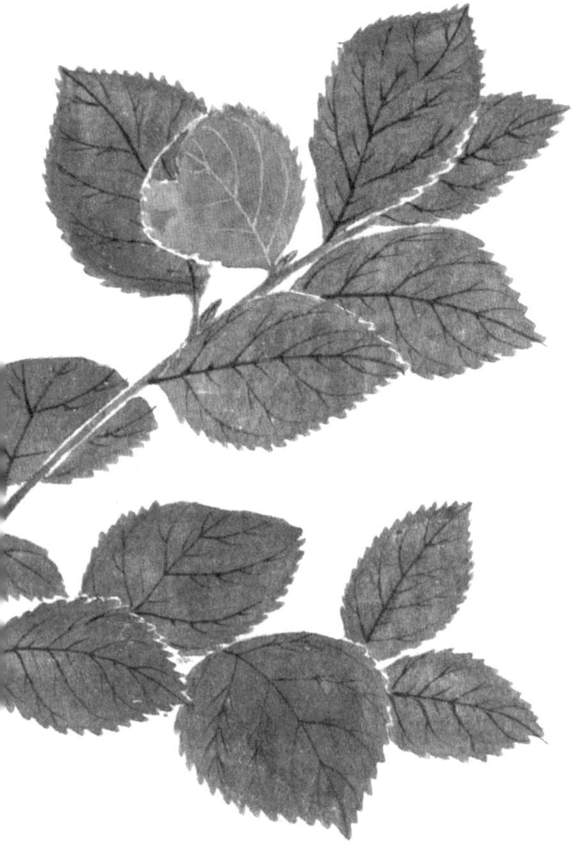

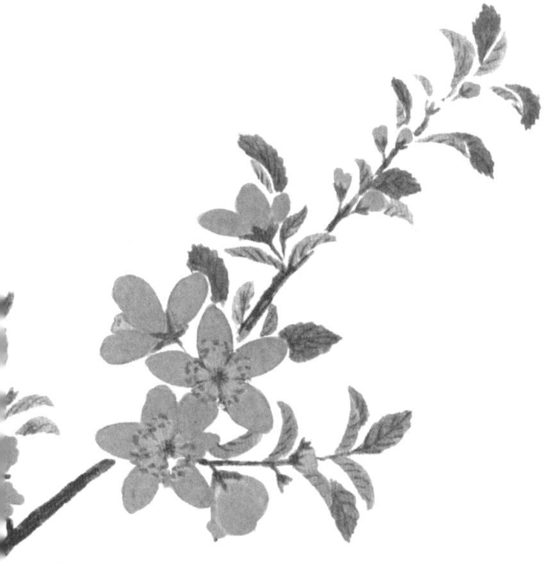

椰子

单子叶植物纲，棕榈科乔木，茎粗壮，有环状叶痕，基部增粗，常有簇生小根；叶簇生茎顶，叶柄粗壮，叶片羽状全裂；果实近球形或呈倒卵形，顶端微具三棱，外果皮薄，中果皮厚纤维质，内果皮木质坚硬。

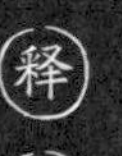

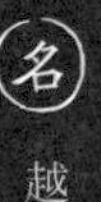

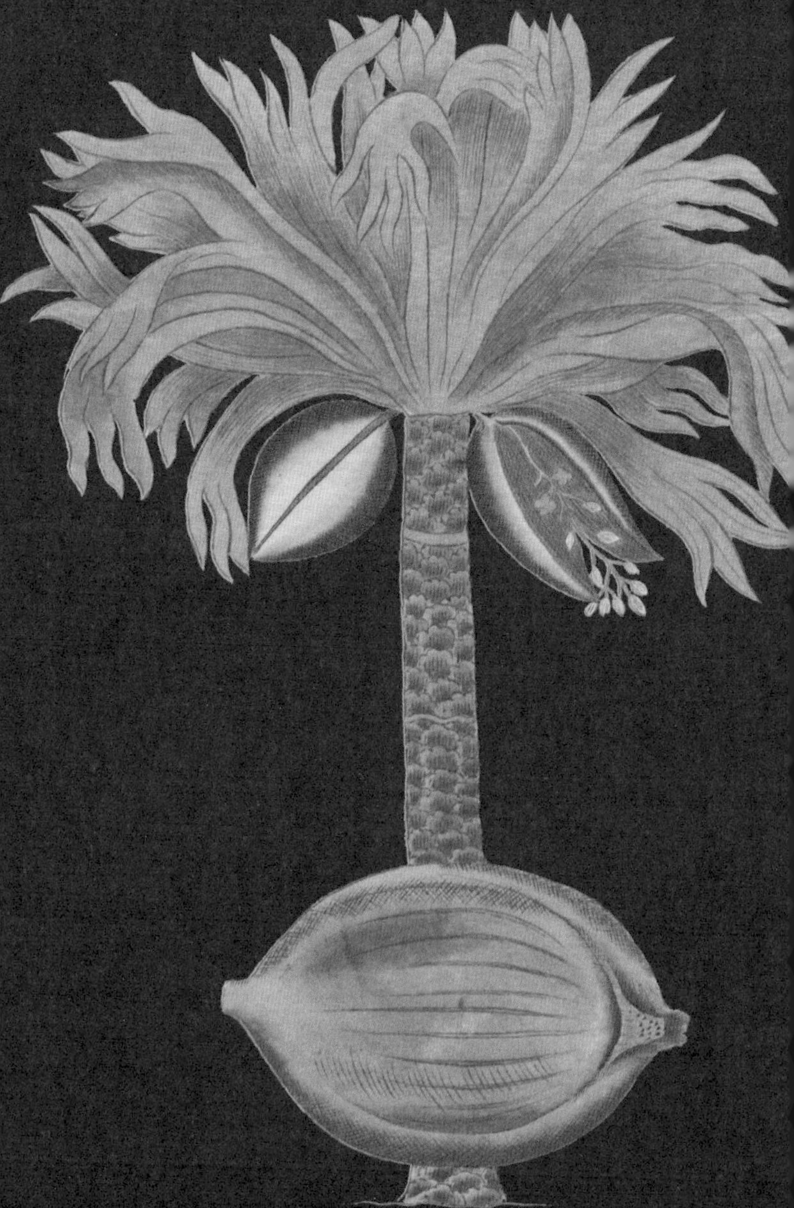

越王头、胥余。

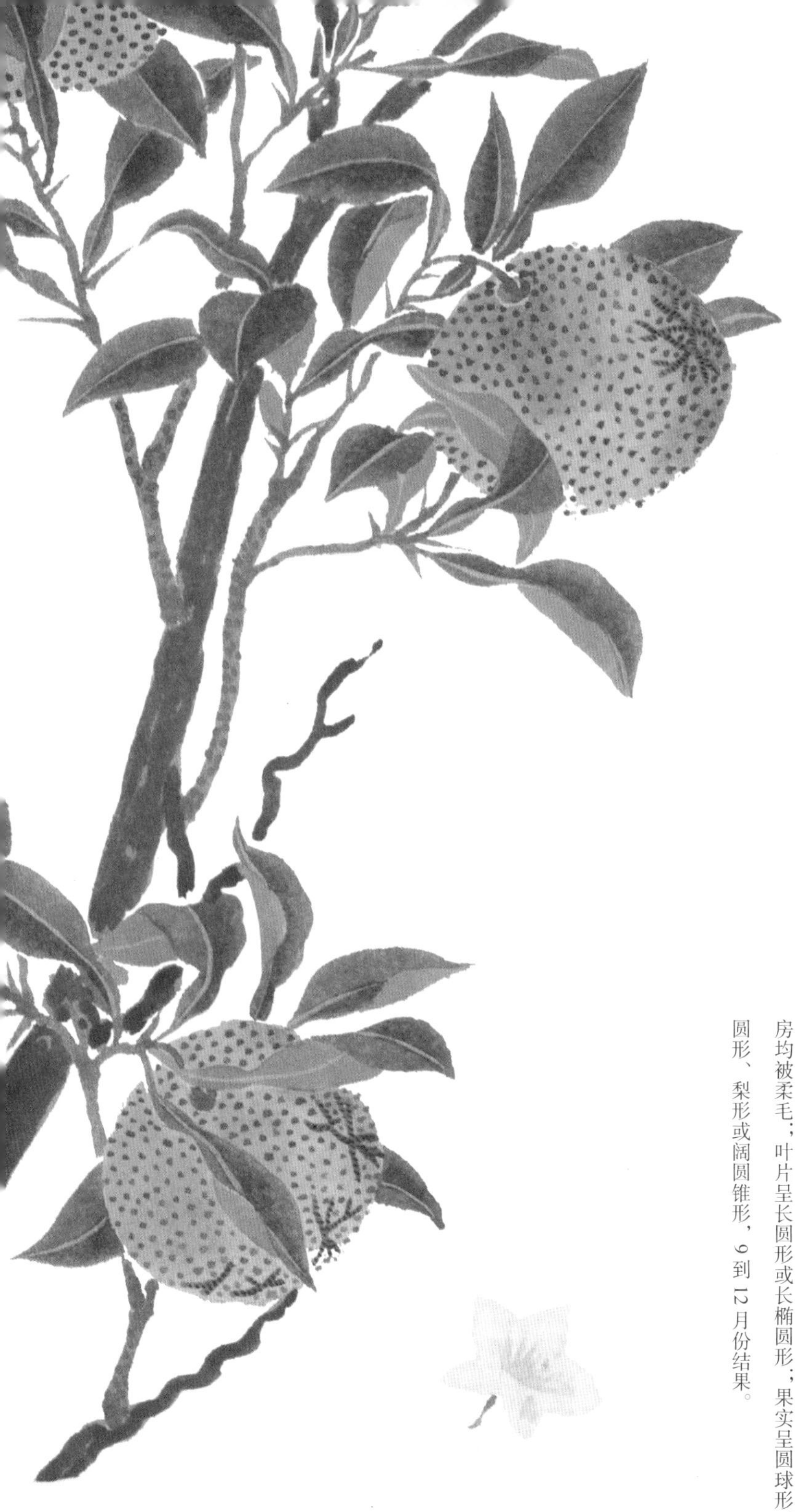

条、胡柑、朱栾。

柚

双子叶植物纲，芸香科乔木，嫩枝、叶背、花梗、花萼及子房均被柔毛；叶片呈长圆形或长椭圆形；果实呈圆球形、扁圆形、梨形或阔圆锥形，9到12月份结果。

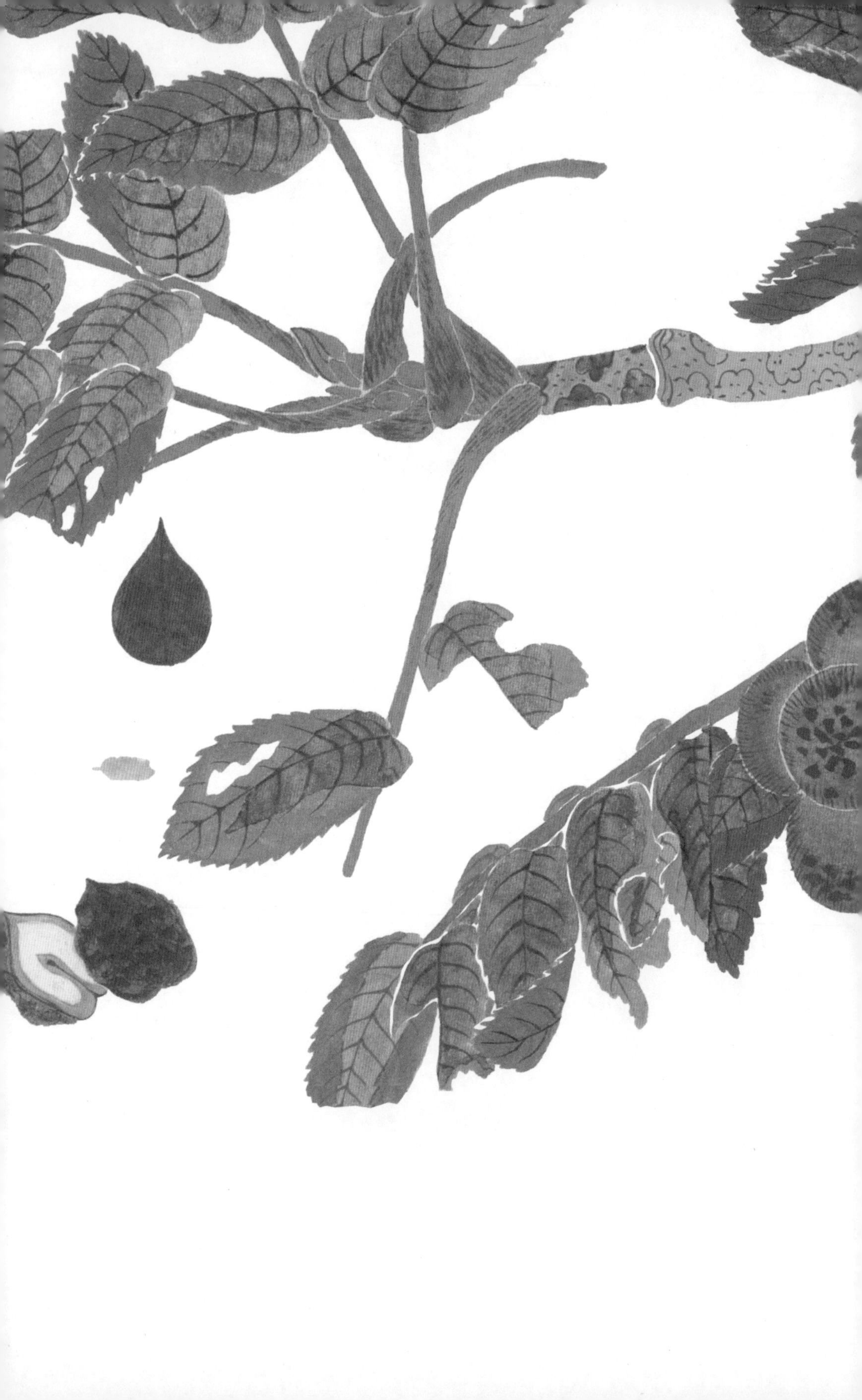

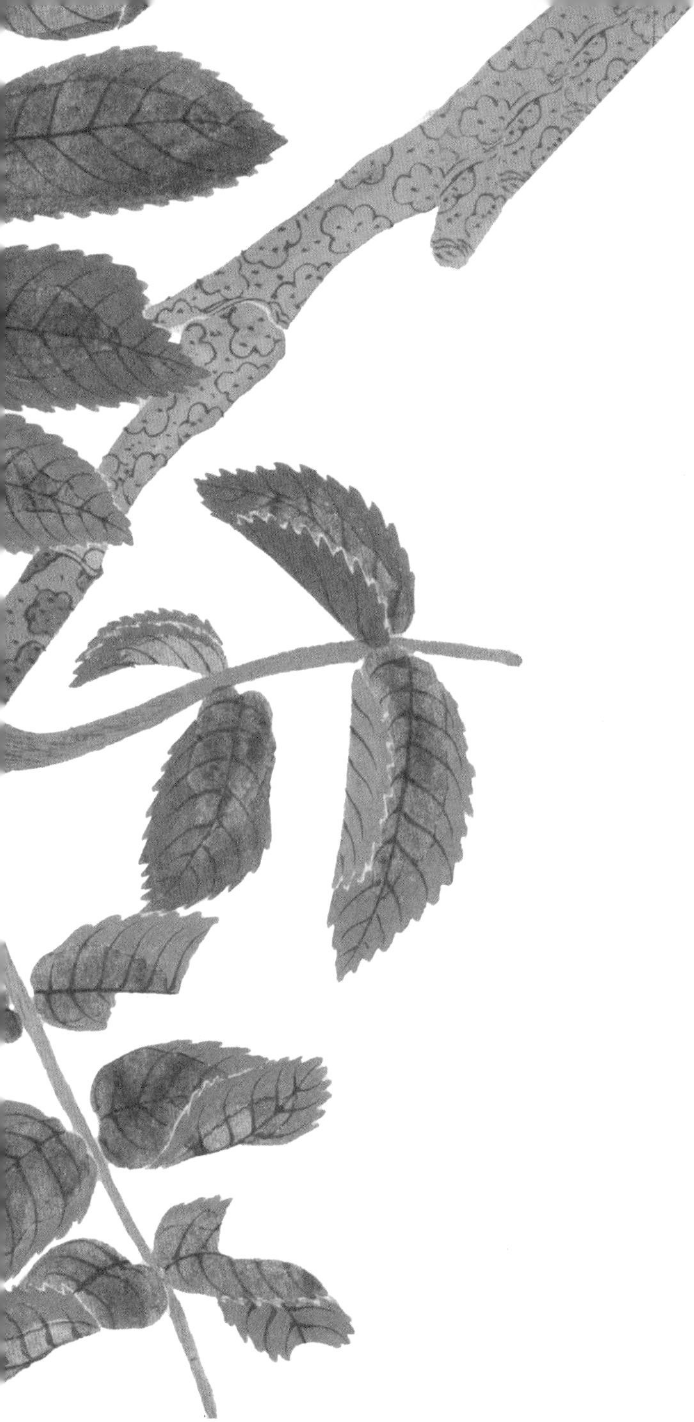

胡桃

双子叶植物纲，胡桃科落叶乔木，树皮灰白色，浅纵裂；小枝无毛，具有光泽，被盾状着生的腺体；羽状复叶互生，小叶呈椭圆状卵形或椭圆形；果实近于球状，无毛，果核稍具皱曲，有2条纵棱，隔膜较薄，内里无空隙。

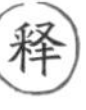

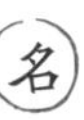

羌桃、核桃。

龙眼

双子叶植物纲，无患子科常绿乔木，具板状根；小枝粗壮，被微柔毛，散生苍白色皮孔；叶呈薄革质，长圆状椭圆形或长圆状披针形，两侧常不对称；花序顶生或腋生，多分枝，密被星状毛；果近球形，呈黄褐色或灰黄色，表皮粗糙，或少有微凸的小瘤体。

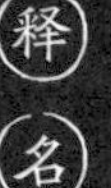

释名 龙目、圆眼、益智、亚荔枝、荔枝奴、骊珠、燕卵、蜜脾、鲛泪、川弹子。

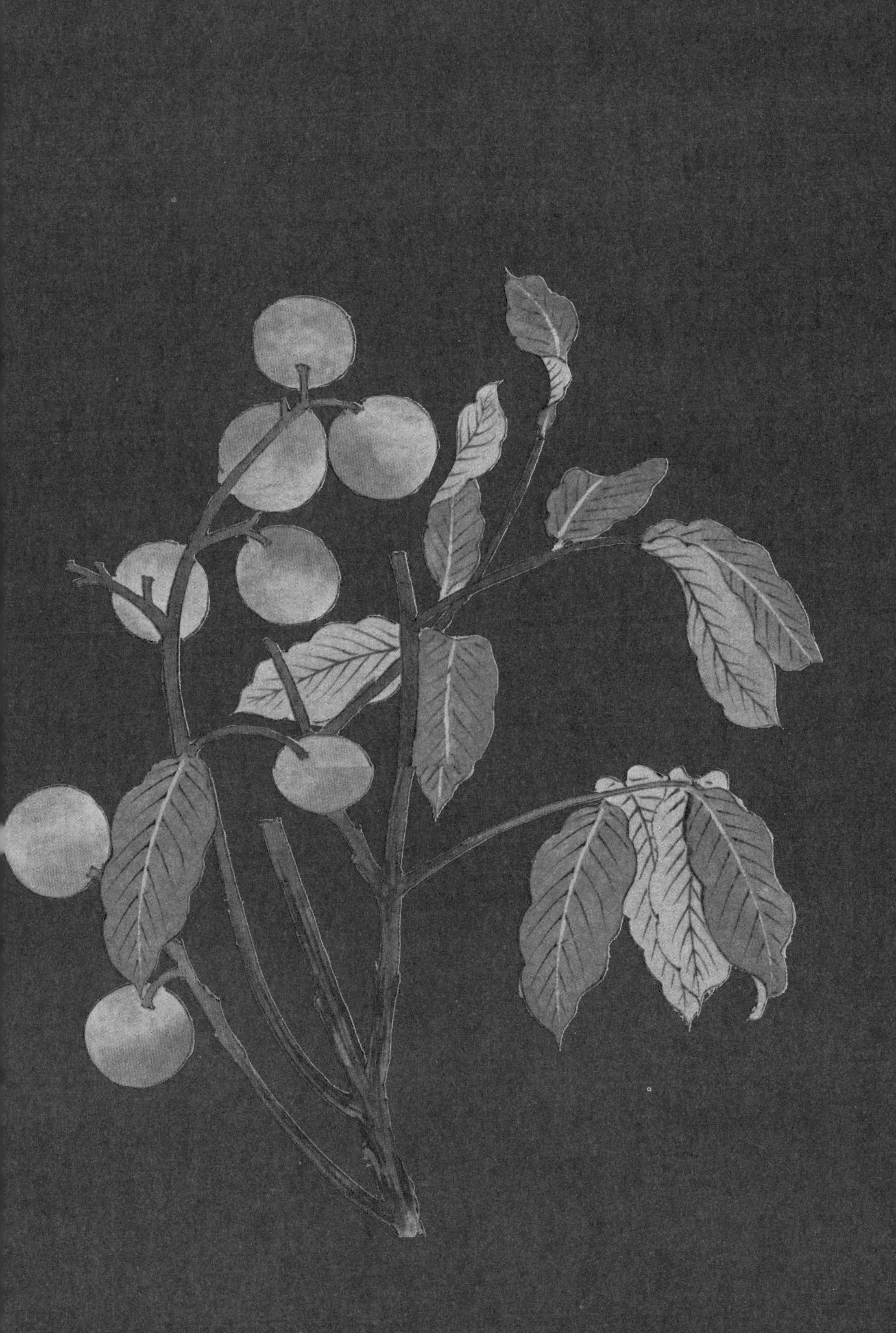

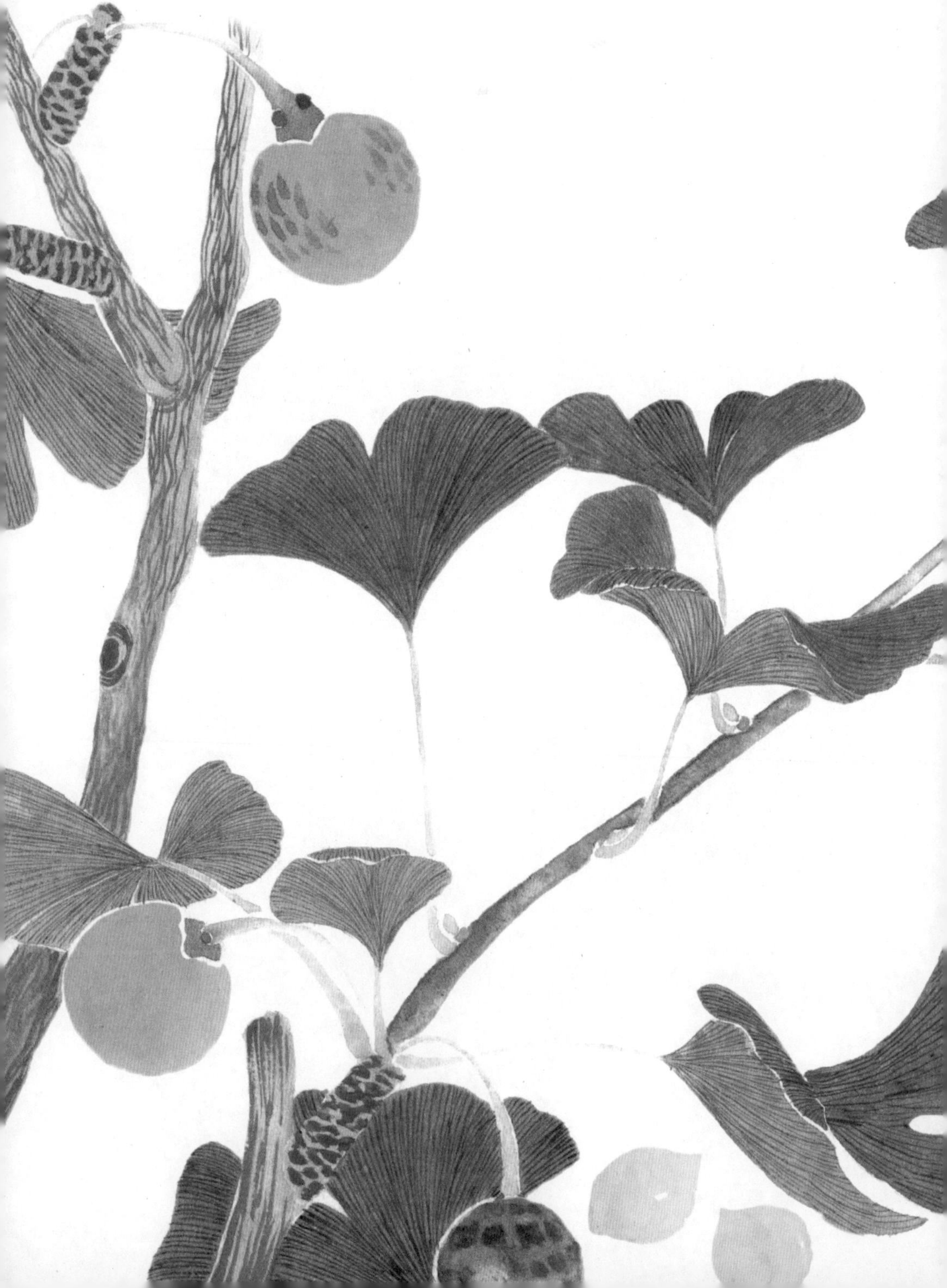

银杏

银杏纲，银杏科落叶乔木，树皮粗糙呈灰褐色，深纵裂；叶片无毛，有长柄，淡绿色，呈扇形；球花雌雄异株；9到10月份结果。

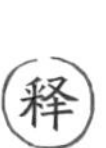

白果、鸭脚子。

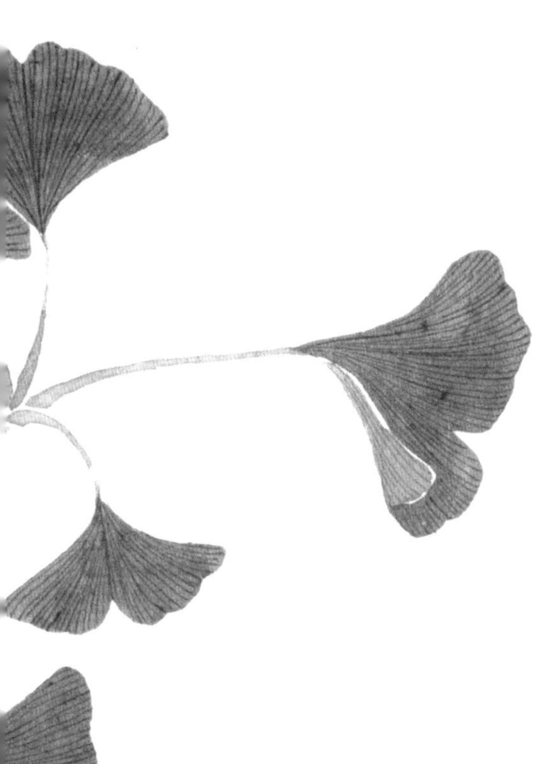

杨梅

双子叶植物纲，杨梅科小乔木或灌木植物，树皮灰色，老时纵向浅裂；叶革质无毛，呈长椭圆状或楔状披针形；花朵雌雄异株；核果呈球状，外表面具乳头状凸起，外果皮肉质，多汁液，味酸甜，成熟时呈深红色或紫红色。

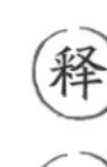
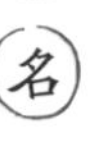
圣生梅、白蒂梅。

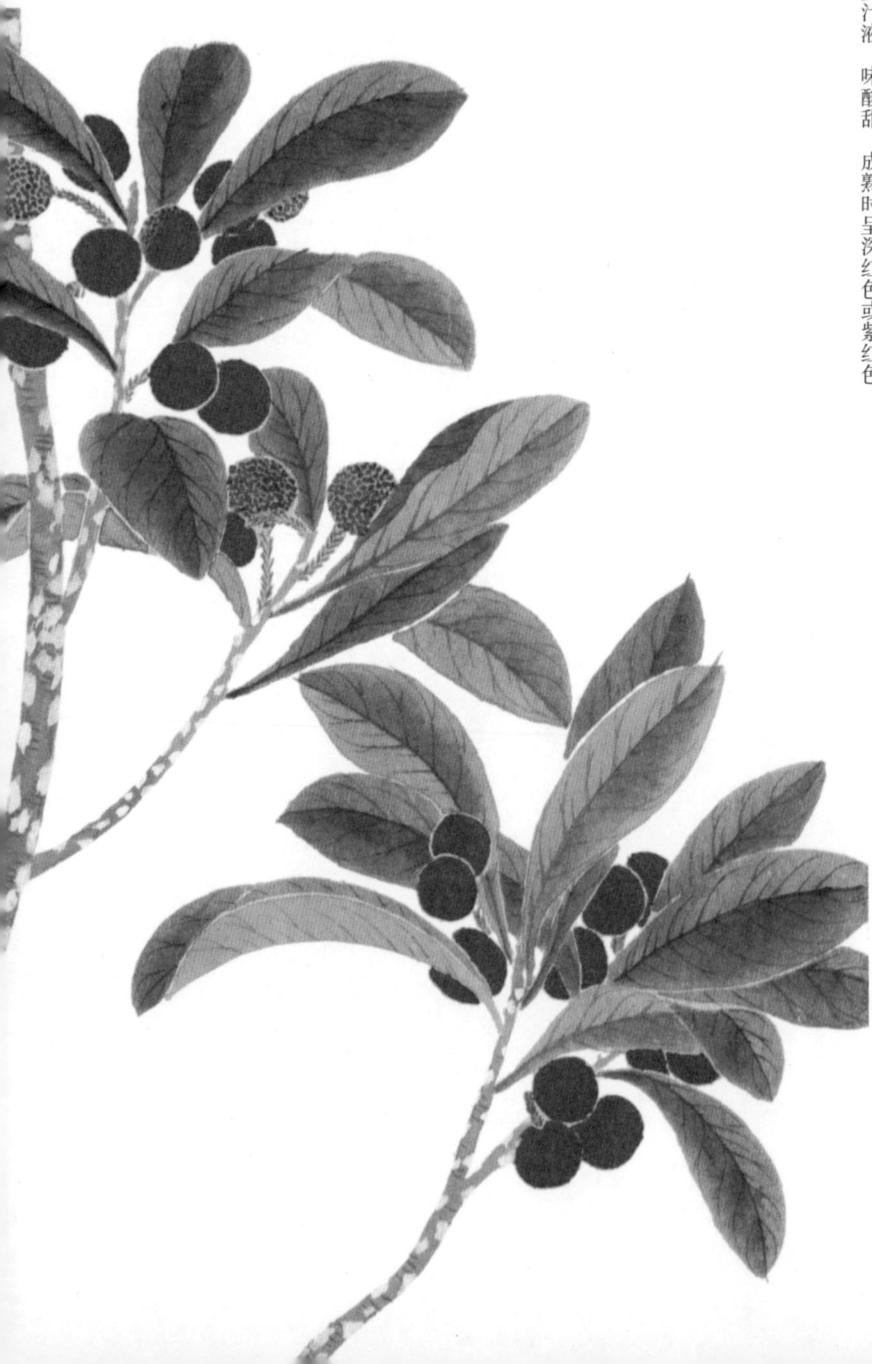

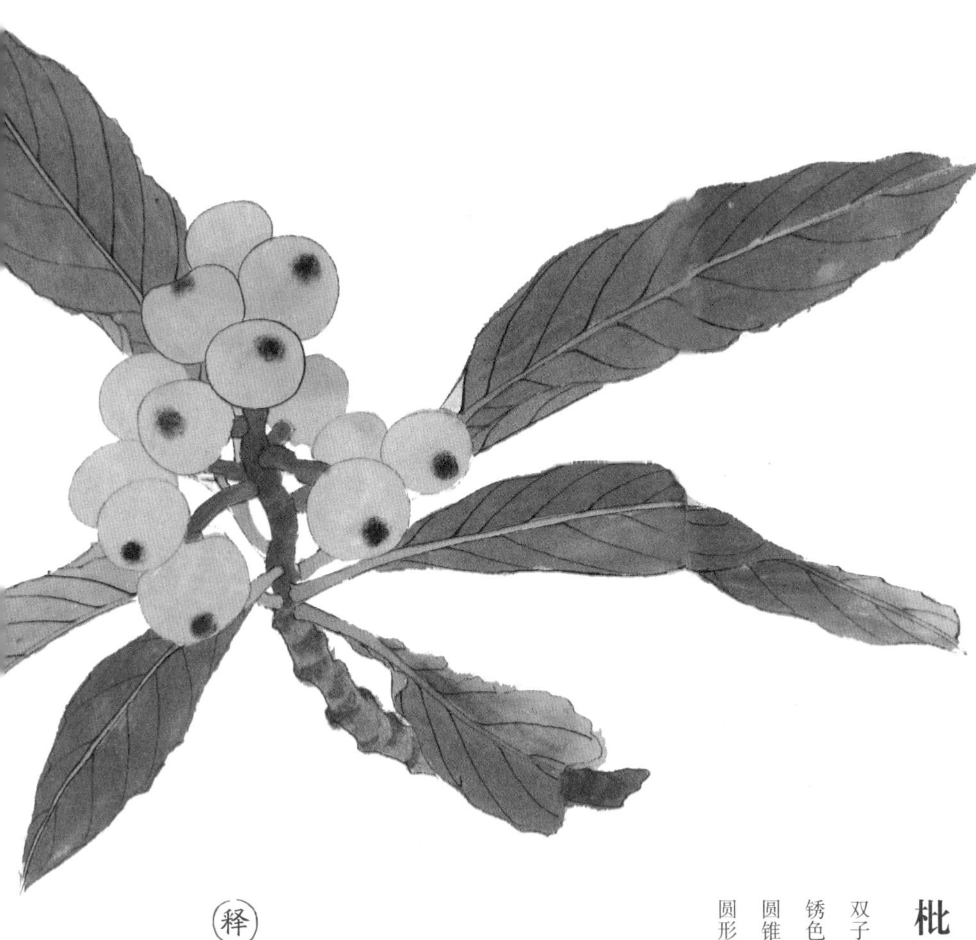

枇杷

双子叶植物纲，蔷薇科常绿乔木，小枝粗壮，黄褐色，密生锈色或灰棕色绒毛；叶片革质，呈披针形、倒卵形或长圆形；圆锥花序顶生，苞片钻形，密生锈色绒毛；果实呈球形或长圆形，颜色呈黄色或橘黄色。

释名

金丸、芦枝。

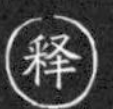

木奴。

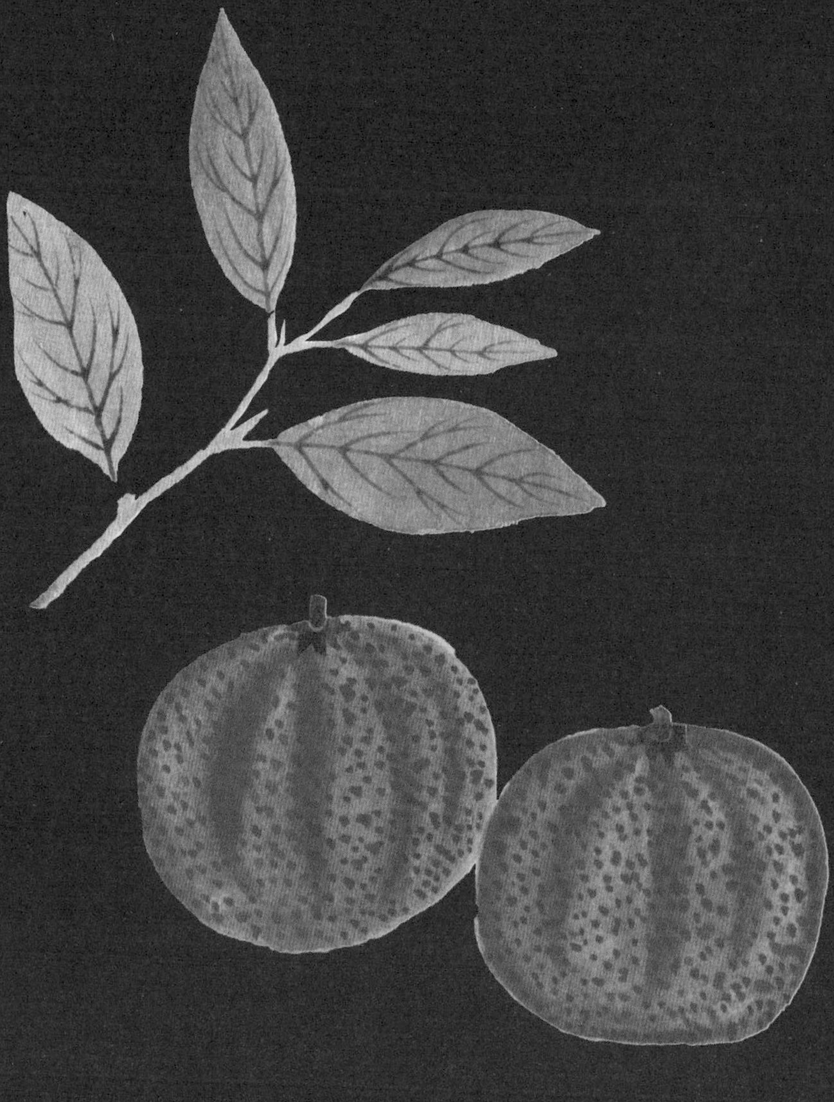

柑

双子叶植物纲，芸香科常绿灌木或小乔木，枝条密集，针刺极少；叶互生，呈长椭圆形，基部楔形，叶缘锯齿不明显，叶质略硬；柑果呈扁圆形或长圆形，果皮粗而皱襞，颜色橙黄色，油腺多。

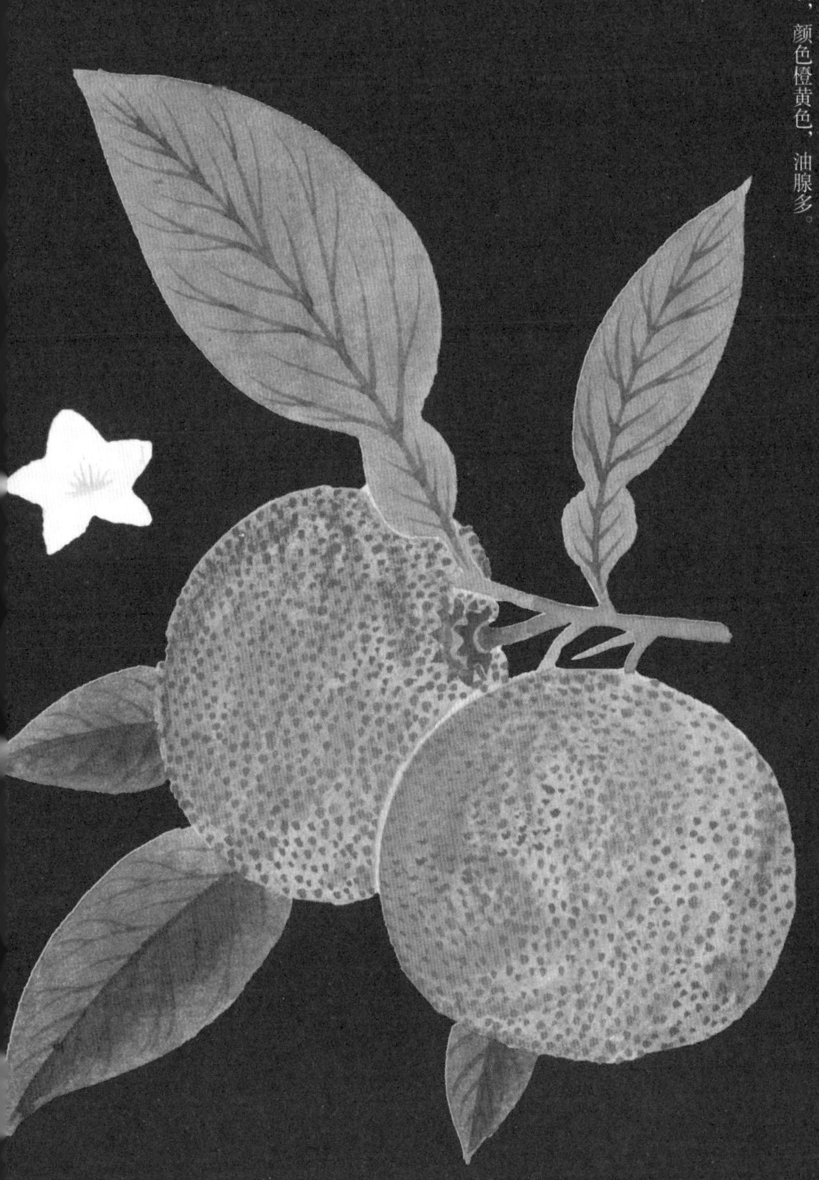

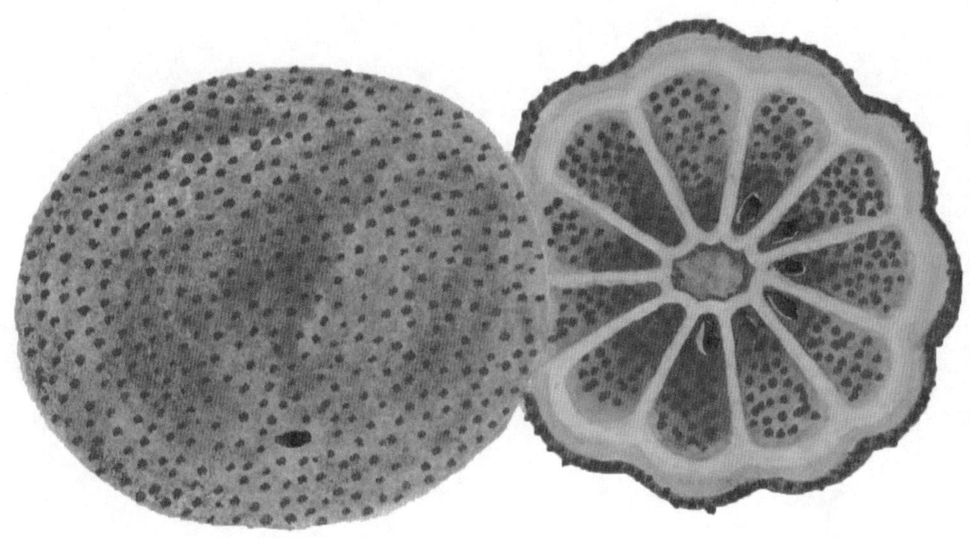

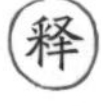

橘、柑仔。

橘

双子叶植物纲，芸香科常绿小乔木或灌木，枝密生，通常无刺；单叶互生，翼叶通常狭窄，或仅有痕迹，叶片呈披针形、椭圆形或阔卵形；果实常呈扁圆形或圆球形，果皮薄而光滑或厚而粗糙，呈淡黄色、朱红色或深红色，橘络甚多或较少，呈网状，易分离。

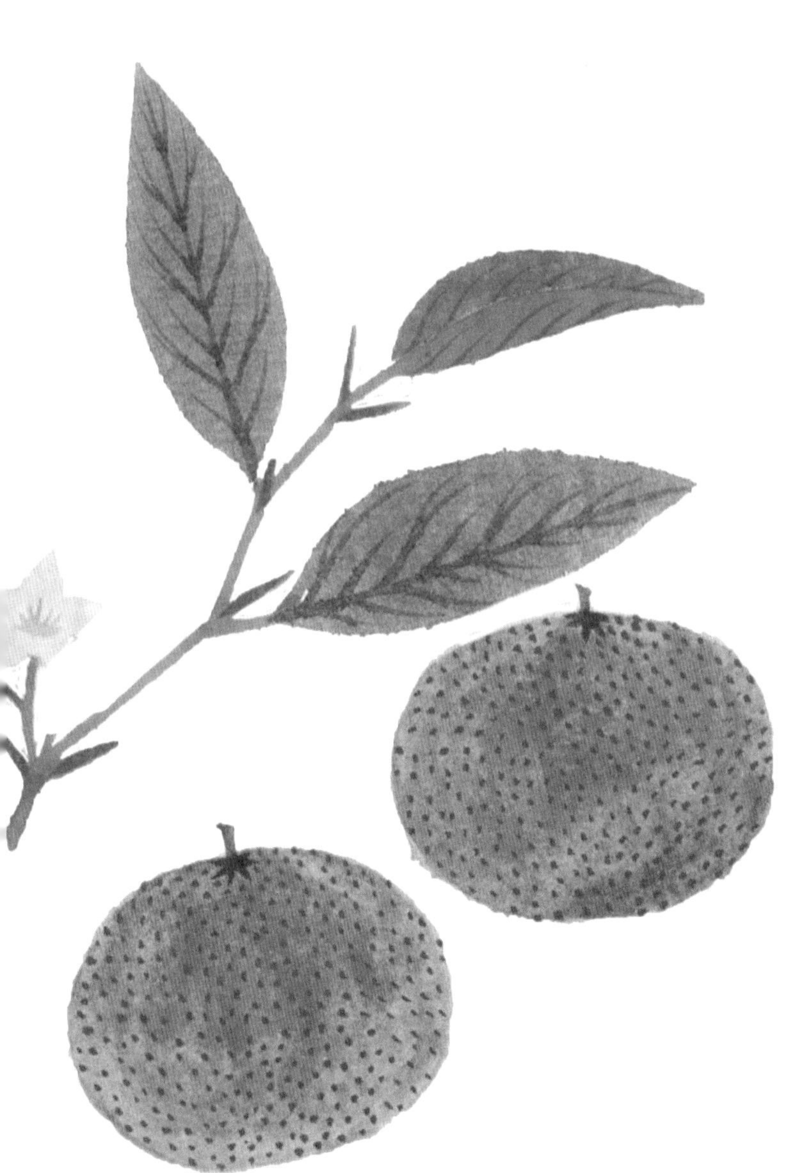

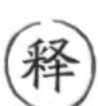

米果、猴枣。

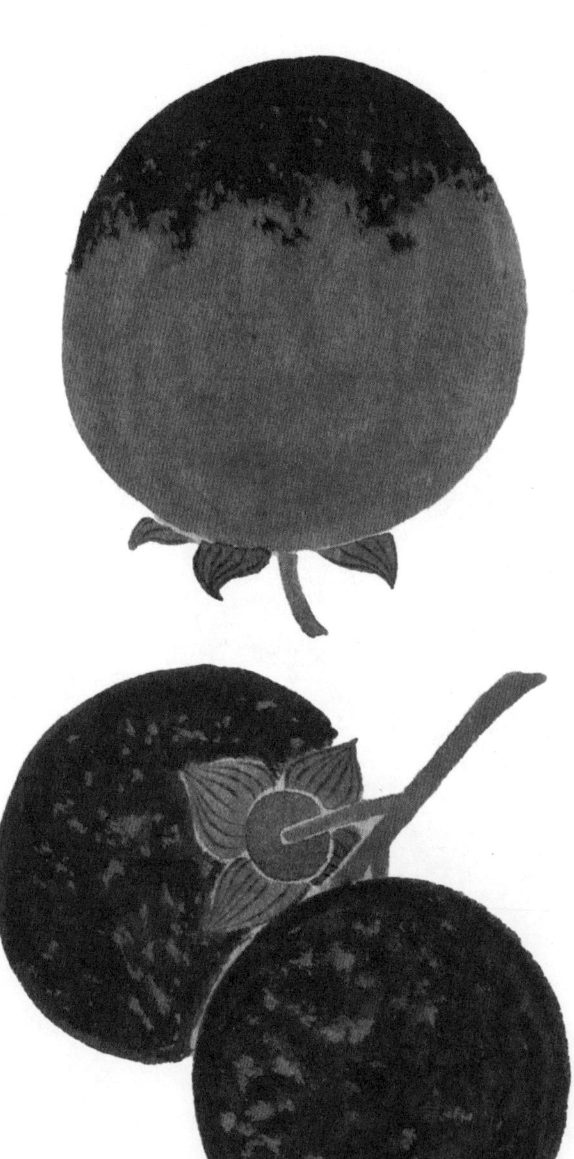

柿

双子叶植物纲，柿科落叶乔木，树皮呈深灰色、灰黑色、黄灰褐色或褐色；叶纸质，呈卵状椭圆形、倒卵形或近圆形；花朵雌雄异株；果形有球形、扁球形、方形、卵形等，基部通常有棱，幼时果肉较脆硬，老熟时果肉柔软多汁，有种子数颗。

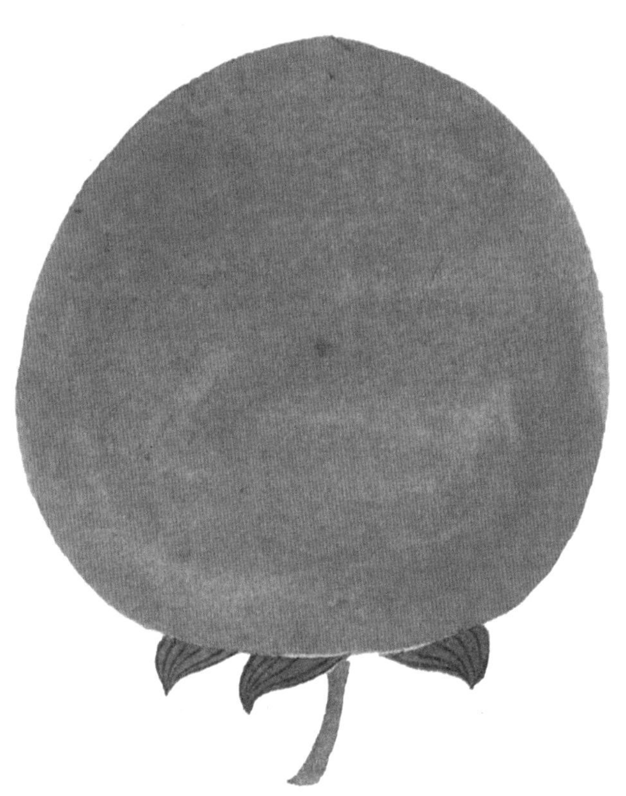

山楂

双子叶植物纲，蔷薇科落叶乔木，树皮粗糙，常呈暗灰色或灰褐色；小枝圆柱形，疏生皮孔；叶片呈宽卵形或三角状卵形，也有菱状卵形的；果实近球形或梨形，深红色，有浅色斑点；5到6月份开花。

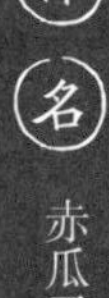

释名　赤瓜子、鼠楂、猴楂、茅楂、羊还球、棠球子、山里果。

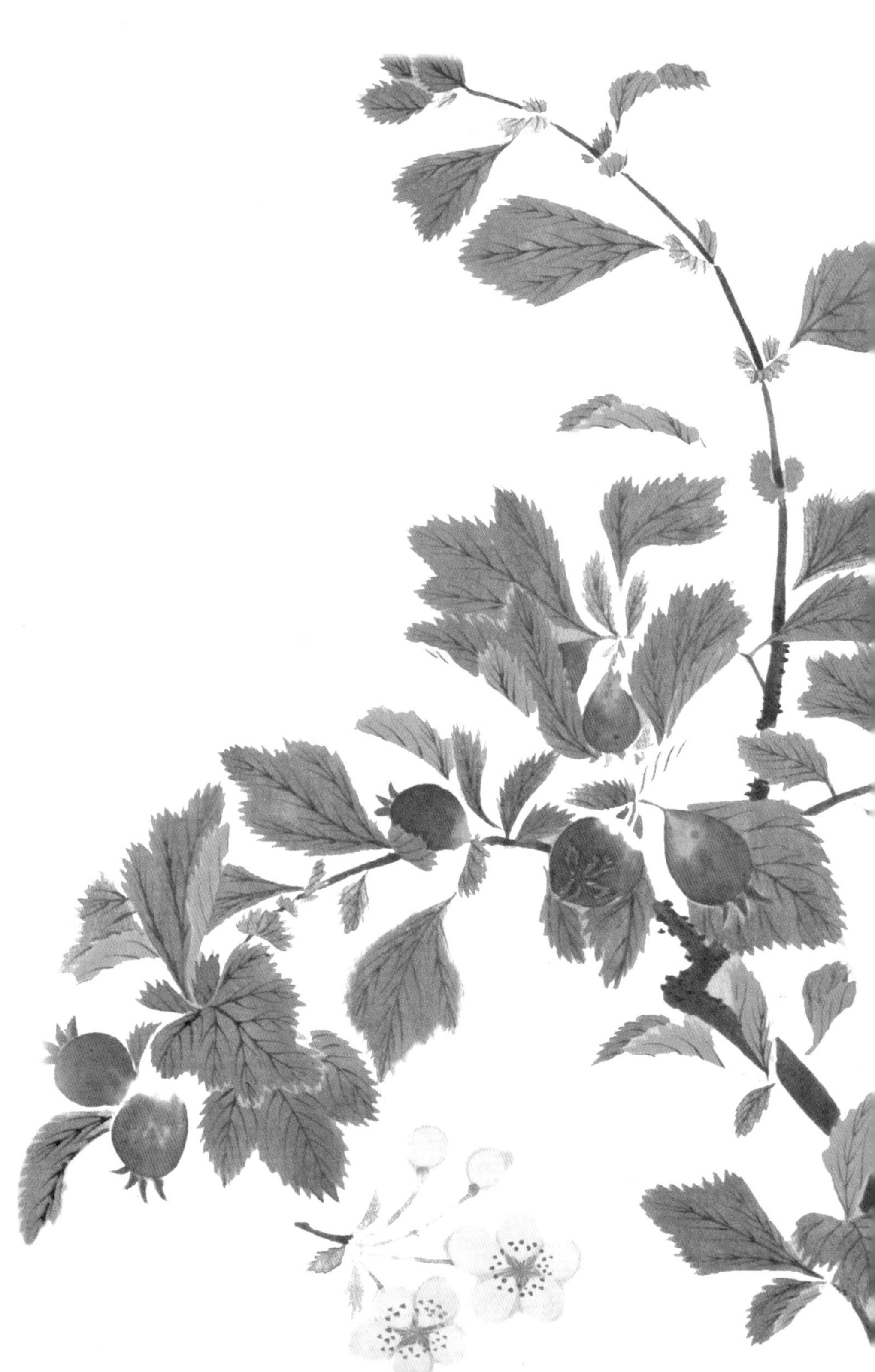

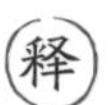

刺枣，贯枣。

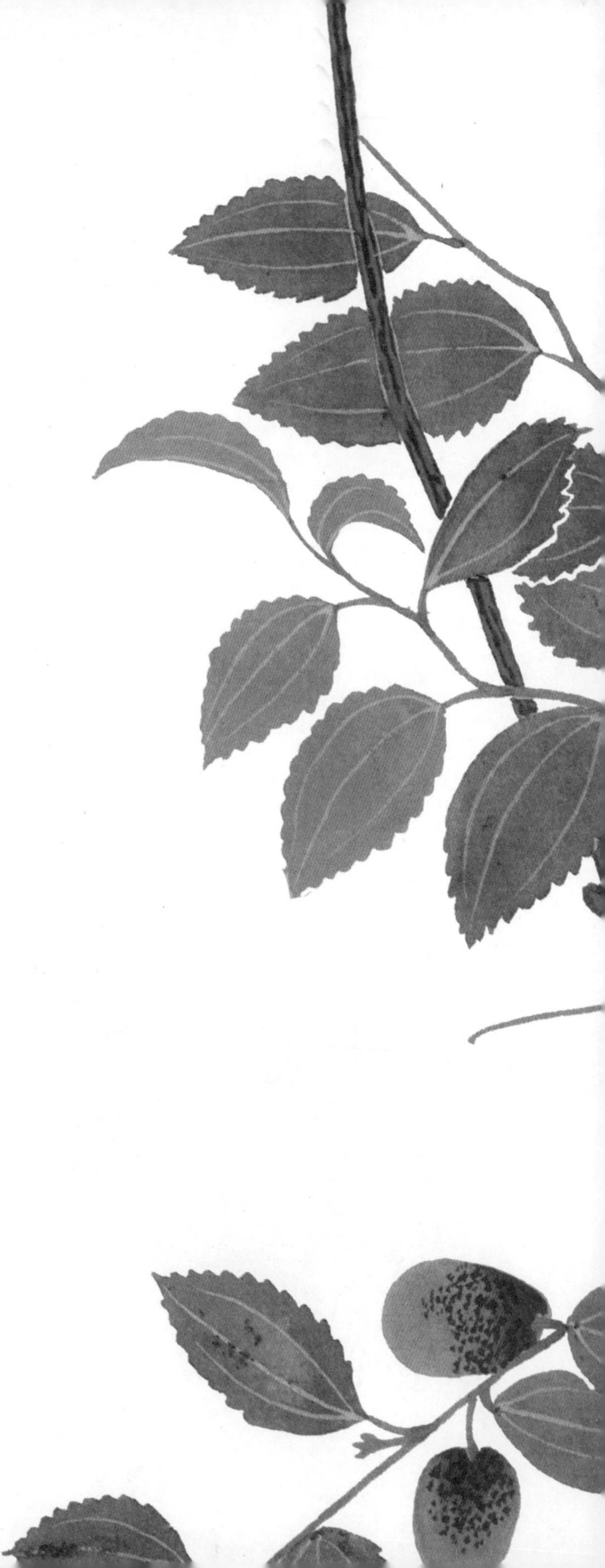

枣

双子叶植物纲，鼠李科落叶小乔木或灌木，树皮呈褐色或灰褐色；有长枝、短枝和无芽小枝，皆呈紫红色或灰褐色，呈之字形曲折，具2个托叶刺；叶片纸质，呈卵形、卵状椭圆形或卵状矩圆形；核果呈矩圆形或长卵圆形，成熟时红色，后变红紫色，中果皮肉质厚，味道微甜。

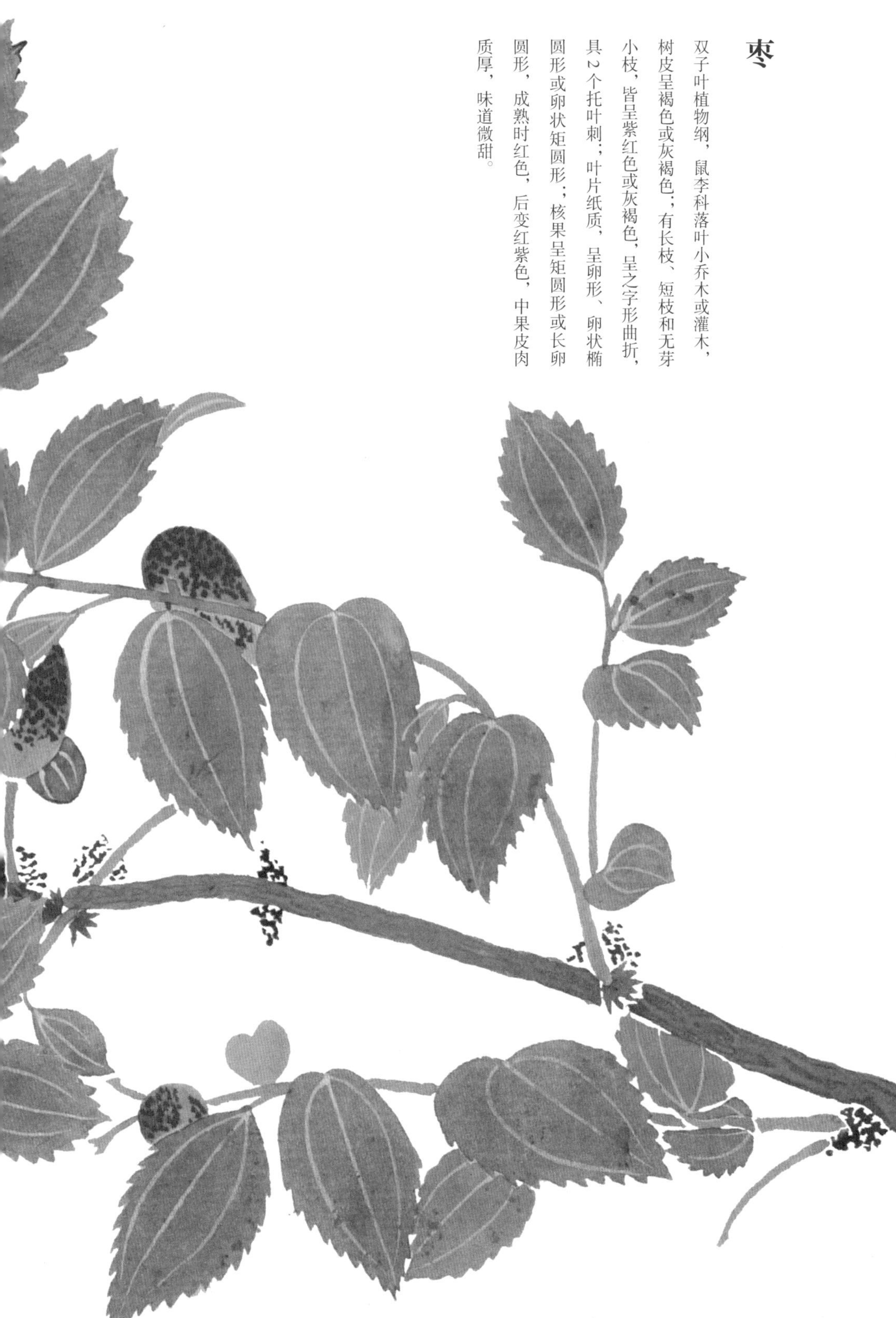

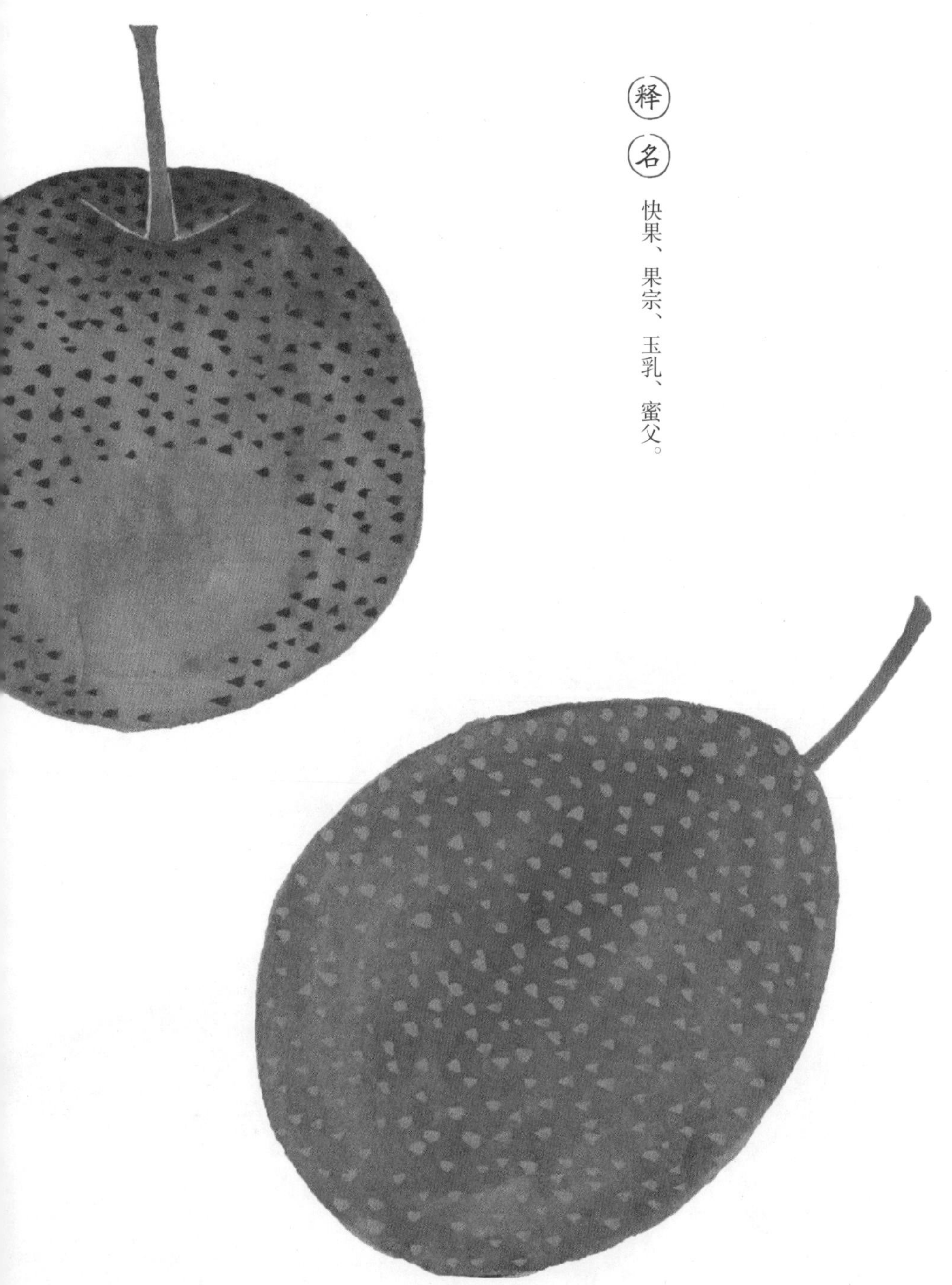

释名

快果、果宗、玉乳、蜜父。

梨

双子叶植物纲，蔷薇科落叶乔木或灌木，小枝粗壮，有皮孔；叶革质，互生，多呈卵形；果实近球形，皮呈赤褐色或青白色，果肉稍硬，8到9月份结果。

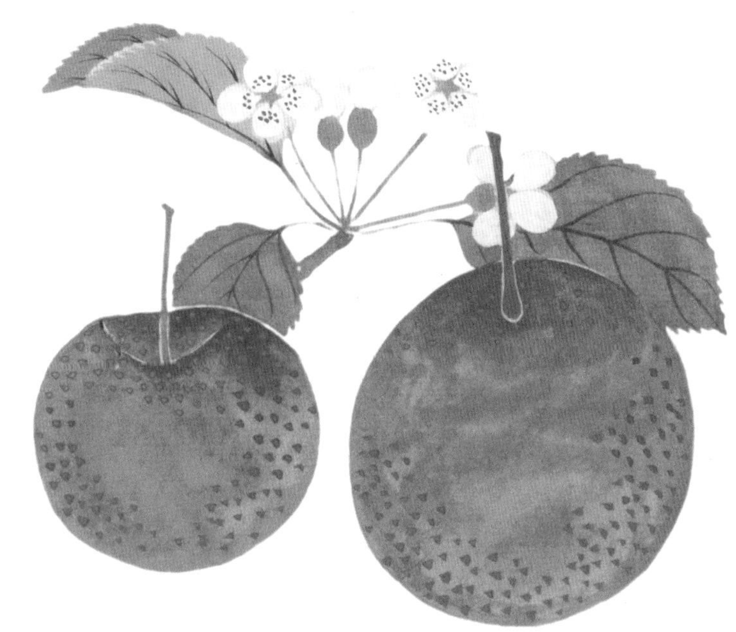

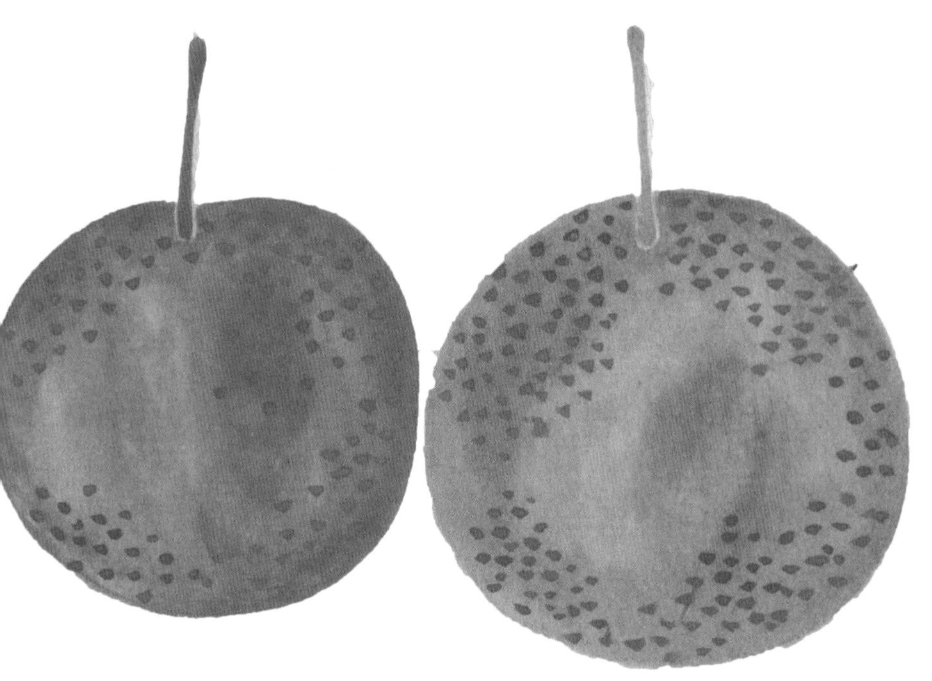

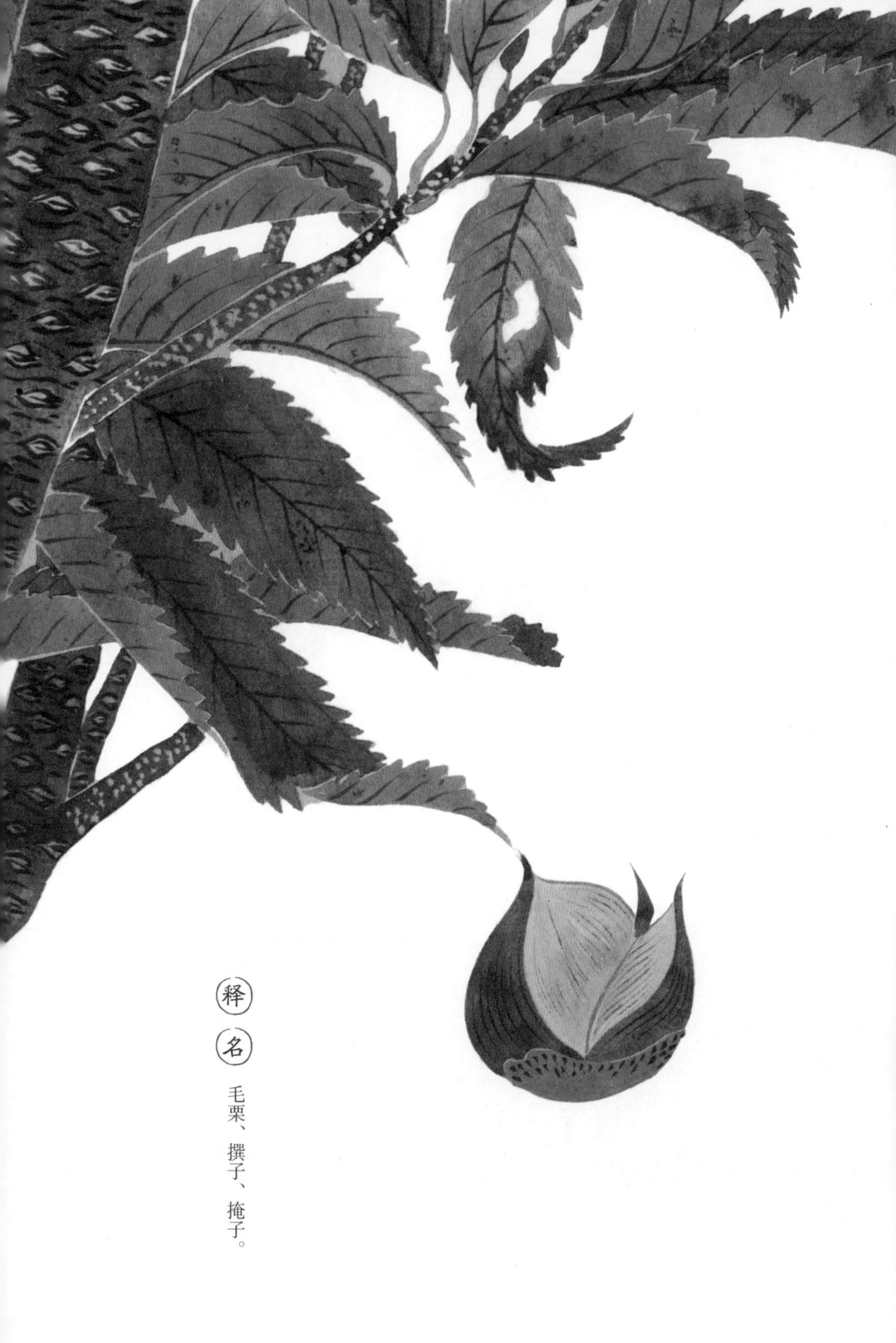

释名

毛栗、撰子、掩子。

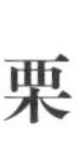

栗

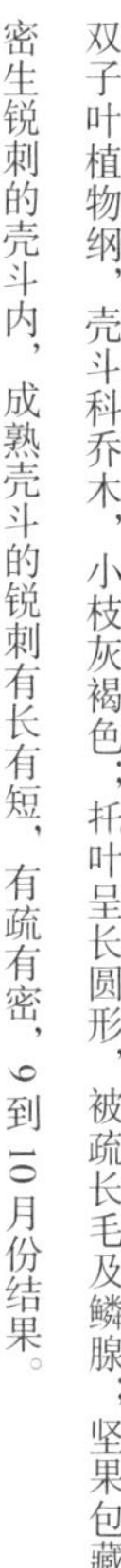

双子叶植物纲，壳斗科乔木，小枝灰褐色；托叶呈长圆形，被疏长毛及鳞腺；坚果包藏在密生锐刺的壳斗内，成熟壳斗的锐刺有长有短，有疏有密，9 到 10 月份结果。

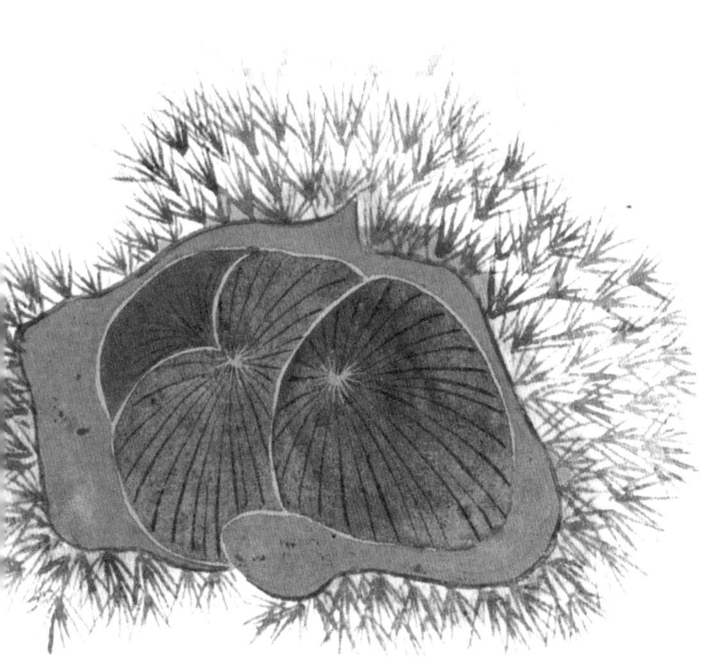

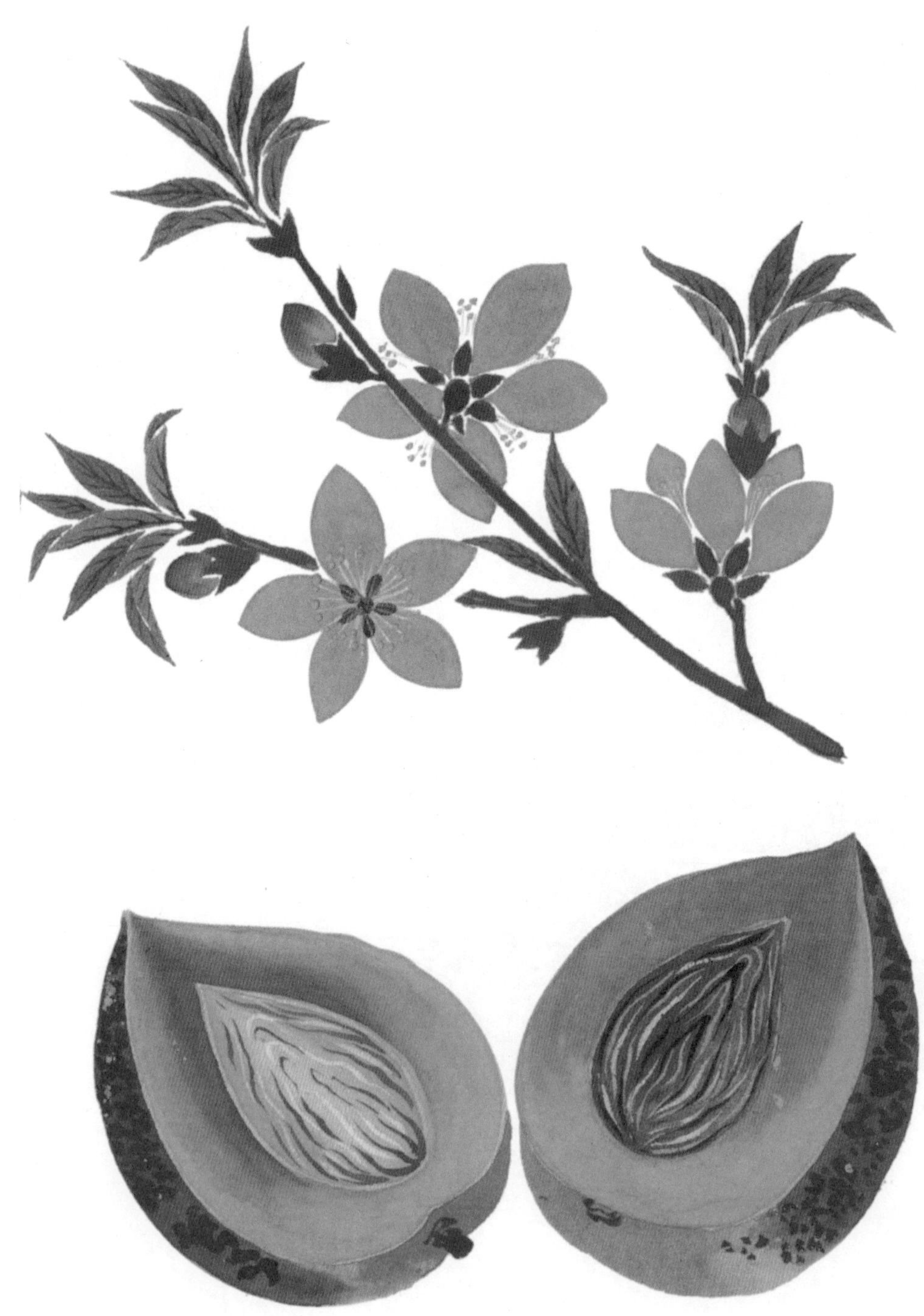

桃

双子叶植物纲，蔷薇科乔木，树皮暗红褐色，老时粗糙呈鳞片状；小枝细长无毛，呈光泽绿色，有小皮孔；叶片呈长圆披针形、椭圆披针形或倒卵状披针形；果实形状和大小均有变异，常呈卵形、宽椭圆形或扁圆形，腹缝明显，果肉多汁有香味，8到9月份结果。

释名　桃枭：桃奴、枭景、神桃。

梅

双子叶植物纲，李亚科小乔木或灌木，树皮浅灰色；小枝多呈绿色，且光滑无毛；叶片呈卵形或椭圆形，边缘有锯齿；花单生或两朵同生，先于叶开放，花瓣倒卵形，花色有白色、浅黄色、粉红色等，有浓重香气。

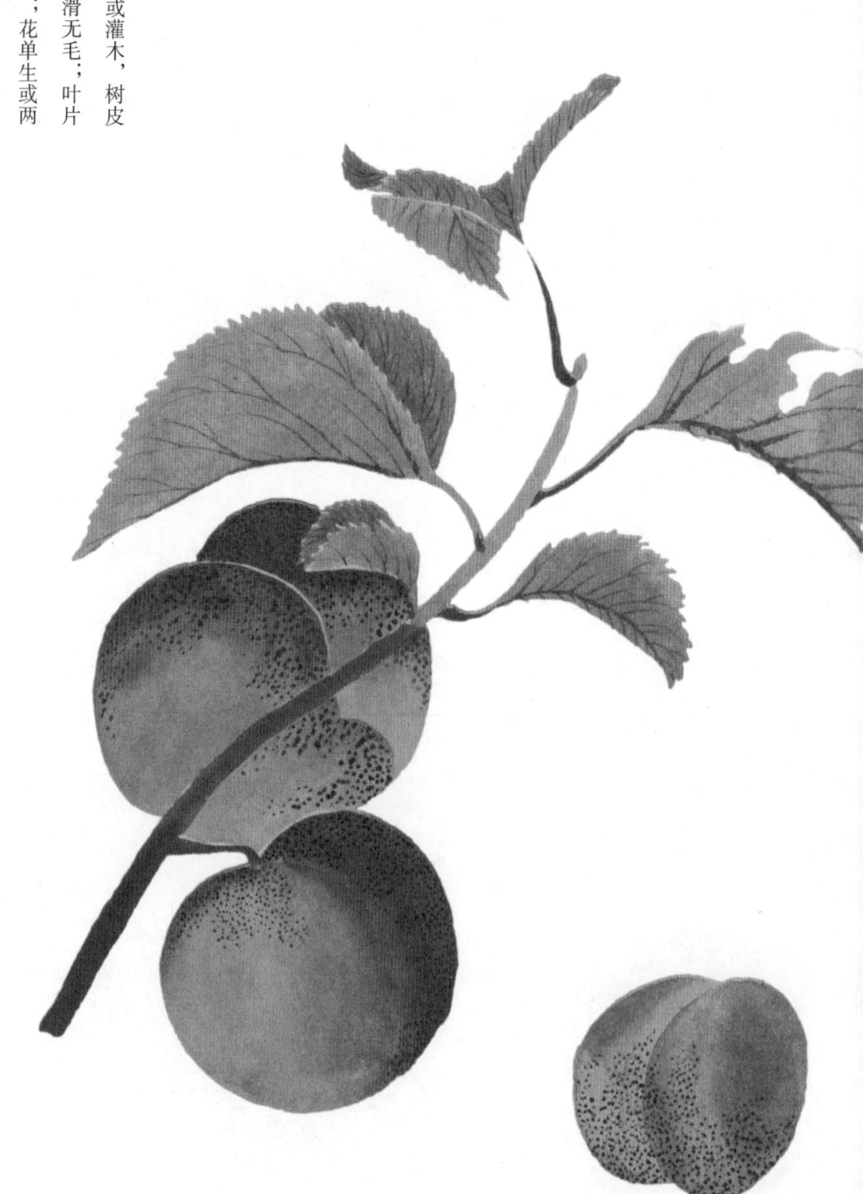

释名 生梅、青梅。

杏

双子叶植物纲，蔷薇科落叶乔木，树皮灰褐色，具纵裂，皮孔大而横生；叶片呈宽卵形或圆卵形，边缘有圆锯齿；果实呈球形或倒卵形，颜色呈白色、黄色或黄红色，微被短柔毛，果肉多汁，成熟时不开裂。

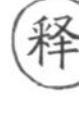
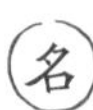

甜梅。

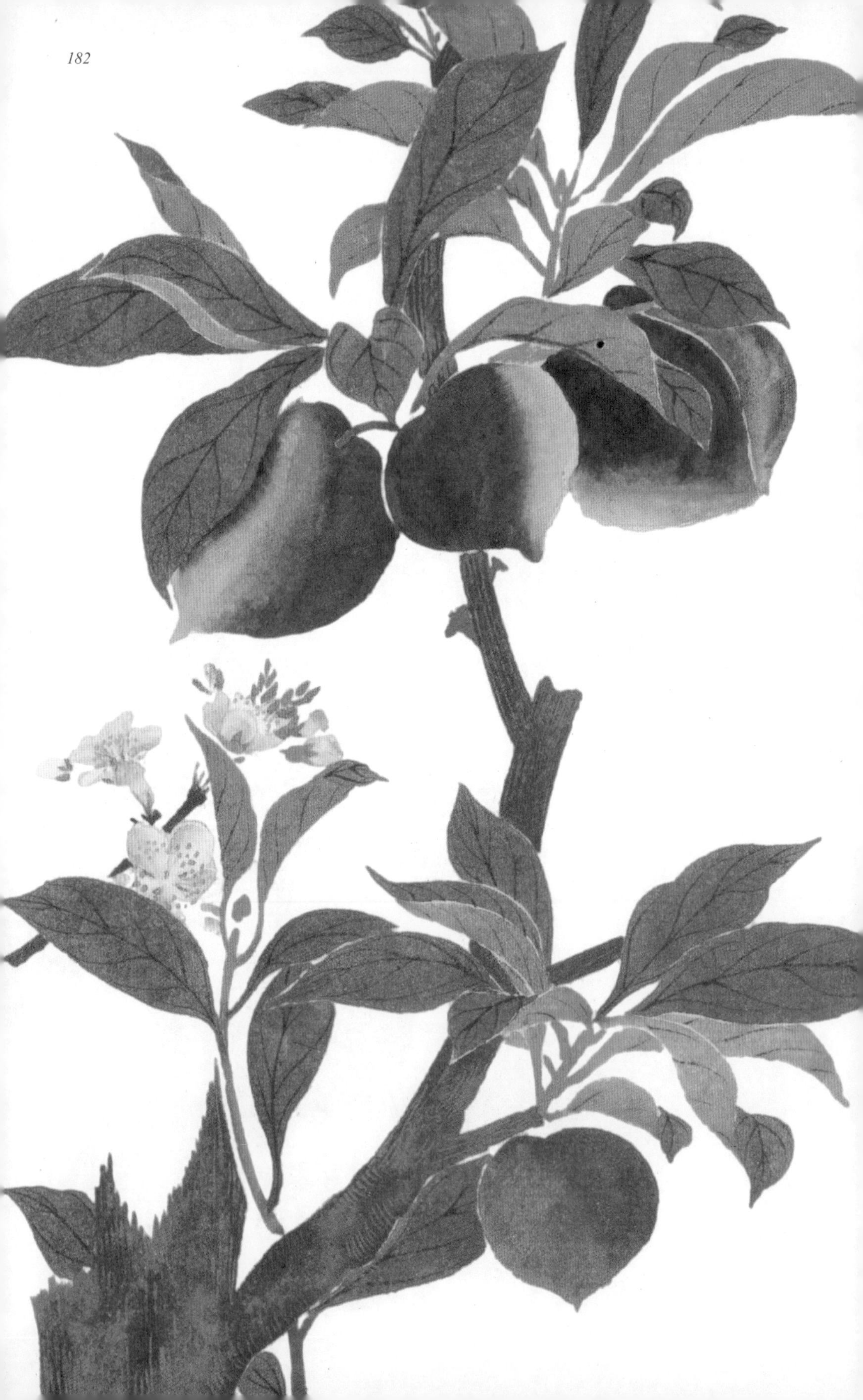

李

双子叶植物纲，蔷薇科落叶乔木，树皮灰褐色，起伏不平；叶片呈长圆倒卵形、长椭圆形或长圆卵形，边缘有圆钝锯齿；核果近圆锥形或呈球形、卵球形，颜色呈黄色、红色、绿色或紫色。

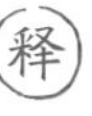
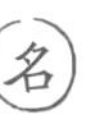

嘉庆子、布霖。

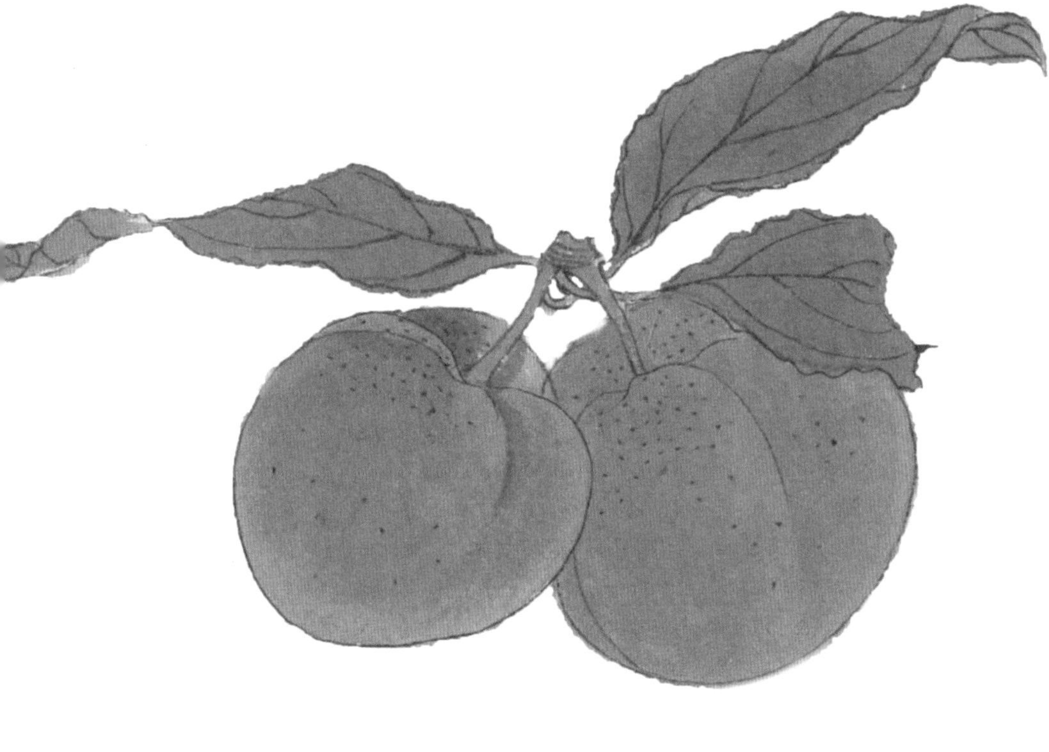

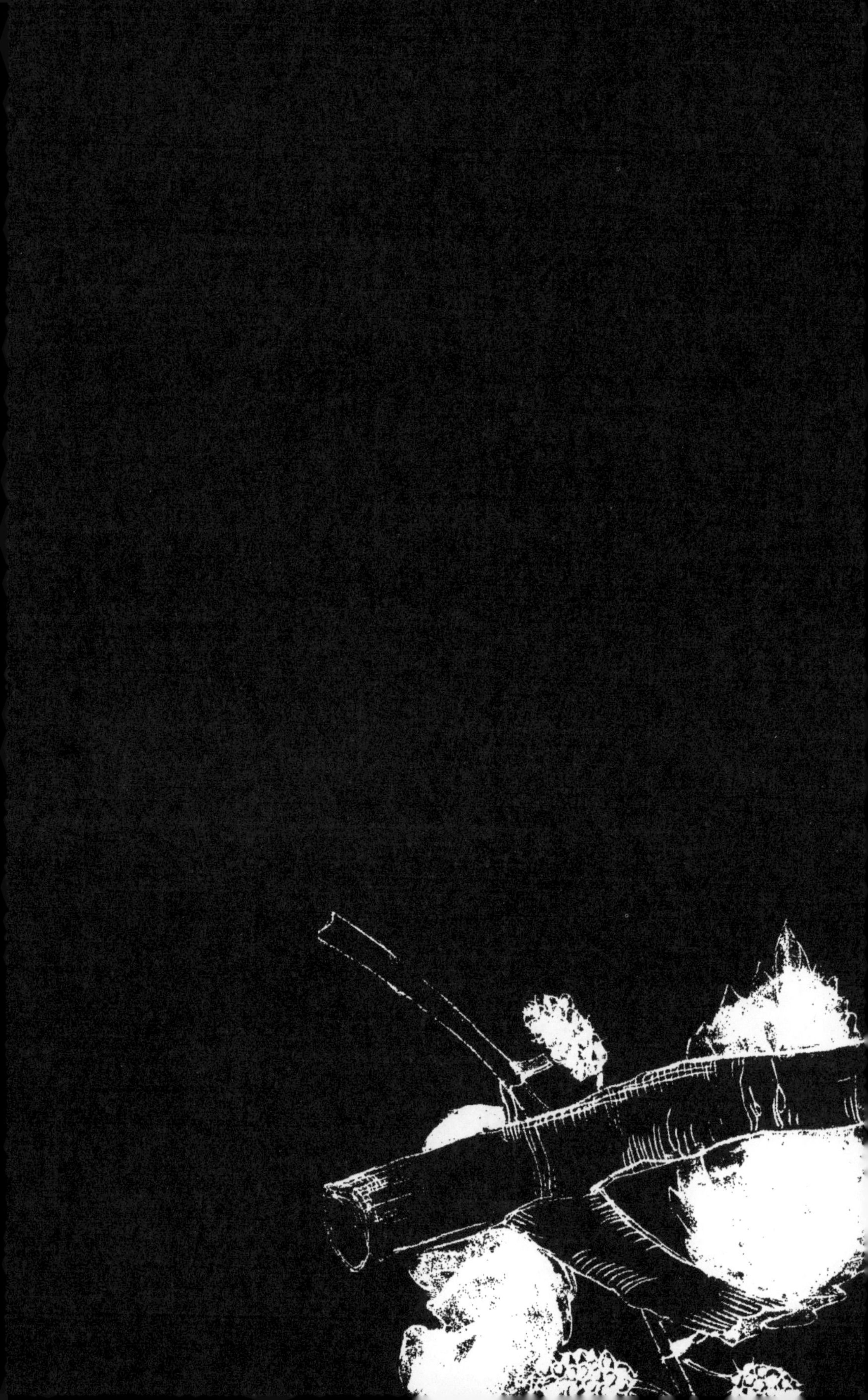

第五卷 木部

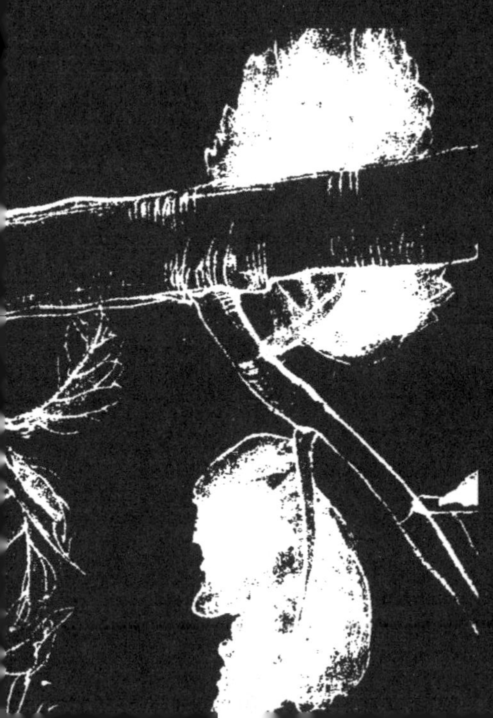

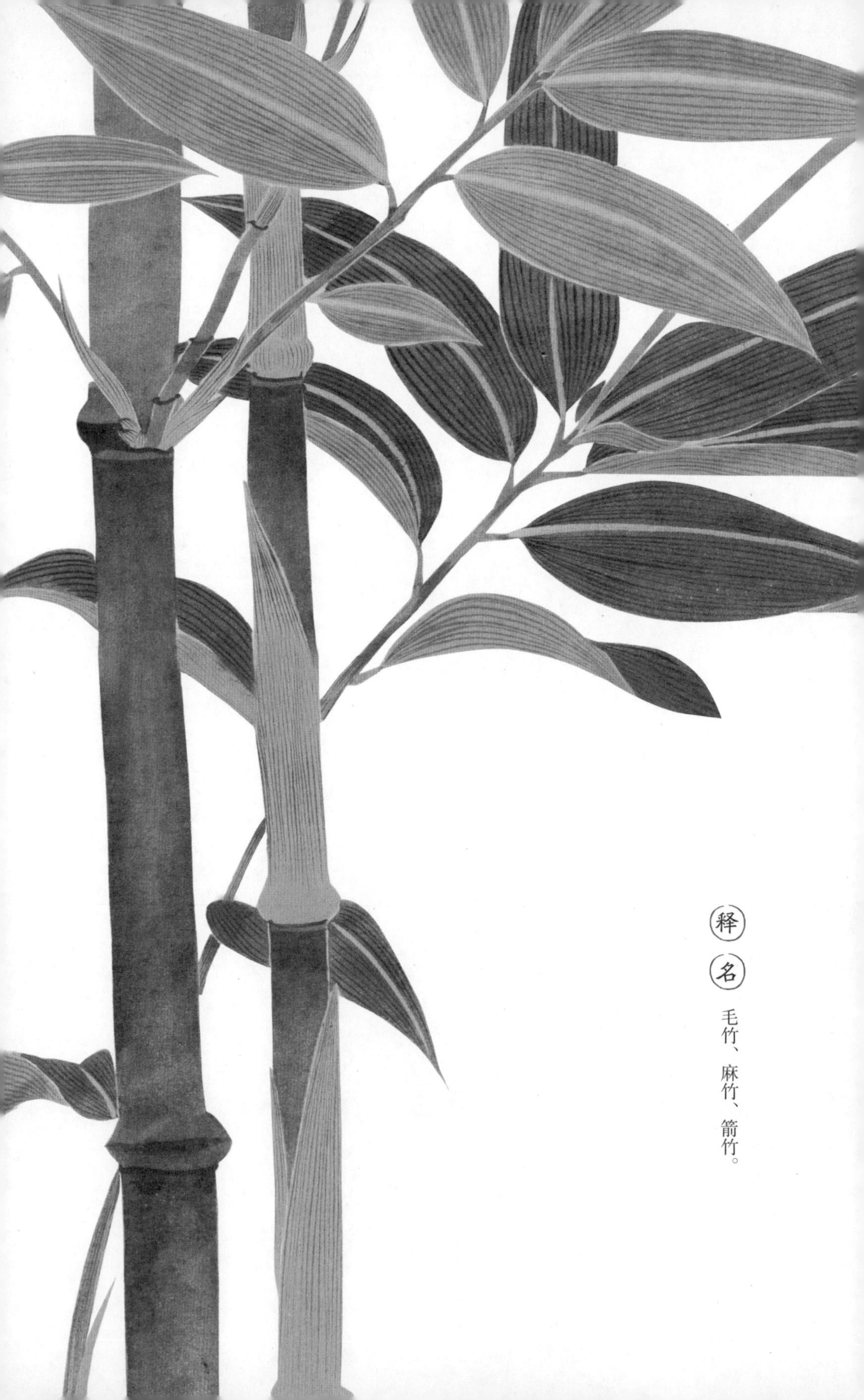

释名

毛竹、麻竹、箭竹。

竹

单子叶植物纲，禾本科速生型草本植物，植株木质化，呈乔木状；地下茎横生，中空有节；叶呈狭披针形，边缘一侧较平滑，另一侧粗糙有小锯齿。

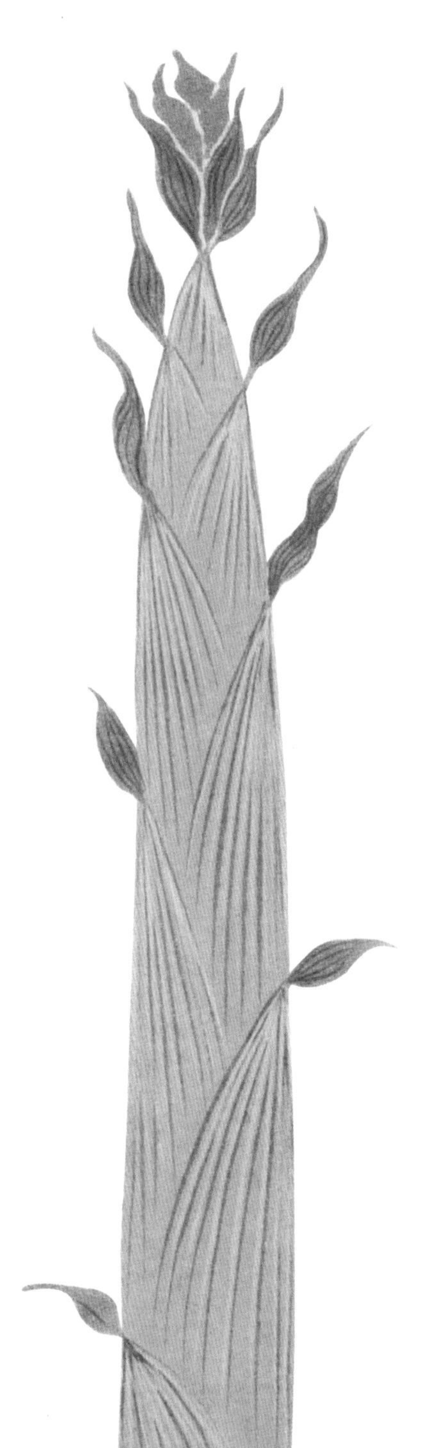

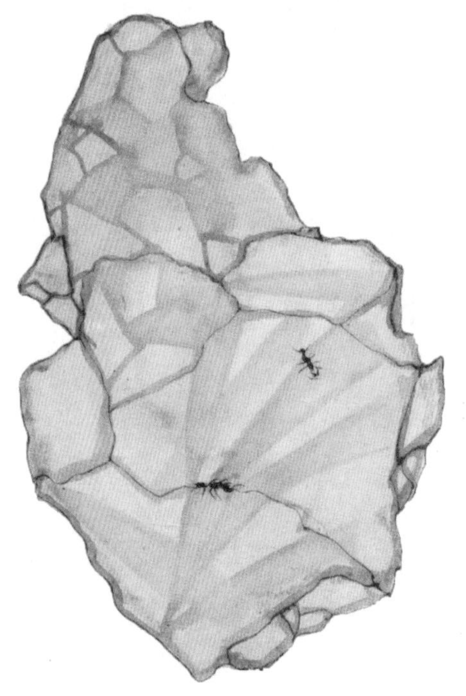

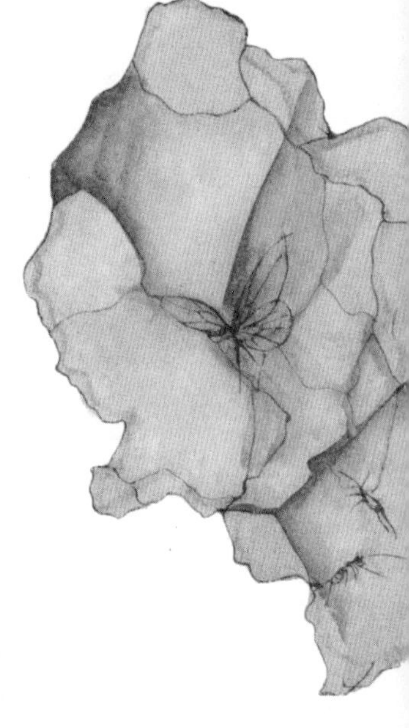

释名

江珠。

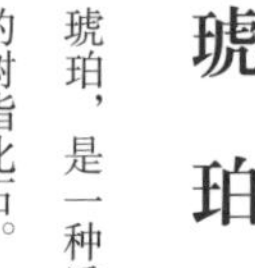

琥珀

琥珀，是一种透明的生物化石，是松柏科、云实科、南洋杉科等植物的树脂化石。

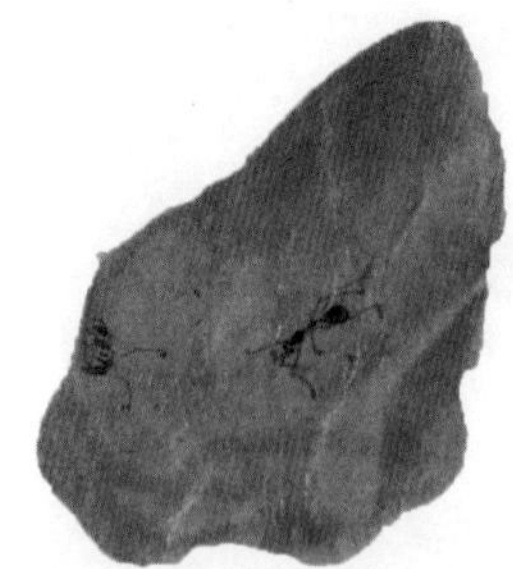

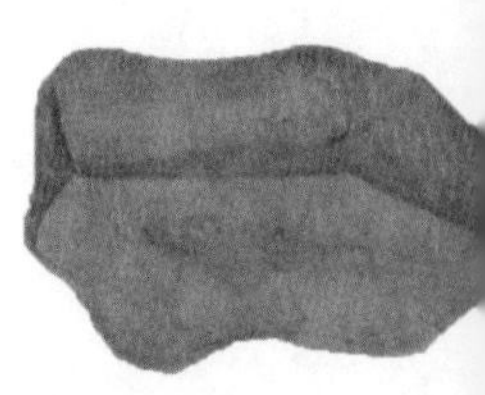

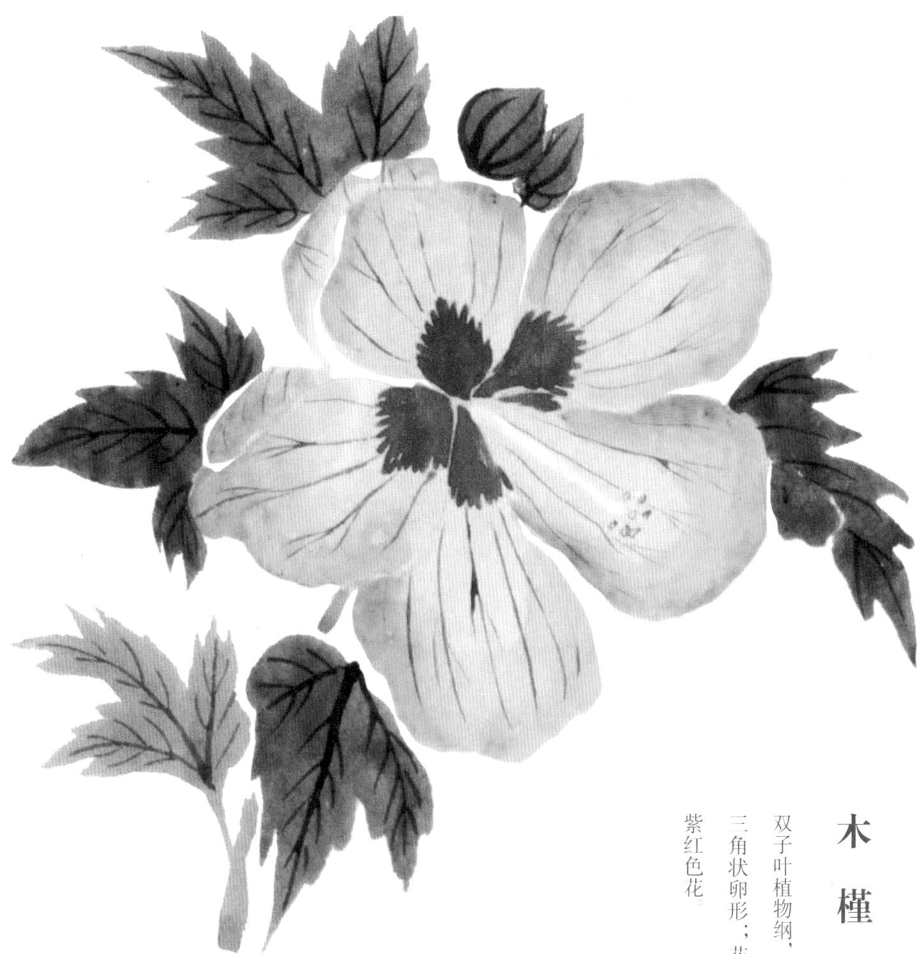

木槿

双子叶植物纲，锦葵科落叶灌木，小枝密被黄色星状绒毛；叶片呈菱形或三角状卵形；花形呈钟状，7到10月份开纯白色、淡粉红色、淡紫色或紫红色花。

释名

椴、日及、朝开暮落花、藩篱草、花奴玉蒸。

茯苓

伞菌纲，多孔菌科植物。茯苓在不同的发育阶段表现出 3 种不同的形态特征，即菌丝体、菌核体和子实体，常见者为其菌核体。菌核体多为不规则的块状，表皮呈淡灰棕色或黑褐色，呈瘤状皱缩，有特殊臭气。

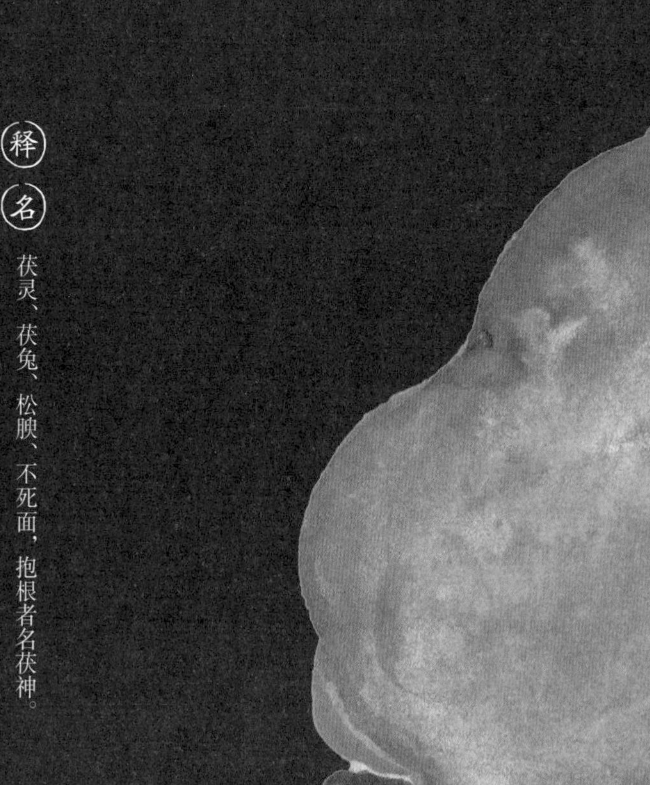

释名

茯灵、茯兔、松腴、不死面，抱根者名茯神。

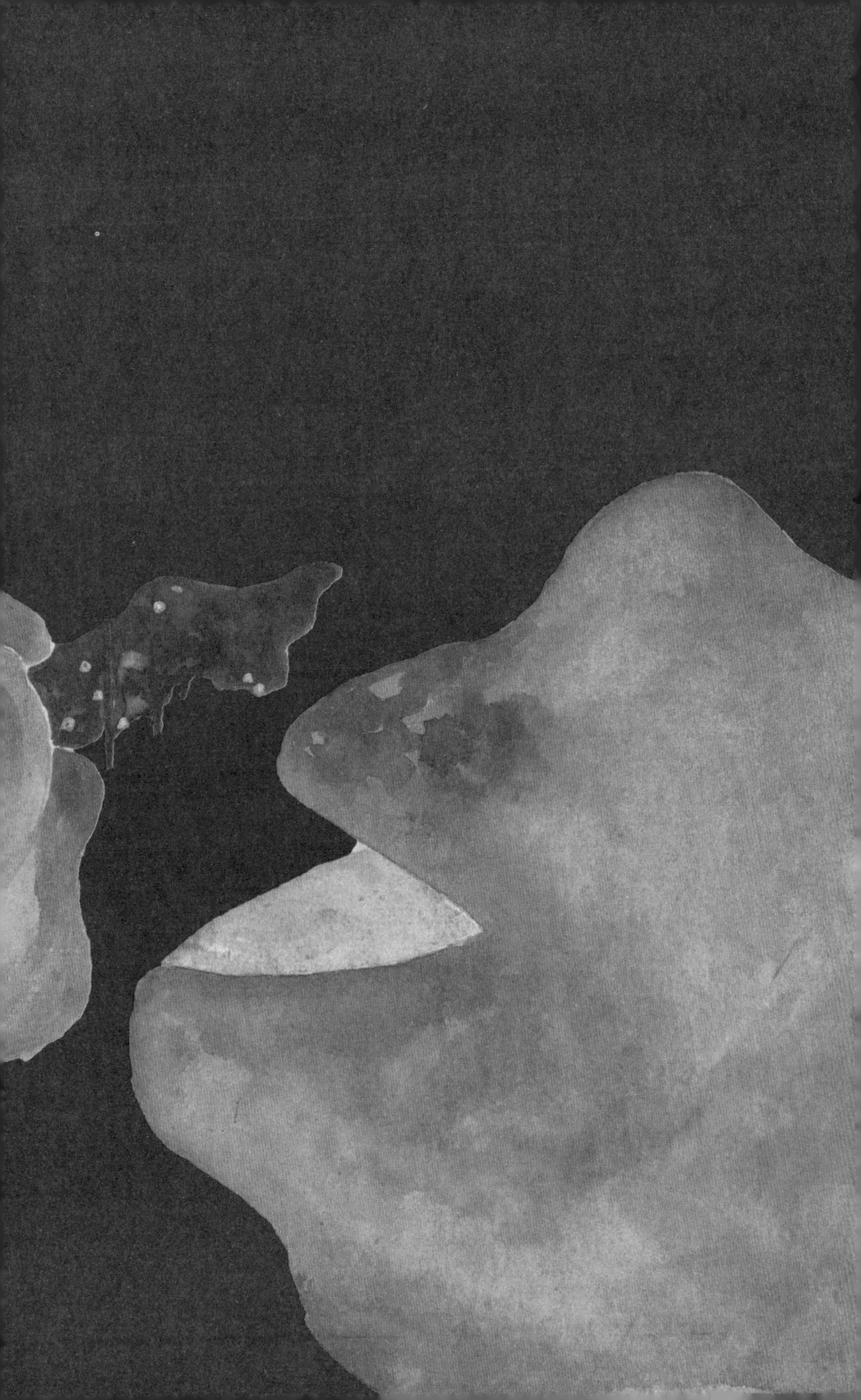

释名

地芙蓉、木莲、华木、桦木、拒霜。

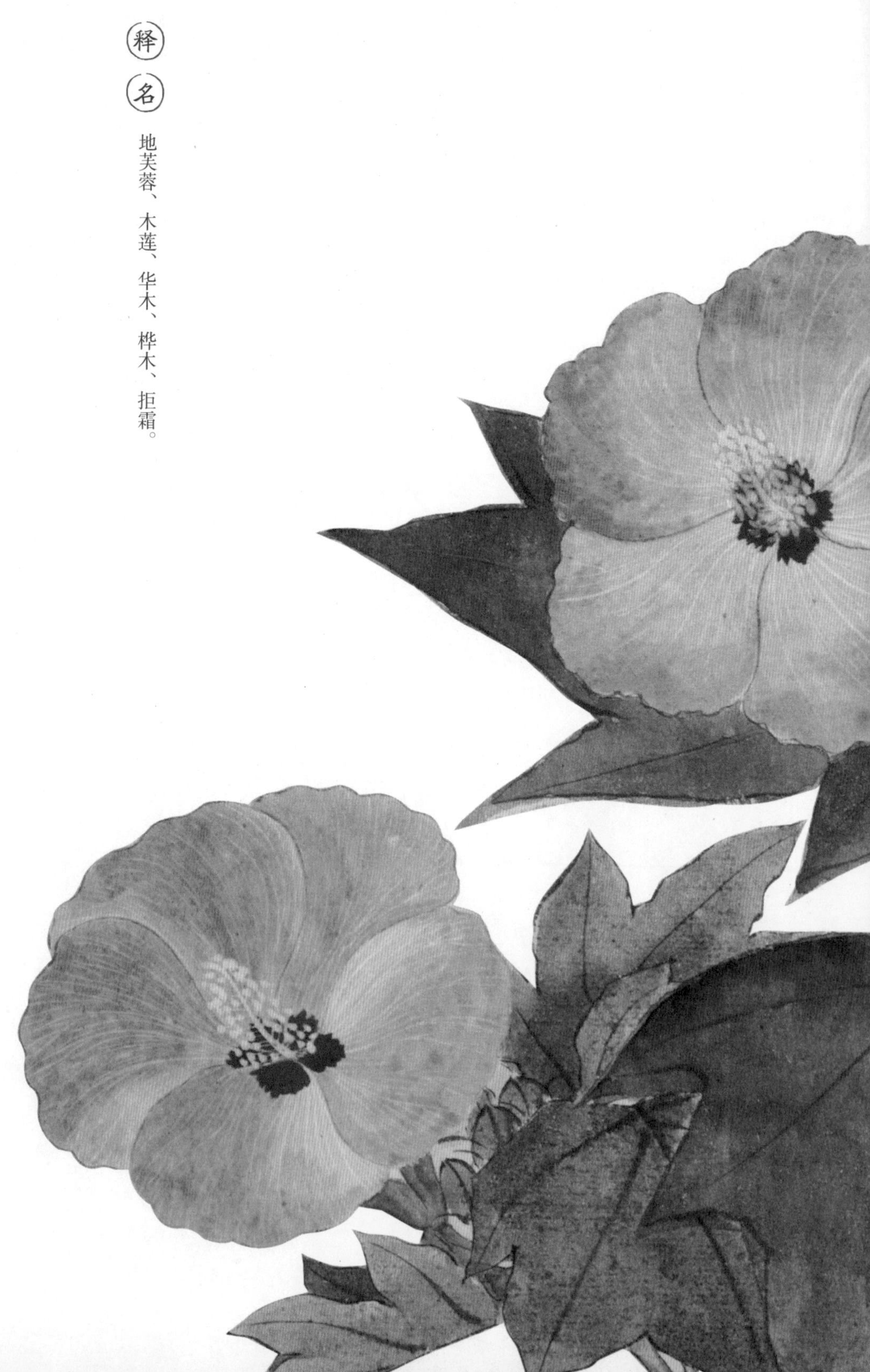

木芙蓉

双子叶植物纲，锦葵科落叶灌木或小乔木，小枝、叶柄、花梗和花萼均密被星状毛与直毛相混的细绵毛；叶片呈宽卵形、圆卵形或心形，边缘具钝圆锯齿；8到10月份开红色、粉红色和白色花。

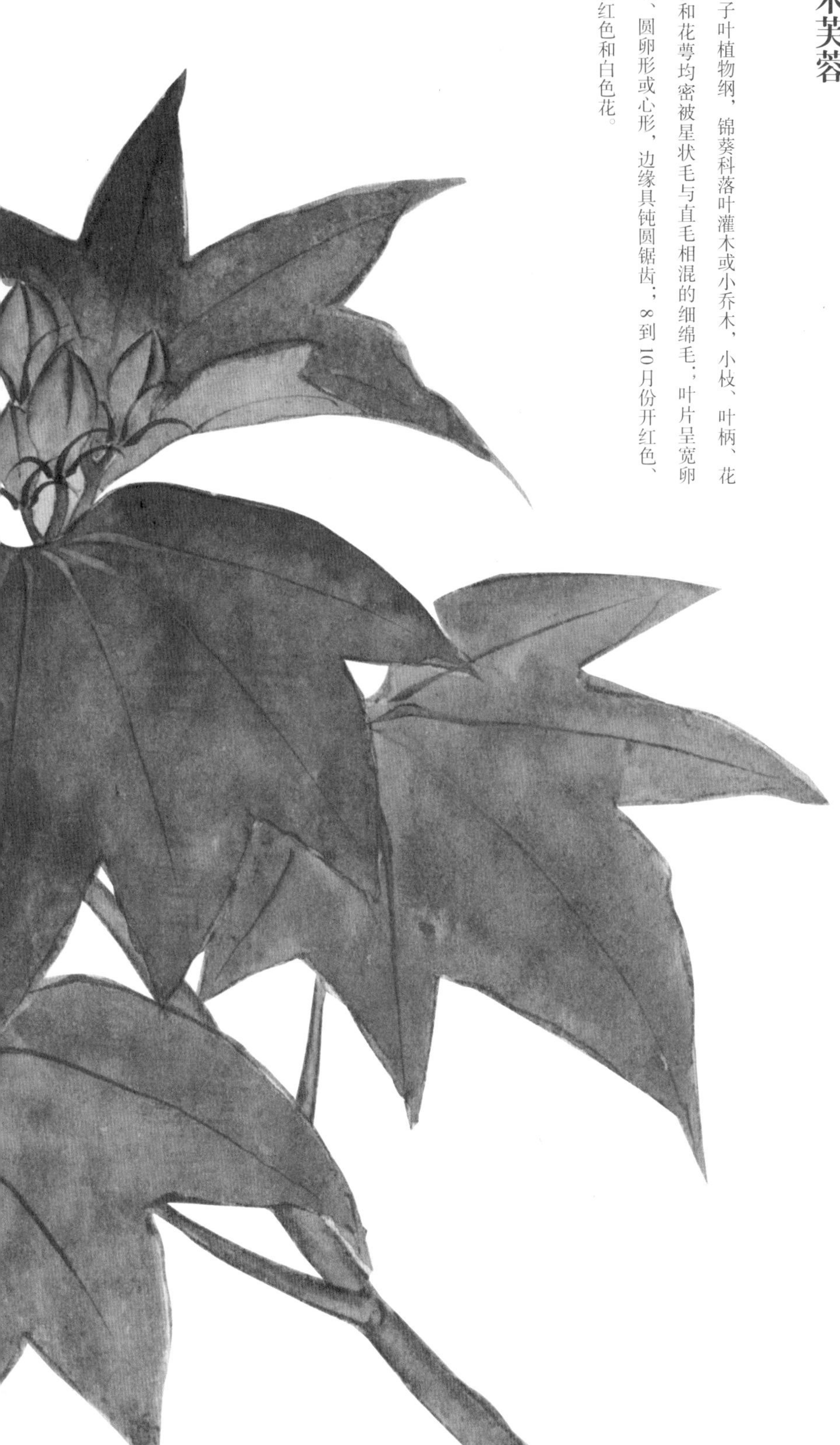

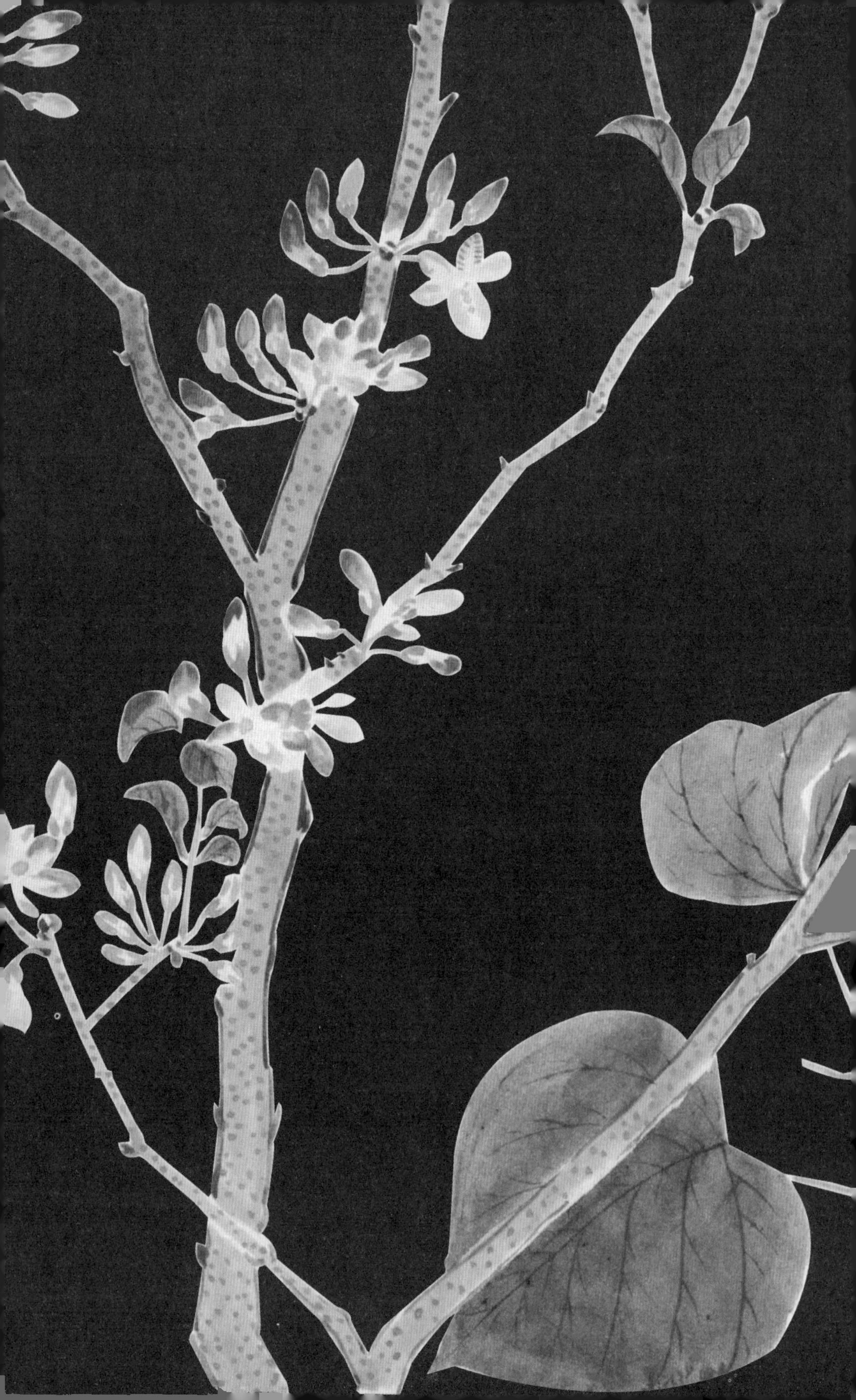

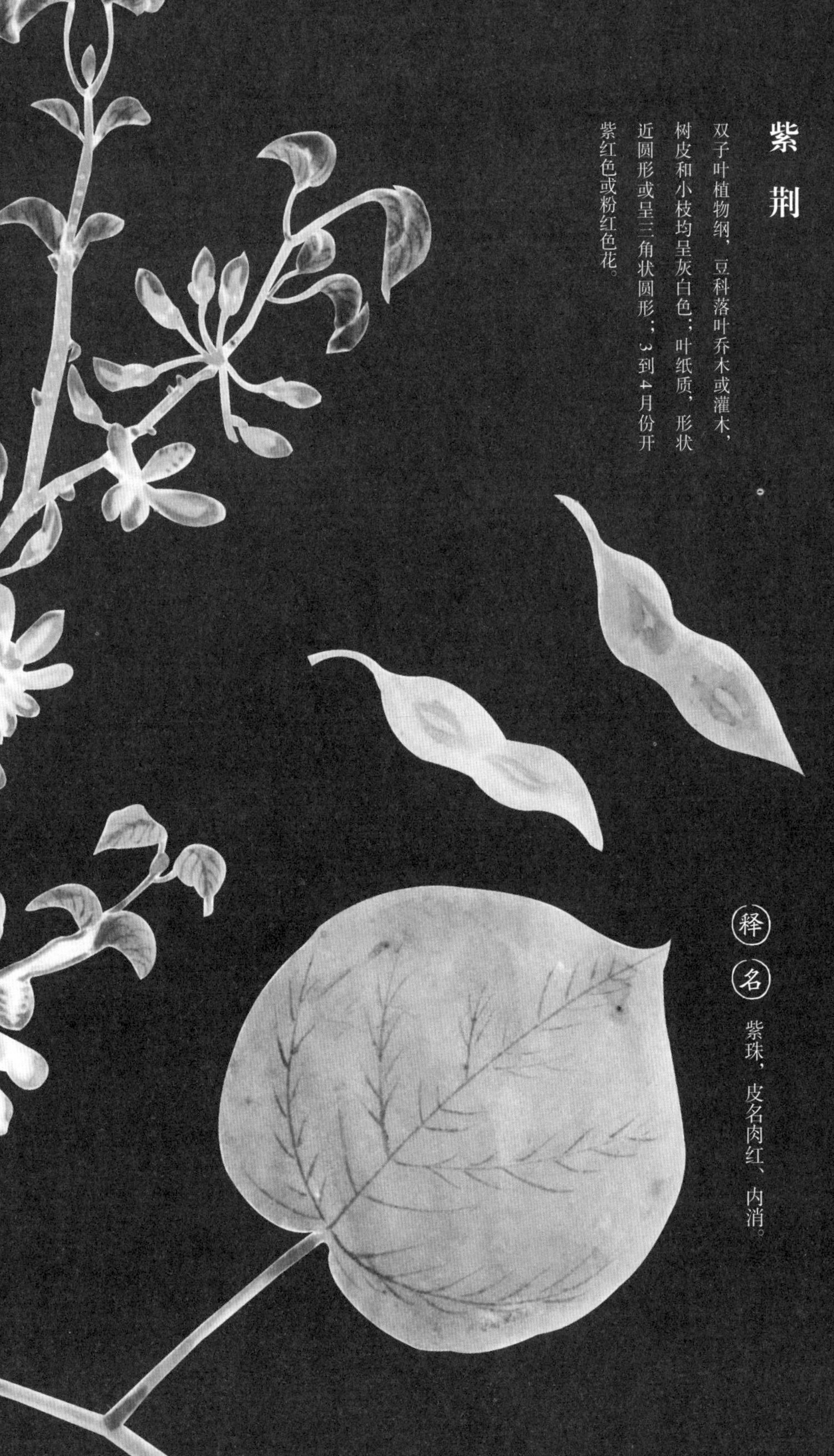

紫荆

双子叶植物纲，豆科落叶乔木或灌木，树皮和小枝均呈灰白色；叶纸质，形状近圆形或呈三角状圆形；3到4月份开紫红色或粉红色花。

释名

紫珠，皮名肉红、内消。

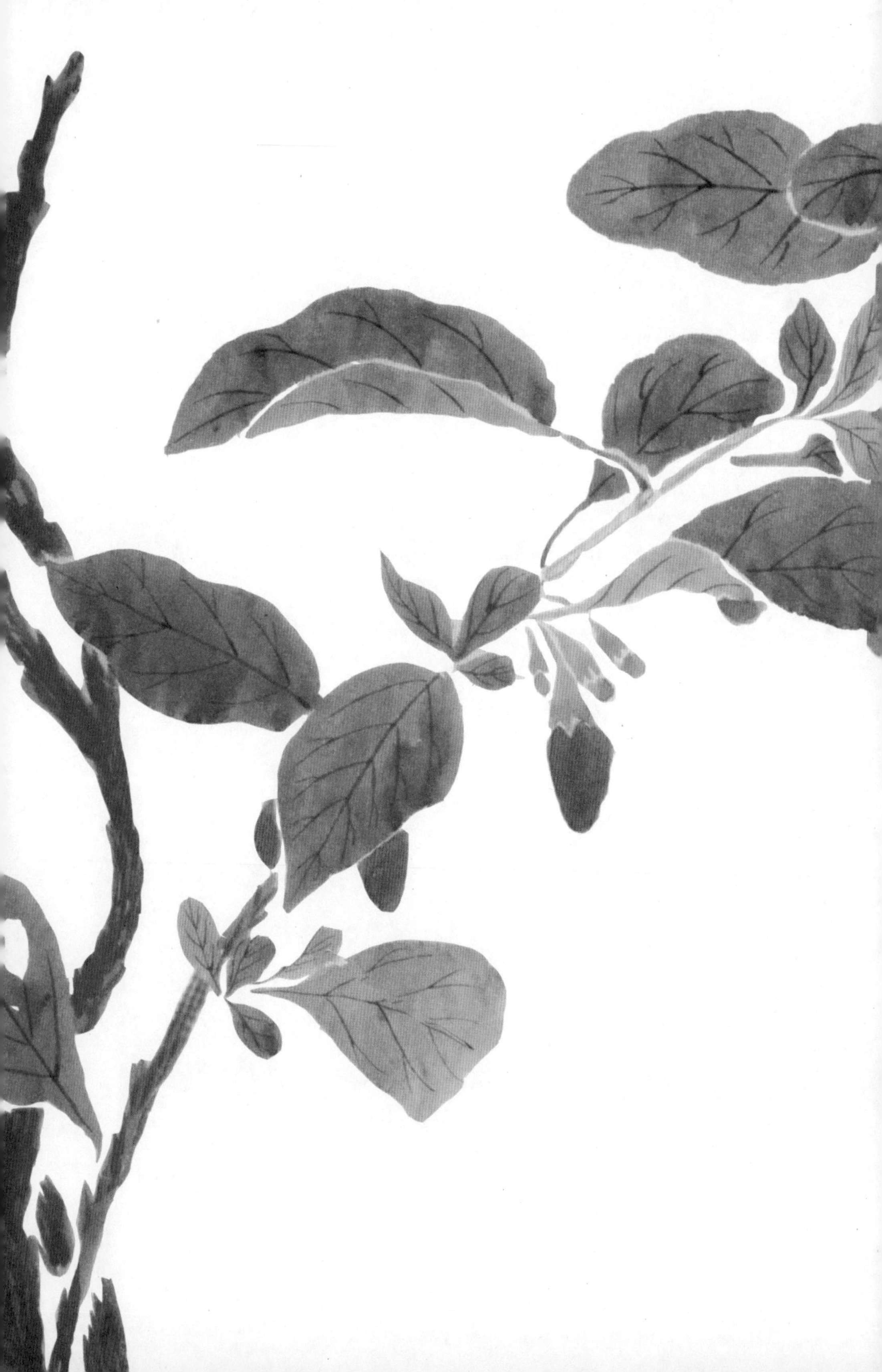

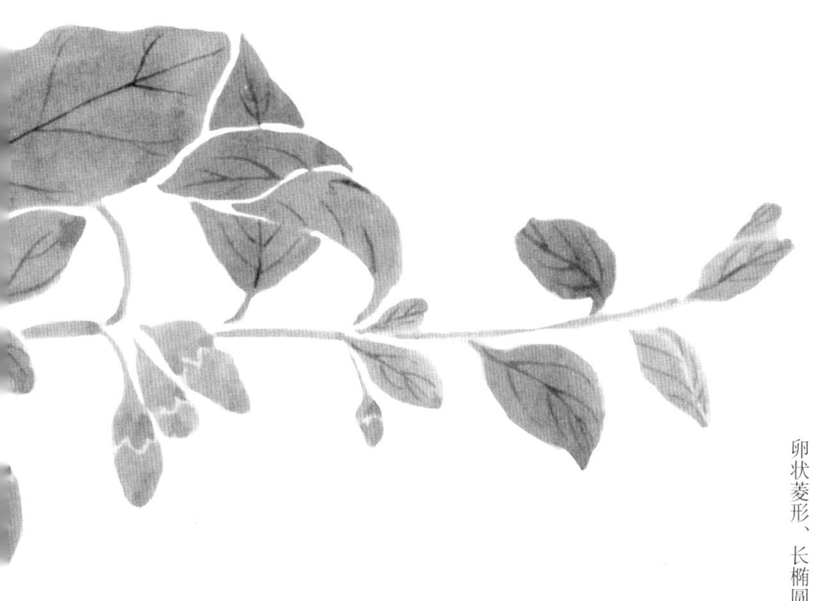

枸杞

双子叶植物纲，茄科分枝灌木，枝条细弱，通常呈弓状弯曲或俯垂；叶纸质，单叶互生或簇生，形状呈卵形、卵状菱形、长椭圆形或卵状披针形；花冠漏斗状；浆果红色，呈卵状，6到11月份结果。

释名

枸棘、苦杞、甜菜、天精、地骨、地节、地仙、羊乳、仙人杖、西王母杖。

（释）（名）蜀酸枣、肉枣、鸡足、鼠矢。

山茱萸

木兰纲，山茱萸科落叶乔木或灌木，树皮呈灰褐色；小枝呈细圆柱形，无毛；叶纸质，叶片对生，形状呈卵状披针形或卵状椭圆形，叶柄呈细圆柱形；3到4月份开花。

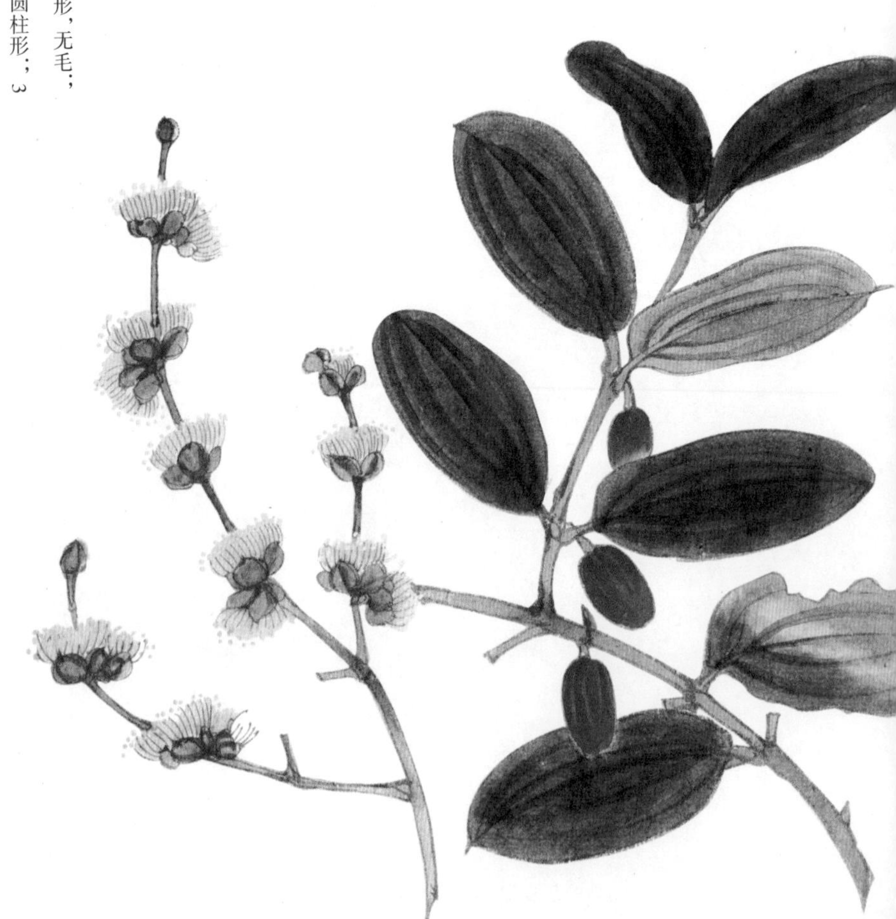

冬青

双子叶植物纲，冬青科常绿乔木，树皮呈灰色或淡灰色，有纵沟；小枝呈淡绿色，无毛；叶革质，形状呈狭长椭圆形或披针形，边缘具浅圆锯齿；果实呈椭圆形或球形，成熟时深红色。

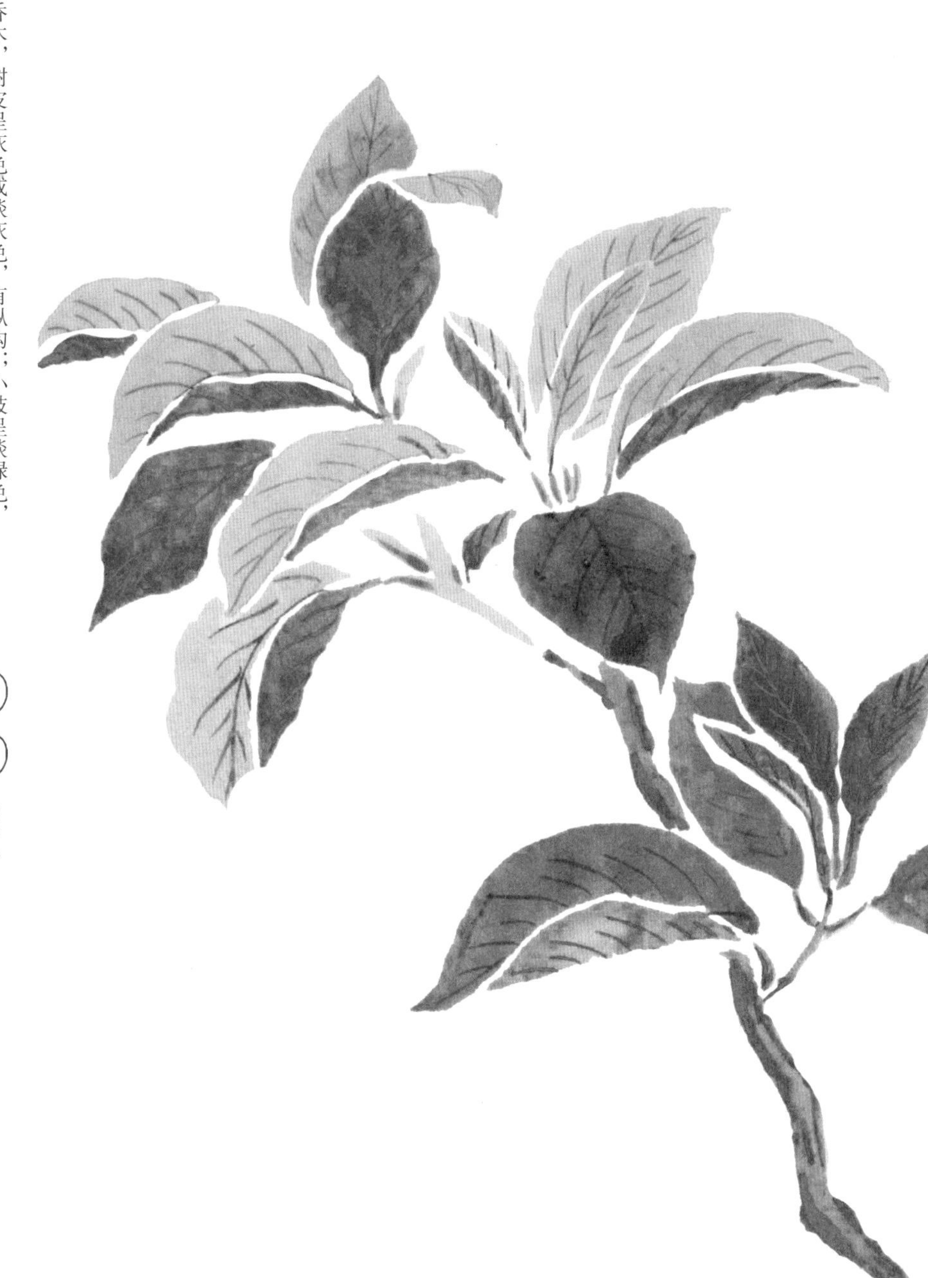

（释）（名）冻青。

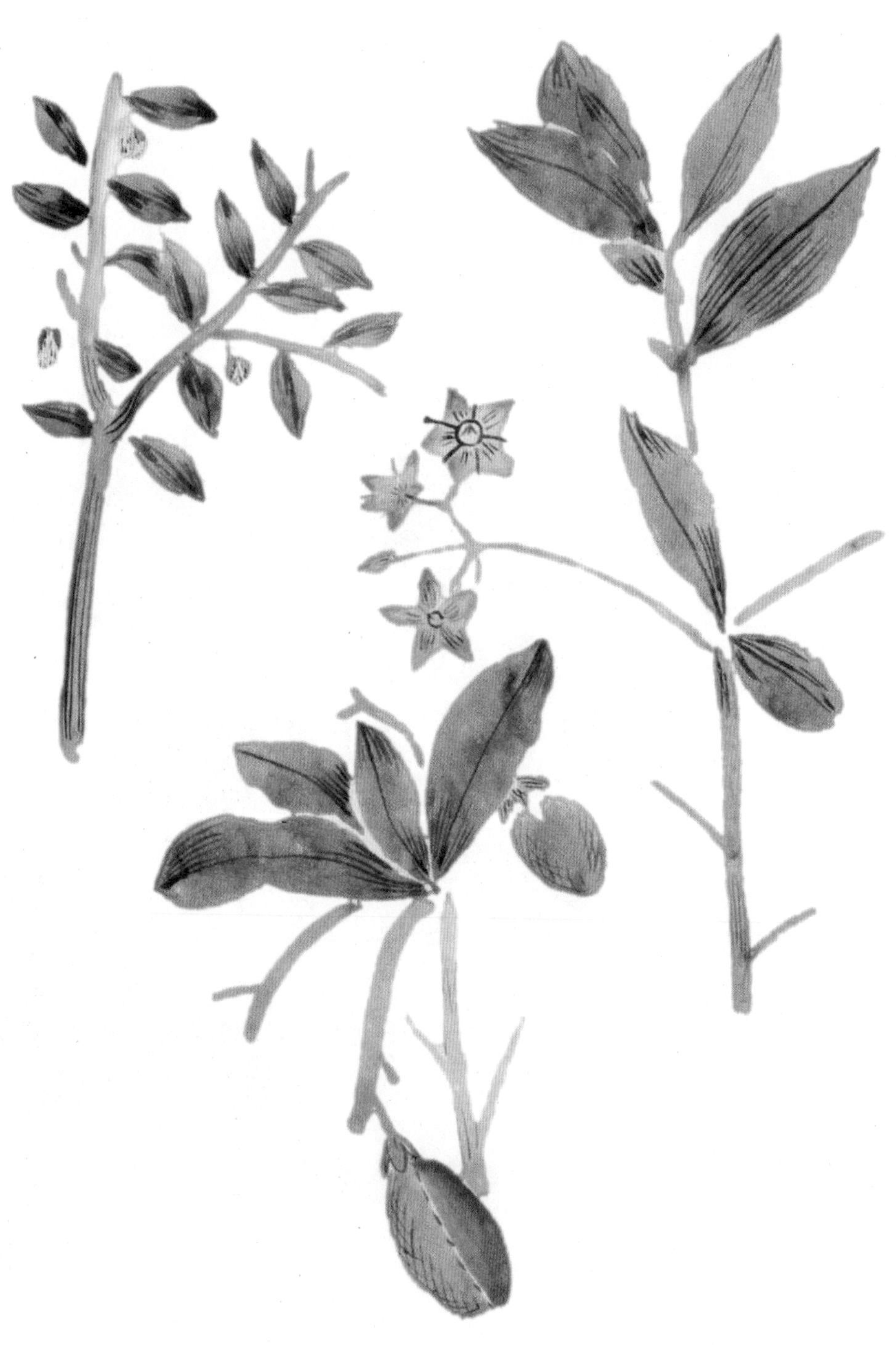

白棘

双子叶植物纲，鼠李科灌木，小枝呈褐色或深褐色，偶被短柔毛；叶纸质，叶片互生，形状呈卵状椭圆形或圆形，边缘具细锯齿；聚伞花序腋生，被黄色绒毛，萼片宽卵形，花瓣匙形，花盘圆形。5到8月份开花。

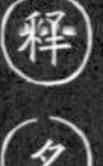

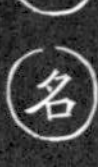

棘刺、棘针、赤龙爪。花名刺原。

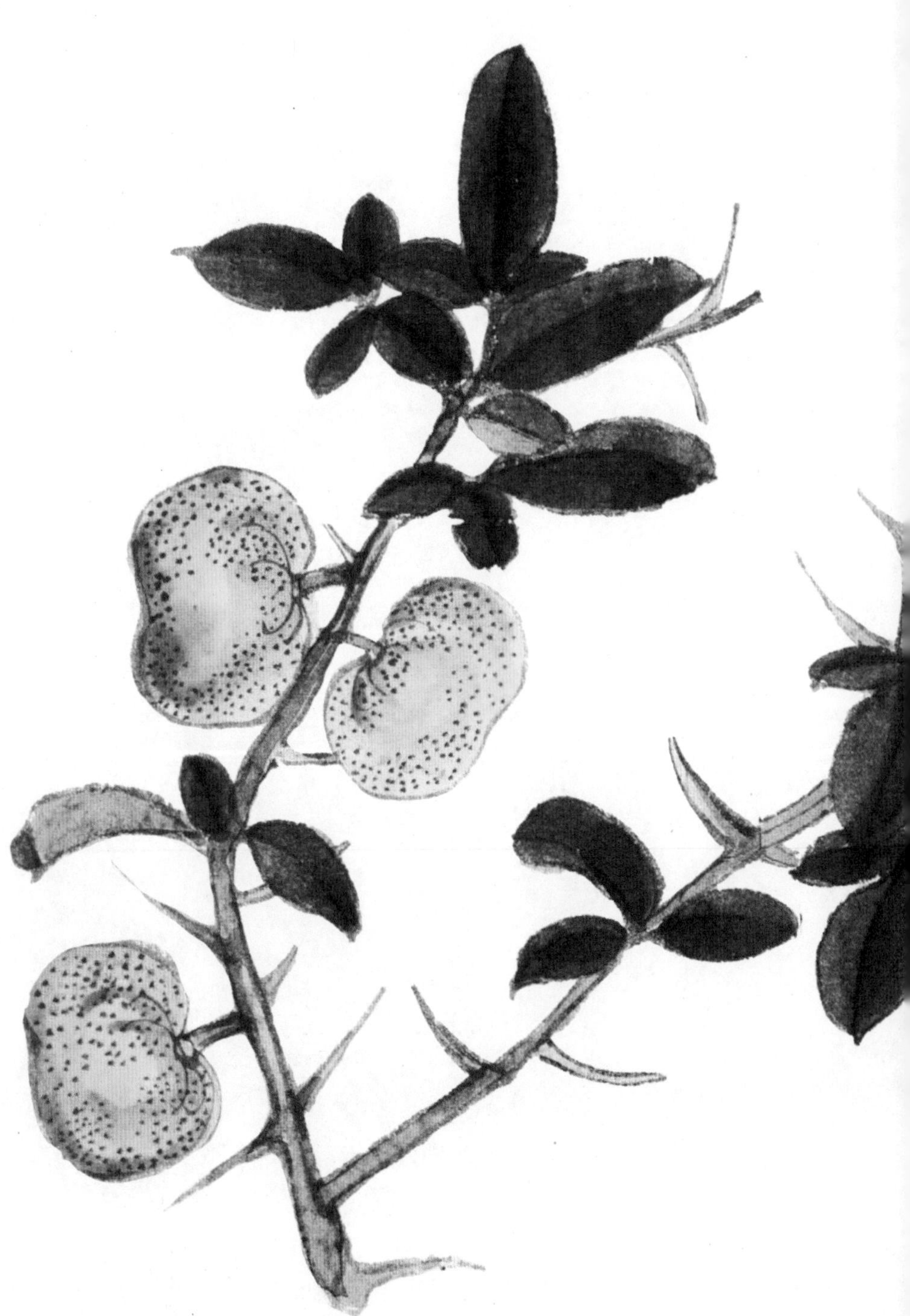

枸橘

双子叶植物纲，芸香科小乔木，枝绿色，有纵棱和红褐色长刺；叶柄有狭长的翼叶；果实近圆球形或梨形，果皮粗糙呈暗黄色，果心充实，果肉含黏液，带涩味，10到12月份结果。

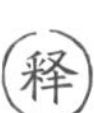

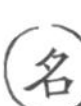

臭橘。

栀子

双子叶植物纲，茜草科灌木，嫩枝常被短毛，枝呈灰色，圆柱形；叶革质，叶片对生，叶形多样，常呈长圆状披针形、倒卵状长圆形、倒卵形或椭圆形；花朵芳香，花萼呈管形，花冠呈高脚碟状，3到7月份开白色或乳黄色花。

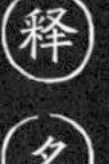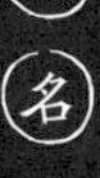 木丹、越桃、鲜支。

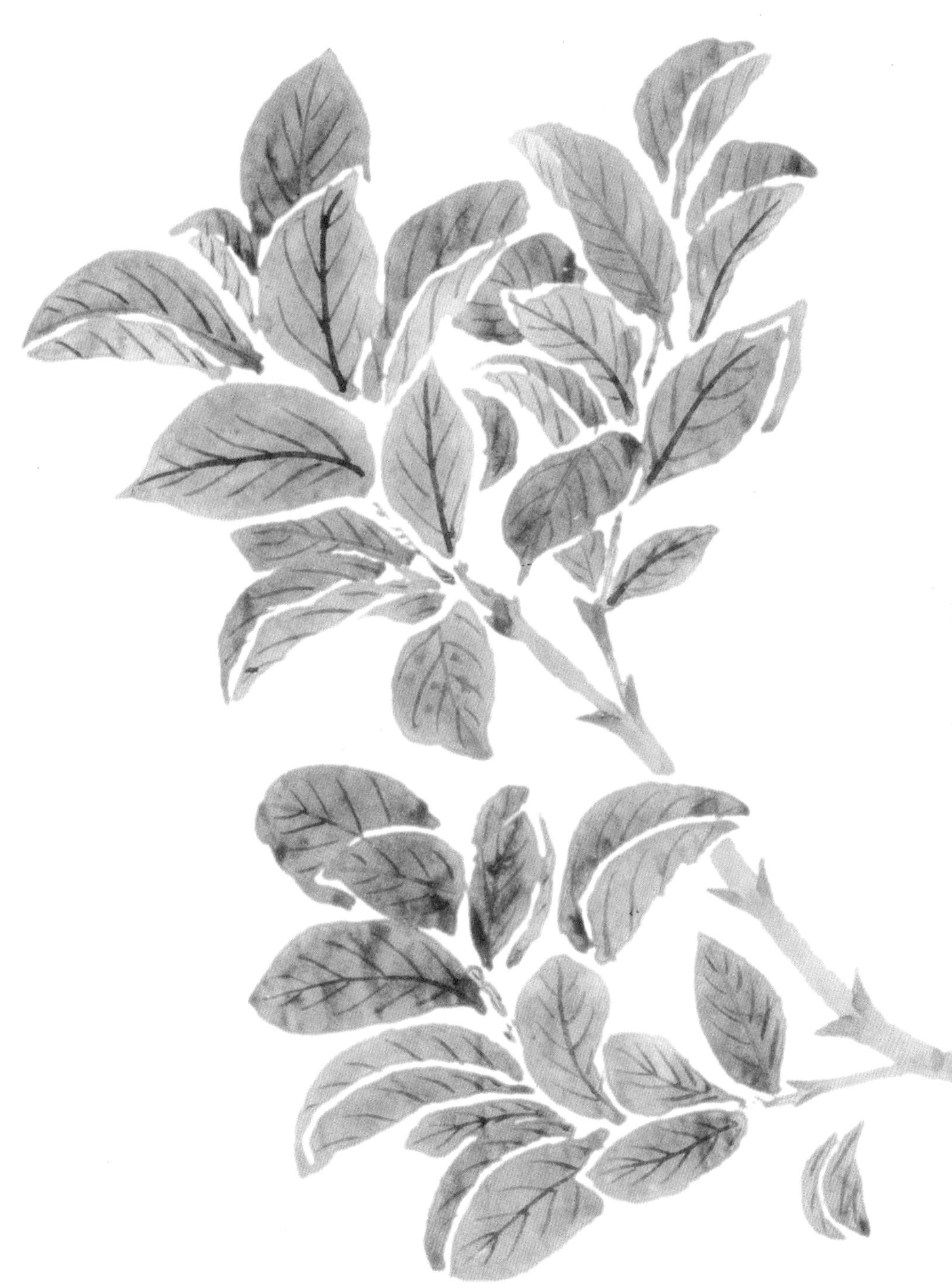

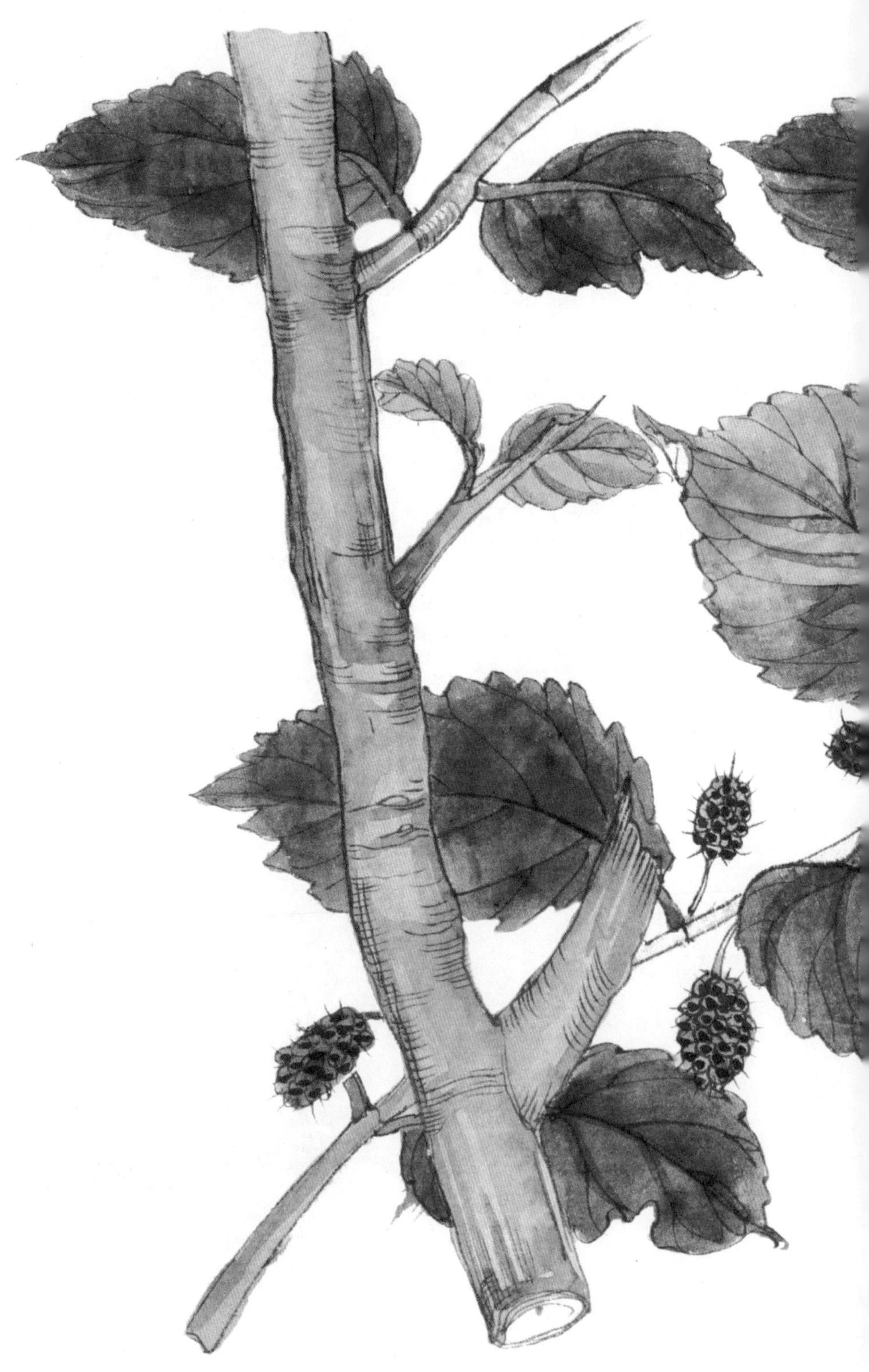

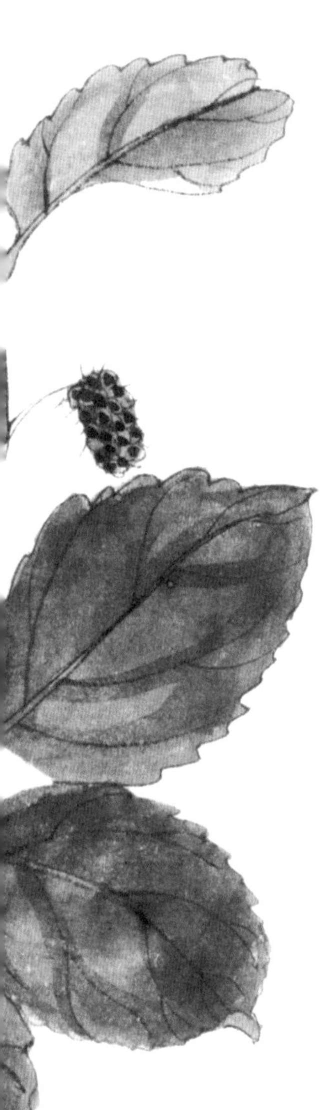

桑

双子叶植物纲，桑科乔木或灌木，树皮厚，呈灰色，具不规则浅纵裂；小枝有细毛；叶片呈卵形或广卵形，边缘有锯齿；聚花果呈卵状椭圆形，成熟时呈红色或暗紫色，5到8月份结果。

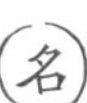

子名椹。

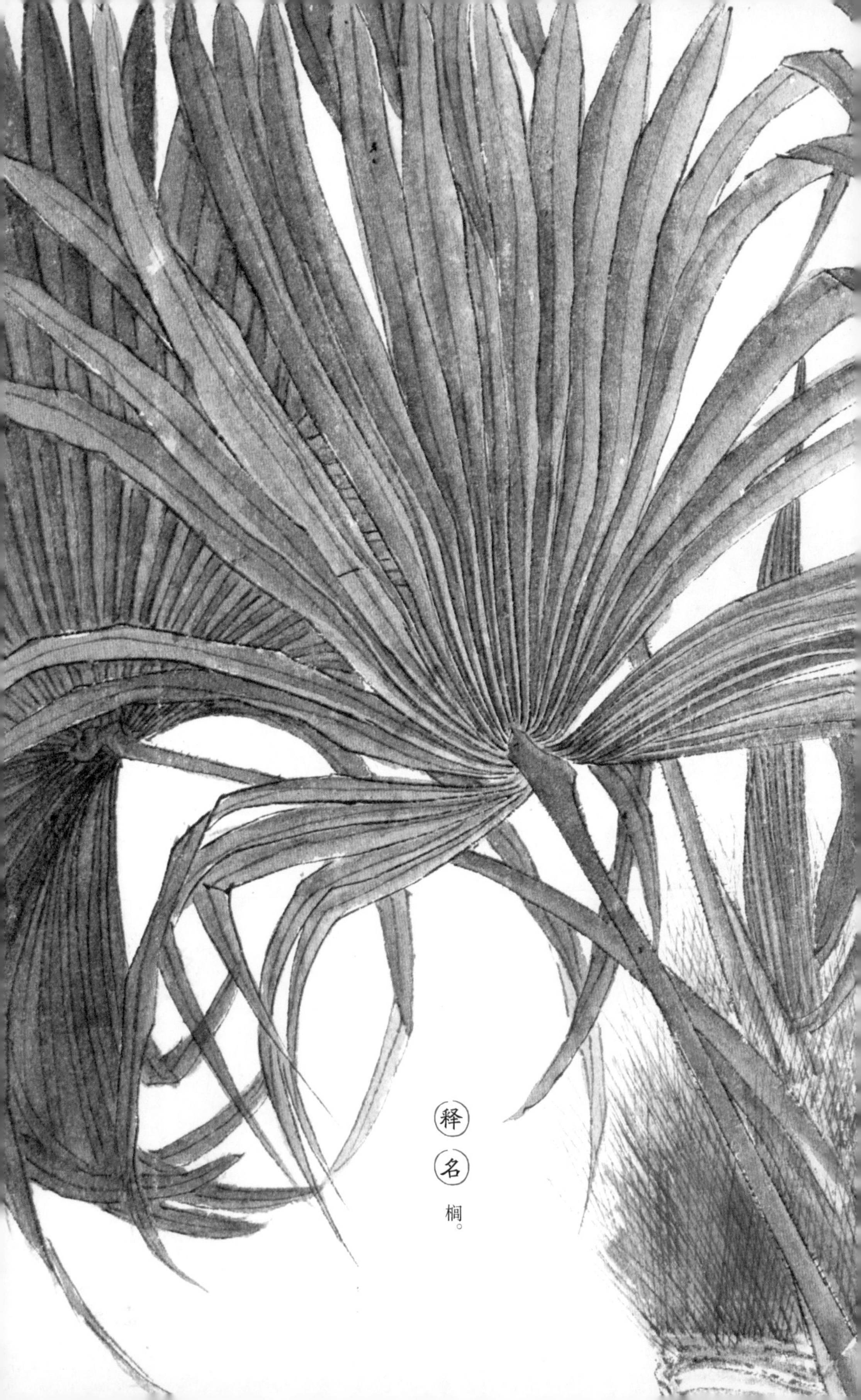

释名

榈。

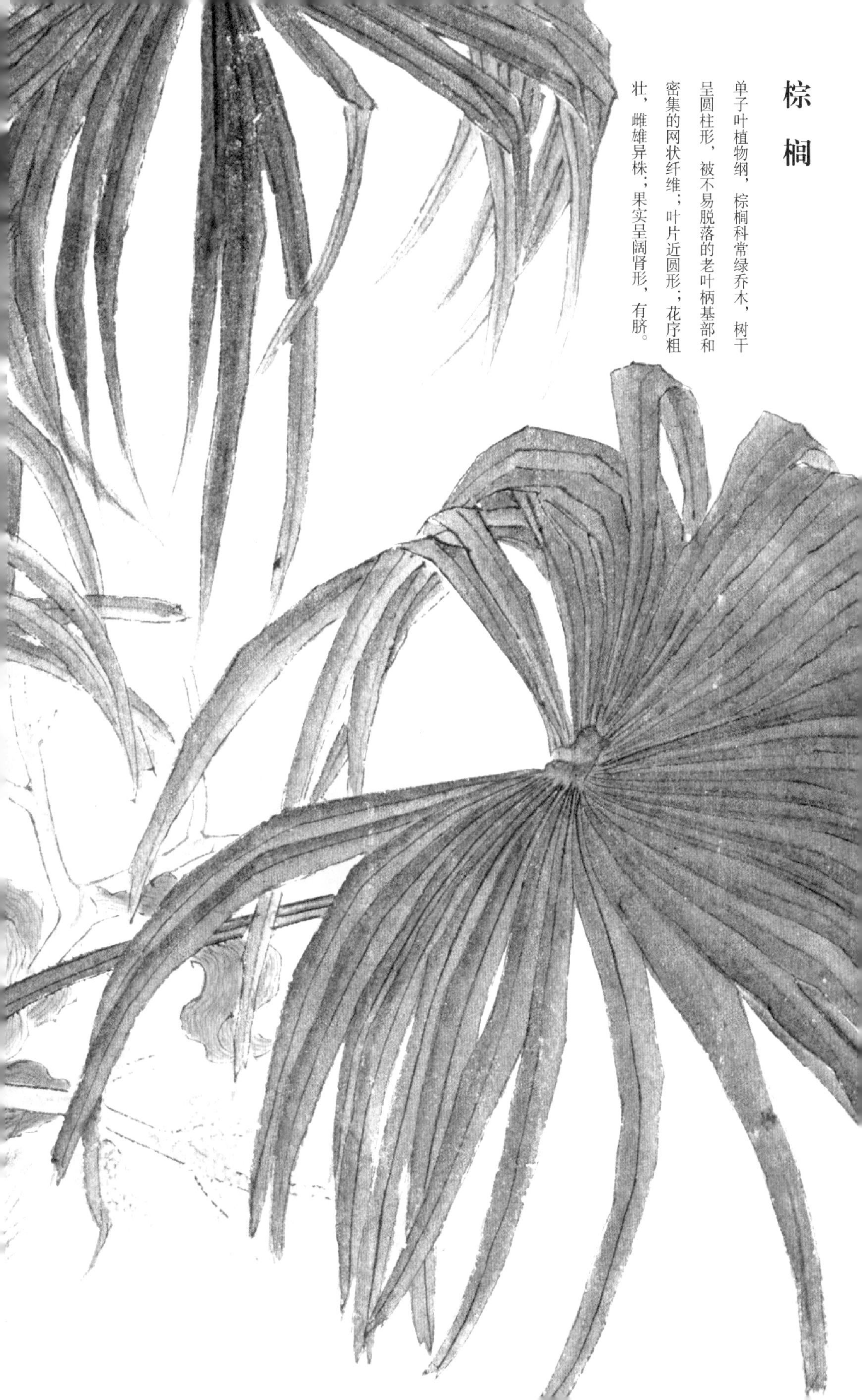

棕榈

单子叶植物纲，棕榈科常绿乔木，树干呈圆柱形，被不易脱落的老叶柄基部和密集的网状纤维；叶片近圆形；花序粗壮，雌雄异株；果实呈阔肾形，有脐。

桦木

双子叶植物纲，桦木科落叶乔木或灌木，树皮呈白色、灰色、黄白色、红褐色、褐色或黑褐色；单叶互生，叶下具腺点，边缘有锯齿，叶脉呈羽状，有叶柄；花单性，雌雄同株。

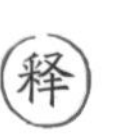
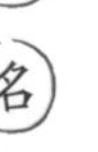

纸皮桦、黑桦、红桦、白桦。

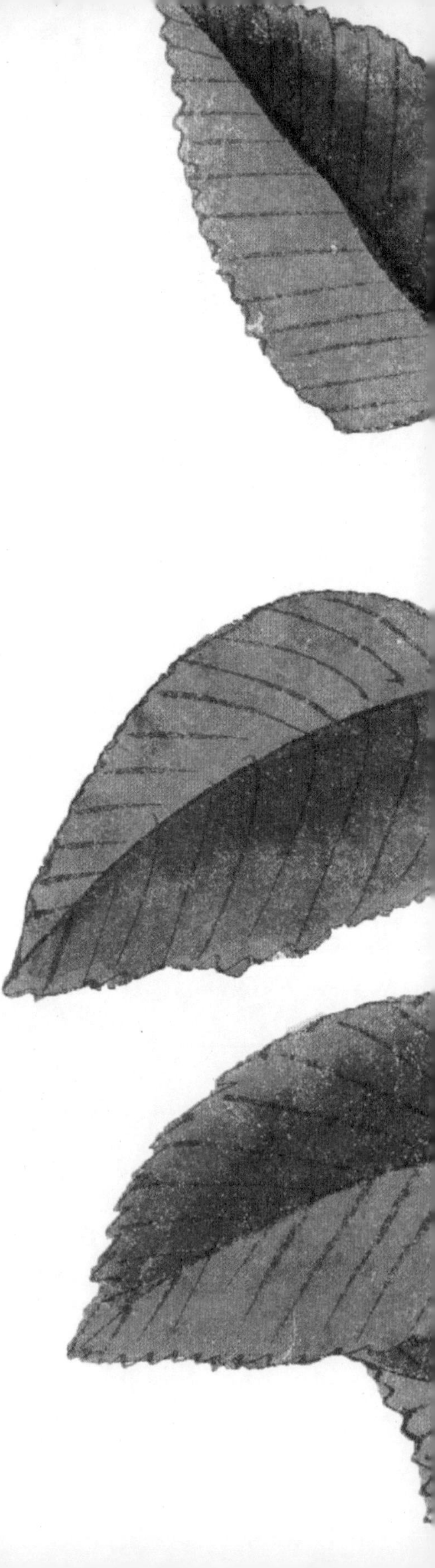

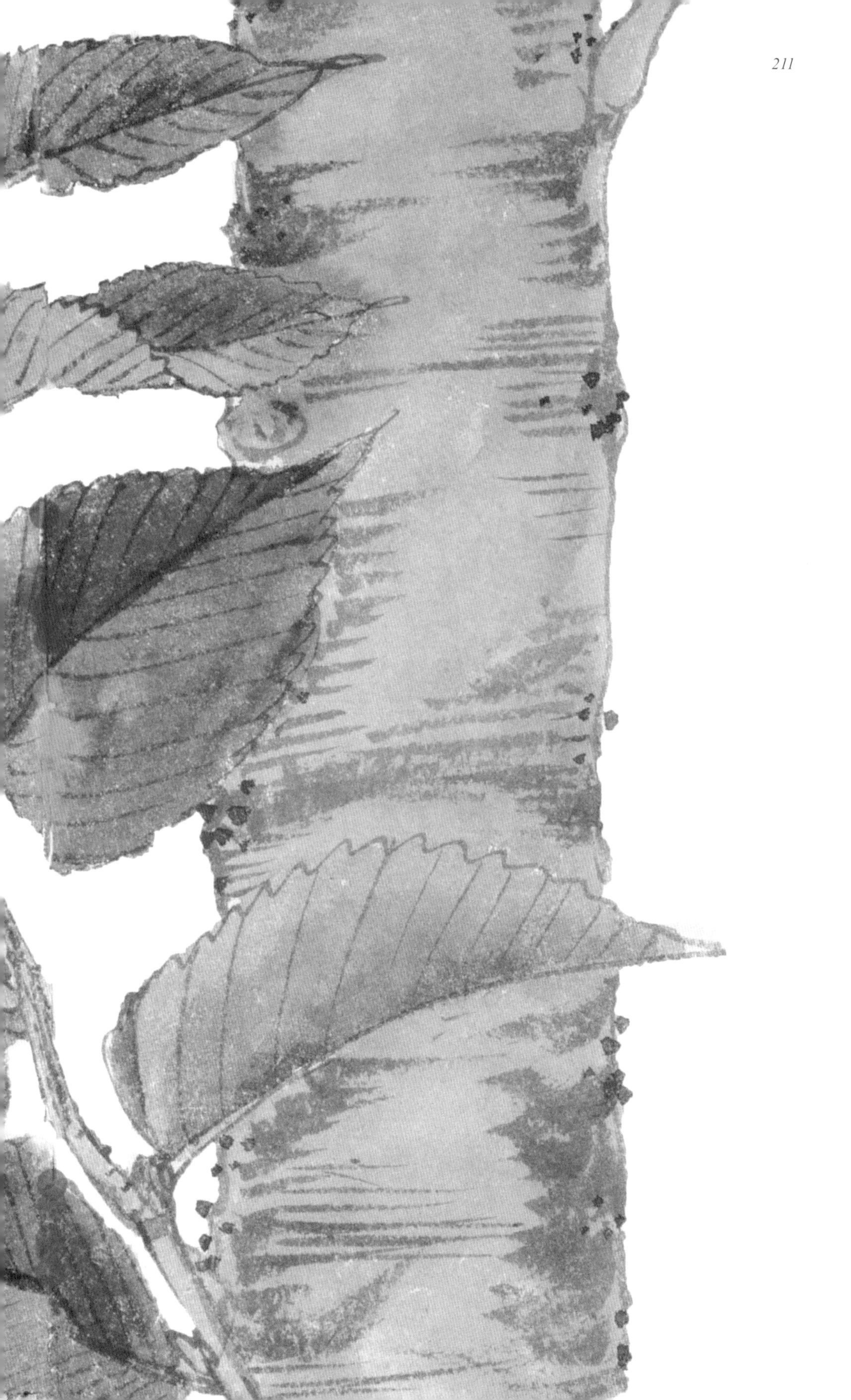

桐

双子叶植物纲，大戟科乔木，树皮灰褐色；嫩枝、花序和果均密被灰黄色星状微柔毛；小枝呈灰白色，叶痕明显，叶全缘革质，形状呈椭圆形或卵圆形；种子椭圆形，8到11月份结果。

释名

白桐、黄桐、泡桐、椅桐、荣桐。

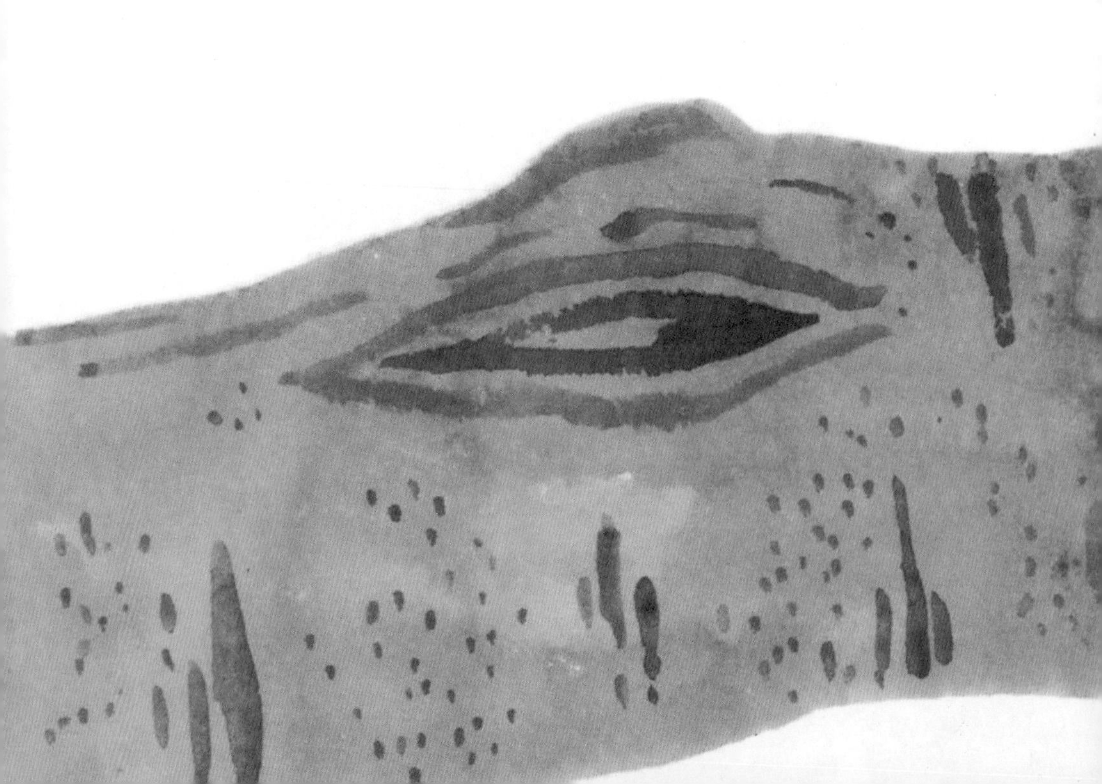

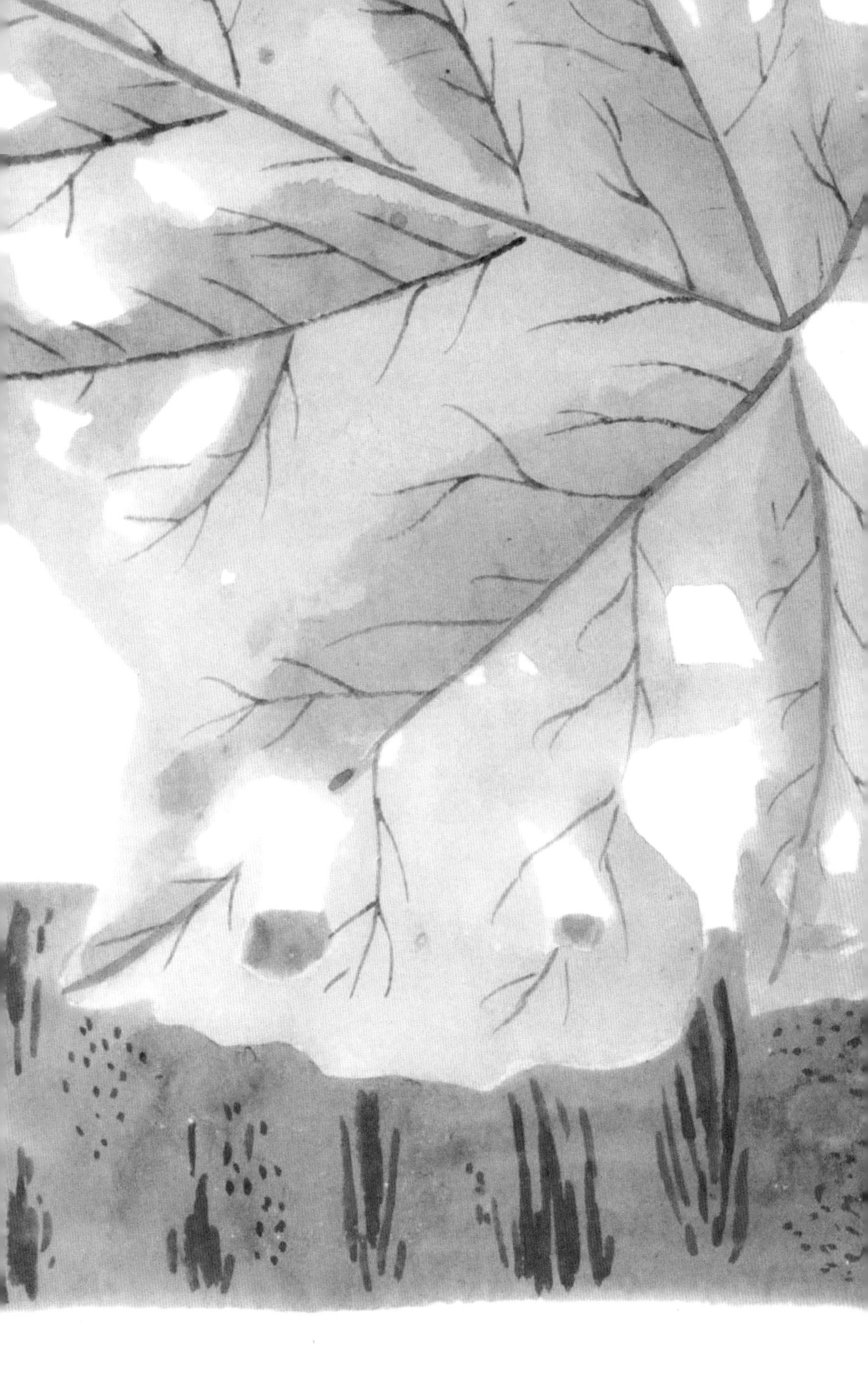

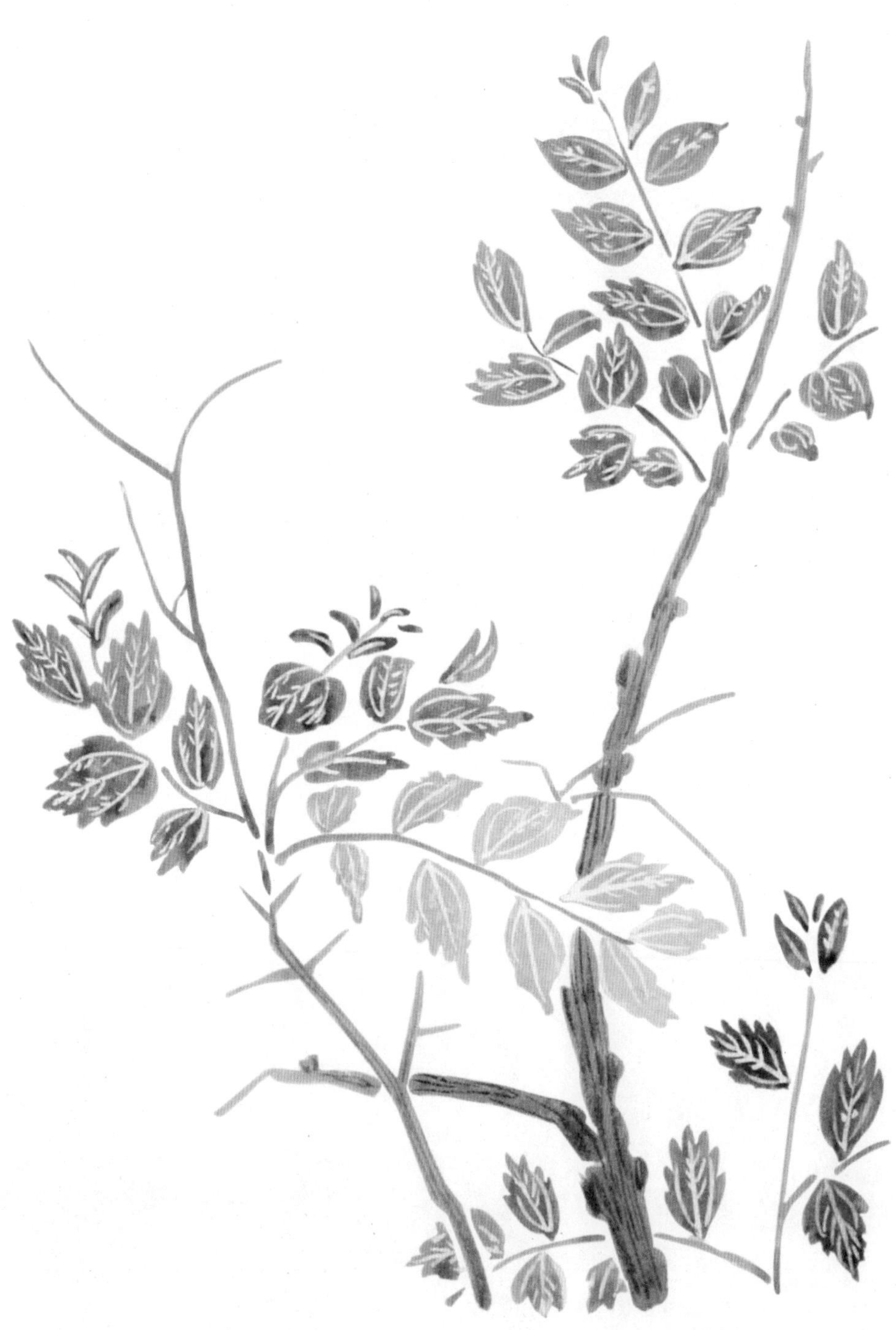

酸枣

双子叶植物纲，鼠李科落叶小乔木或灌木，小枝紫褐色，呈之字形弯曲，常带两种托叶刺，一种伸直另一种弯曲；叶互生，呈椭圆形或卵状披针形；核果微酸娇小，近球形或呈椭圆形，熟时红褐色。

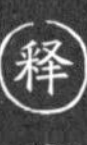

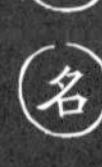

山枣。

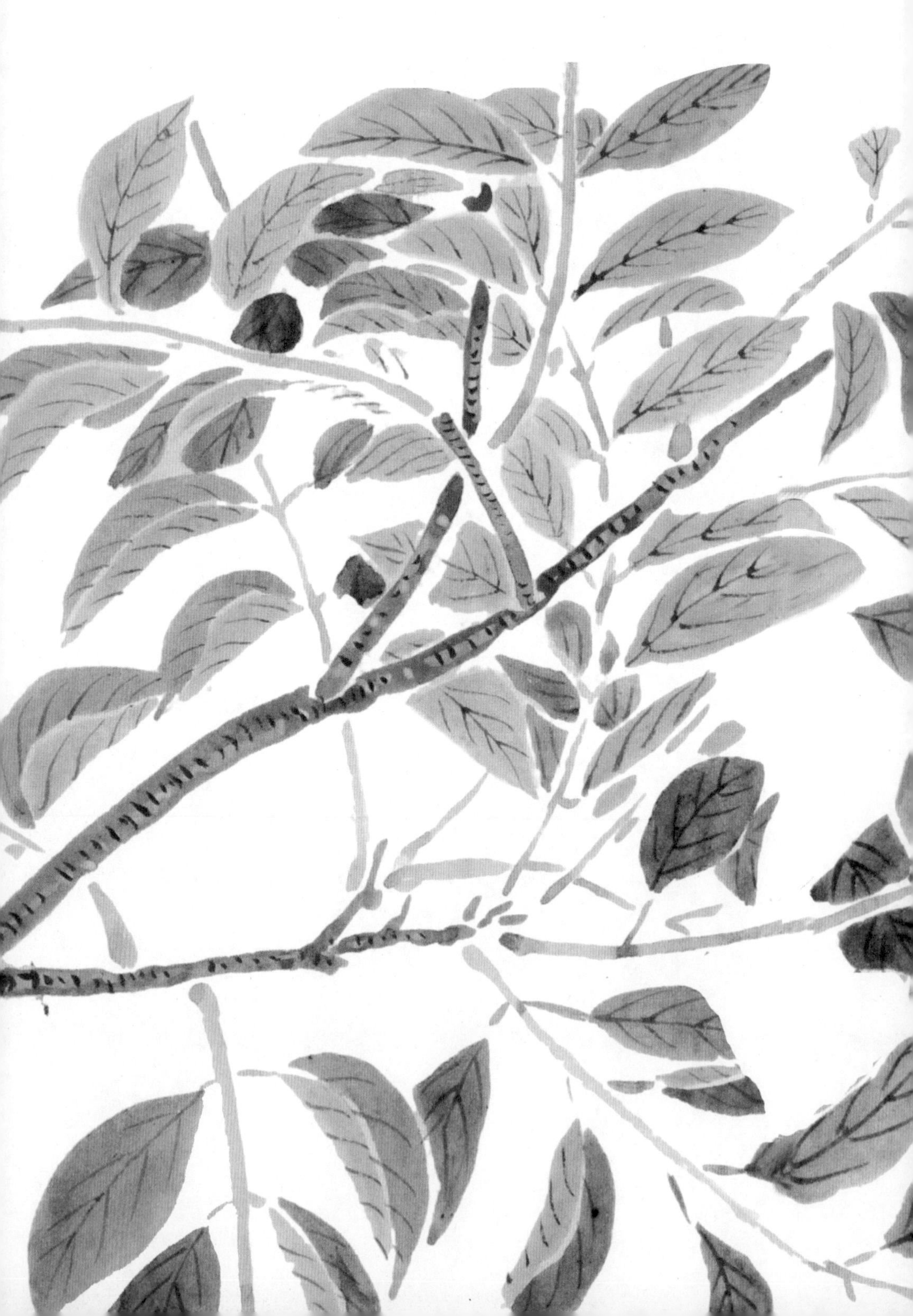

槐

双子叶植物纲，蝶形花科乔木，树皮灰褐色，具纵裂纹；羽状复叶，托叶形状多变，有卵形、线形或呈钻状；小叶纸质，对生或互生，形状呈卵状披针形或卵状长圆形；圆锥花序顶生，常呈金字塔形，6到7月份开花。

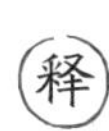

国槐、豆槐、白槐、细叶槐。

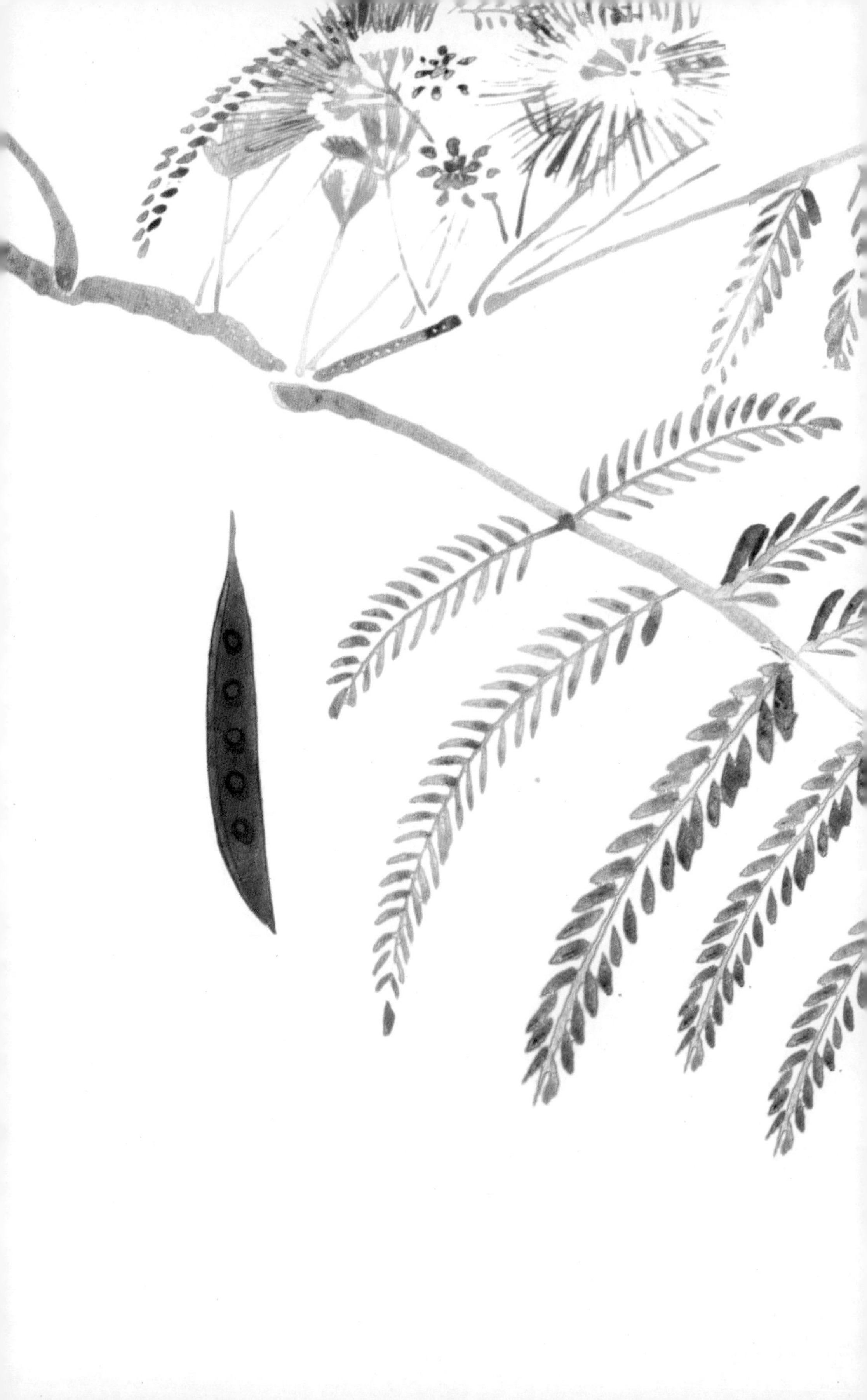

合欢

双子叶植物纲，豆科乔木，小枝有棱角；嫩枝、花序和叶轴被均绒毛或短柔毛；托叶呈线状披针形；荚果条形，扁平，不裂，8到10月份结果。

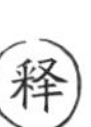
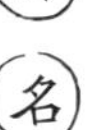

合昏、夜合、青棠、萌葛、乌赖树。

肥皂荚

双子叶植物纲，豆科落叶乔木，树皮灰褐色且有白色皮孔；羽状复叶，无托叶，叶轴有槽；总状花序顶生，被短柔毛，4到5月份开白色或带紫色花。

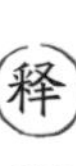
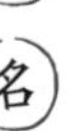

肉皂荚、四月红、油皂。

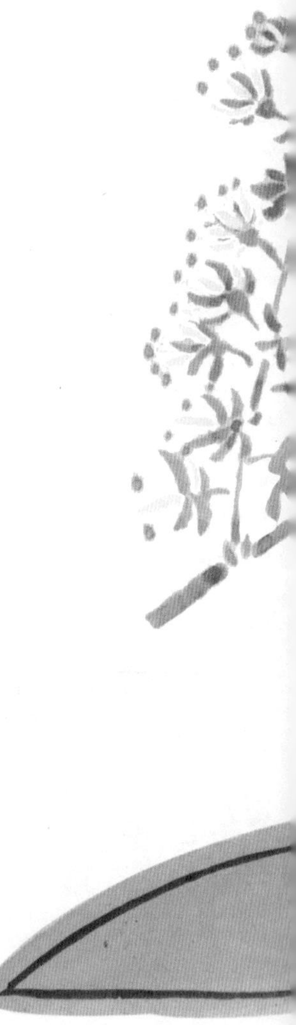

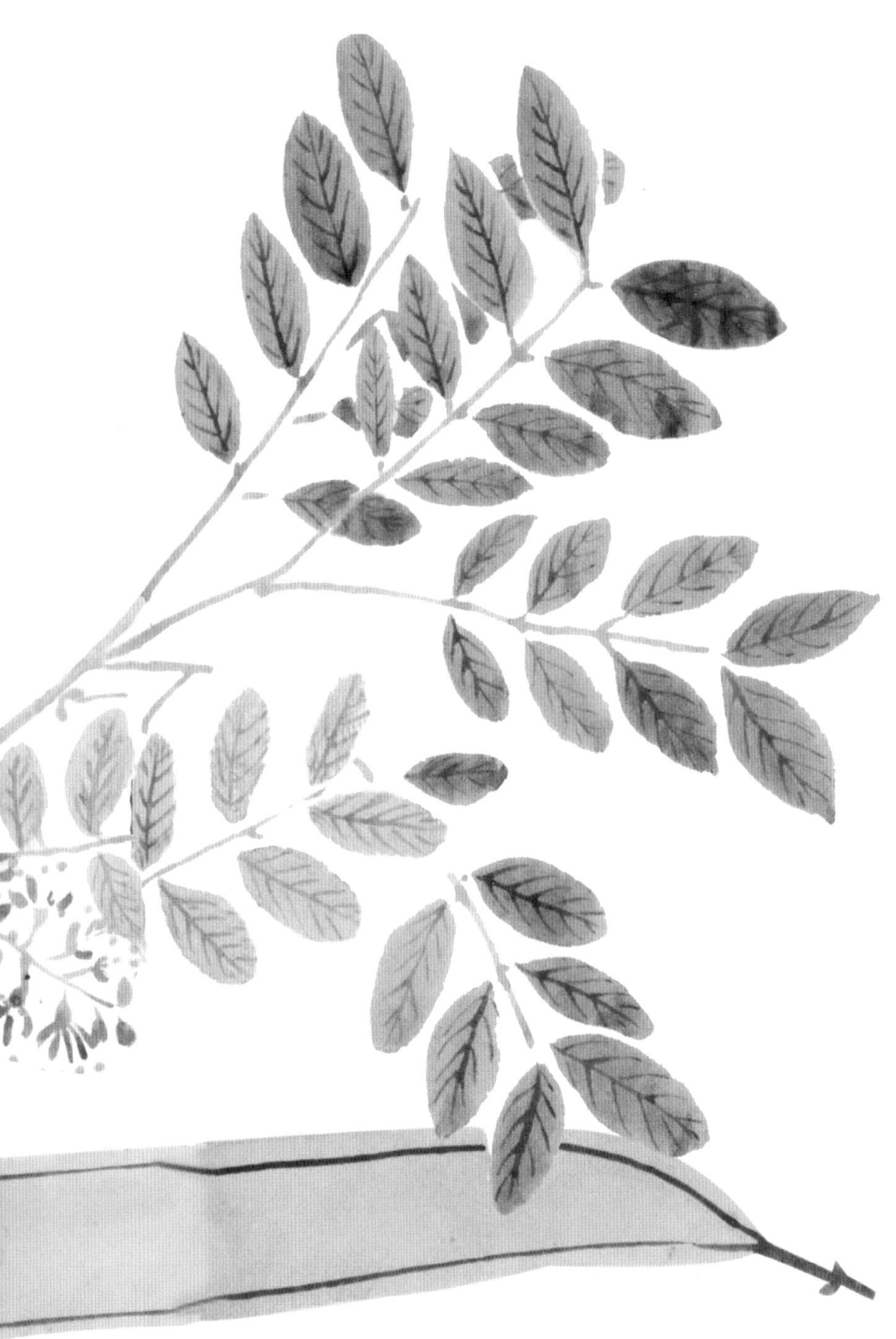

皂荚

双子叶植物纲，豆科落叶乔木或小乔木，枝呈灰色或深褐色，有粗壮刺，分枝多呈圆锥状；羽状复叶，小叶纸质，形状呈卵状披针形或长圆形；总状花序腋生或顶生；荚果带状，多劲直或扭曲，果肉稍厚，两面鼓起。

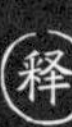
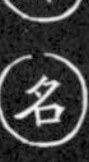

皂角、鸡栖子、乌犀、悬刀。

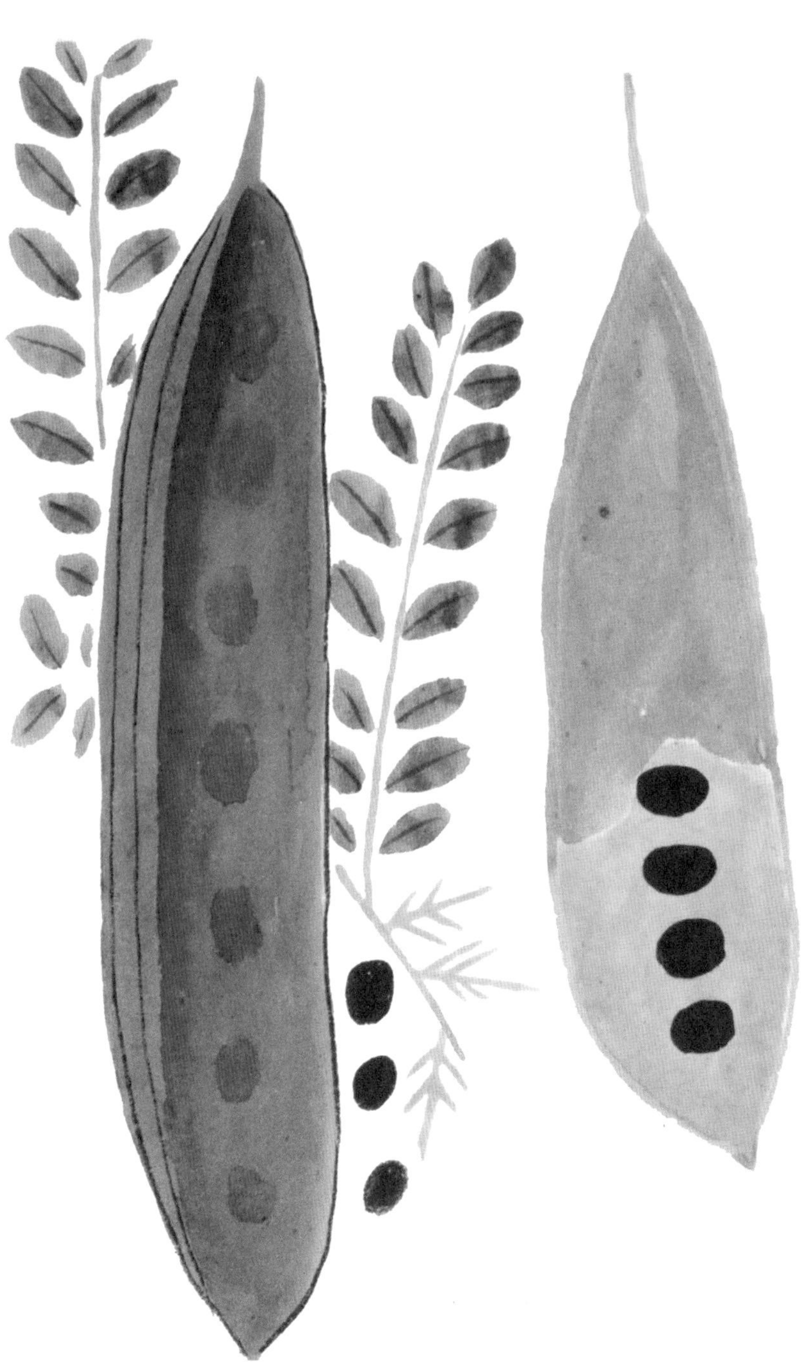

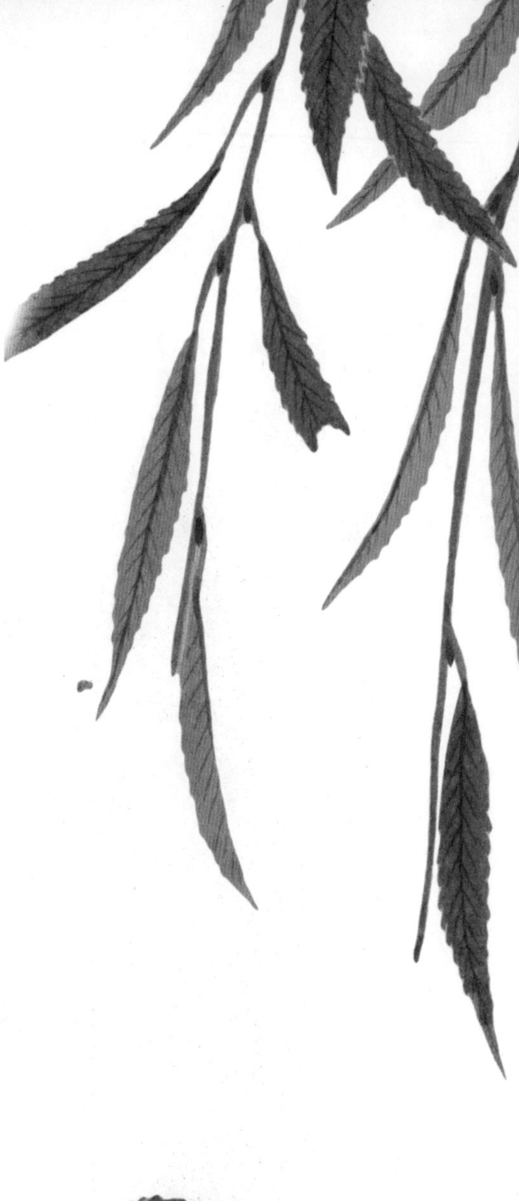

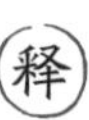

释名

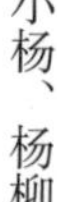

小杨、杨柳。

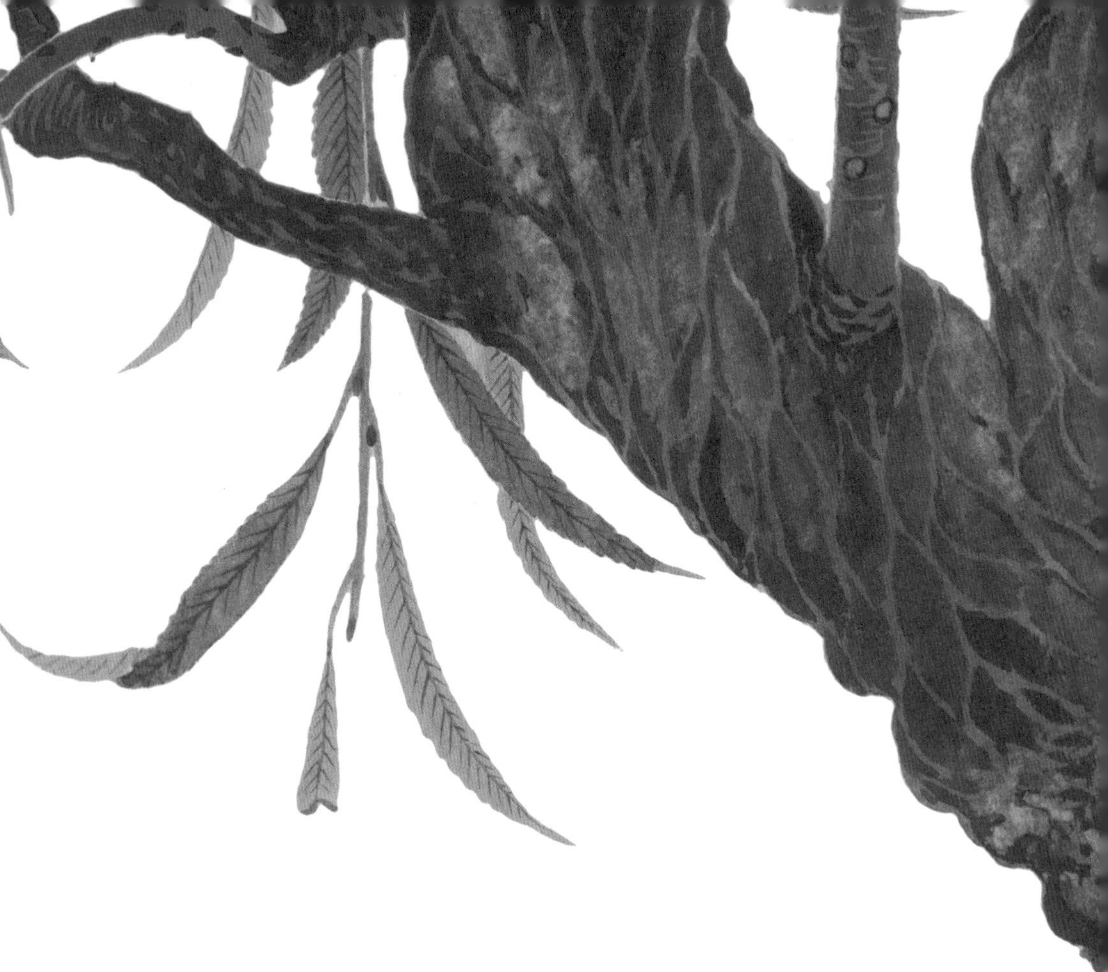

柳

双子叶植物纲，杨柳科落叶乔木，有长而下垂的枝；叶子互生，形状狭而长，全缘或有锯齿，叶柄较短；雌雄异株；种子小，多为暗褐色。

白杨

双子叶植物纲，杨柳科落叶乔木，树皮灰白色；枝棕色或灰棕色，呈圆棒状；单叶互生，形状呈卵圆形；雌雄异株，3到4月份开花。

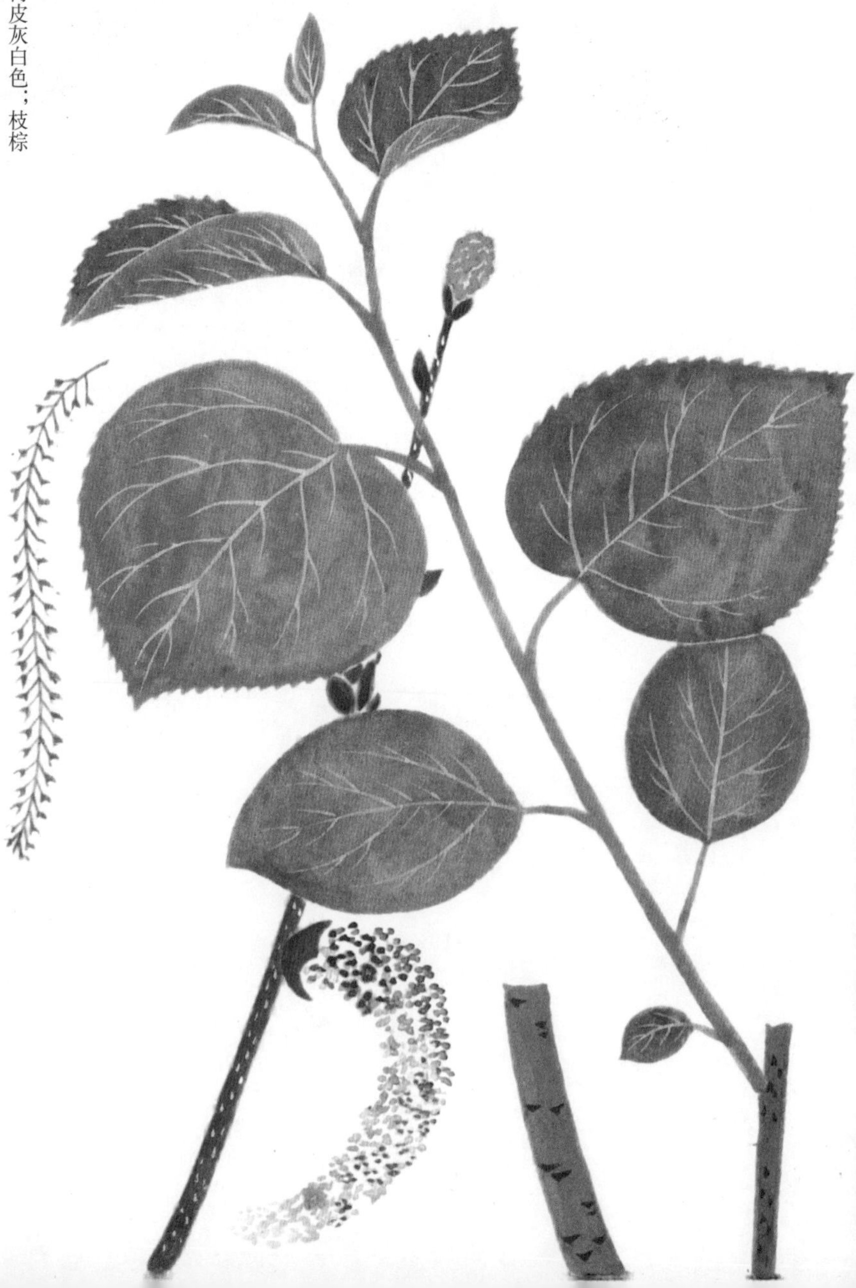

释名 独摇。

芦荟

单子叶植物纲，百合科常绿草本植物，叶大而肥厚，簇生于茎顶，呈披针形，边缘有尖齿状刺；总状花序，花被管状，2到3月份开花。

释名

奴会、讷会、象胆。

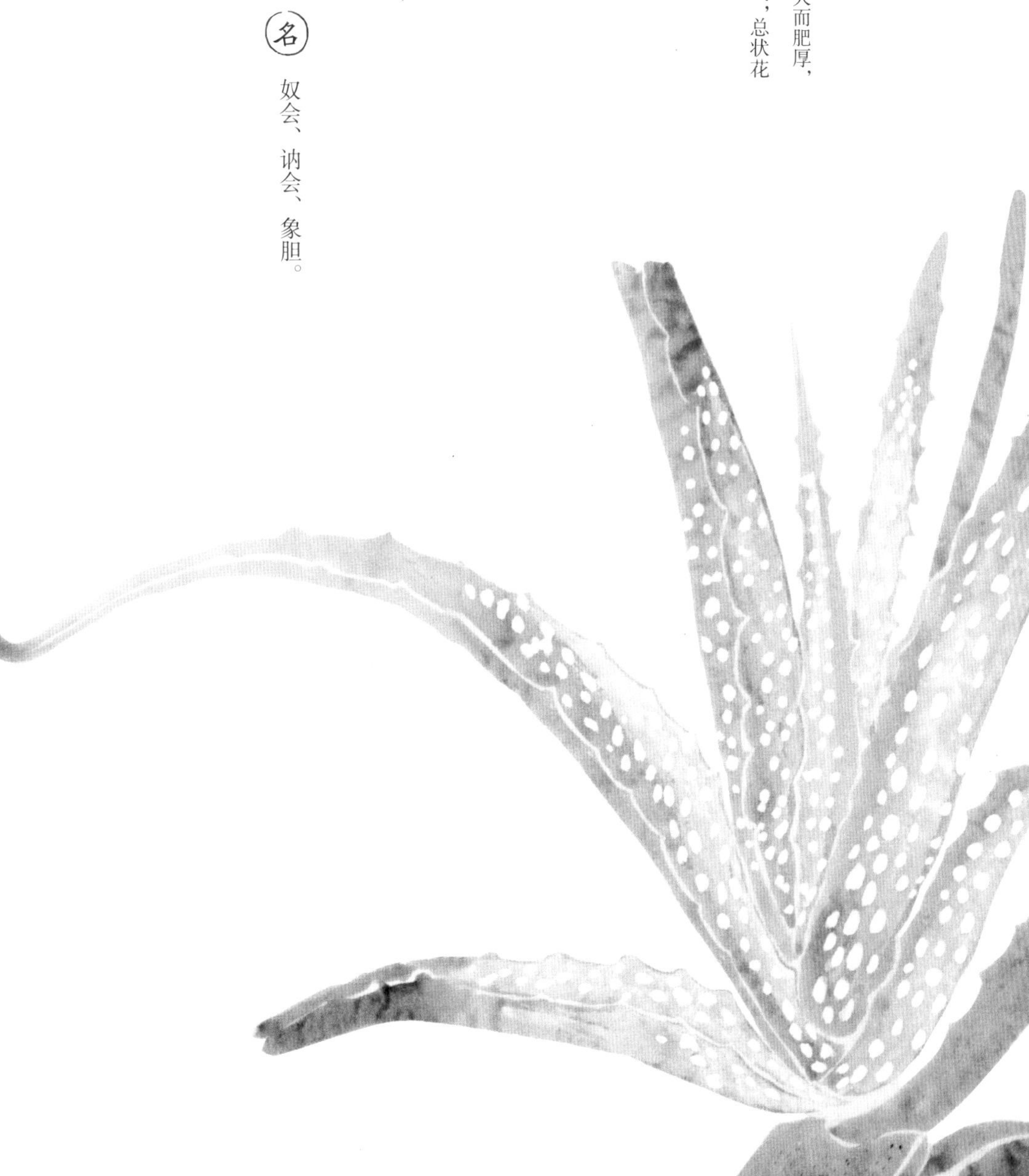

乌木

双子叶植物纲，樟科常绿乔木，树皮暗灰色；幼枝有细软毛；叶革质，平滑无毛，形状呈长椭圆形，叶片两面均有显明的网状叶脉。

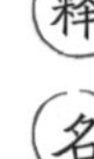
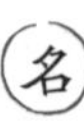

乌文木。

檀香

单子叶植物纲，檀香科常绿小乔木，具寄生根；树皮褐色，多分枝，粗糙或有纵裂；叶膜质，叶片对生，呈椭圆状卵形或卵状披针形；聚伞状圆锥花序顶生或腋生；核果呈球形，大小似樱桃核，成熟时呈黑色，肉质多汁，内果皮坚硬。

释名

旃檀、真檀。

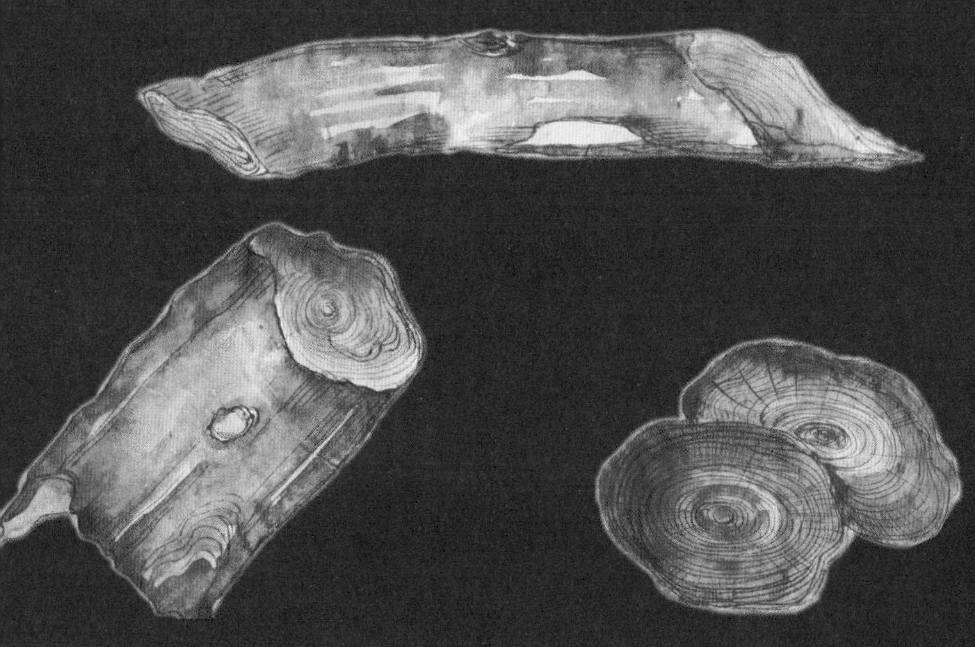

樟脑

双子叶植物纲，樟科常绿大乔木，树皮黄褐色，有不规则的纵裂；枝淡褐色，呈圆柱形；叶片互生，呈卵状椭圆形；圆锥花序腋生，4到5月份开绿白色或带黄色花。

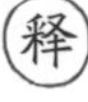

韶脑。

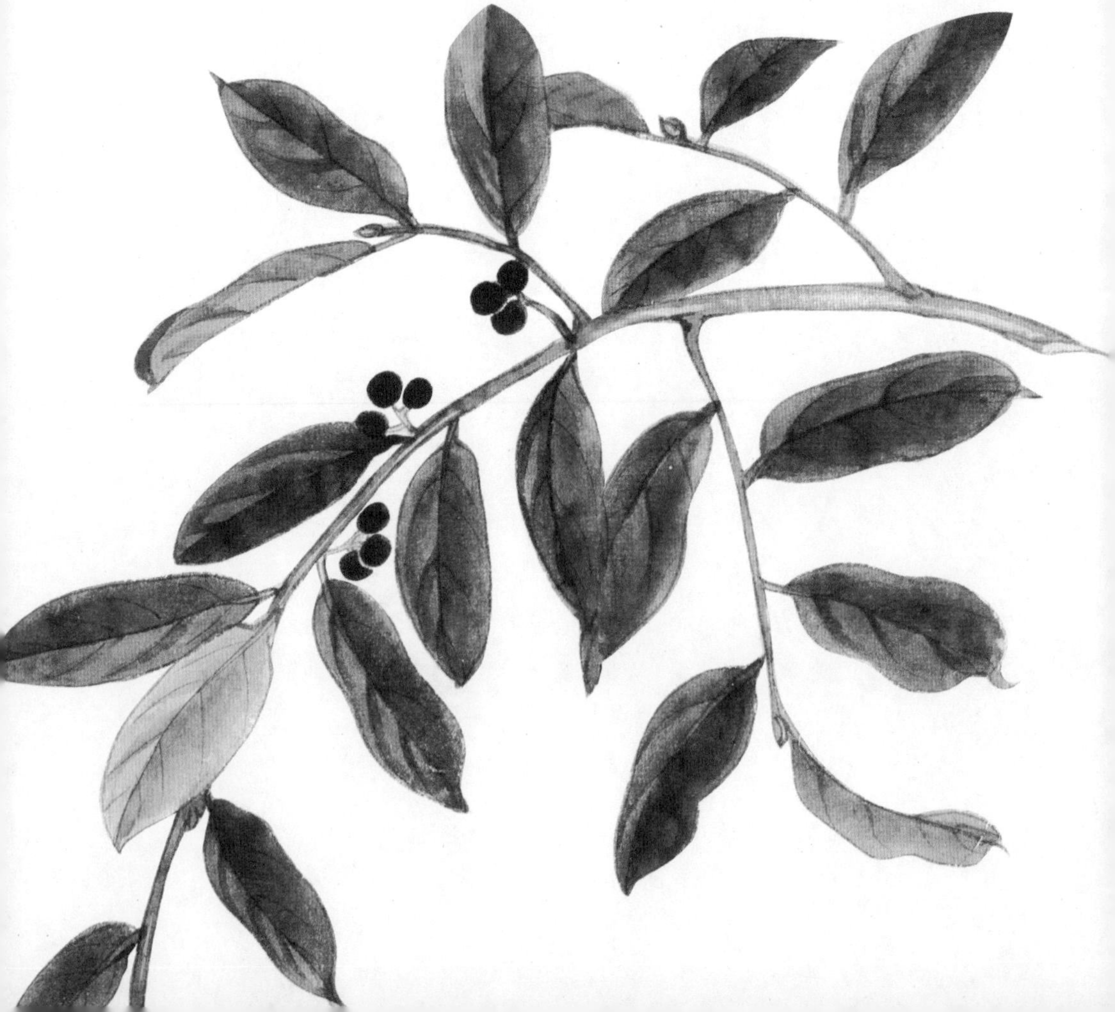

杉

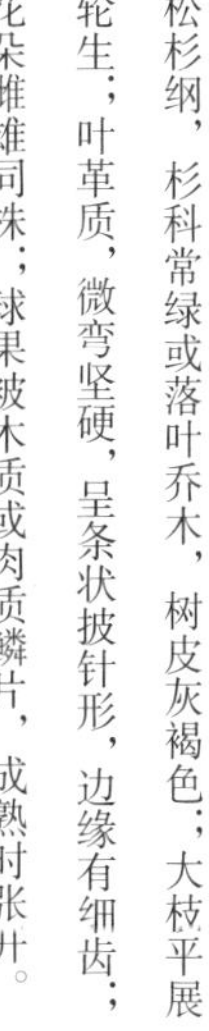

松杉纲，杉科常绿或落叶乔木，树皮灰褐色；大枝平展轮生；叶革质，微弯坚硬，呈条状披针形，边缘有细齿；花朵雌雄同株；球果被木质或肉质鳞片，成熟时张开。

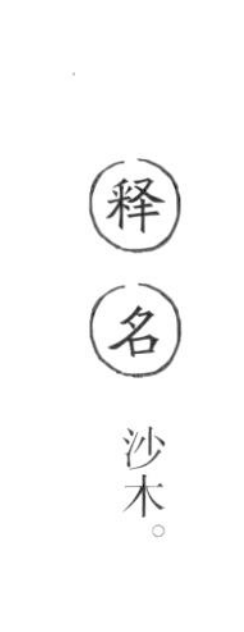

释名

沙木。

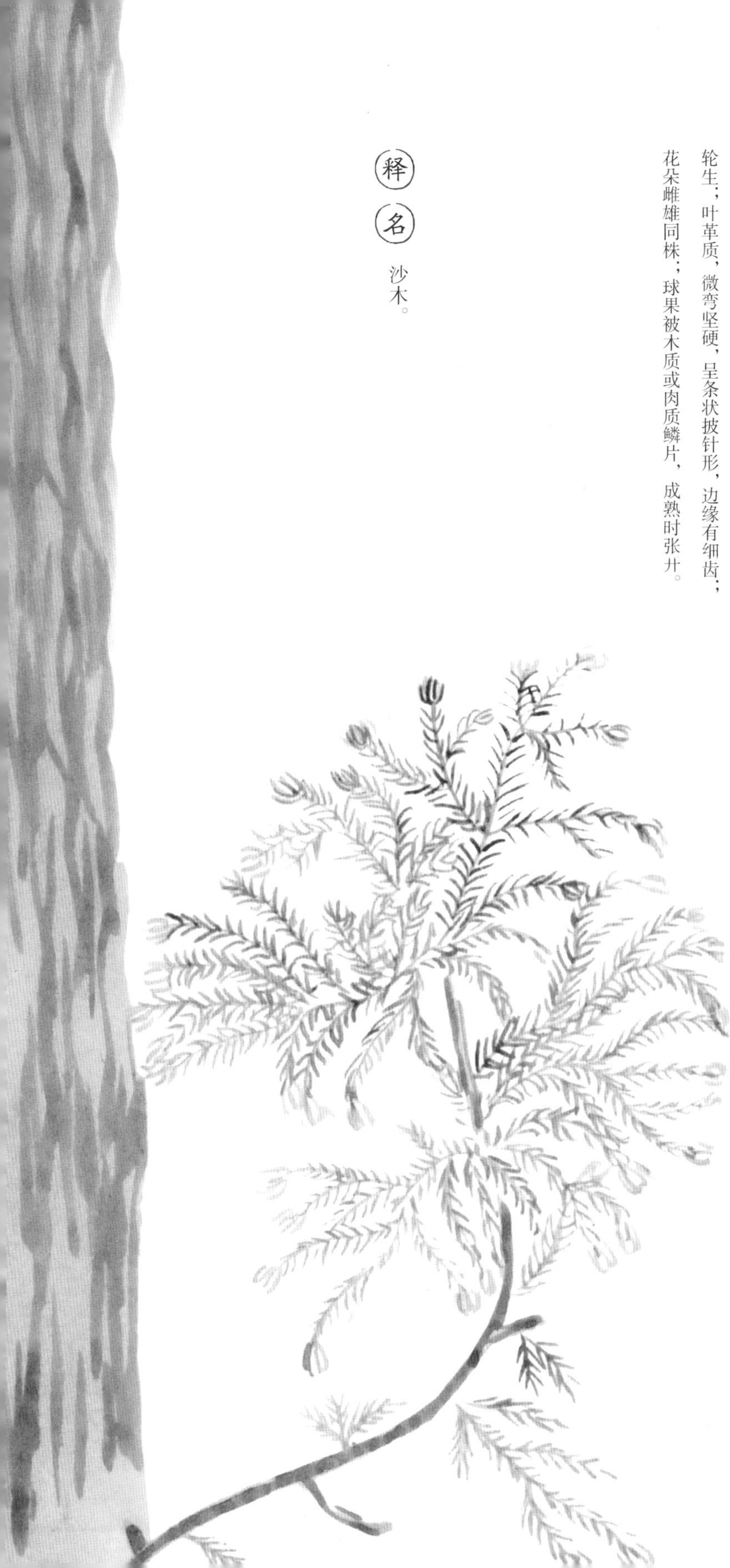

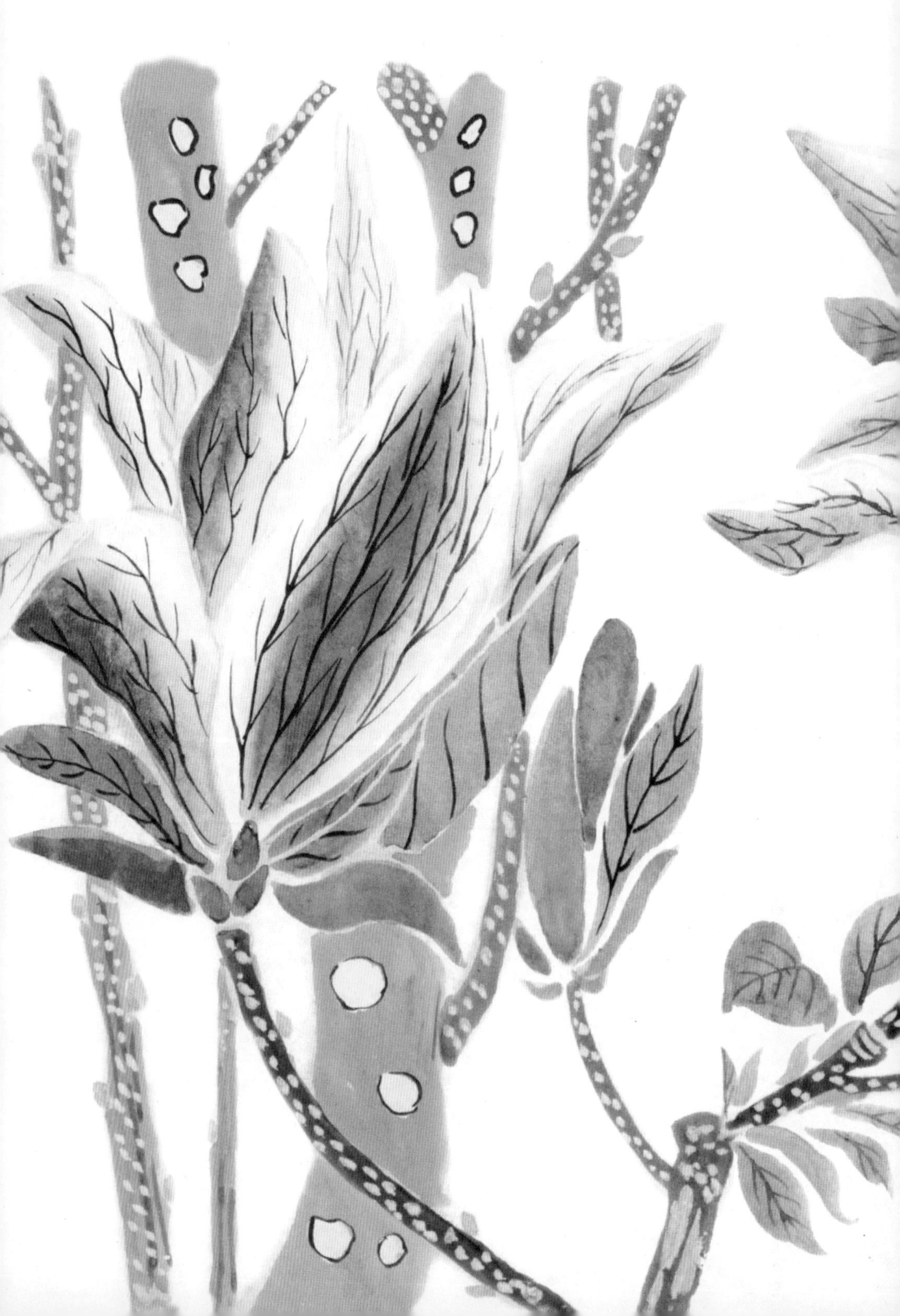

木　兰

木兰纲，木兰科落叶乔木，树皮灰色或灰白色，具纵裂；叶纸质，呈倒卵形、宽倒卵形或倒卵状椭圆形；聚合果圆柱形，具白色皮孔；2到3月份、7到9月份开白色、粉红色花。

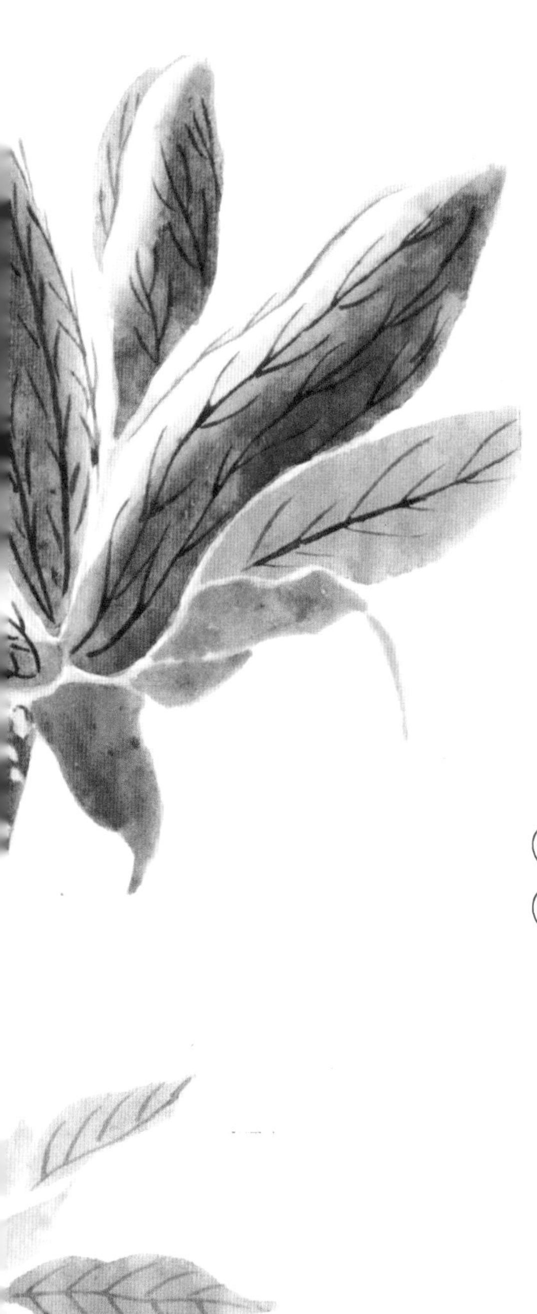

释名

杜兰、林兰、木莲、黄心。

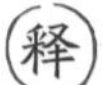

侯桃、房木、木笔、迎春。

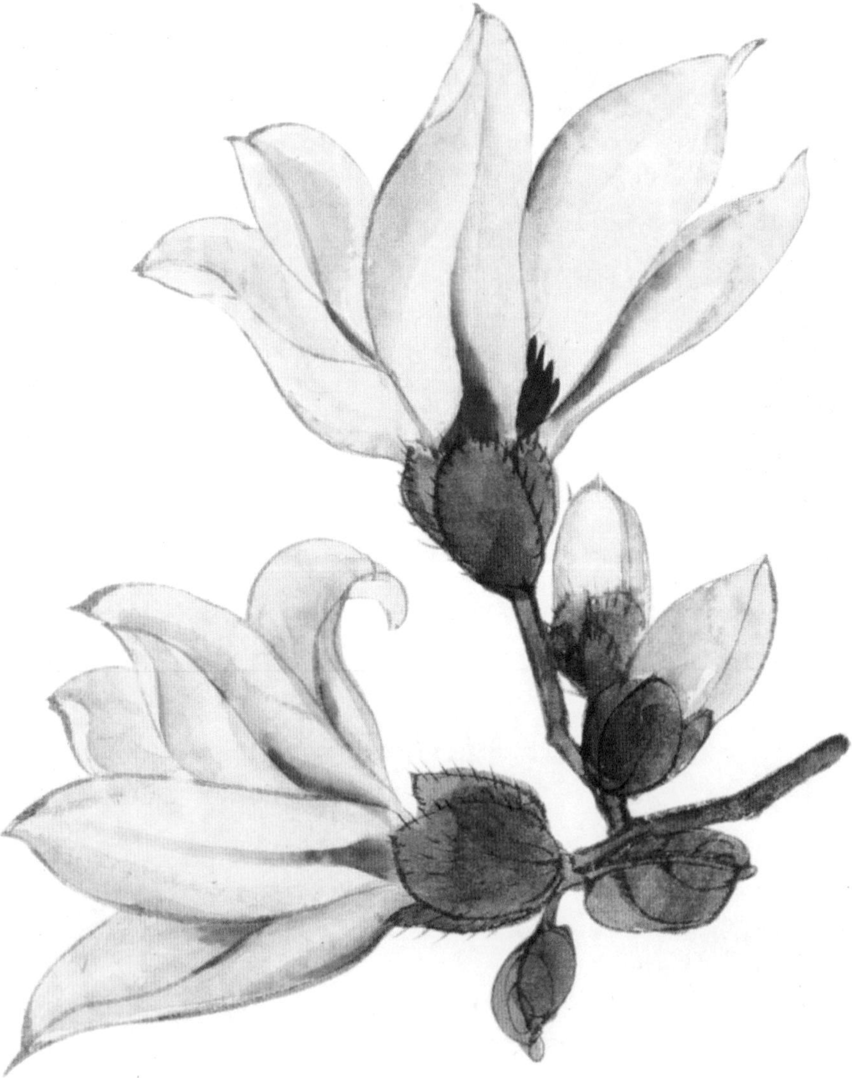

辛夷

双子叶植物纲，木兰科落叶乔木，树皮深灰色，粗糙开裂；小枝稍粗壮，呈灰褐色；叶纸质，被柔毛，形状呈倒卵形、宽倒卵形或倒卵状椭圆形；聚合果呈圆柱形，具白色皮孔。

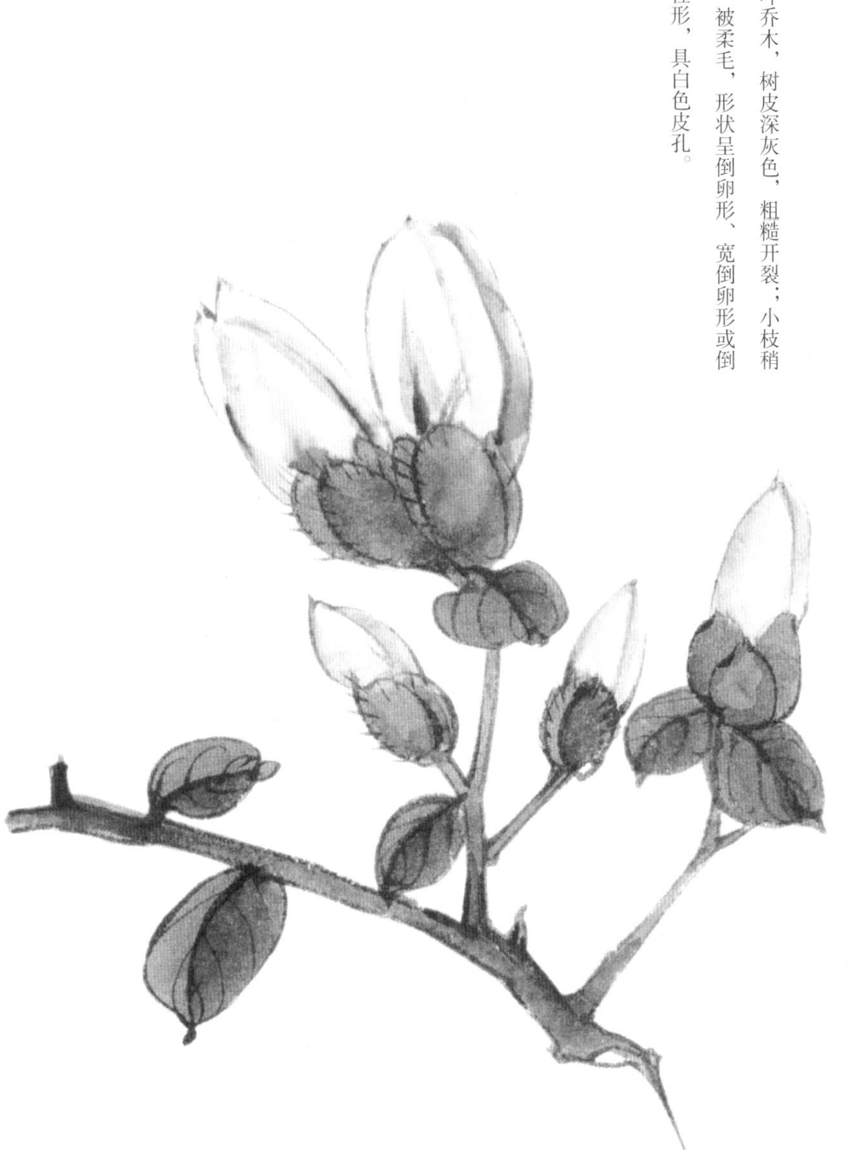

桂

双子叶植物纲，木犀科常绿乔木，树皮光滑，外呈灰褐色、黑褐色，内皮呈红色；枝条纤细，具纵向细条纹；叶革质对生，呈长椭圆形；花朵芳香，呈绿白色。

释名

筒桂、小桂。

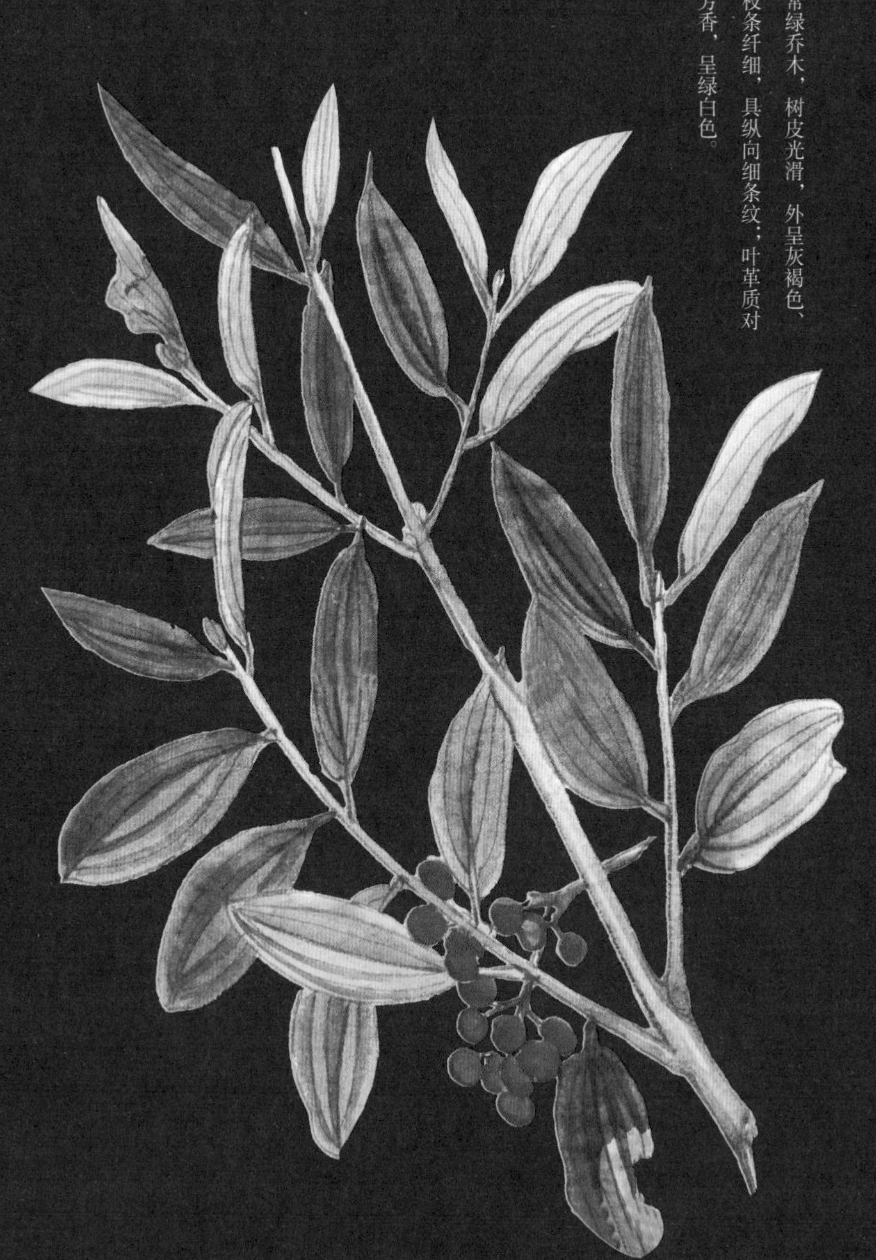

丁香

双子叶植物纲，木犀科落叶灌木或小乔木，树皮呈灰褐色或灰色；小枝较粗，疏生皮孔；叶革质对生，叶柄细长，叶片呈卵圆形或肾形；花有浓香，圆锥花序直立，花冠呈圆柱形，4到5月份开花。

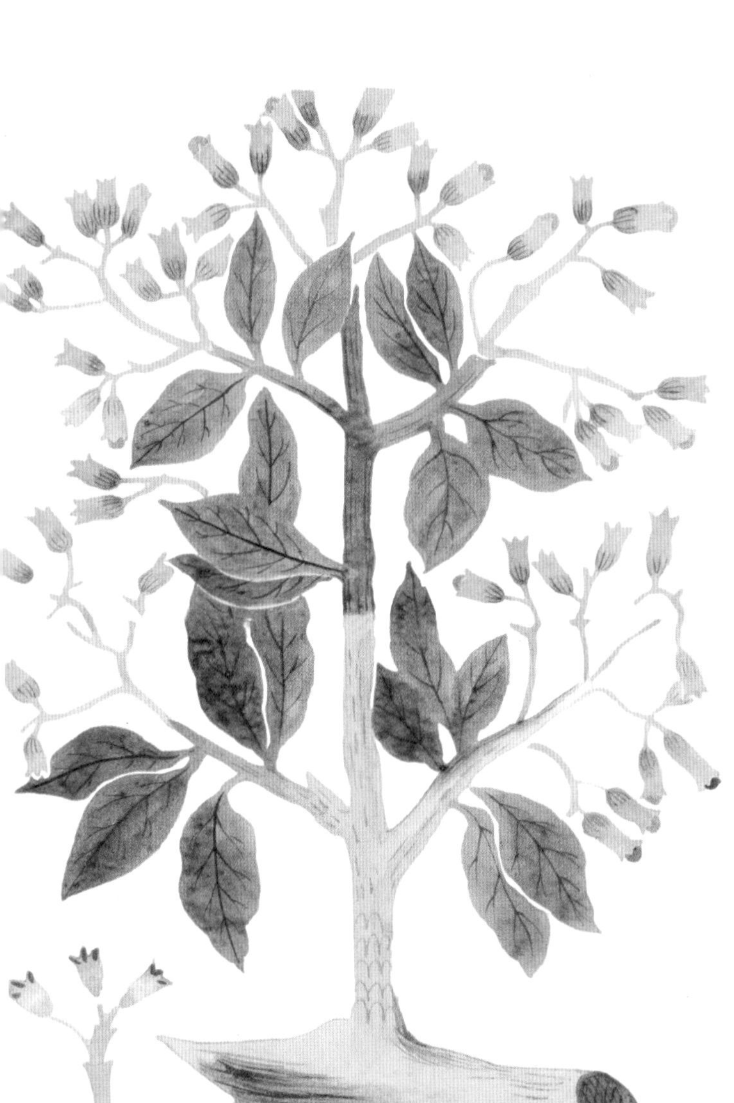

释名 丁子香、鸡舌香。

柏

松柏纲，柏科常绿乔木或灌木，树皮淡褐色；大枝开展，小枝细长；叶或交叉对生，或三四片轮生，抑或螺旋状着生，形状呈鳞形或刺形；球果近卵圆形，蓝绿色，被白粉，成熟后呈木质，开裂呈红褐色。

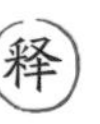
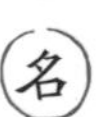

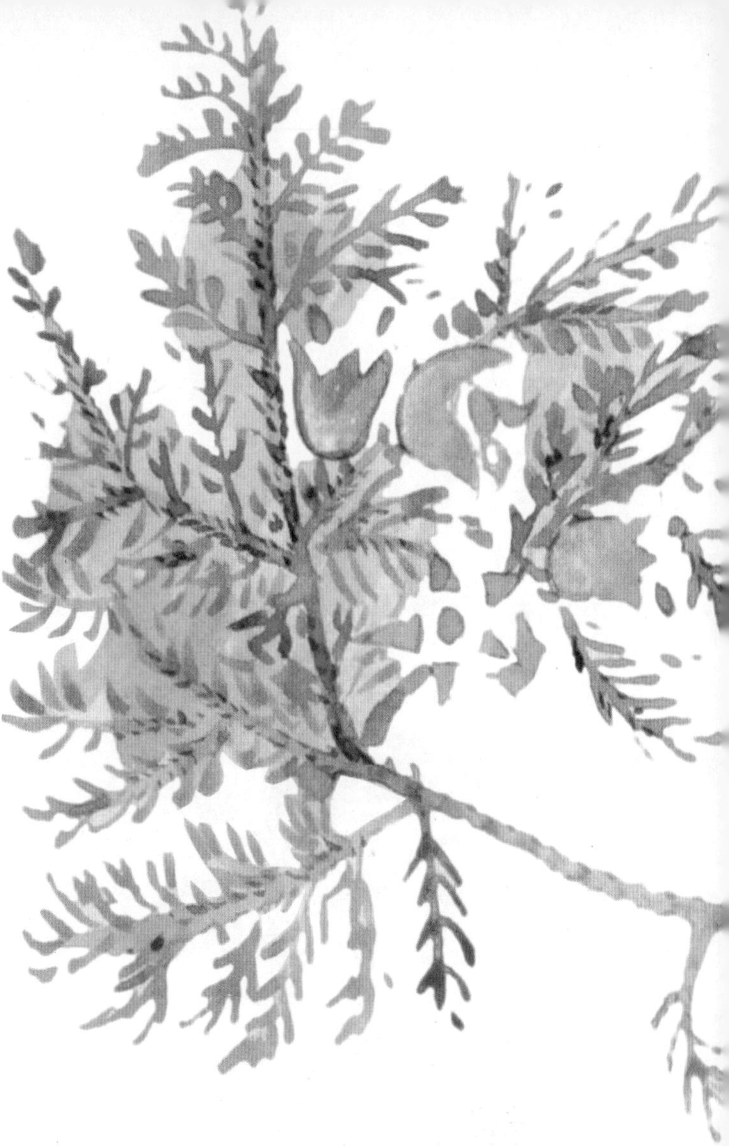

侧柏。

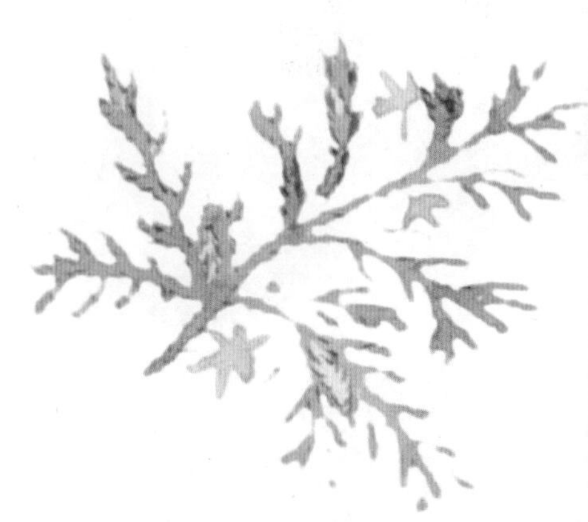

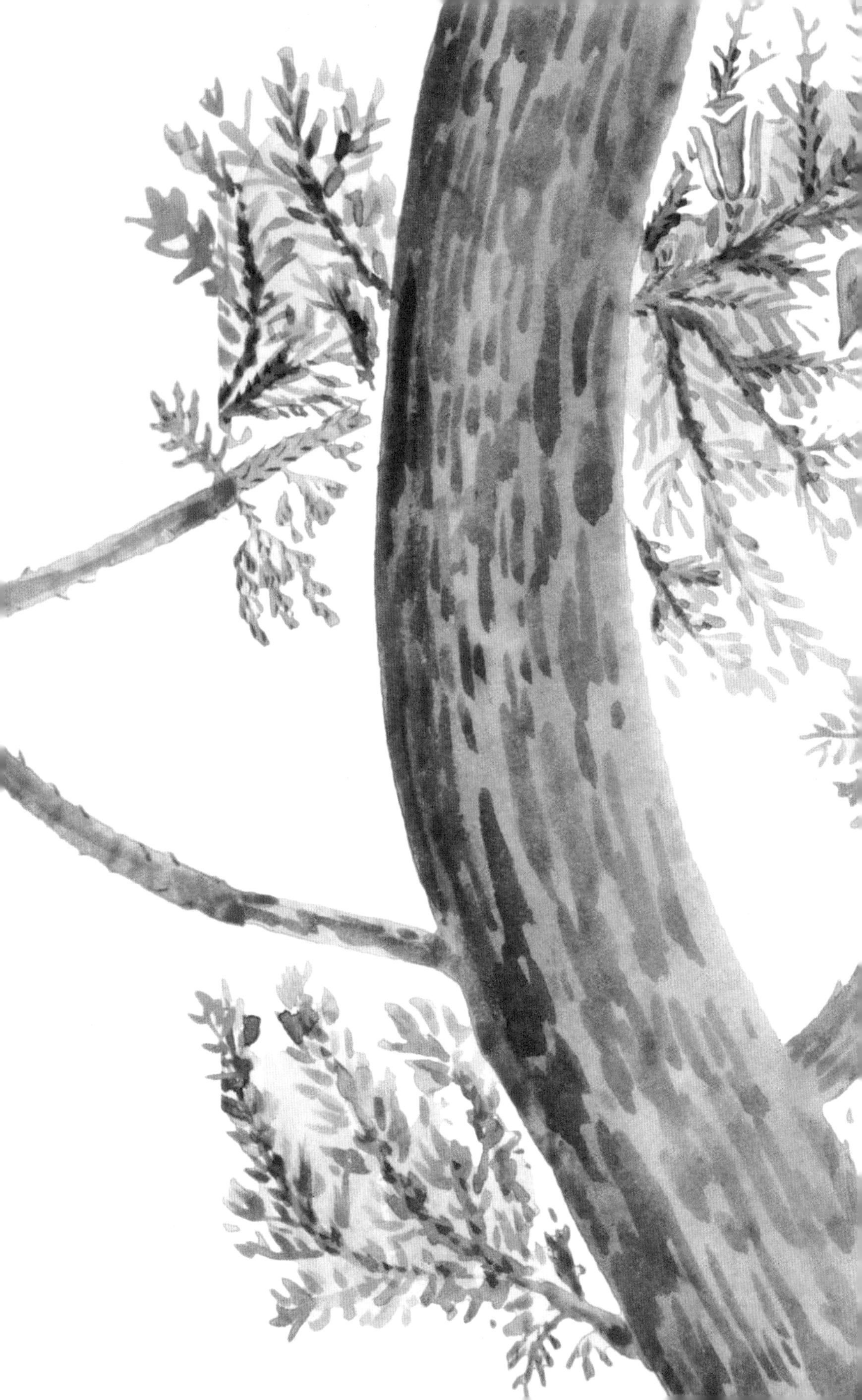

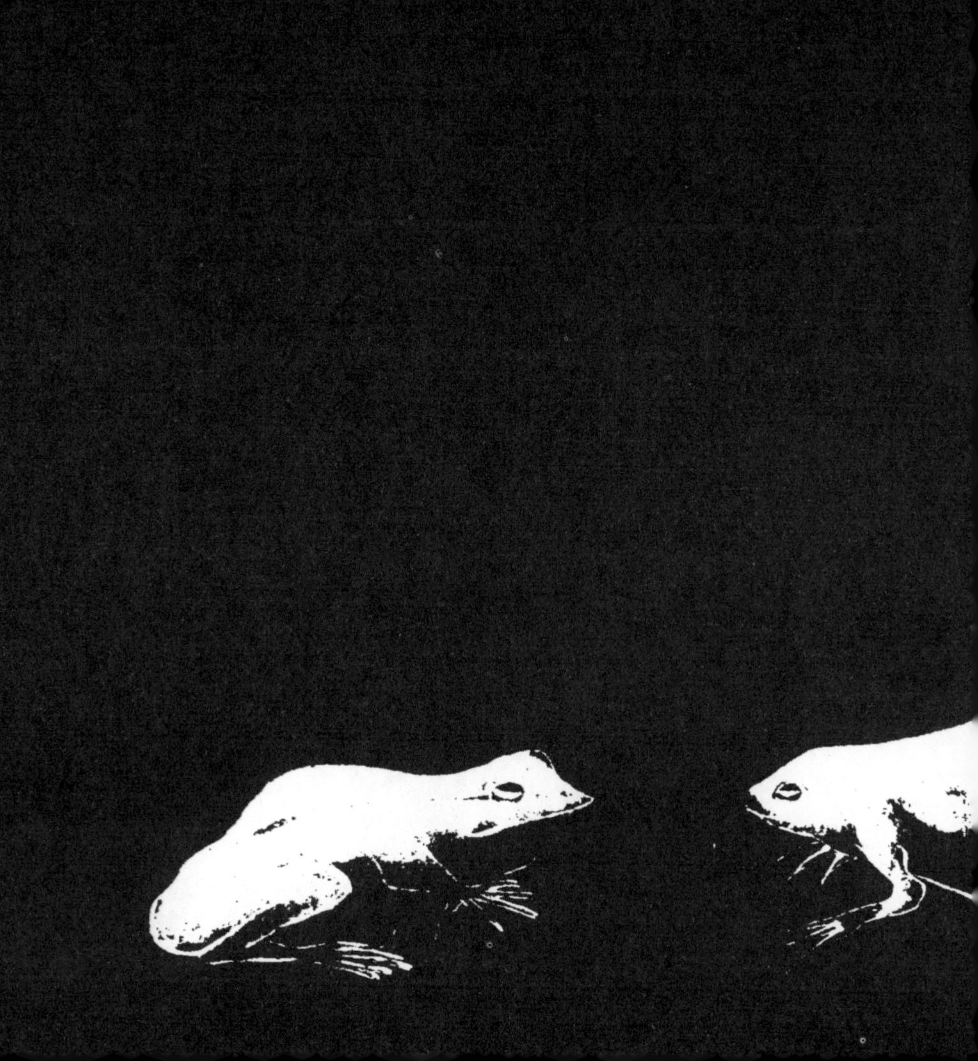

第六卷 虫 部

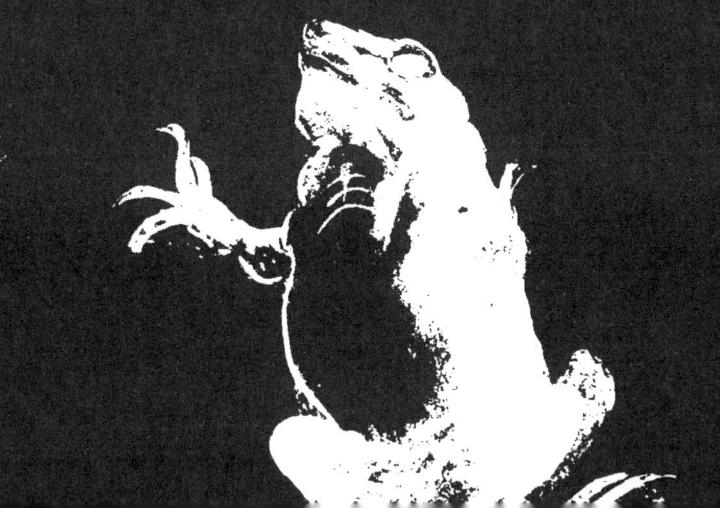

蜗牛

蜗牛属软体动物门，腹足纲，柄眼目；有甲壳，花纹右旋或左旋；头部有一大一小，两对触角；齿舌上牙齿数以万计；靠气孔排泄；可分泌黏液。

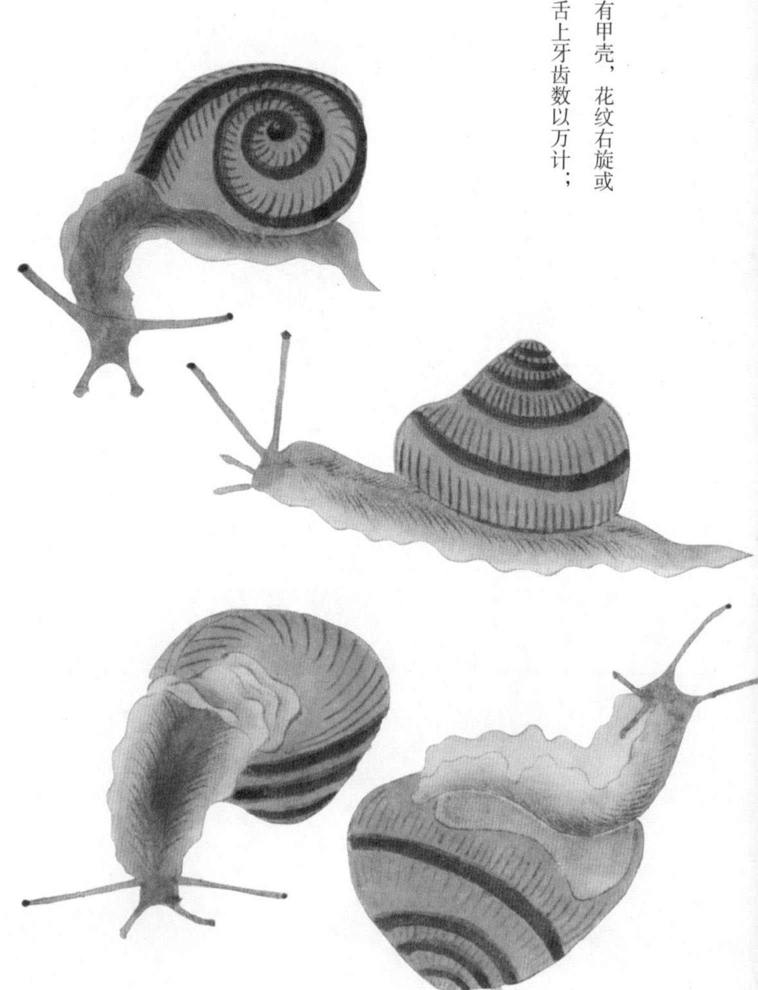

(释)(名) 山蜗牛、蜗蠃、蜒蚰蠃、土牛儿。

蚯蚓

蚯蚓为无脊椎动物，属环节动物门，寡毛纲，单向蚓目；雌雄同体，身体分节但不分区，疣足退化，体表具刚毛；体表能够分泌黏液。

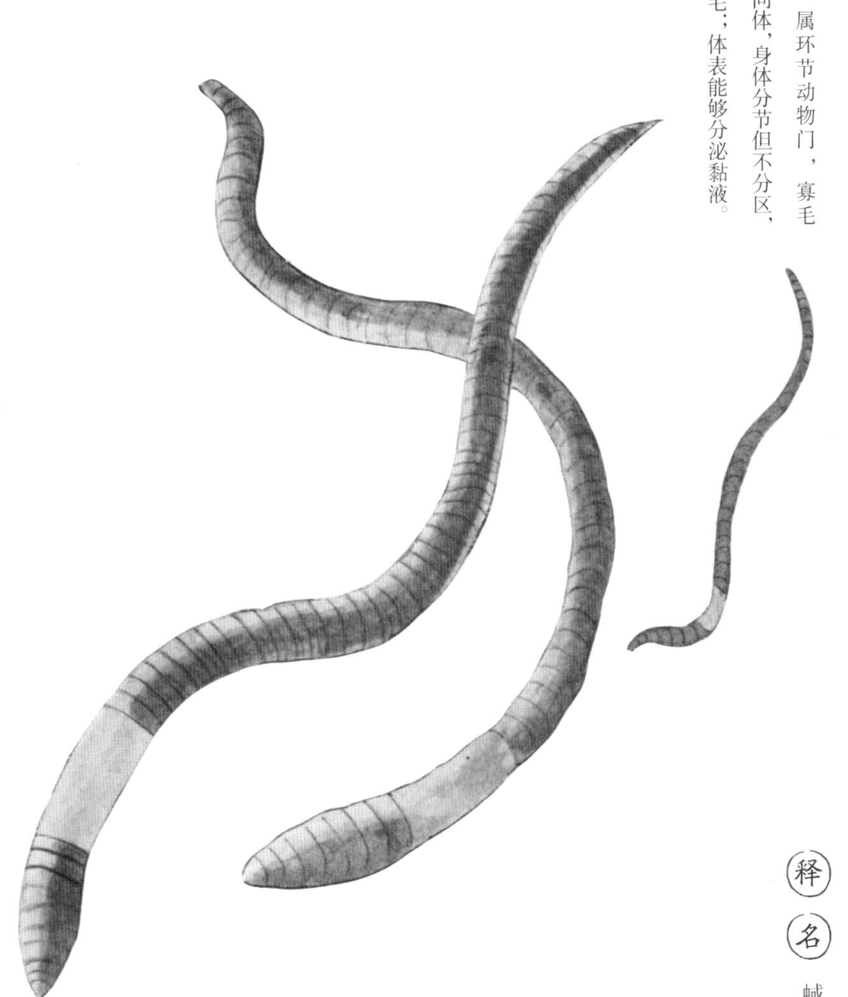

释名

螼蚓、朐闰、坚蚕、阮善。

蜈蚣

蜈蚣属节肢动物门，唇足纲，蜈蚣目；身体呈扁平长条形，有众多体节；头部暗红色，青色或黑色，有触角及毒钩各1对；背部棕绿色、墨绿色，有光泽；腹部皱缩，呈淡黄色、棕黄色；足部淡橘红色、黄色。

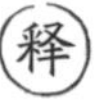

蒺藜、天龙。

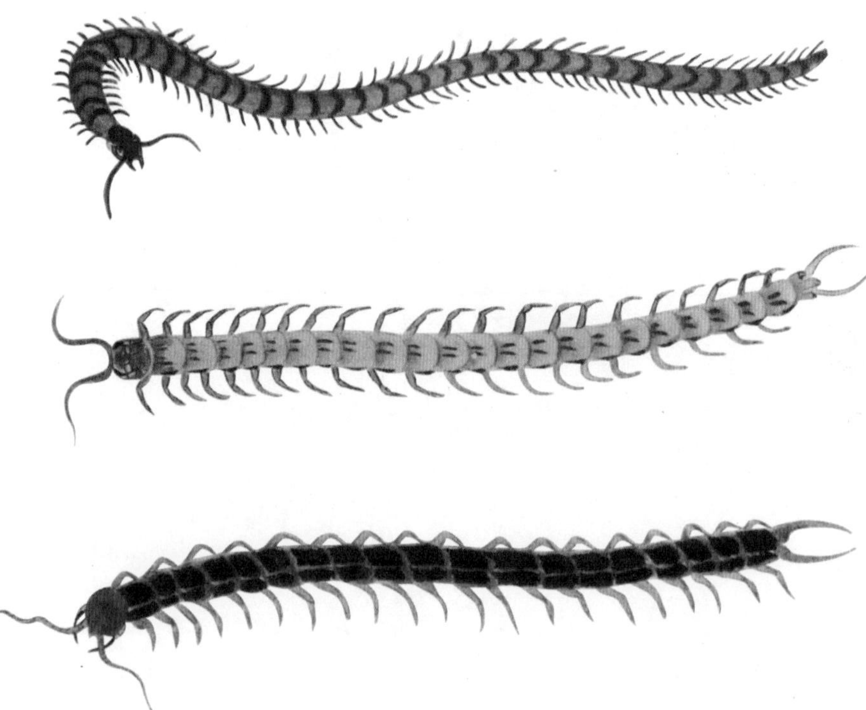

蝌蚪

蝌蚪属脊索动物门，两栖纲，无尾目；体色较浅，体形椭圆；无四肢；头部有马蹄形吸盘，用于附着；尾部扁长，呈黑色或黑褐色。

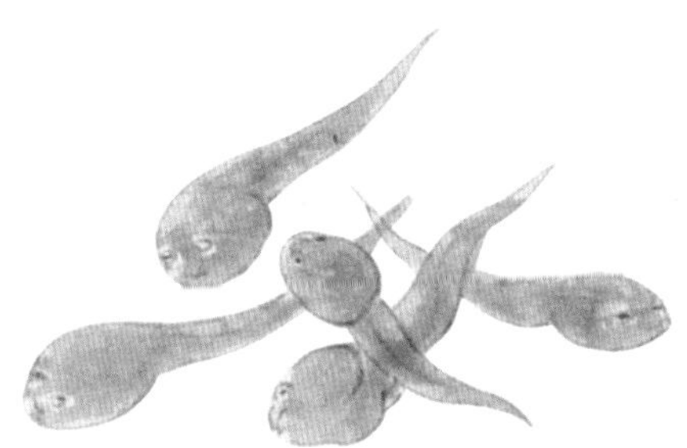

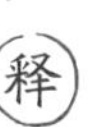
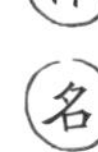

释名 活师、水仙子、玄鱼、活东、悬针、蛤蟆台。

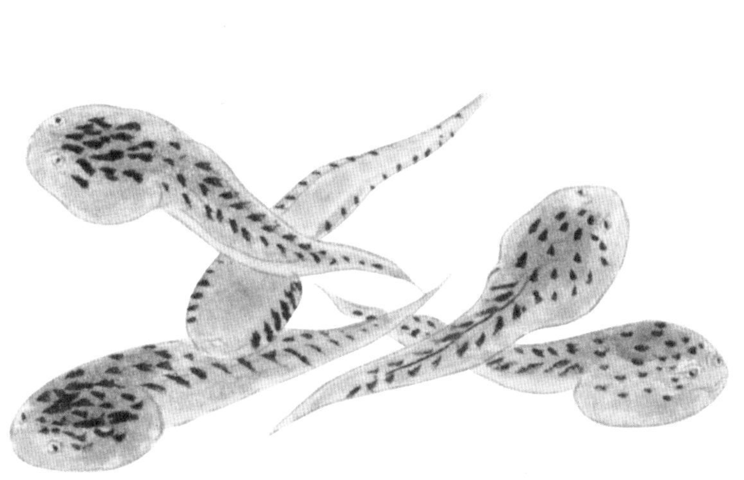

释名

长股、田鸡、青鸡、坐鱼、蛤鱼。

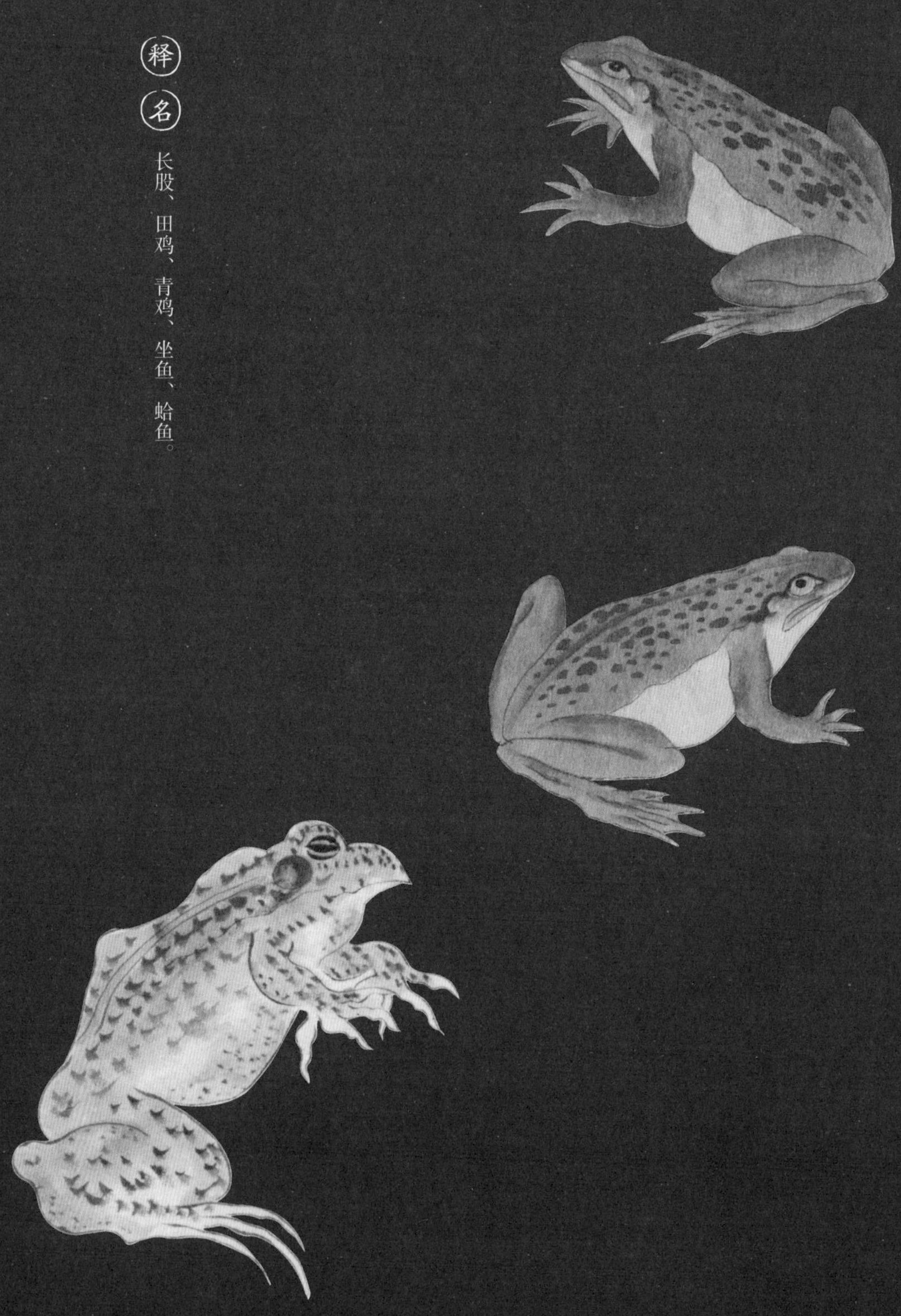

蛙

蛙属脊索动物门，两栖纲，无尾目；头部扁平，略呈三角形；眼大而突出，且两眼后各有一圆形鼓膜；口宽大横裂；躯干短而宽；前肢短后肢长；皮肤有毒腺。

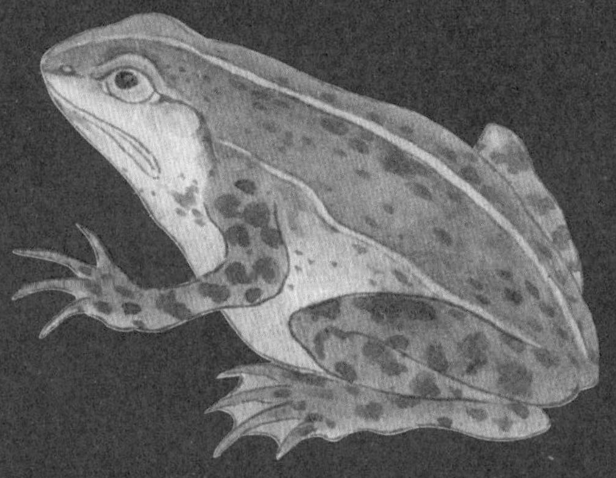

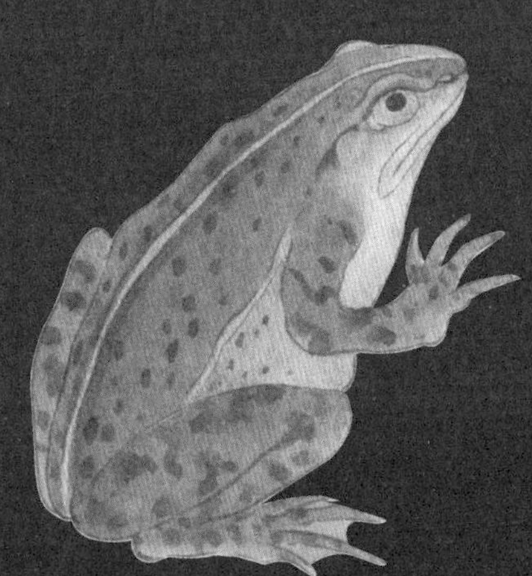

蟾蜍

蟾蜍属脊索动物门，两栖纲，无尾目；蟾蜍水陆两栖，皮肤粗糙，布满小孔具有渗透性；此外蟾蜍体表还覆有大大小小的疙瘩，称皮脂腺，腺体可分泌白色毒液。

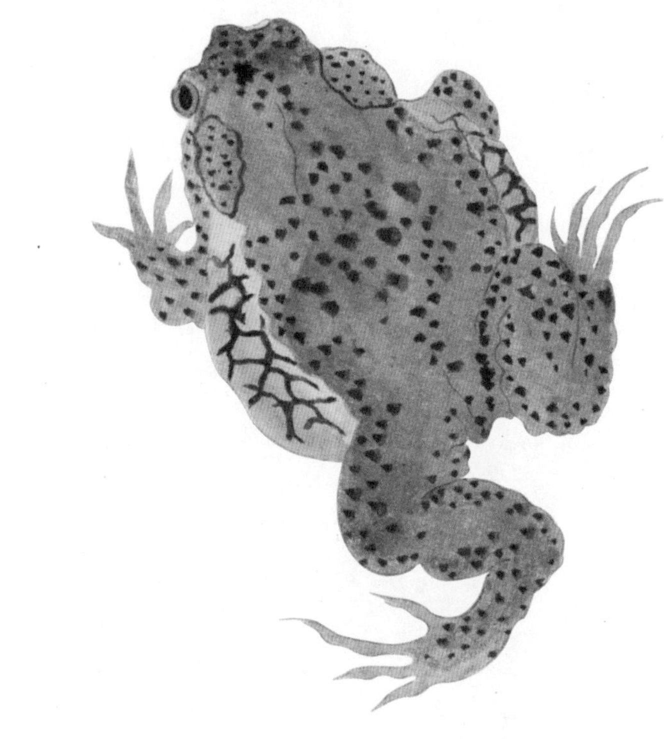

释名 何皮、促秋、秋施、苦龙、菊促、癞蛤蟆。

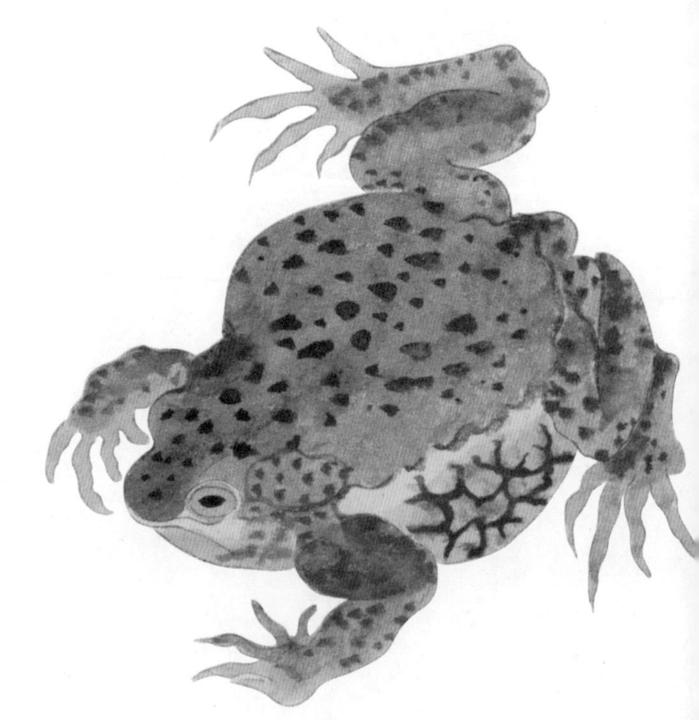

蜣螂

蜣螂属节肢动物门，昆虫纲，鞘翅目；蜣螂体黑，具有一定趋光性；头呈勺状，可将粪便铲成球形；外骨骼坚硬；复眼发达；咀嚼式口器；触角鳃叶状；有足3对，翅2对。

释名

推丸，推车客、黑牛儿、铁甲将军、夜游将军。

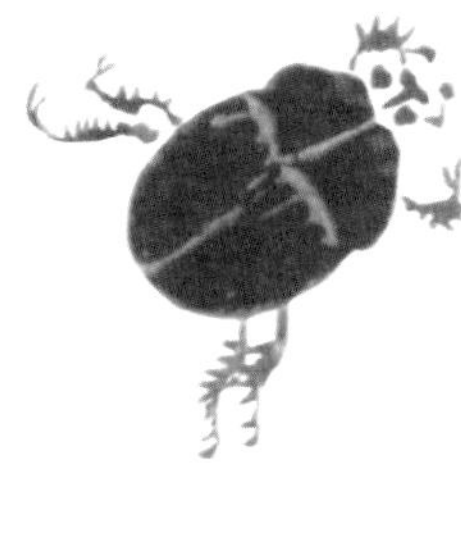

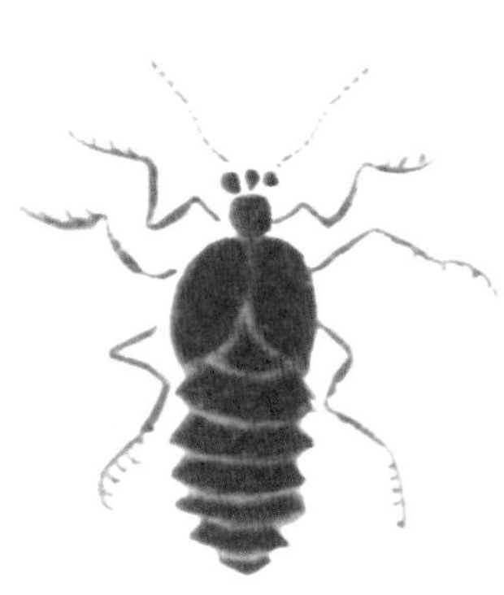

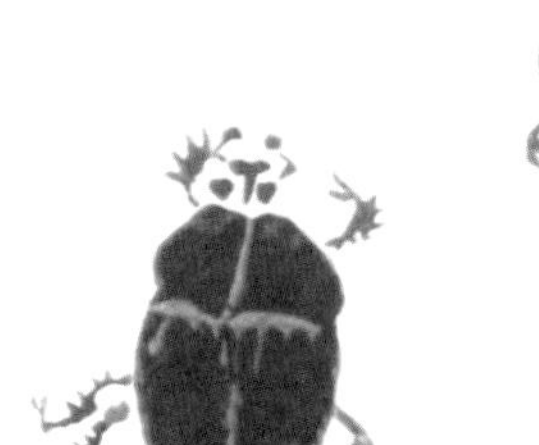

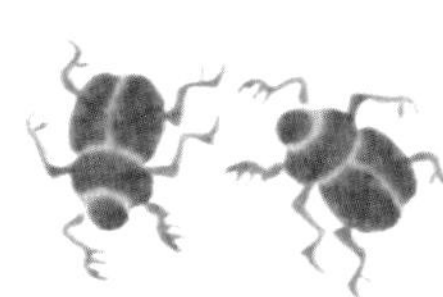

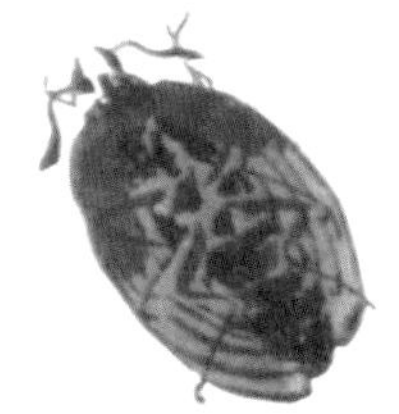

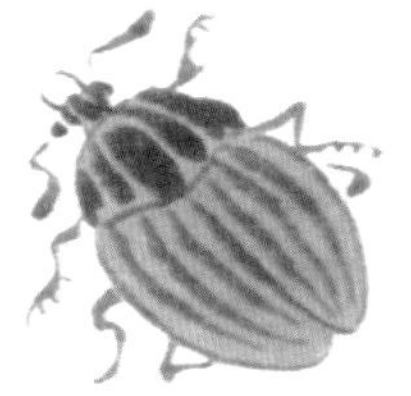

蝉蜕

蝉蜕指蝉的幼虫变为成虫时蜕下的壳。蝉属节肢动物门，昆虫纲，半翅目；蝉体表黄棕色，半透明，有光泽；头部有丝状断落触角1对；复眼突出；口吻发达；脊背生小翅2对；腹面钝圆，有足3对。

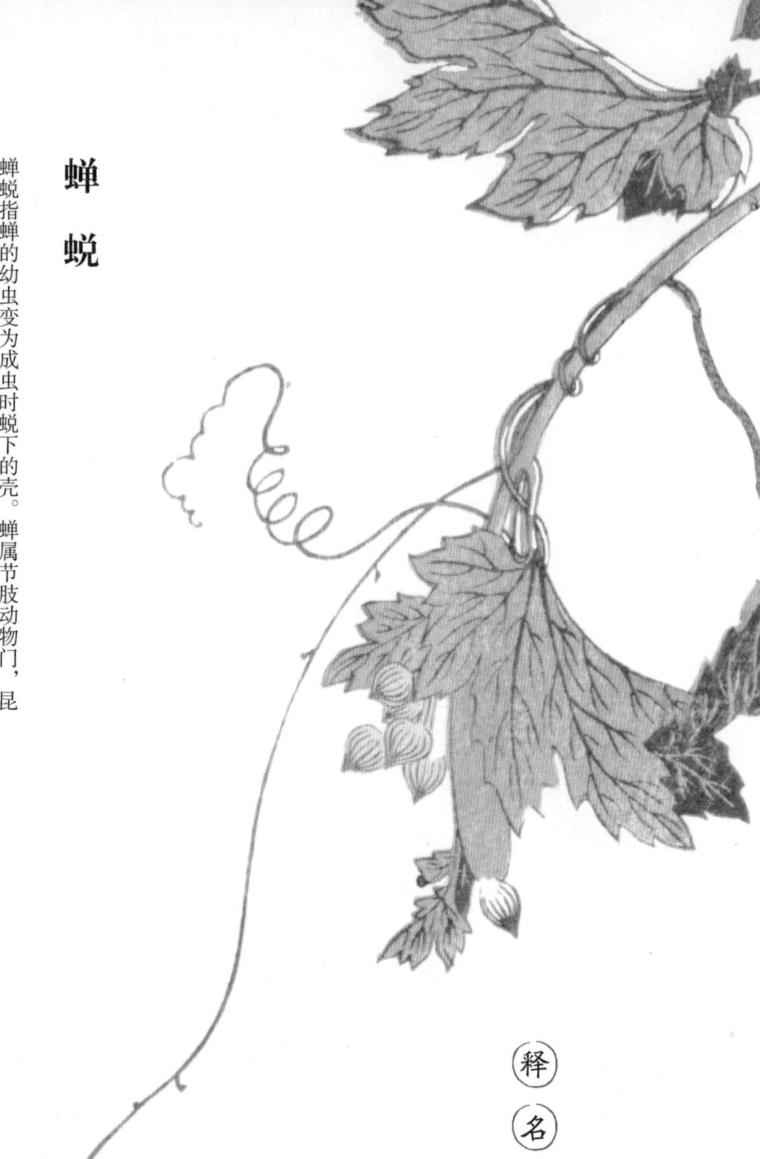

释名 蝉壳、枯蝉、金牛儿。

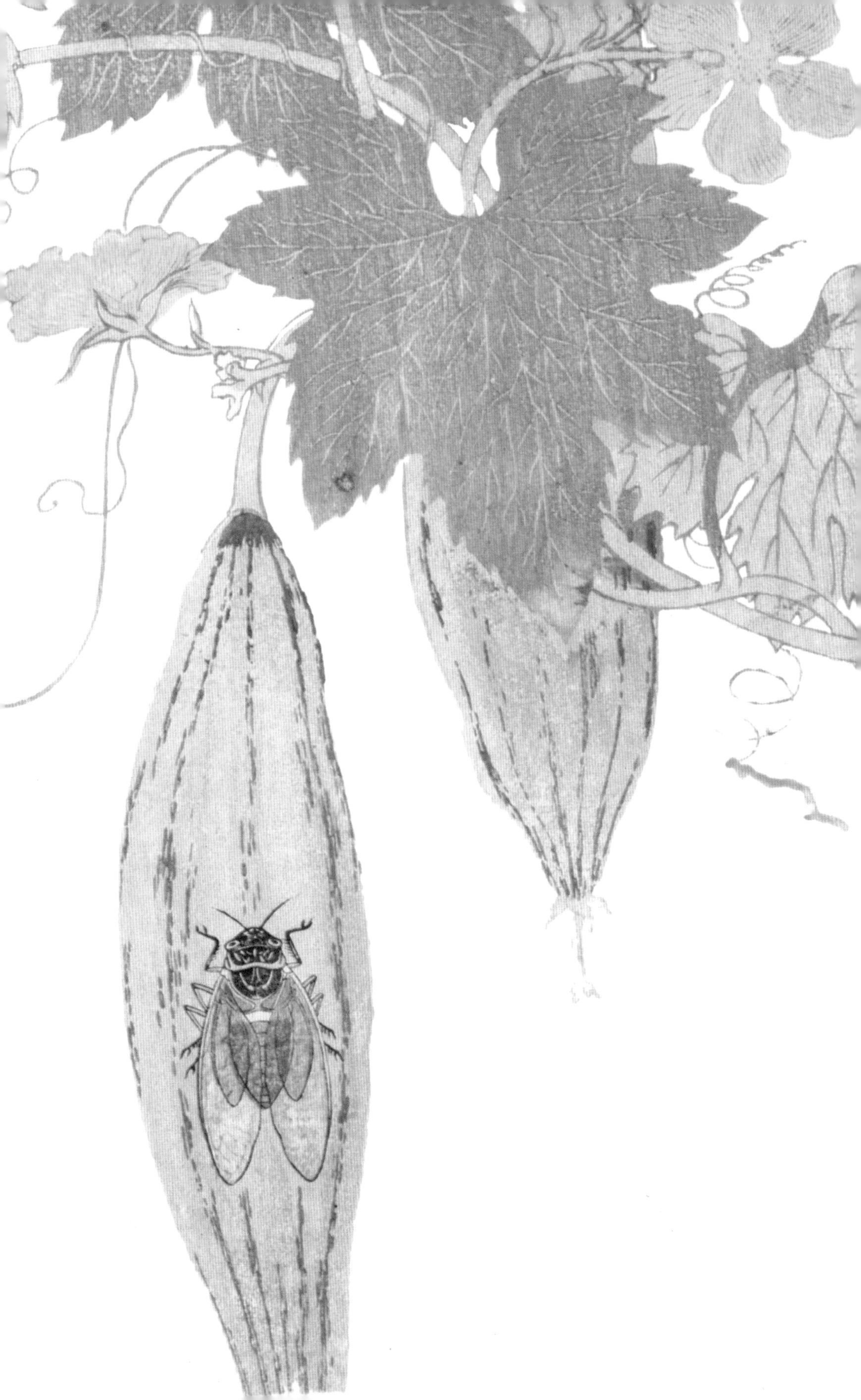

蚱蝉

蚱蝉属节肢动物门，昆虫纲，半翅目；蚱蝉雄虫腹部第1节有发音器，雌虫没有；全身黑色，密被金黄色细短毛；头部较小，有3个黄褐色单眼，排列成三角形；触角刚毛状；足黄褐色，有黑斑。

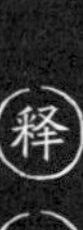
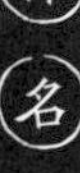

齐女。

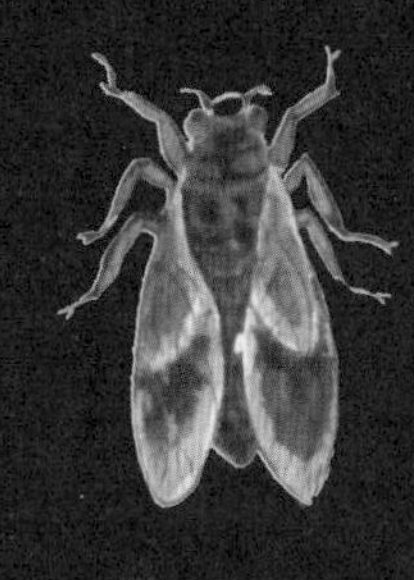

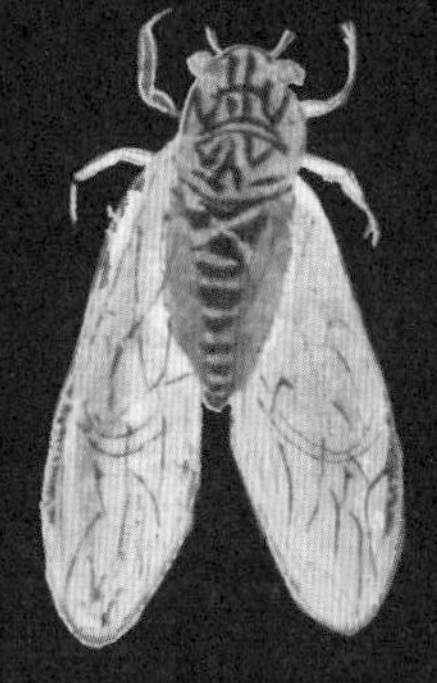

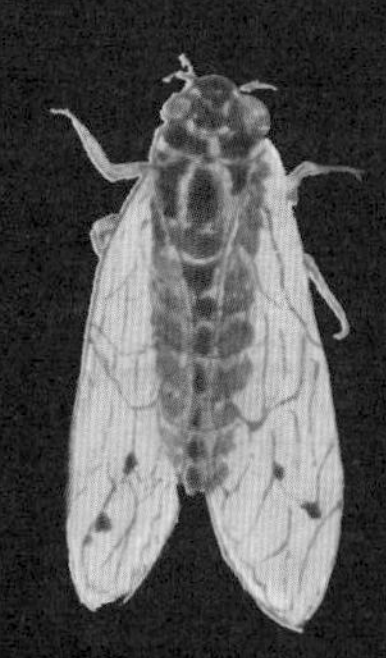

蝎

蝎属节肢动物门，蛛形纲，蝎目；体形细长；外壳坚硬；腹部梯形；有附肢6对，第一对螯肢钳状，覆有听毛，可夹取食物；蝎尾环节形，末端有一毒刺。

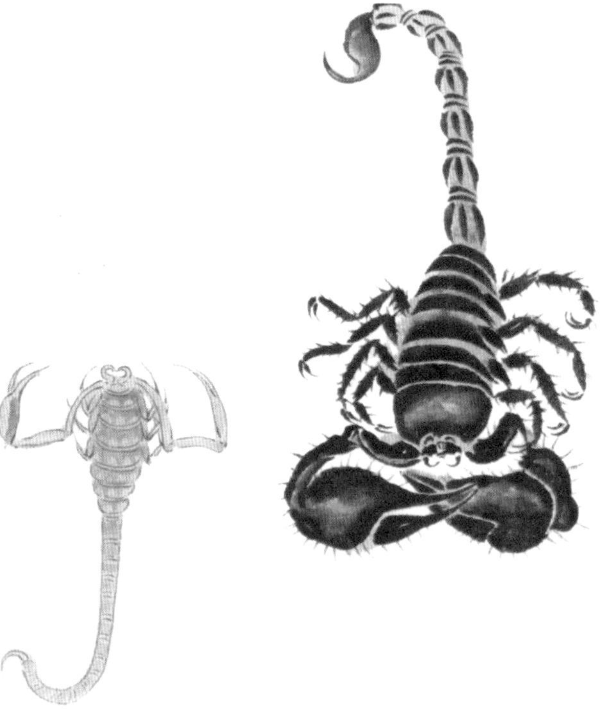

（释）（名）主簿虫、杜白、虿尾虫。

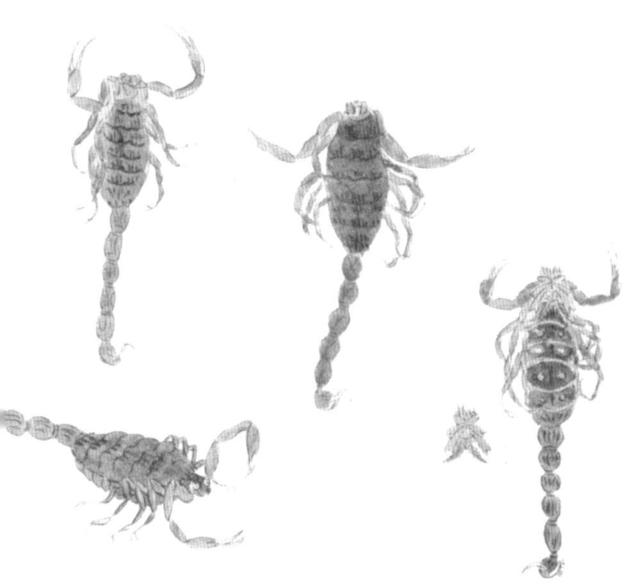

释名

园蛛、喜子、波丝、八脚蟪。

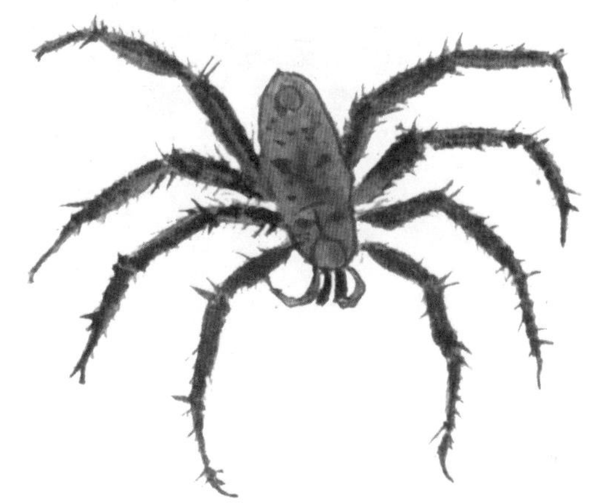

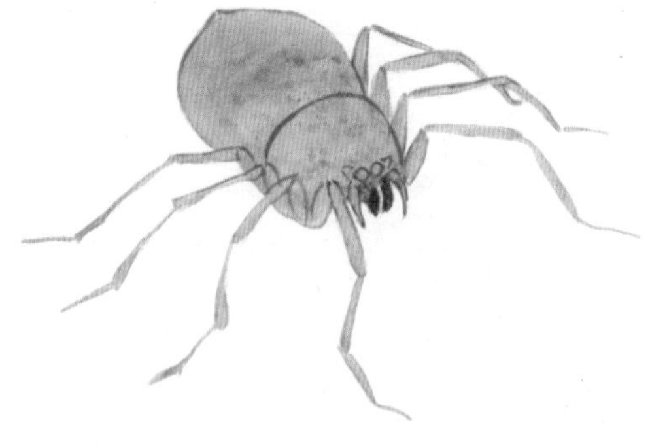

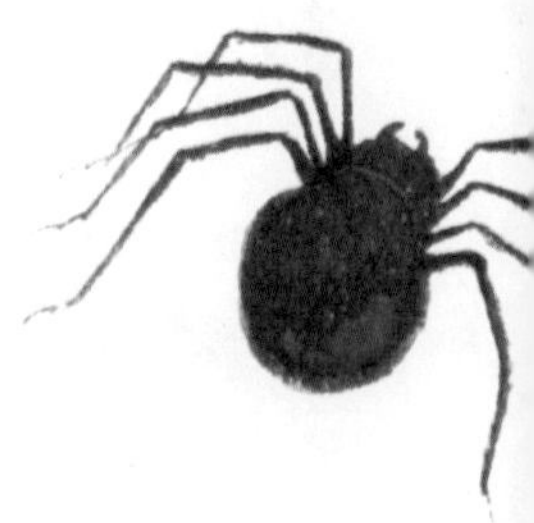

蜘蛛

蜘蛛属节肢动物门，蛛形纲，蜘蛛目；体表被几丁质外骨骼；无尾节，只有头胸部；无复眼；有附肢6对，第一对为螯肢，上有螯牙，螯牙尖端有毒腺开口。

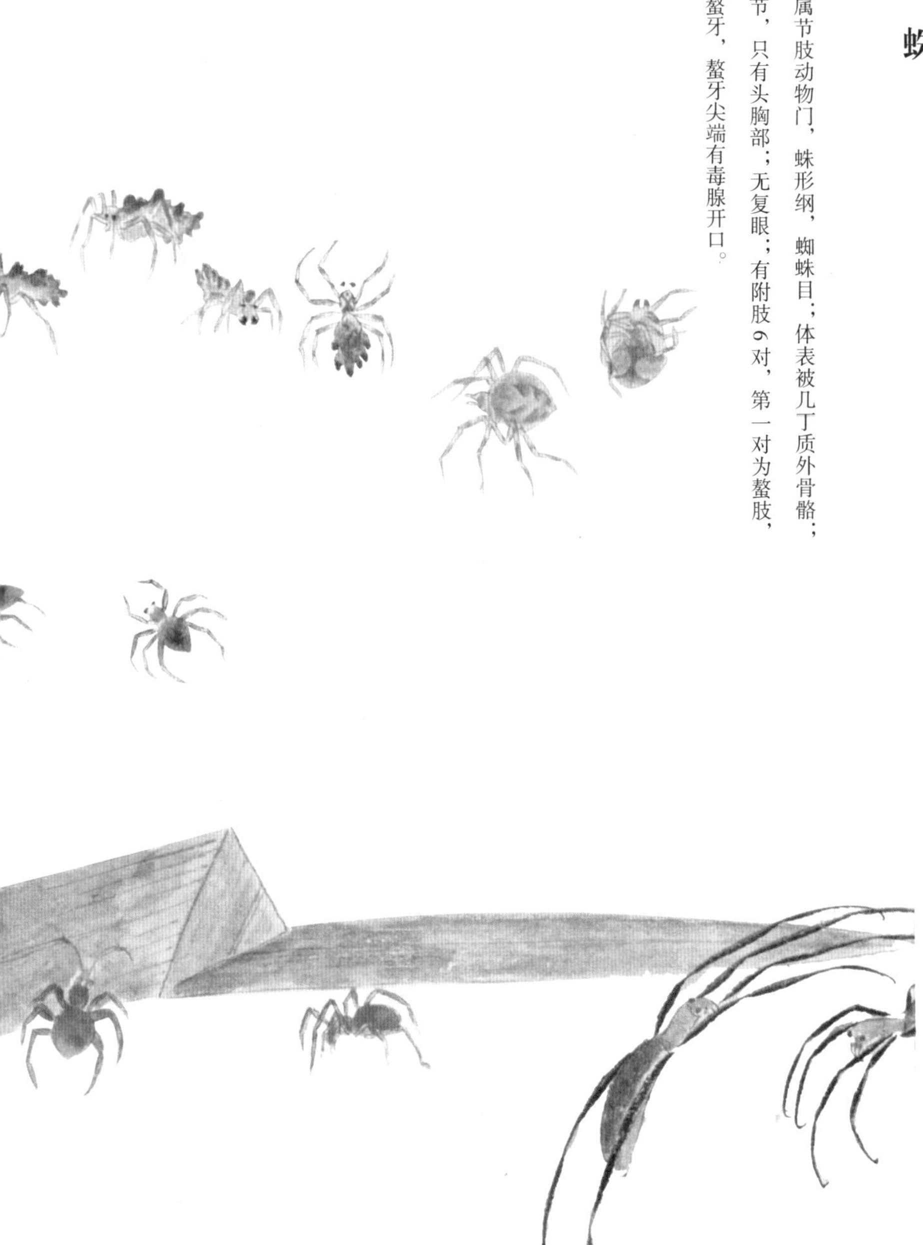

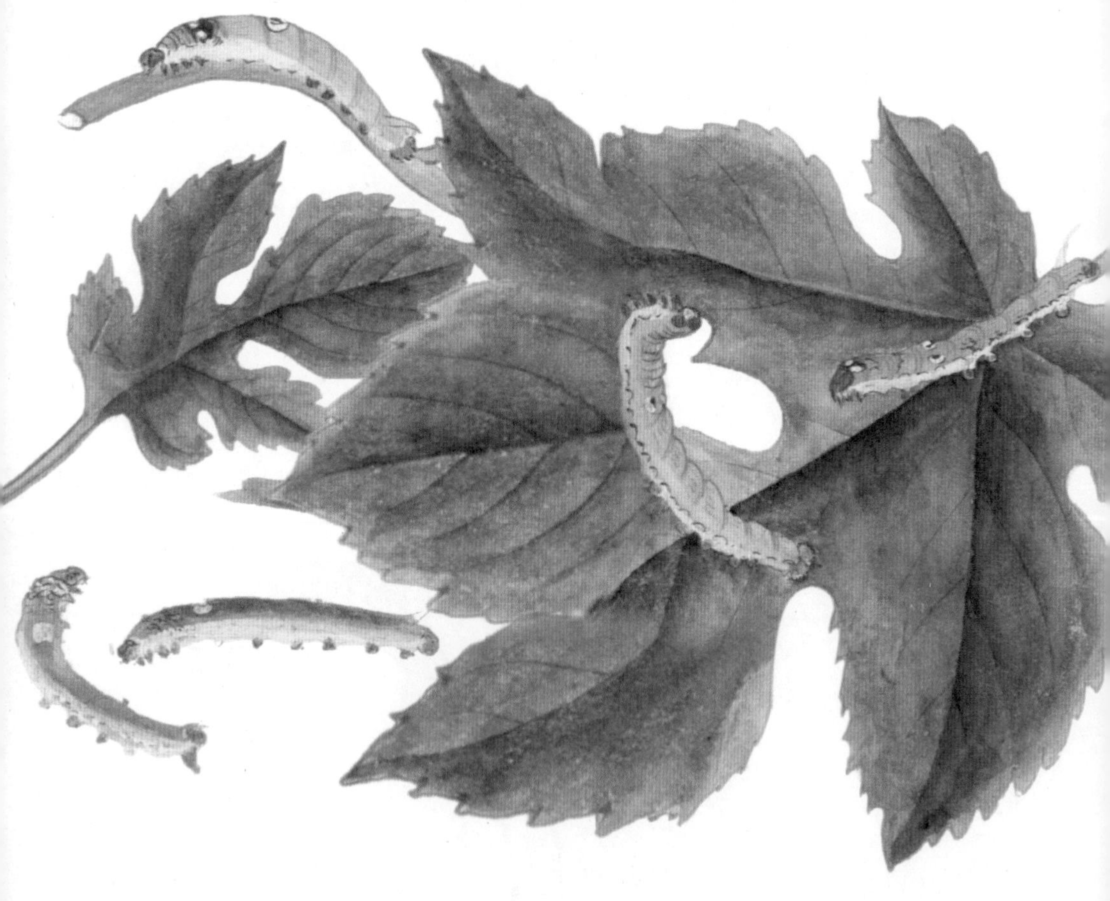

蚕

蚕属节肢动物门，昆虫纲，鳞翅目；蚕是变态类昆虫，蚕卵体色由淡黄色变赤豆色再变紫色或灰绿色；蚁蚕黑色；进食桑叶后，体色慢慢变为白色，结茧成蛹；蛹破后，形似蝴蝶，身披白色鳞毛。

释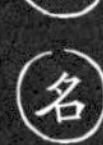

自死干名白僵蚕。

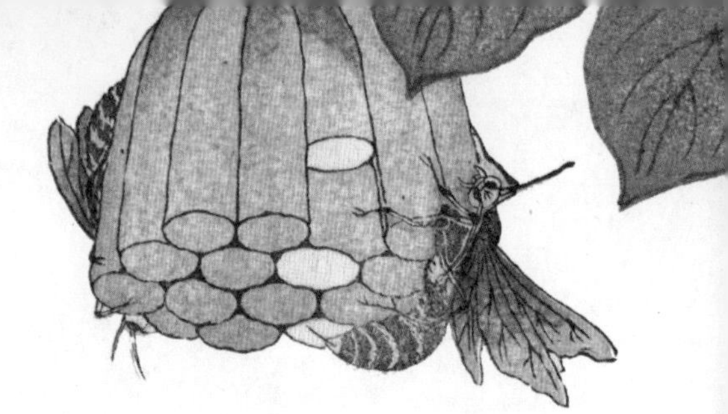

释名 蜡蜂。

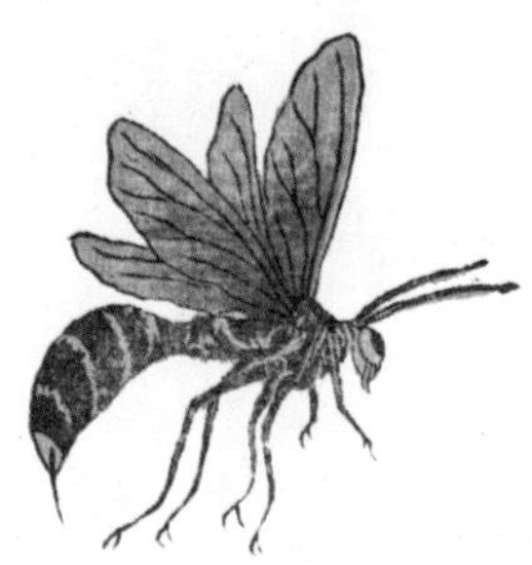

蜜蜂

蜜蜂属节肢动物门，昆虫纲，膜翅目；蜜蜂身体分头、胸、腹三部分，有1对触角，2对翅膀，3对足；有单眼和复眼；体表密生绒毛。

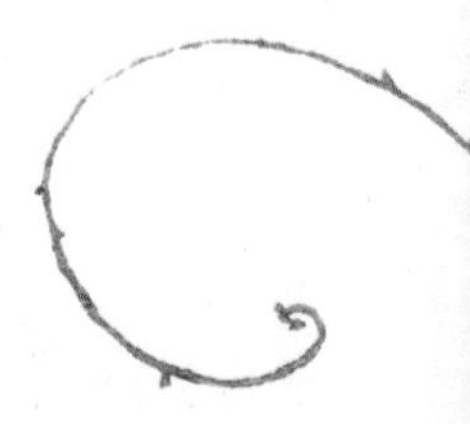

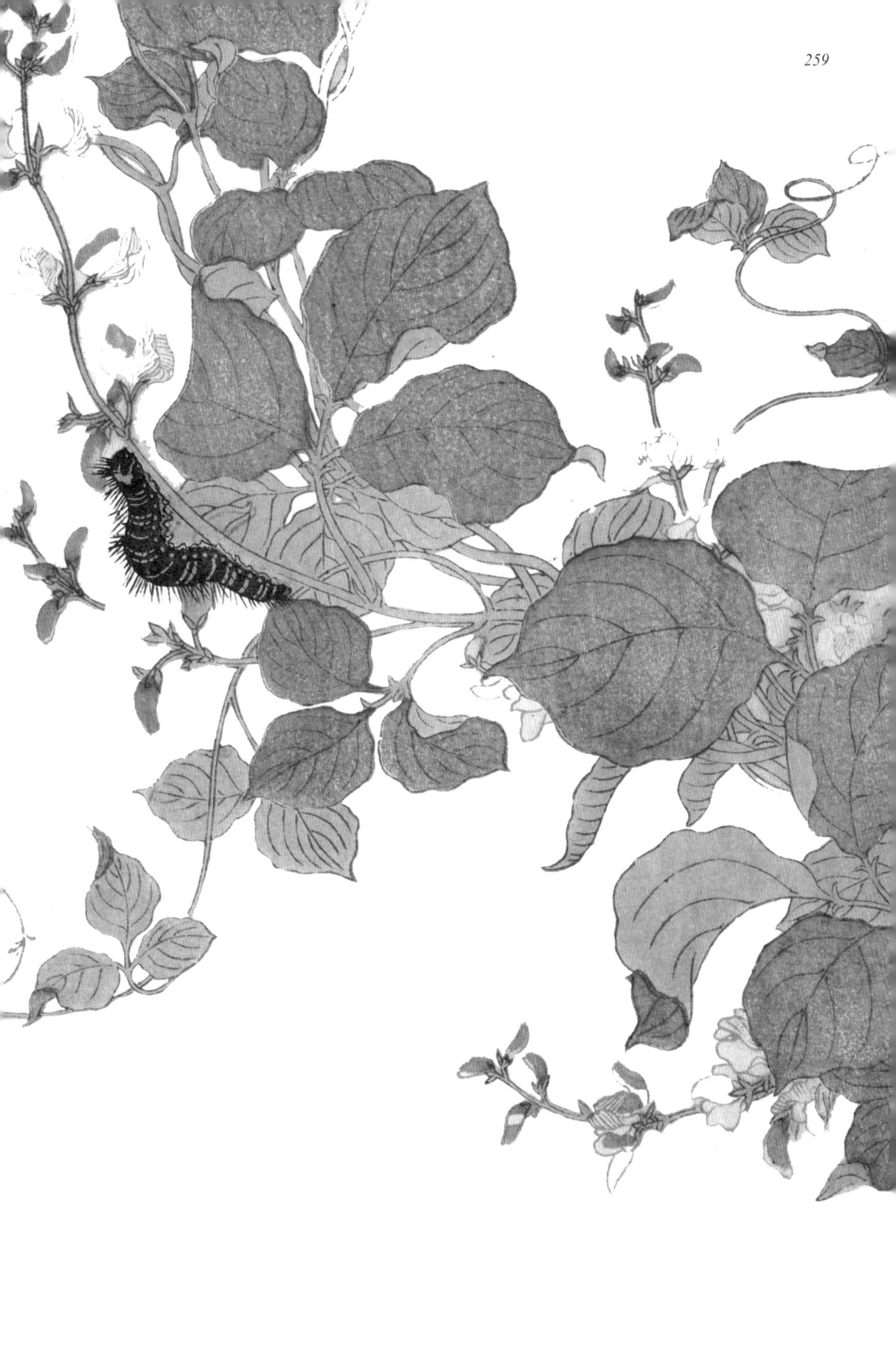

蛴螬

蛴螬是金龟子或金龟甲的幼虫，成虫通称为金龟子或金龟甲。金龟子属节肢动物门、昆虫纲。蛴螬是主要地下害虫之一，喜食刚播种的种子、根、块茎以及幼苗。

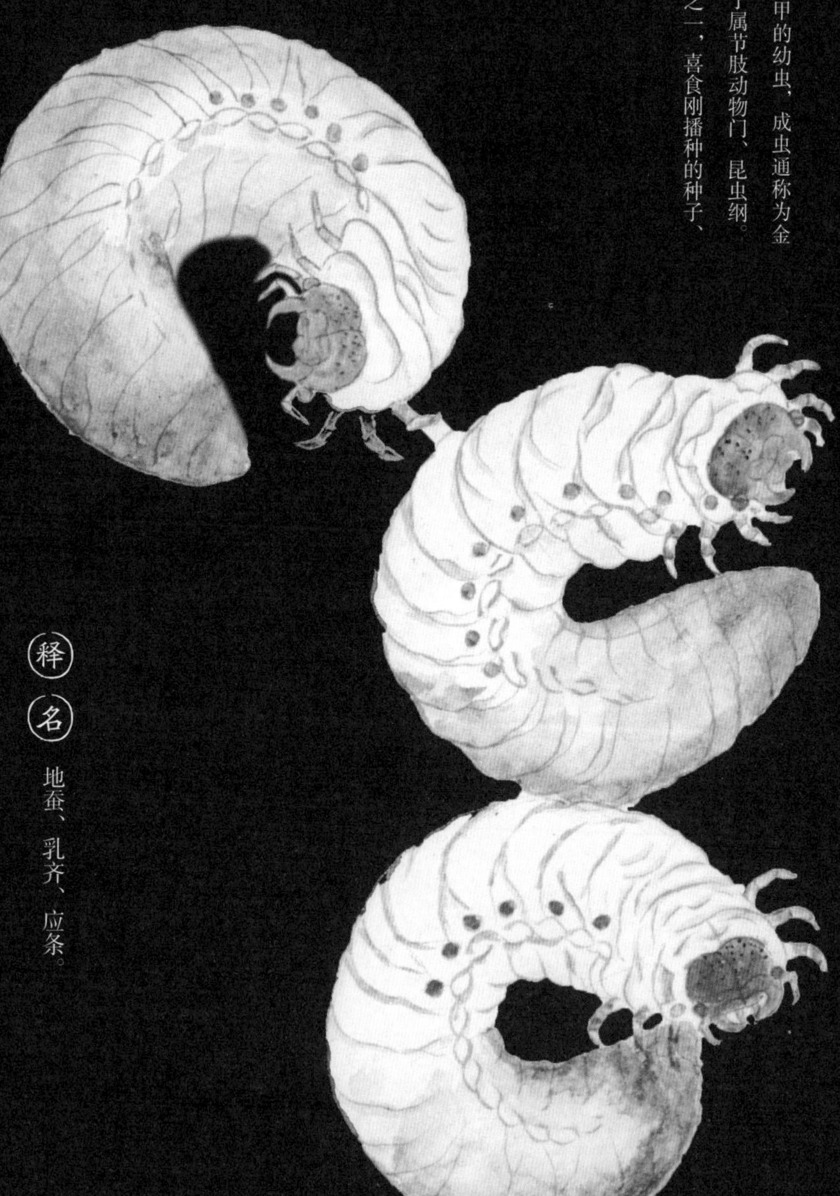

释名 地蚕、乳齐、应条。

萤火

萤火指萤火虫的全虫。萤火虫属节肢动物门，昆虫纲，鞘翅目；萤火虫可分为水生类和陆生类两种，属完全变态类昆虫，一生经过卵、幼虫、蛹、成虫四个阶段；成虫身形长而扁平，头狭小，尾部会发光。

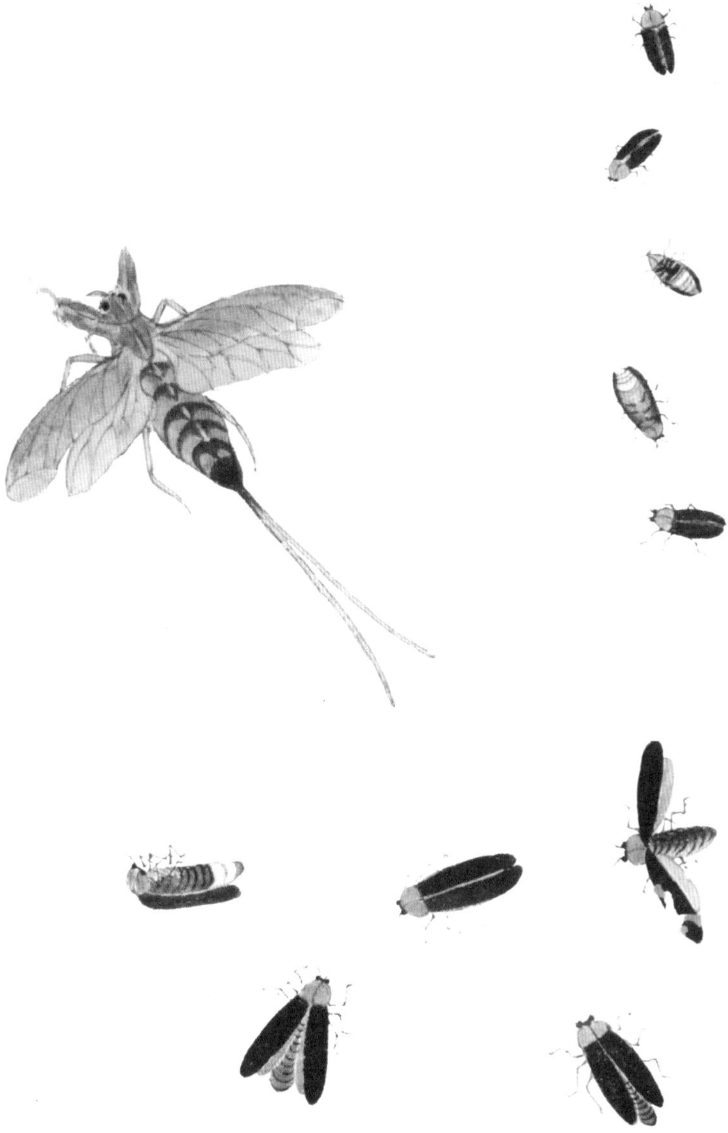

释名 夜光、景天、救火、据火、挟火。

虫白蜡

虫白蜡指白蜡虫的雄虫所分泌的白色蜡质。白蜡虫属节肢动物门，昆虫纲，同翅目；白蜡虫雌雄异体，雌虫无翅，触角细小，口器针状；雄虫有粗大的足，腹部有硬棘和泌蜡孔；其中二龄雌幼虫能分泌微量蜡粉，二龄雄幼虫能分泌更多腊粉。

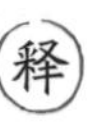
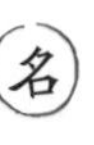

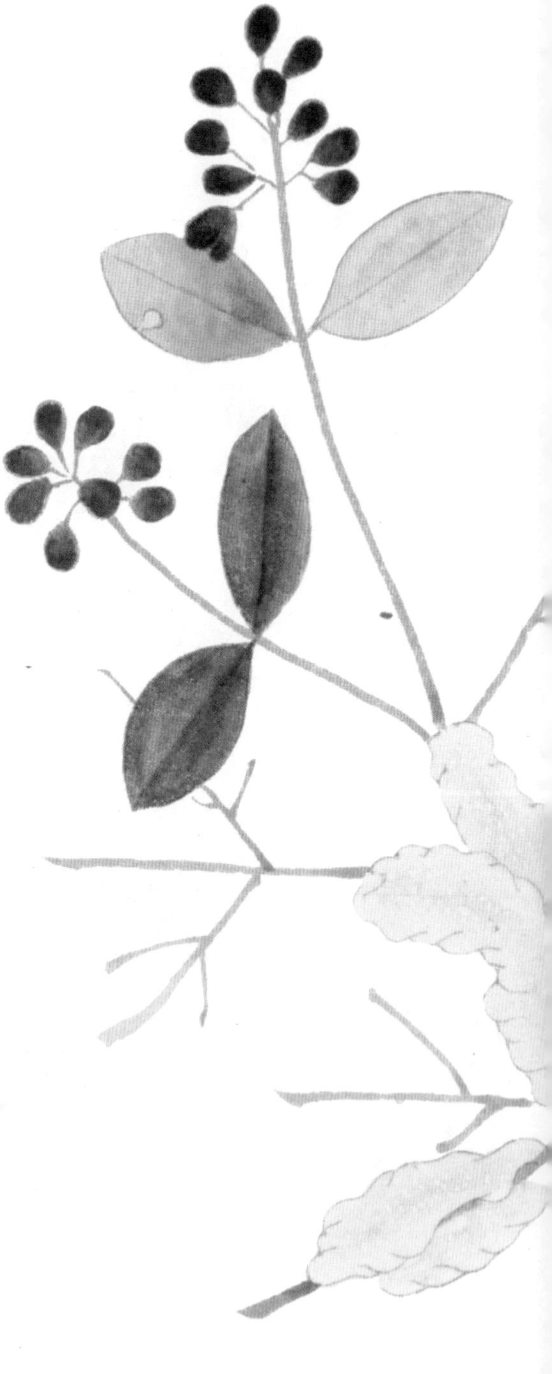

白蜡虫又名蜡虫。

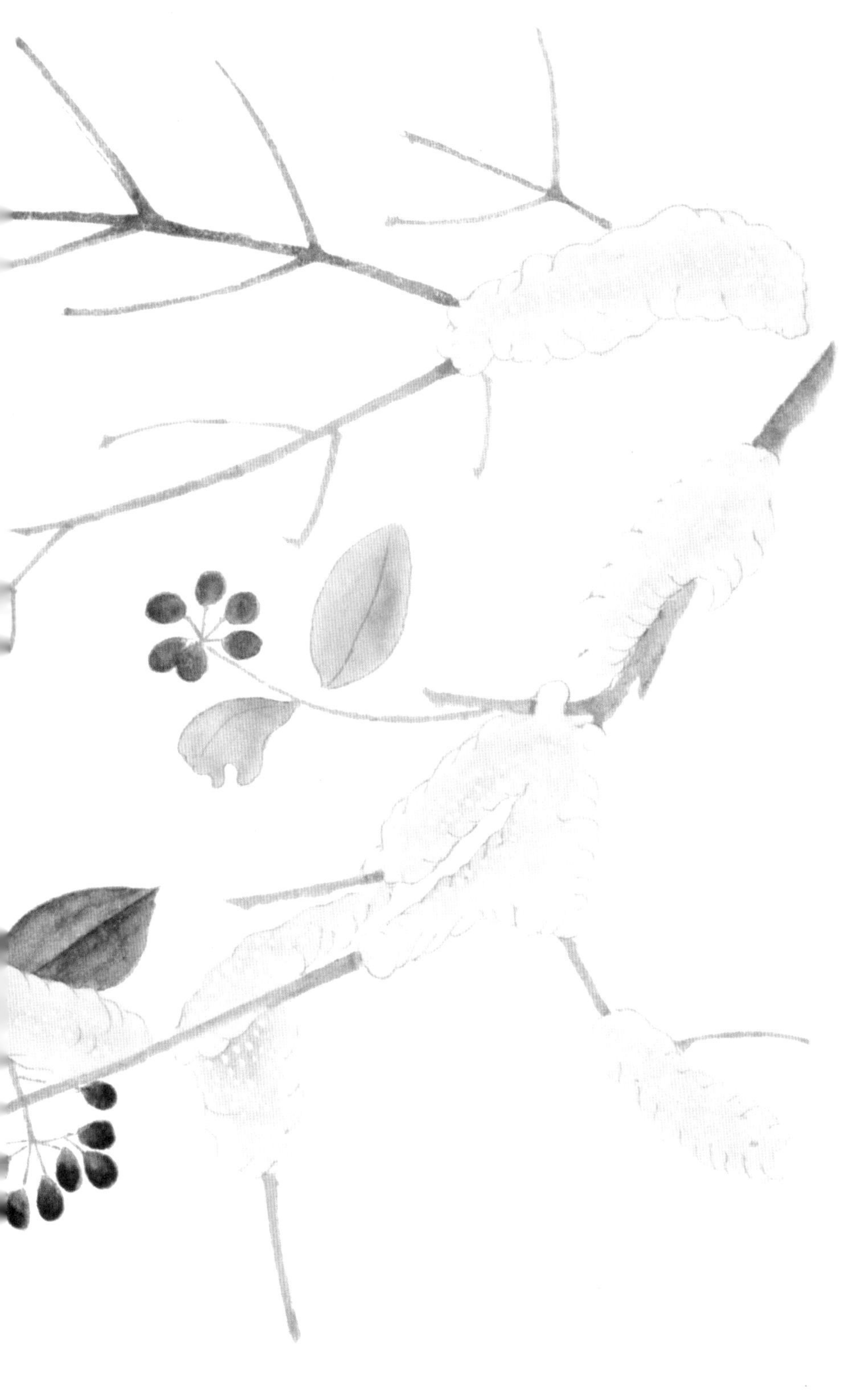

天牛

天牛属节肢动物门，昆虫纲，鞘翅目；天牛身体呈长圆筒形，背部略扁，触角特长；三对足，两对翅，爪通常呈单齿式或呈附齿式。

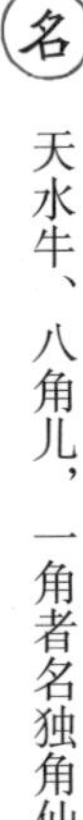

天水牛、八角儿，一角者名独角仙。

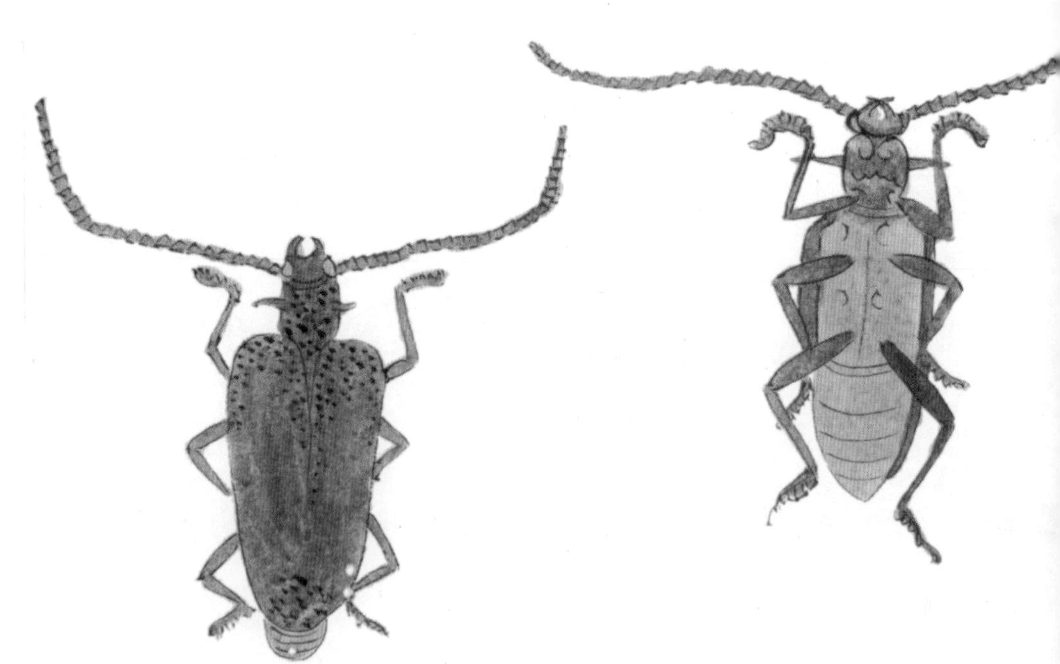

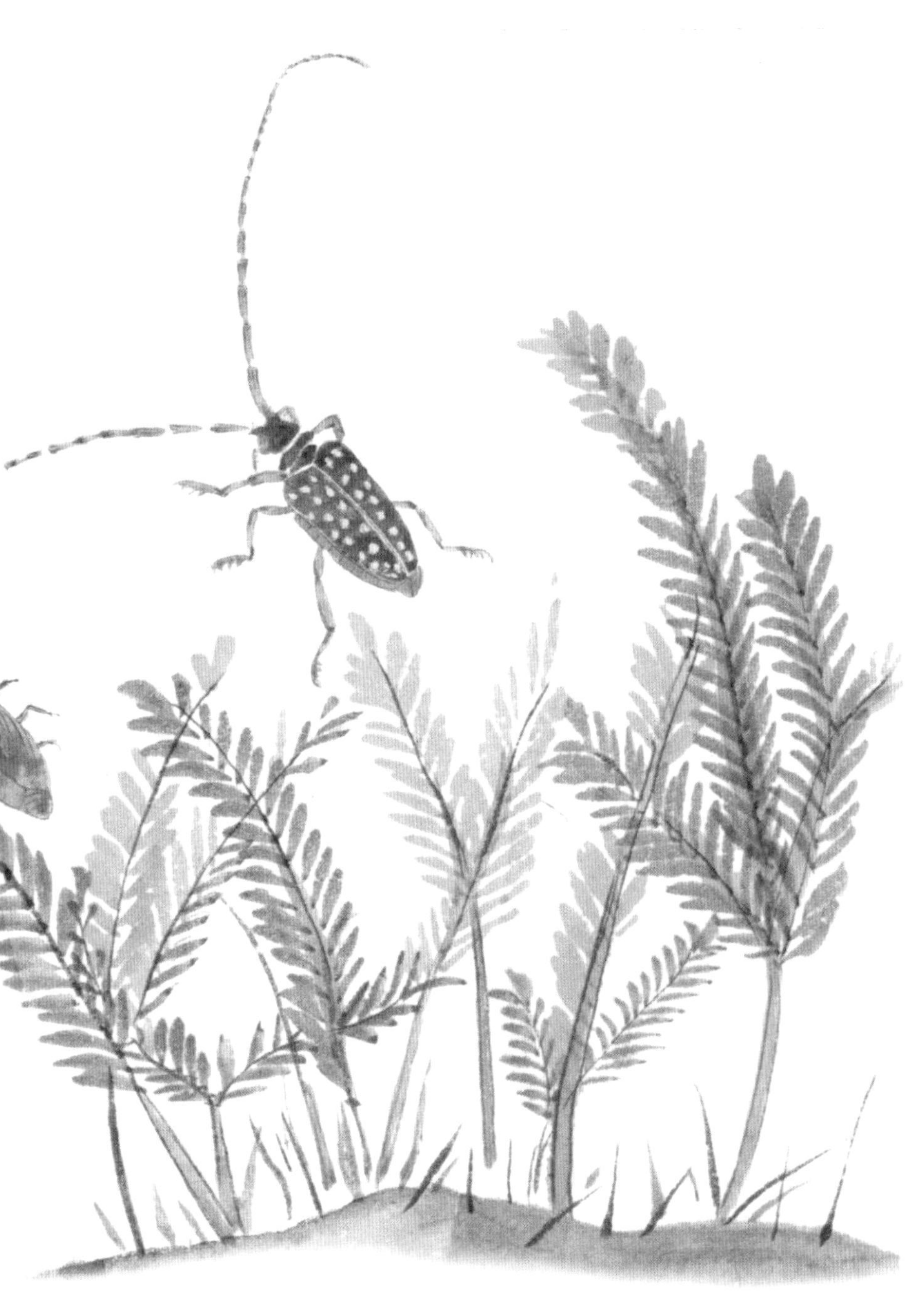

斑蝥

斑蝥属节肢动物门，昆虫纲，鞘翅目；斑蝥身体呈长圆形，背部有3条黄色或棕黄色的纹；胸腹部乌黑色，关节处能分泌一种黄色液体，具有特殊臭气，称之为斑蝥素。

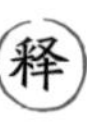

释名

斑猫、蝥虫、龙蚝、斑蚝。

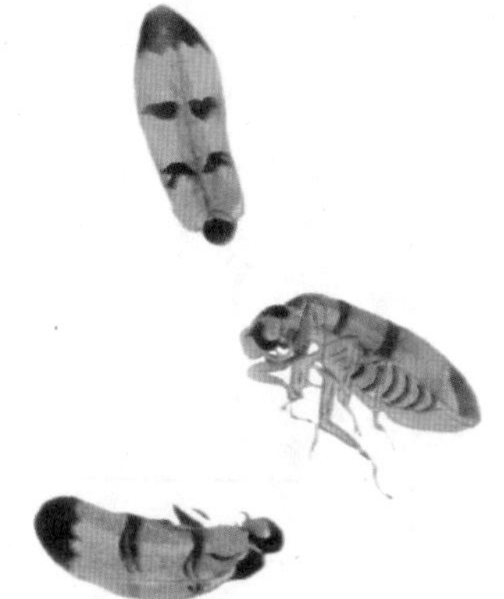

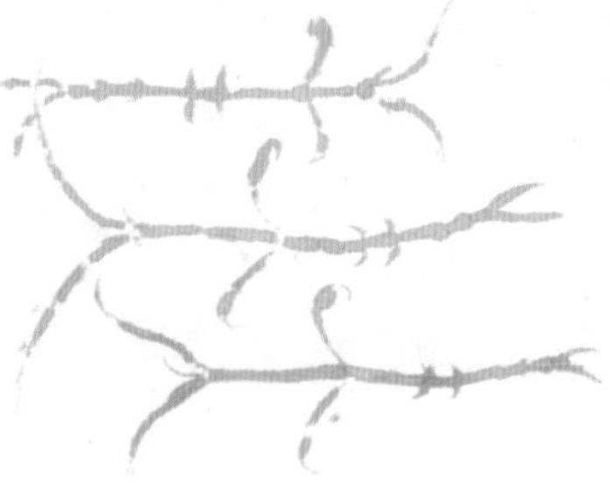

蛆

蛆是蝇类幼虫。蝇属无脊椎动物昆虫纲，双翅目动物。蛆因头部及口器极度退化，故称无头幼虫。体呈白色，长约0.2米，通过蠕动行走。

释名

肉虫、肉芽。

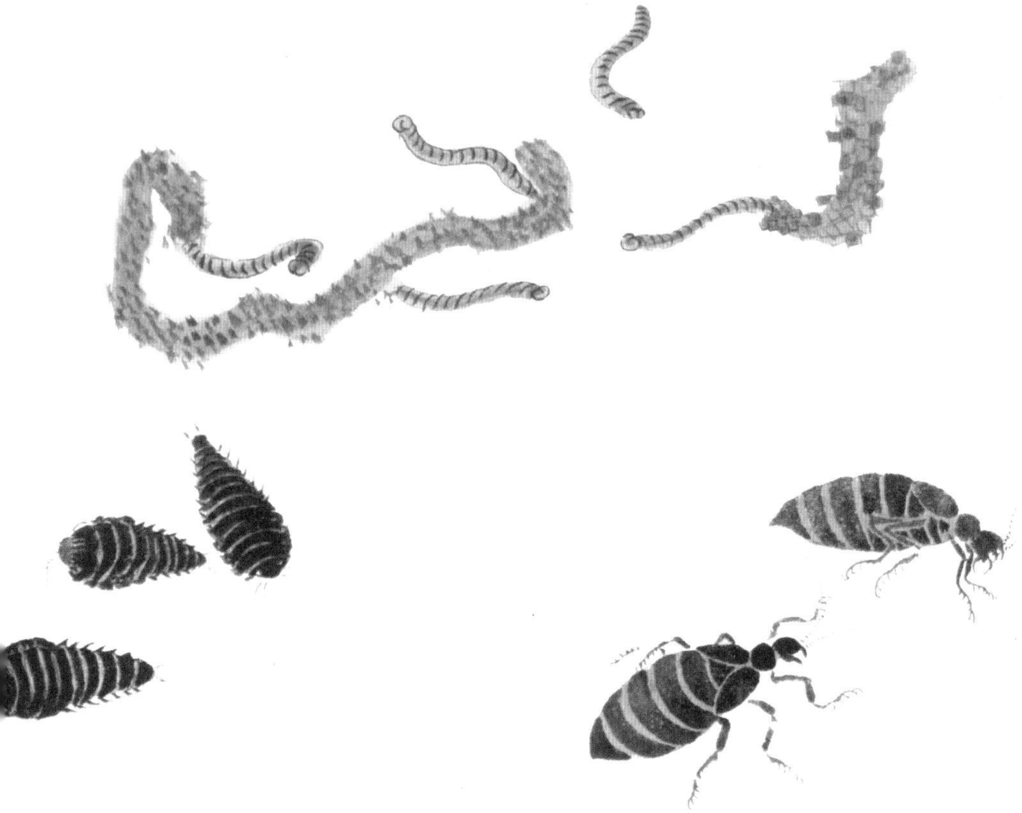

蛞蝓

软体动物门，腹足纲，异鳃总目；蛞蝓是一种食性复杂、食量较大的有害动物；身体呈长梭形，柔软光滑，很像没有壳的蜗牛；颜色呈暗黑色、暗灰色、黄白色或灰红色。

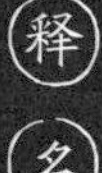
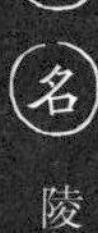

陵蠡、土蜗、托胎虫、鼻涕虫、蜒蚰螺。

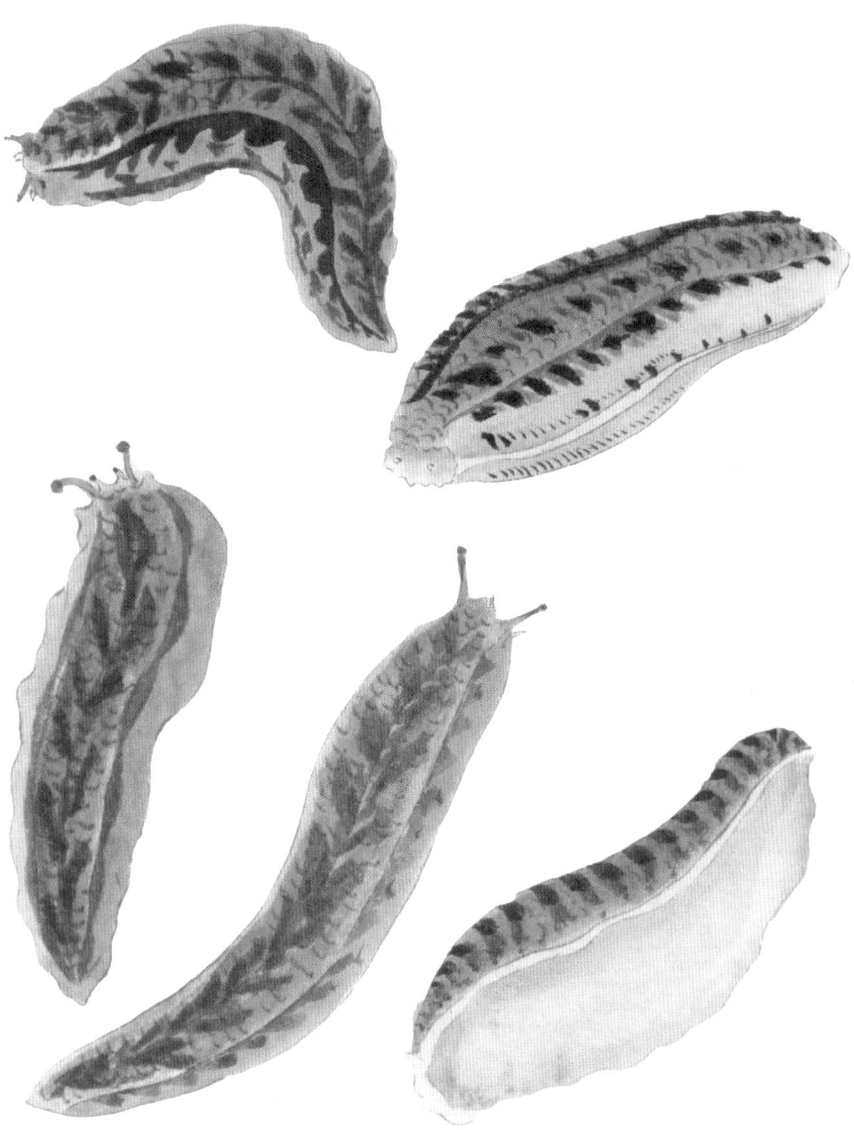

水蛭

水蛭属环节动物门，蛭纲，颚蛭目；水蛭体呈长扁圆柱形，共由5环组成，环纹显著；其背部，绿中带黑，有5条黄色纵线；腹部平坦，呈灰绿色。

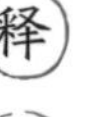
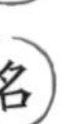

大者名马蜞、马蛭、马蟥、马鳖。

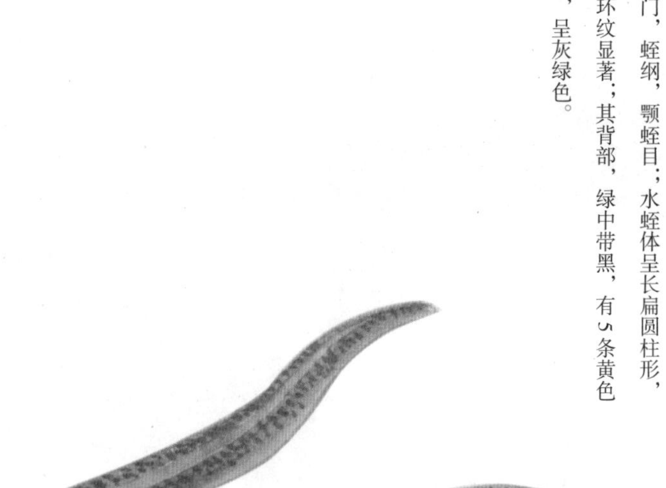

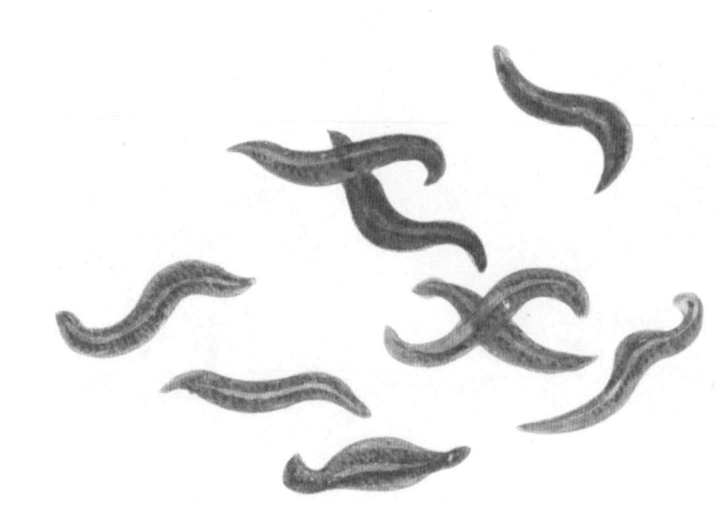

芫青

芫青属节肢动物门，昆虫纲，鞘翅目。芫青体略呈长圆形，通体绿色，具亮丽光泽；头部呈三角形，额前有橘红色斑纹；有复眼1对，鞘翅1对，膜翅1对，足3对。

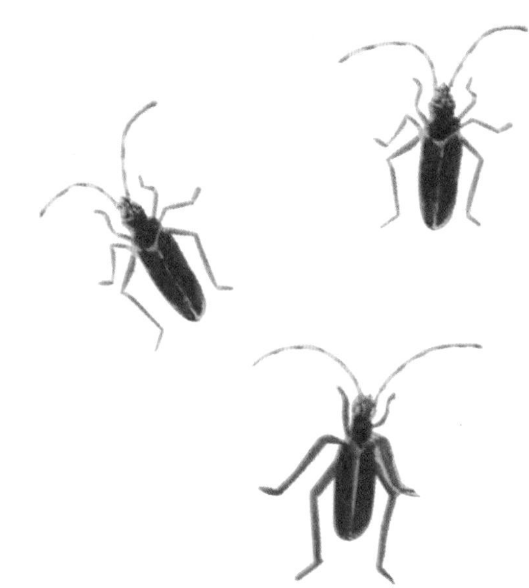

青娘子。

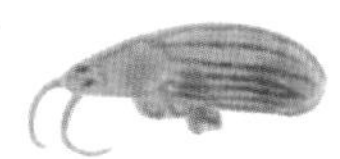

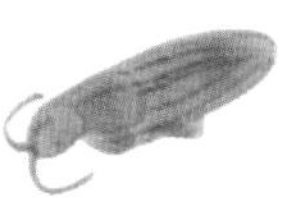

螳螂

螳螂属节肢动物门，昆虫纲，螳螂目；螳螂属无脊椎凶猛肉食动物，头部呈三角形，复眼大而明亮；颈可自如转动；前足胫节镰刀状，和腿节一样均带刺，可抓捕食物；臀域发达，腹部肥大。

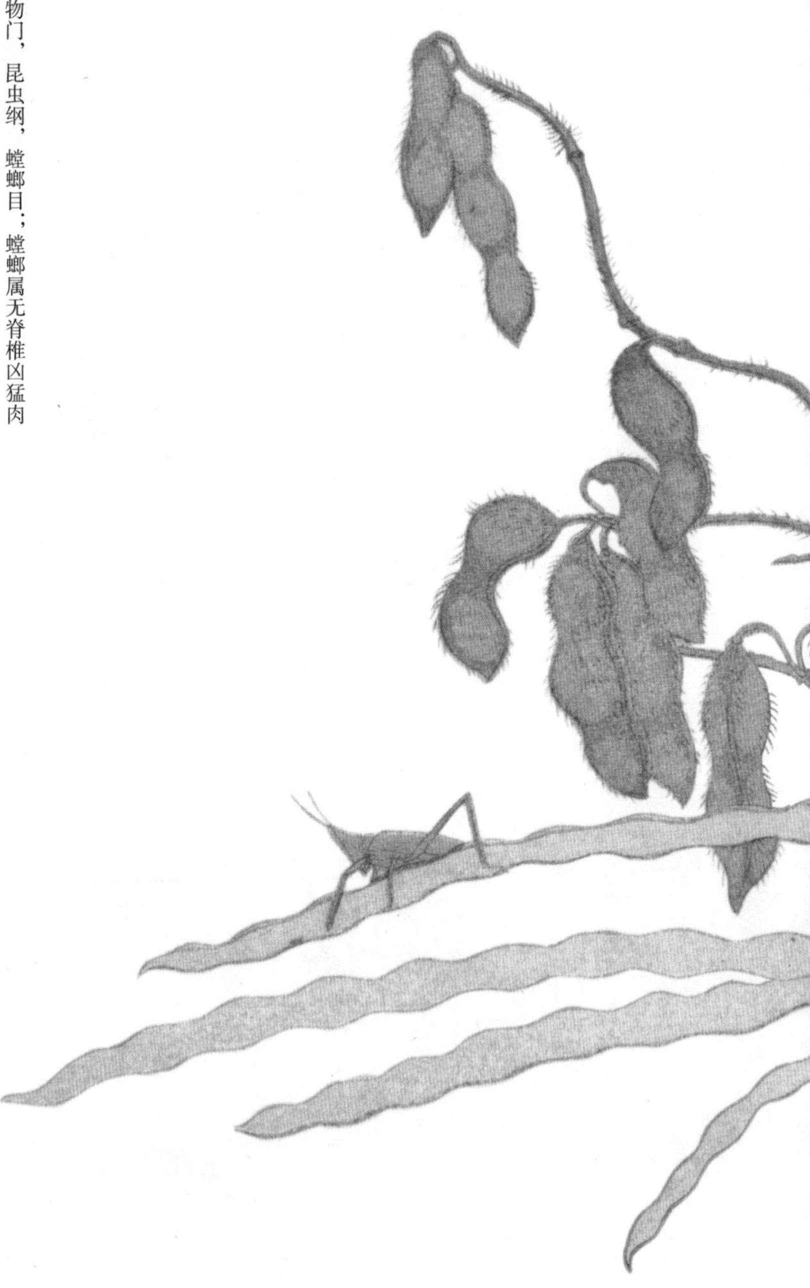

释名

刀螂，拒斧。其子房名螵蛸、蝉蛸、致神、野狐鼻涕。

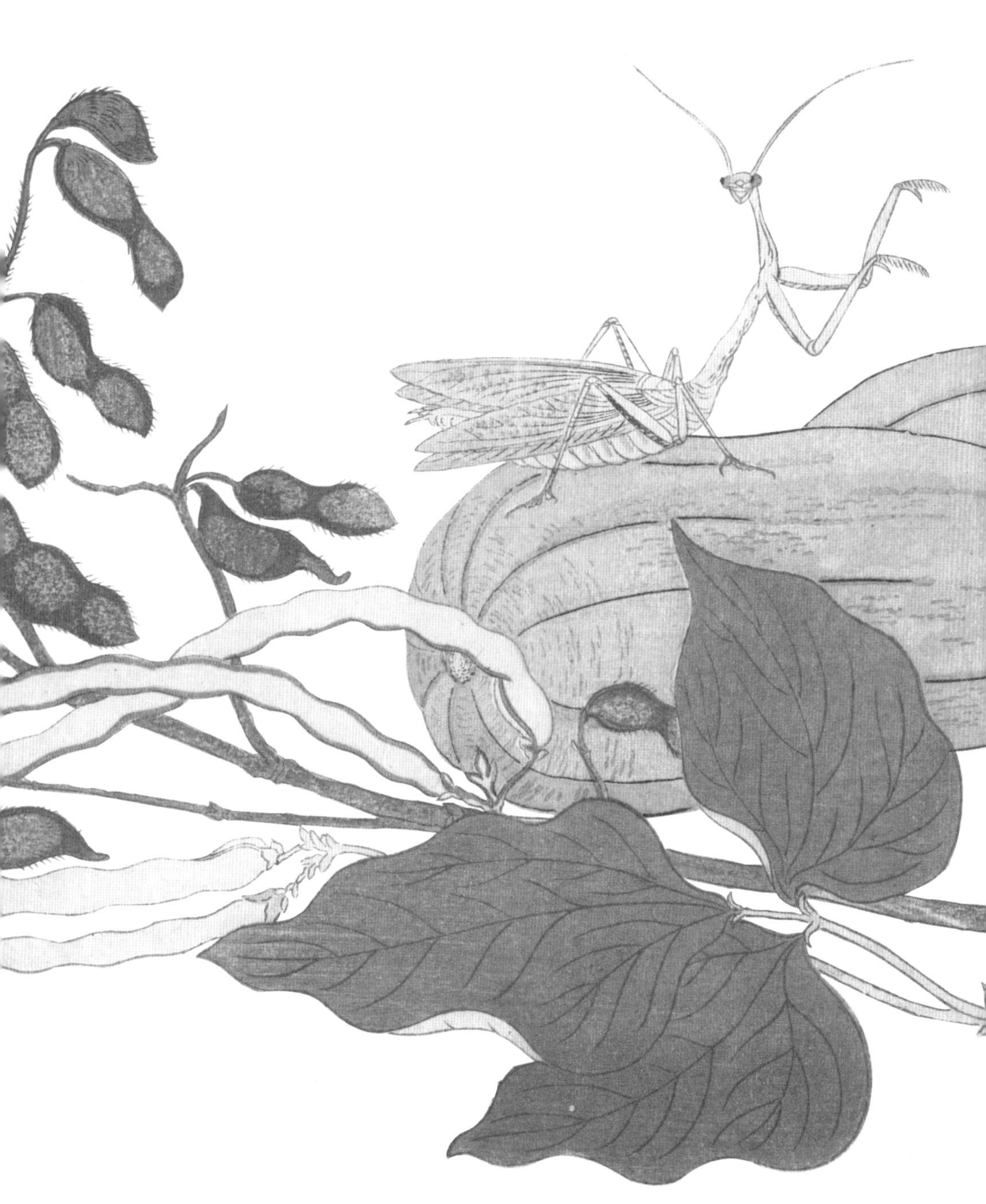

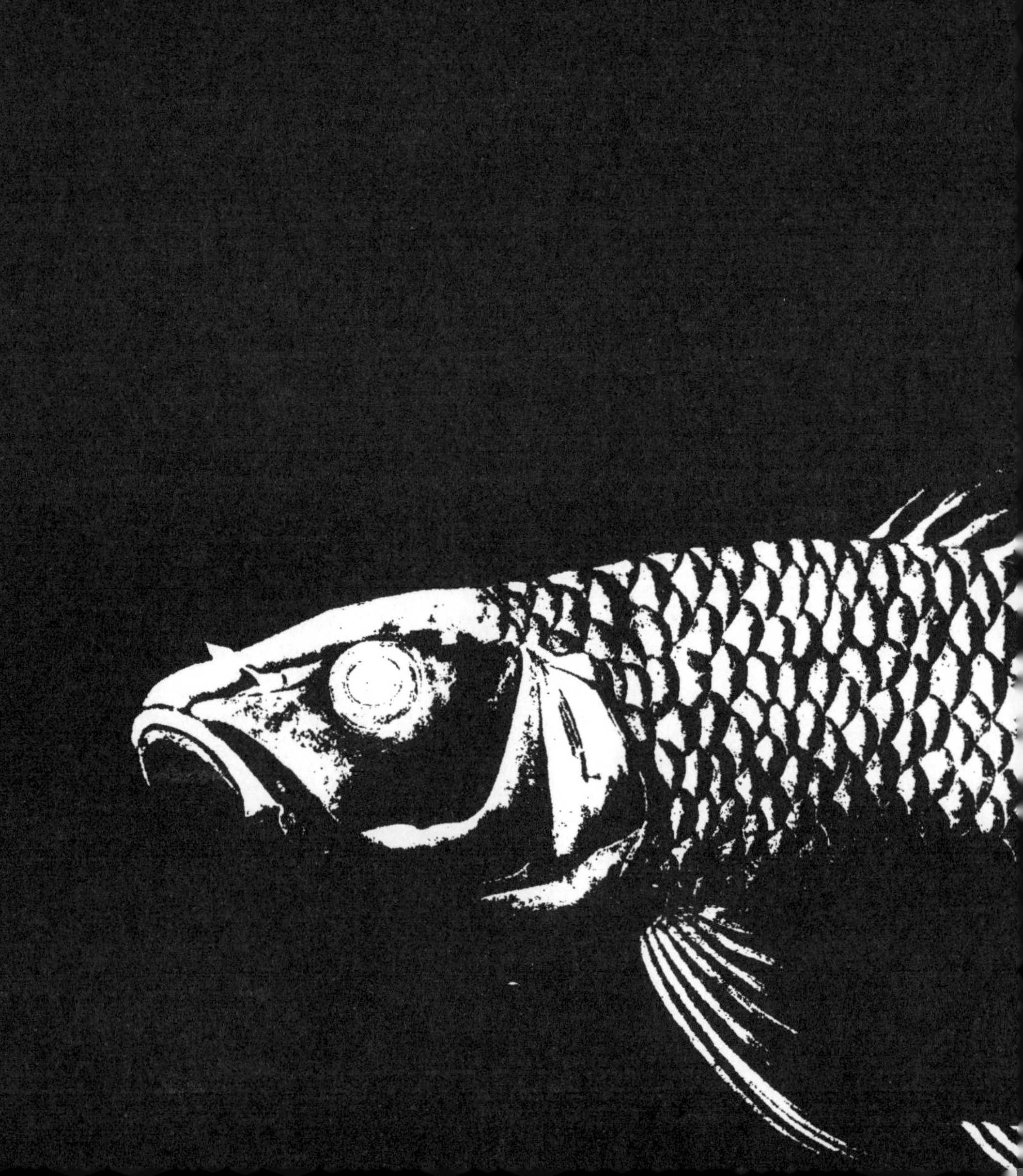

第七卷 鳞部

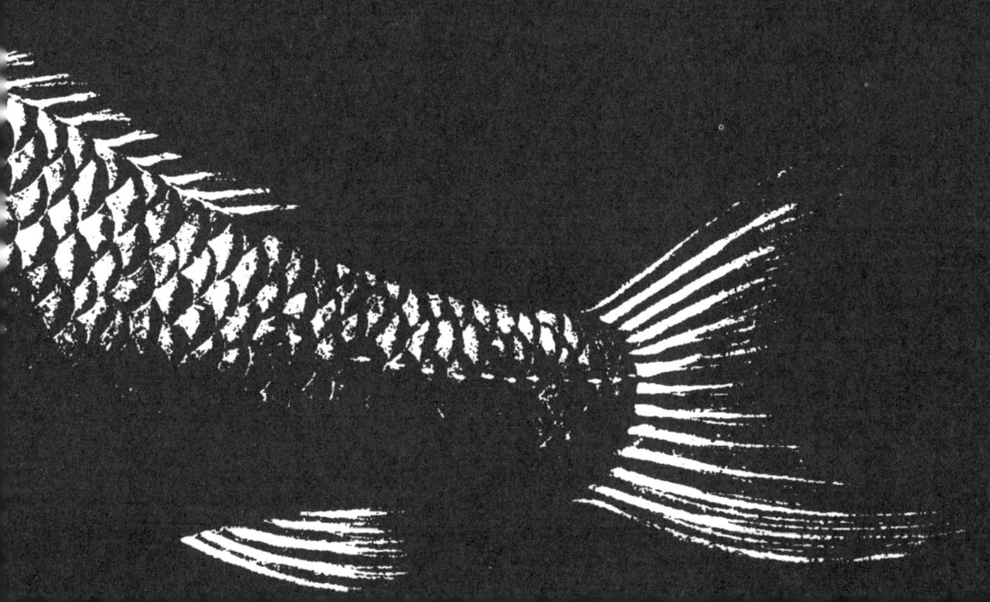

青鱼

青鱼属脊索动物门，硬骨鱼纲，鲤形目；青鱼体长可达1.5米左右，体形粗壮；腹部圆润，头尾略扁，吻短稍尖；身体呈青灰色，腹部灰白色，鳍黑色。

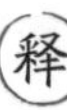

释名

鲭、黑鲩、乌鲩、乌鲭。

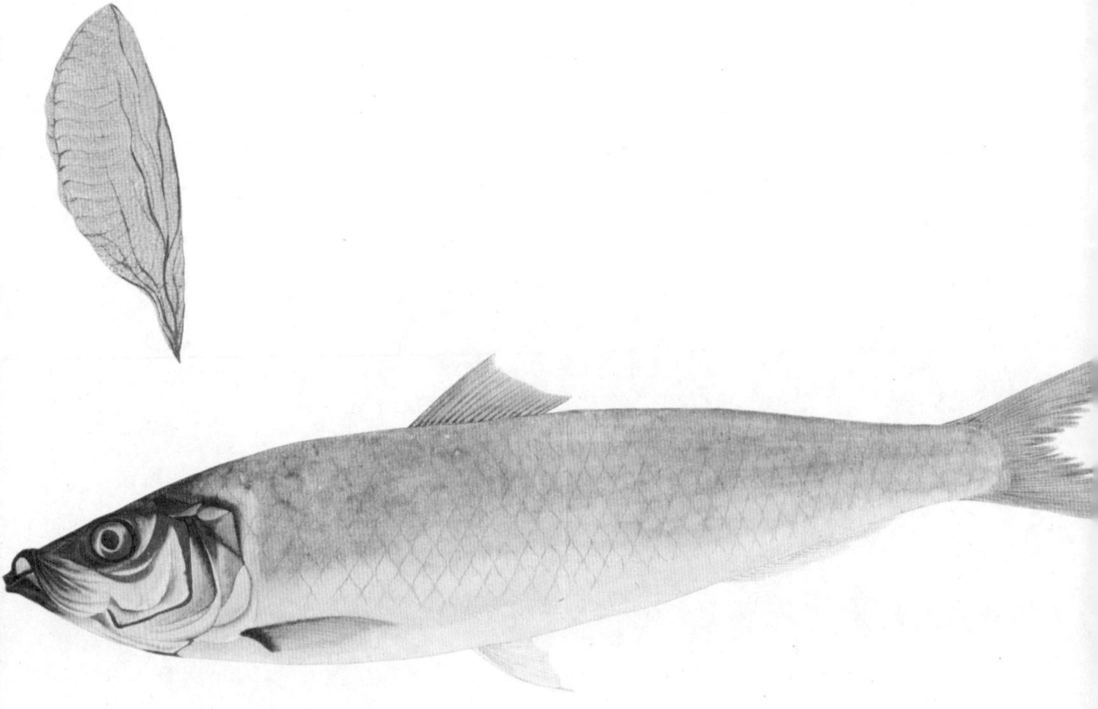

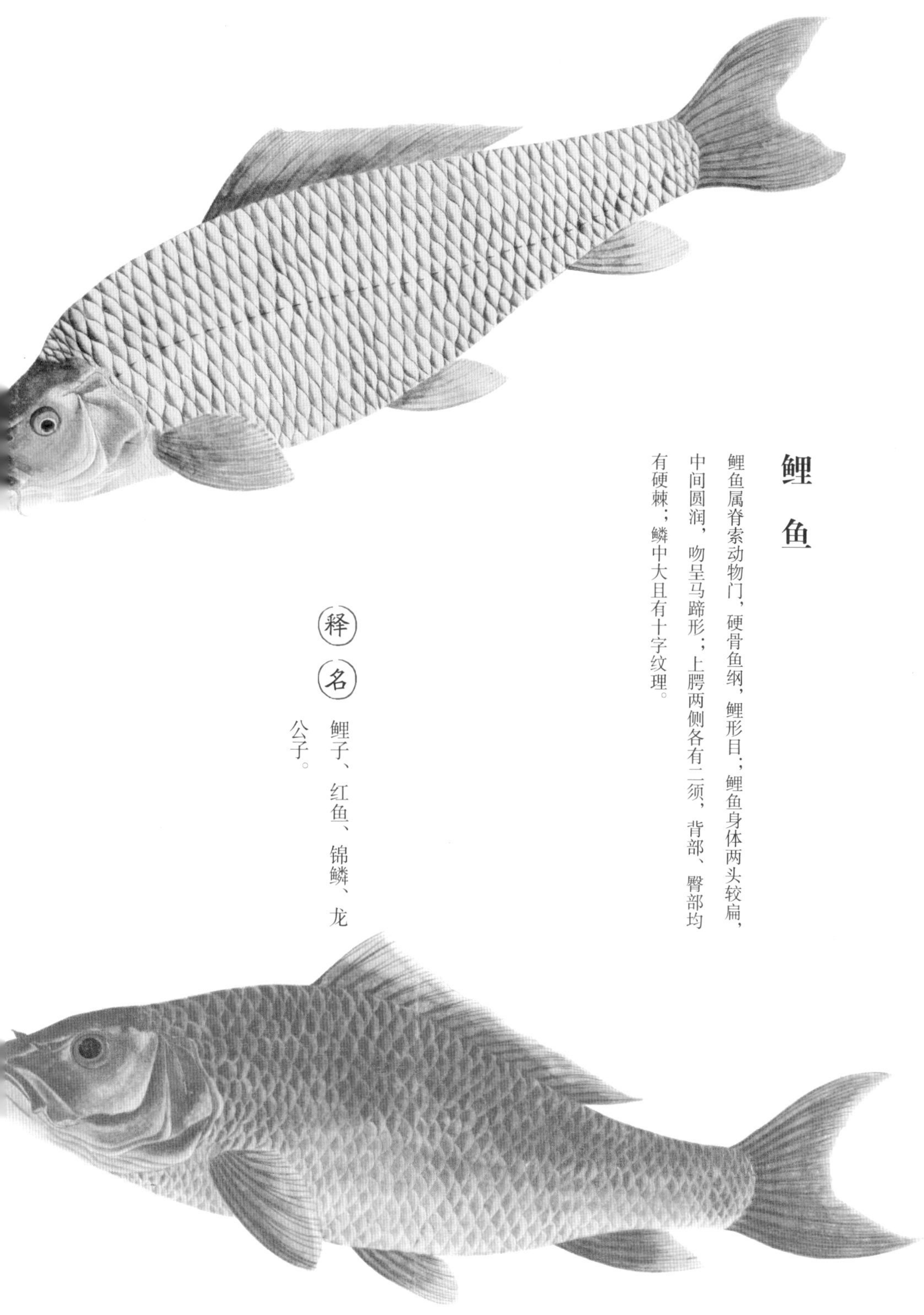

鲤鱼

鲤鱼属脊索动物门，硬骨鱼纲，鲤形目；鲤鱼身体两头较扁，中间圆润，吻呈马蹄形；上腭两侧各有二须，背部、臀部均有硬棘；鳞中大且有十字纹理。

释名

鲤子、红鱼、锦鳞、龙公子。

海马

海马属脊索动物门，硬骨鱼纲，刺鱼目；海马头部呈马头状，两侧各有2个鼻孔，吻呈管状，尾部卷曲，其中雄海马尾部腹侧还生有育儿囊。

释名

水马。

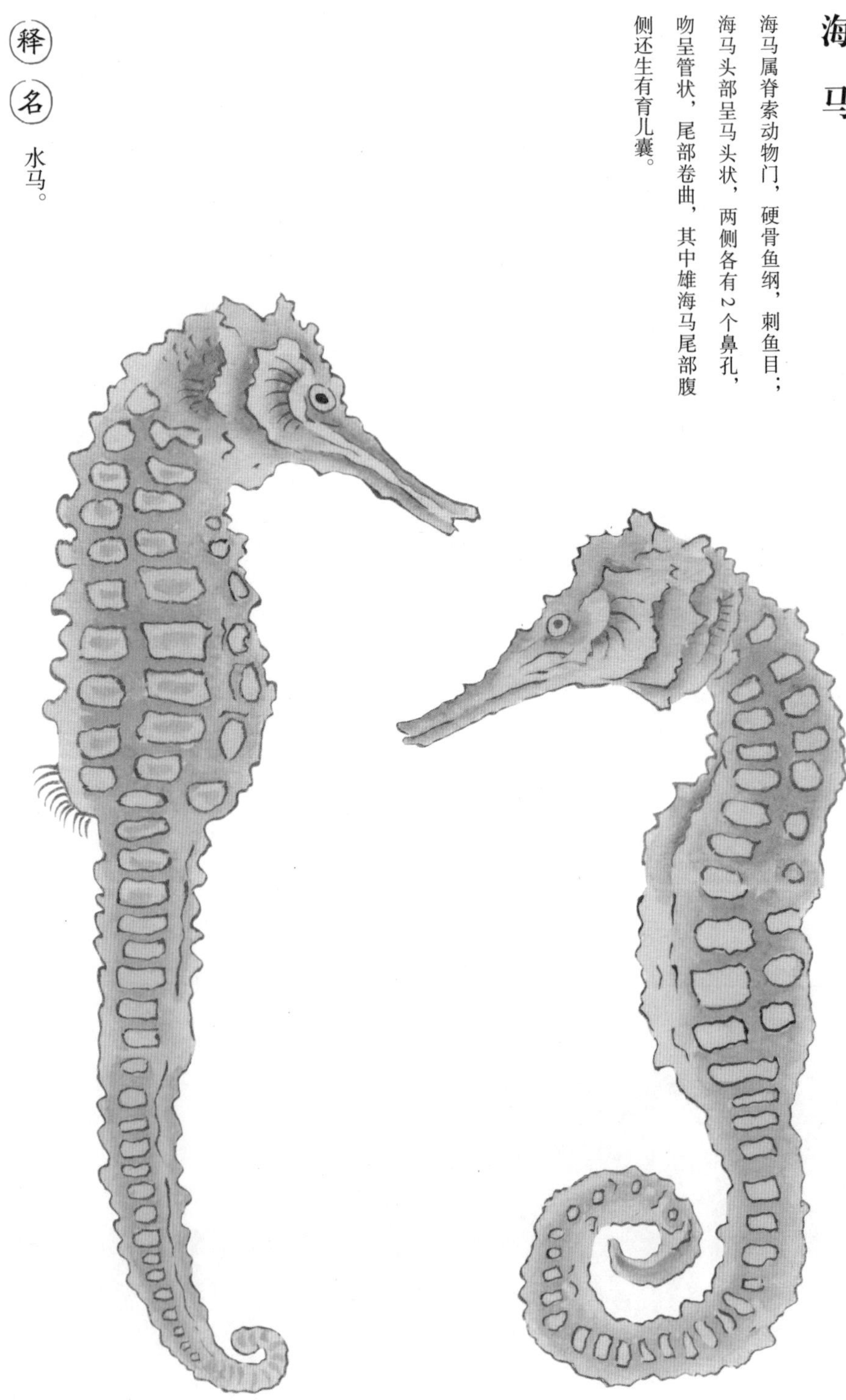

鳅鱼

鳅鱼属脊索动物门，硬骨鱼纲，鲤形目；鳅鱼形体小而细长；头部较尖，吻部向前突出，唇软有细皱纹，眼小覆盖皮膜；其中雌鳅鱼体内有一对卵巢。

释名

泥鳅、鳛鱼。

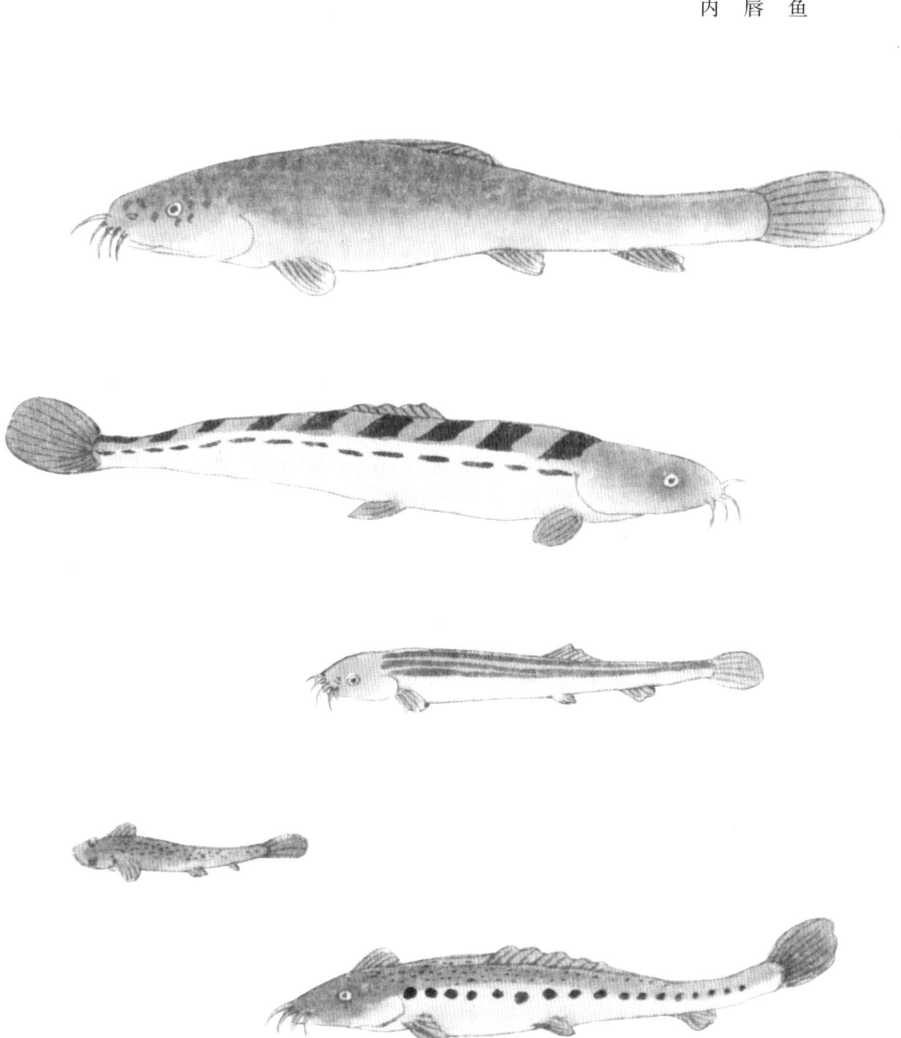

鳝鱼

鳝鱼属脊索动物门，硬骨鱼纲，合鳃鱼目。鳝鱼体形似蛇，呈圆筒状且头粗尾细；体表无鳞片，颜色呈黄褐色，全身具不规则黑色斑点纹且附着光滑黏膜。

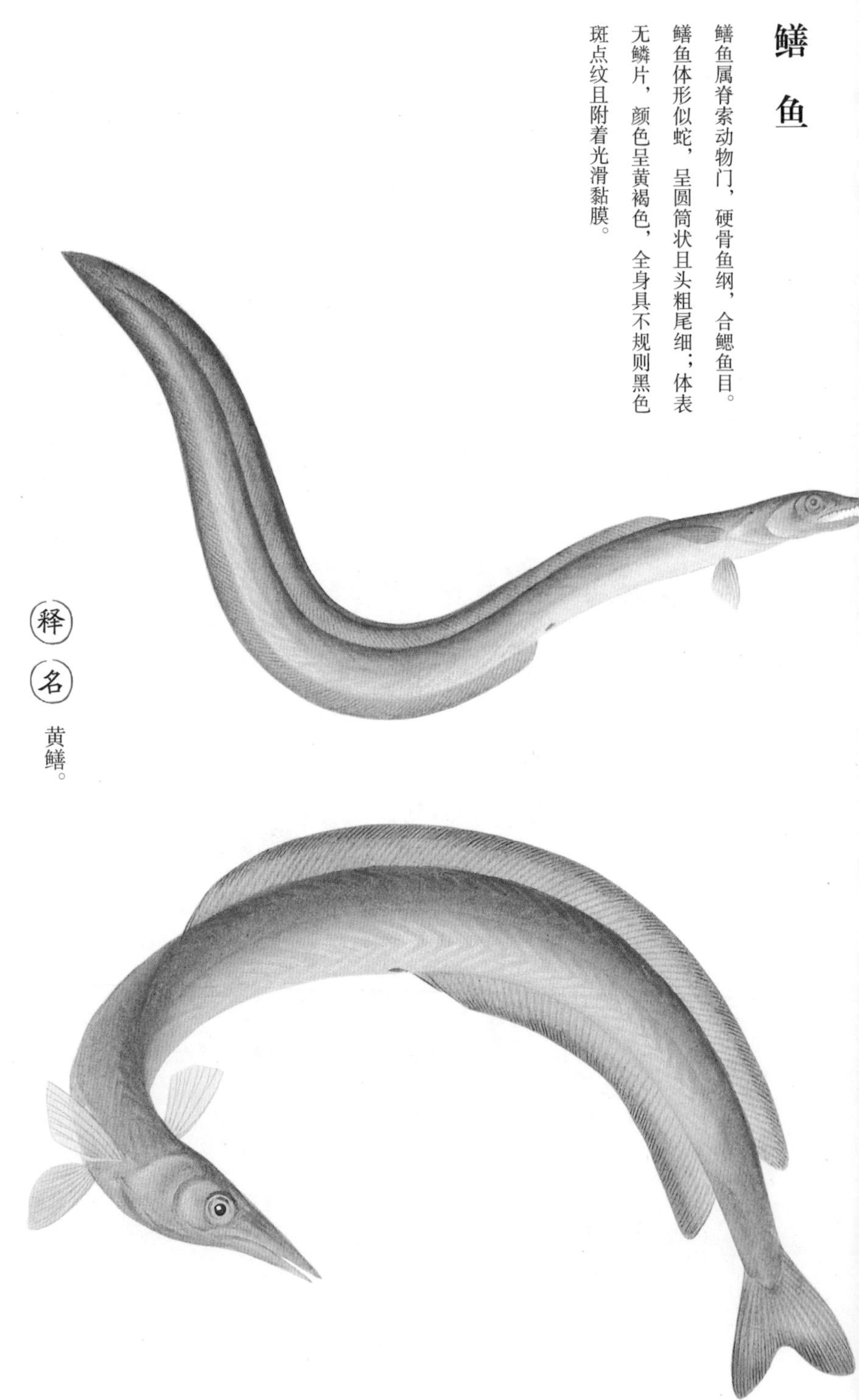

释名 黄鳝。

鳜鱼

鳜鱼属脊索动物门，硬骨鱼纲，鲈形目；鳜鱼体高侧扁，胸鳍、尾鳍圆形，头、背部隆起，侧线弯曲；口大吻尖，鳞片细小；体色棕黄，腹部灰白。

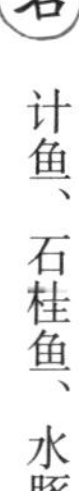

计鱼、石桂鱼、水豚。

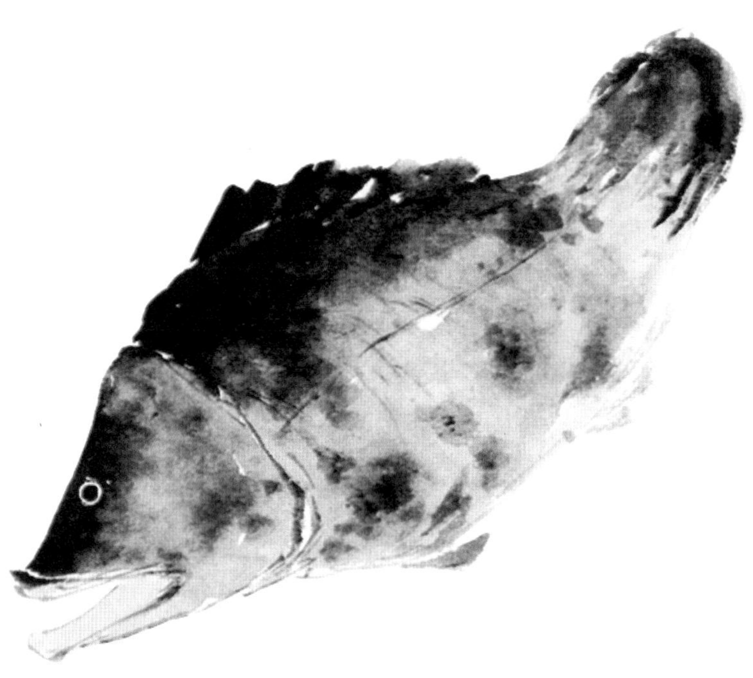

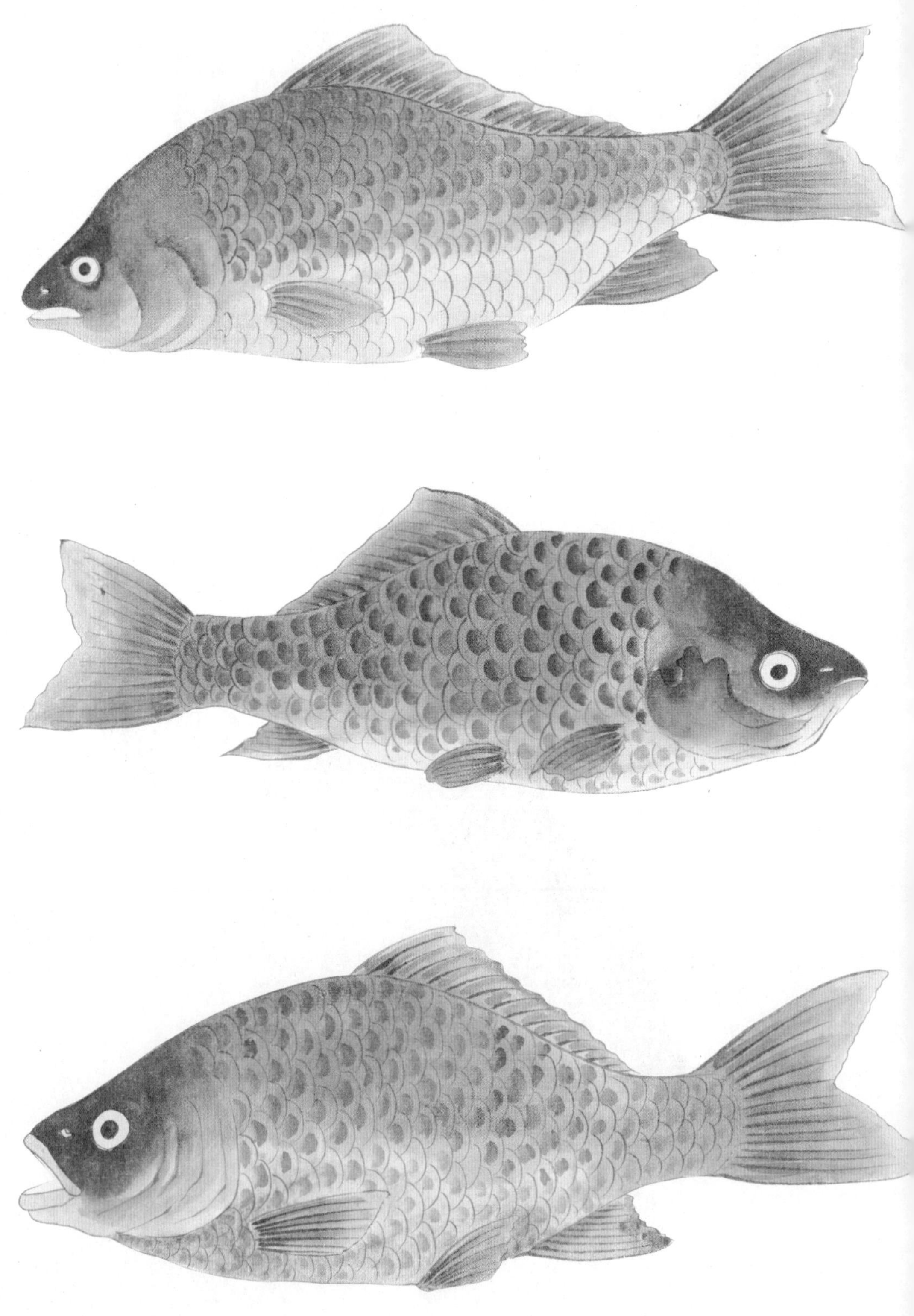

鲫鱼

鲫鱼属脊索动物门，硬骨鱼纲，鲤形目；鲫鱼身体呈纺锤形，体态丰腴，体色较浅，有光泽；头短、吻钝、无须、鳃长。

释名

鲋鱼、鲫瓜子、月鲫仔。

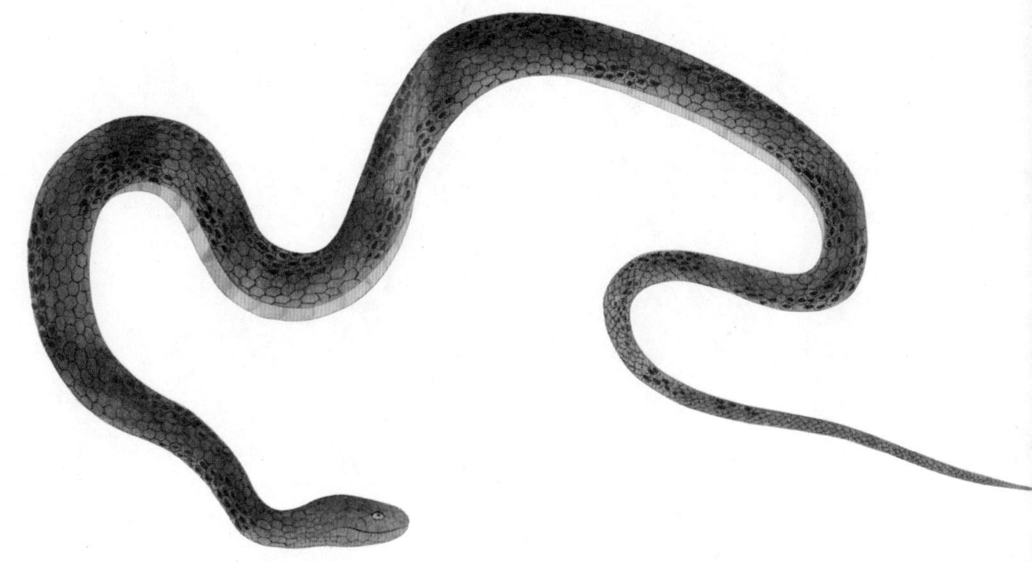

水蛇

水蛇属脊索动物门，爬行纲，有鳞目；水蛇躯体粗壮，鳞片呈脊棱形；体表一般呈橄榄色或青灰色，有黑斑或条纹，尾巴较短。

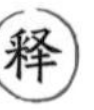
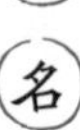

公蛎蛇。

蛤蚧

蛤蚧属脊索动物门，爬行纲，蜥蜴目；蛤蚧头长大于尾长，头部略呈三角形；全身密生粒状细鳞，有橘黄色、蓝灰色、青黑色等；指、趾间微蹼，尾部稍扁，有白色环纹。

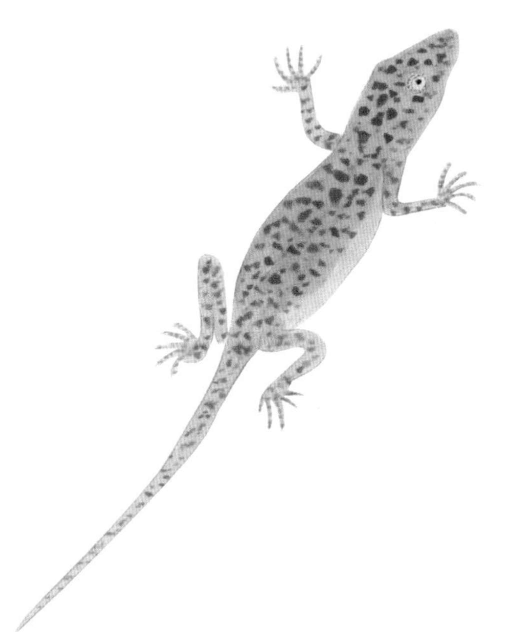

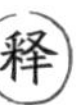

释名

蛤蟹、仙蟾。

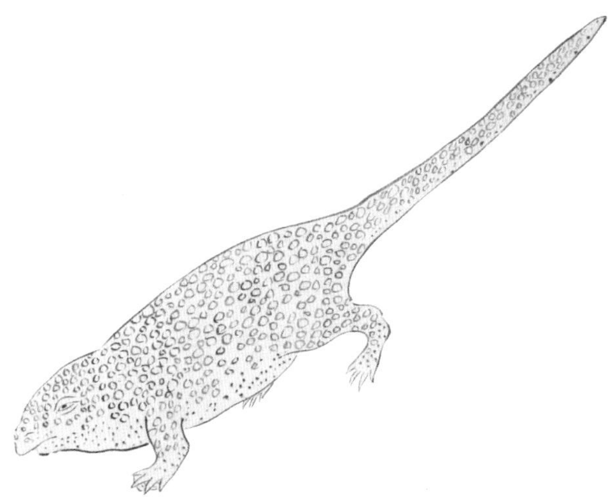

鲮鲤

鲮鲤属脊索动物门，哺乳纲，鳞甲目，鲮鲤身体狭长，脑颅大，眼睛小，吻舌长，耳不发达，全身被棕褐色鳞甲，尾部生稀疏硬毛。

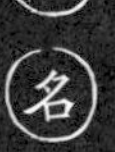

释名　龙鲤、石鲮鱼。

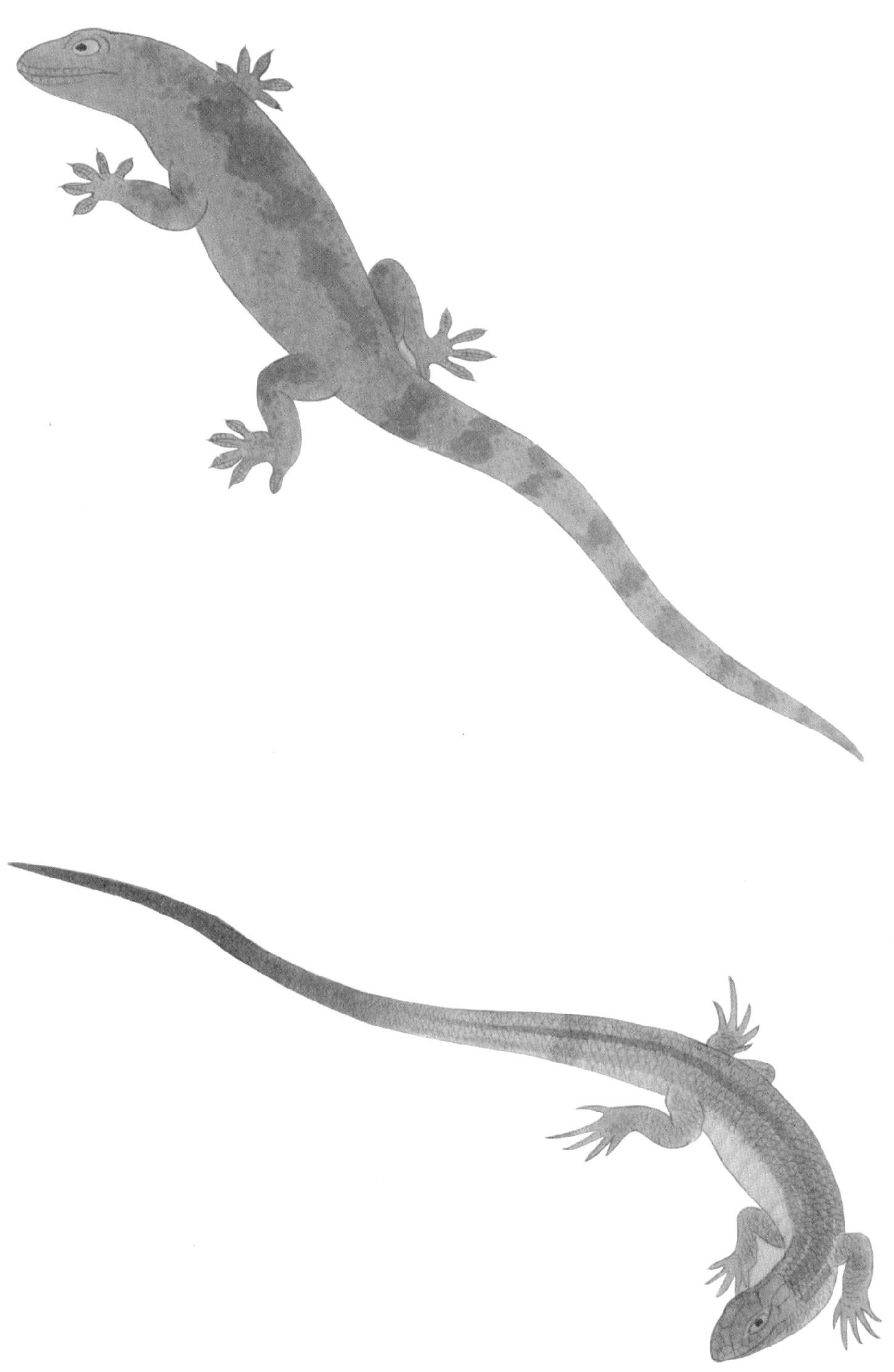

释名

锦鱼、金鲫鱼。

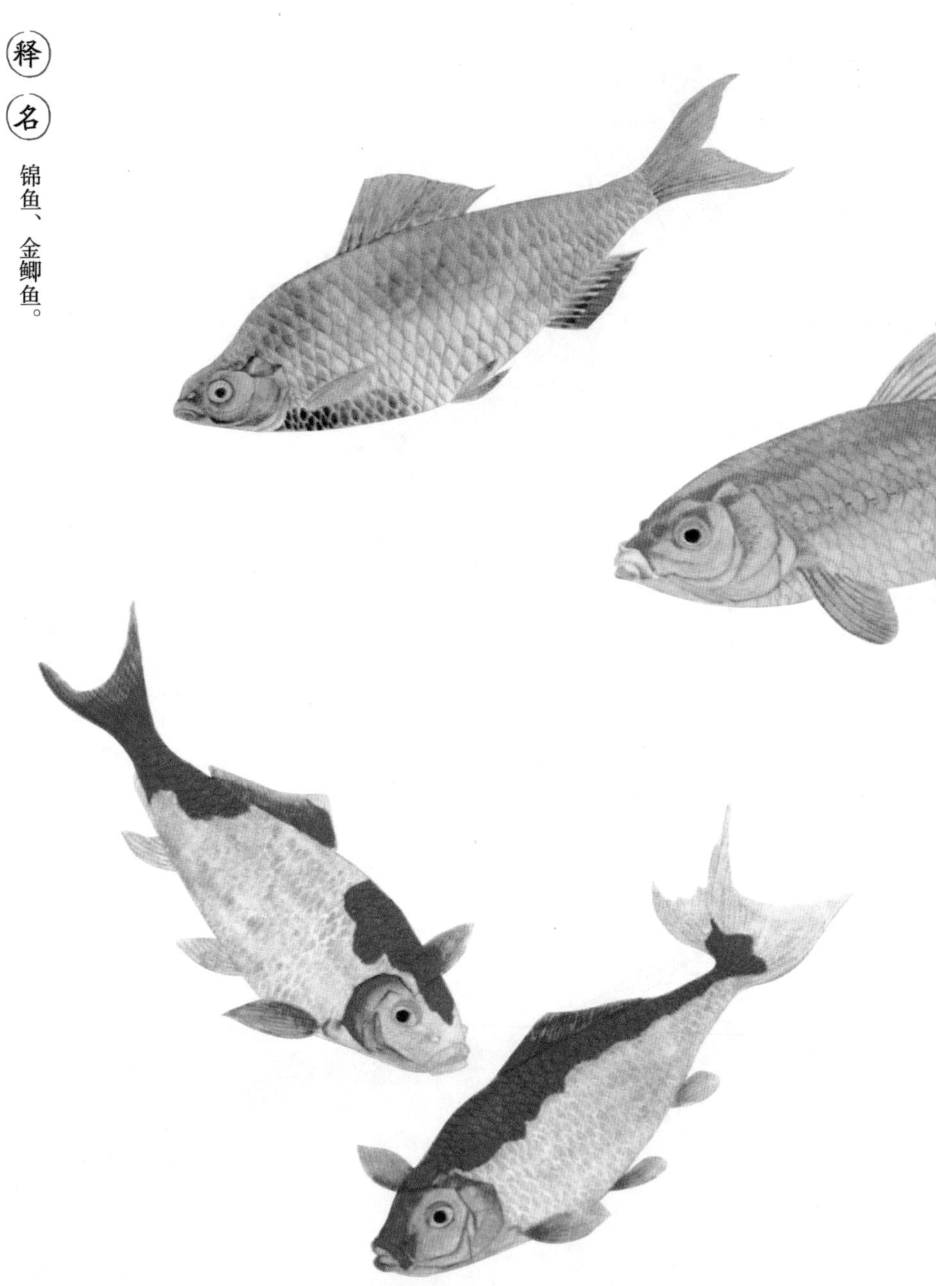

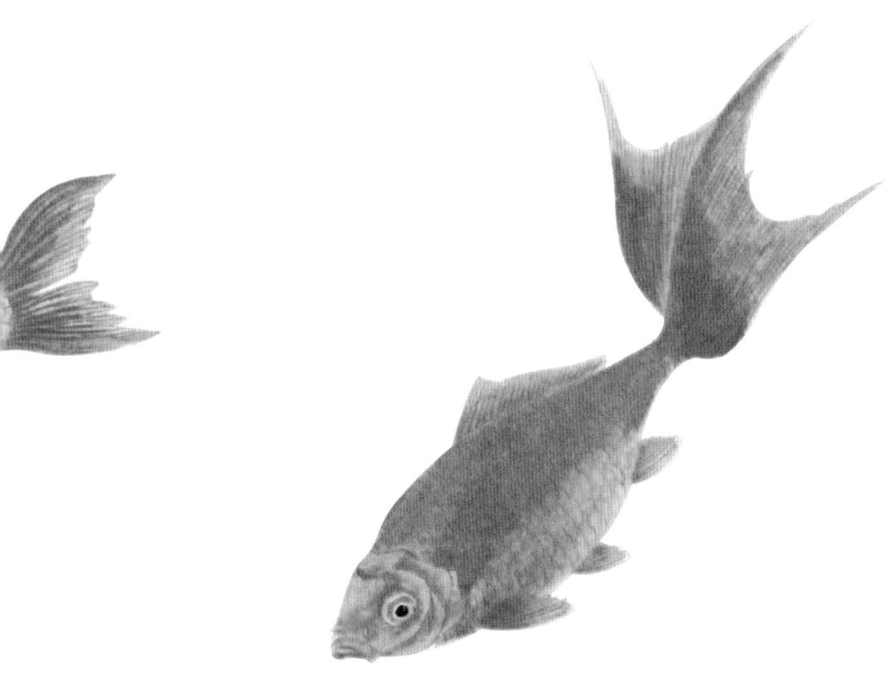

金鱼

金鱼属脊索动物门，鱼纲，鲤形目；金鱼属观赏鱼类，品种有300余种，且仍处于不断变异新品种的阶段。金鱼头型有平头、狮头、虎头、鹅头、蛤蟆头等，眼型有正常眼、龙眼、朝天眼和水泡眼。

石龙子

石龙子属脊索动物门，爬行纲，有鳞目；石龙子似蛇有足，头扁尾长，周身被覆瓦状排列的角质细鳞，呈黏土色；吻端圆凸，舌短，稍分叉，眼睑上有透明鳞片，保护眼睛。

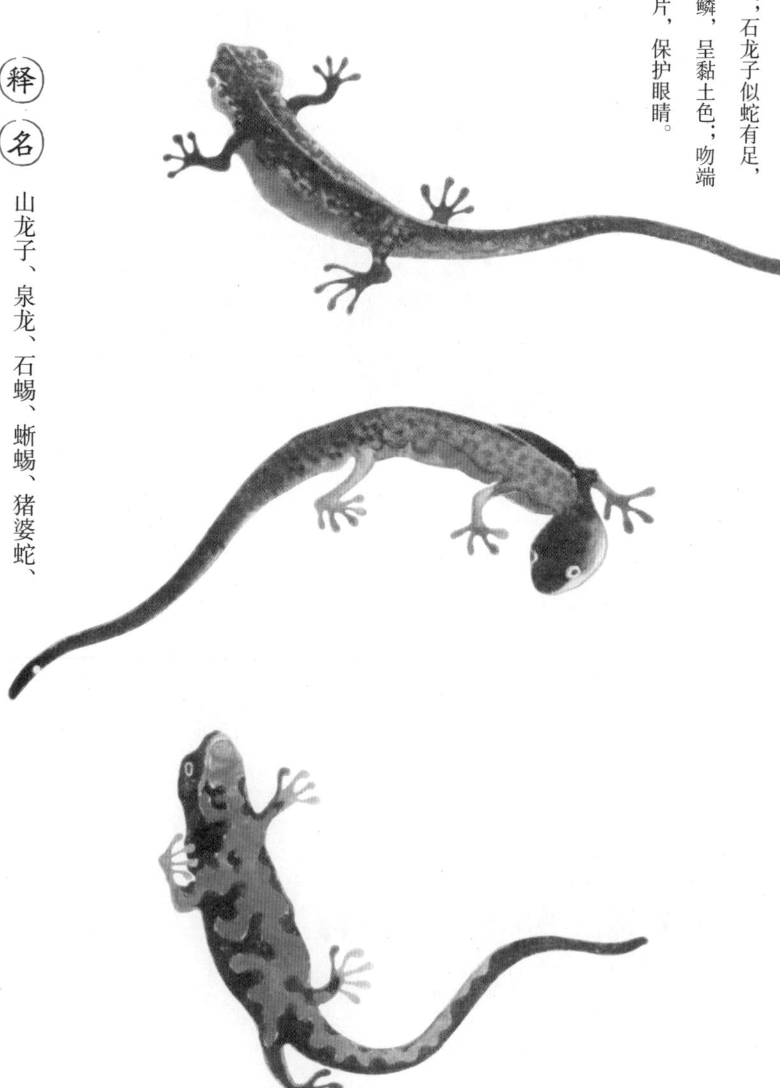

释名 山龙子、泉龙、石蜴、蜥蜴、猪婆蛇、守宫。

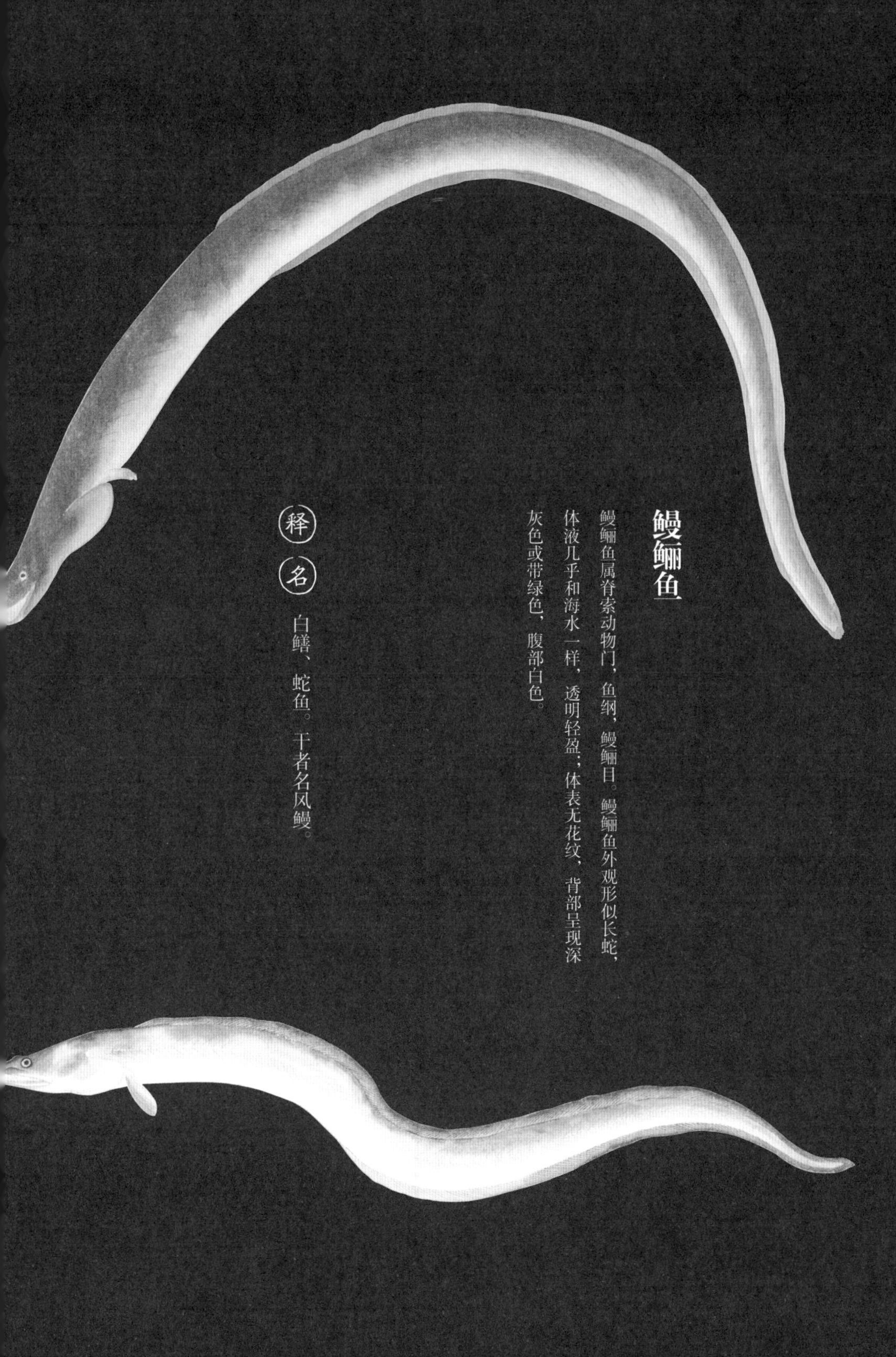

鳗鲡鱼

鳗鲡鱼属脊索动物门，鱼纲，鳗鲡目。鳗鲡鱼外观形似长蛇，体液几乎和海水一样，透明轻盈；体表无花纹，背部呈现深灰色或带绿色，腹部白色。

释名

白鳝、蛇鱼。干者名风鳗。

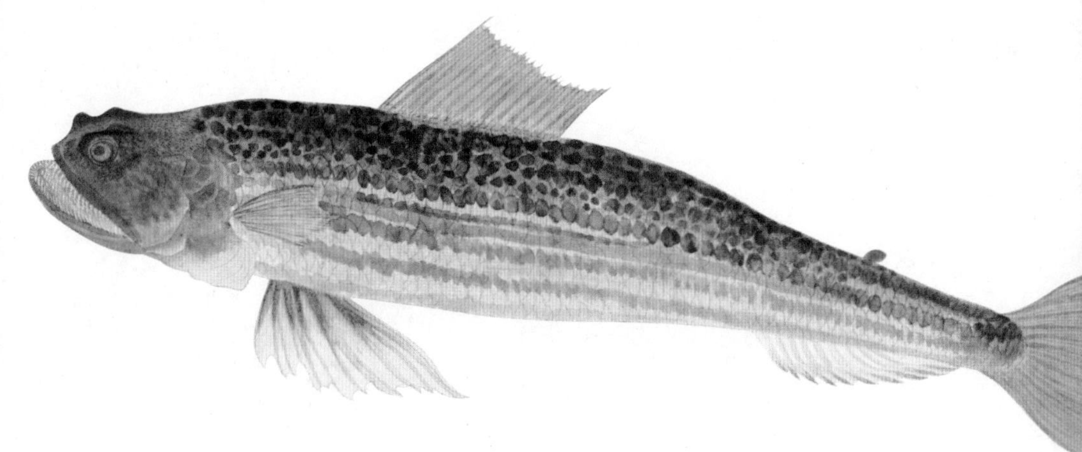

鲥鱼

鲥鱼属脊索动物门，辐鳍鱼纲，鲱形目；鲥鱼体长而侧扁，周身被锯齿状圆鳞；口裂倾斜，下颌稍长，鳞片大而有细纹。

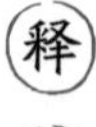
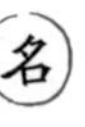

迟鱼、三来、锡箔鱼。

鳔胶

鱼身上可以胀缩的气囊。

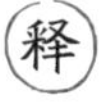

鳔，作胶名鳔胶。

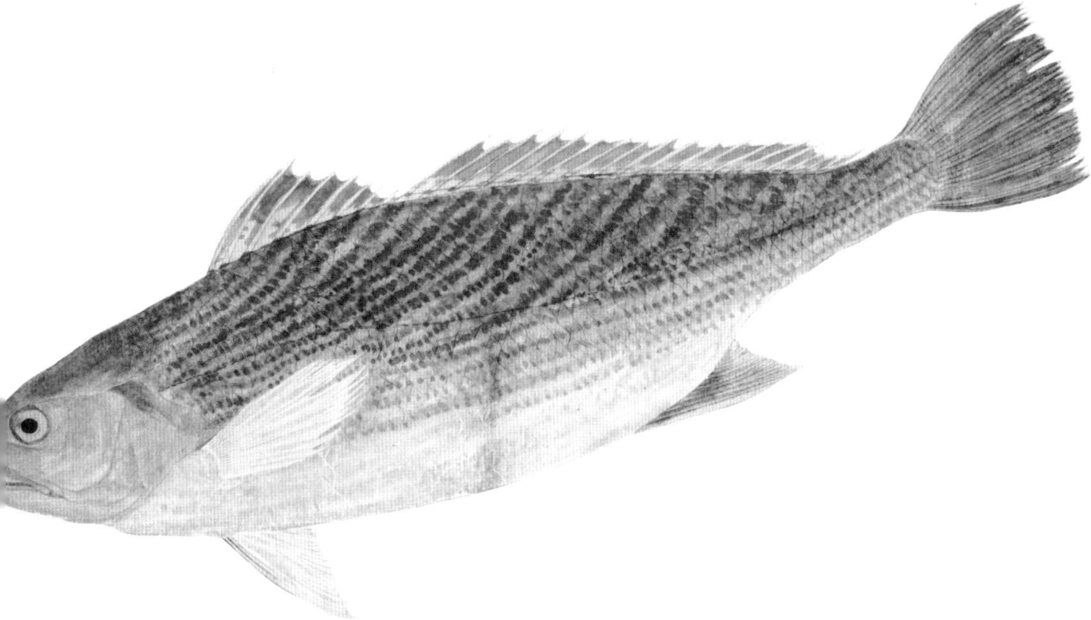

鳢鱼

鳢鱼属脊索动物门，硬骨鱼纲，鲈形目；鳢鱼体形延长，体表灰色，上有黑斑；背鳍和臀鳍较长，腹鳍较小，尾鳍圆形。

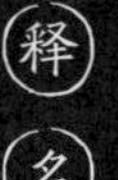

释名

蠡鱼、黑鳢、玄鳢、乌鳢、鲖鱼、文鱼。

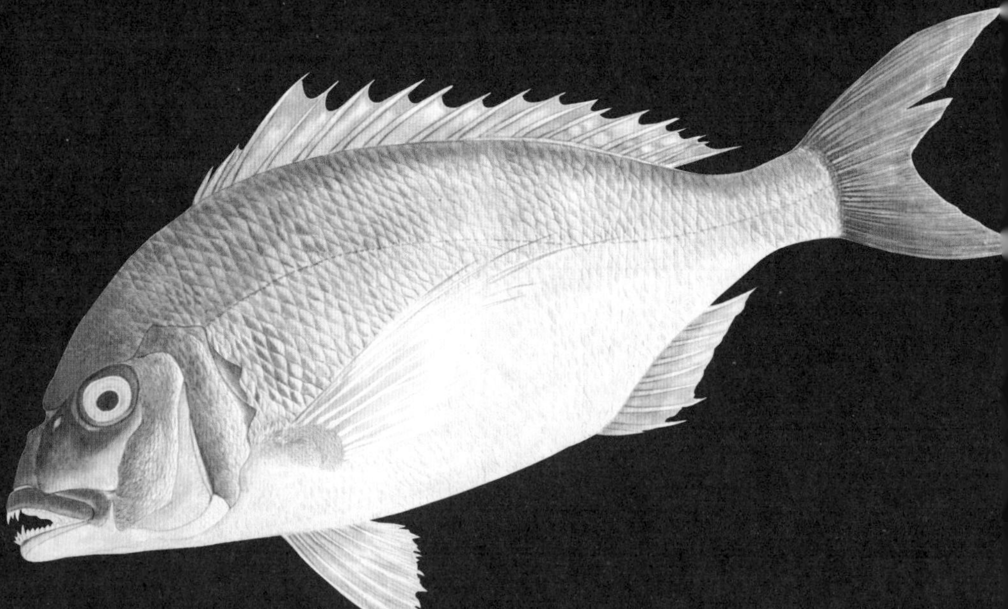

黄颡鱼

黄颡鱼属脊索动物门，硬骨鱼纲，黄颡鱼鲈形目；身体延长，吻端向背鳍上倾，后部侧扁；背鳍较小，具骨质硬刺，尾鳍深分叉。

黄平面鱼，央轧。

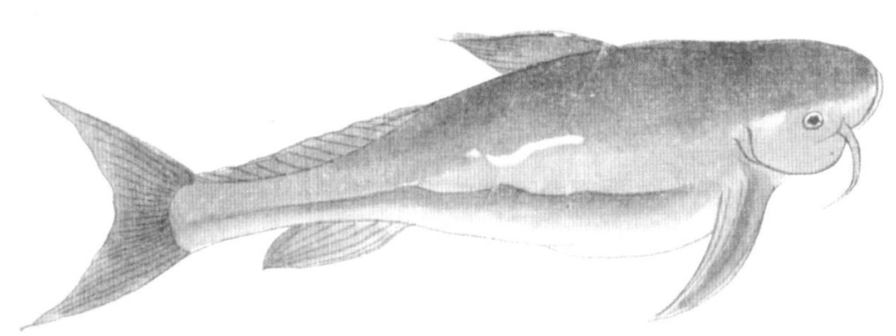

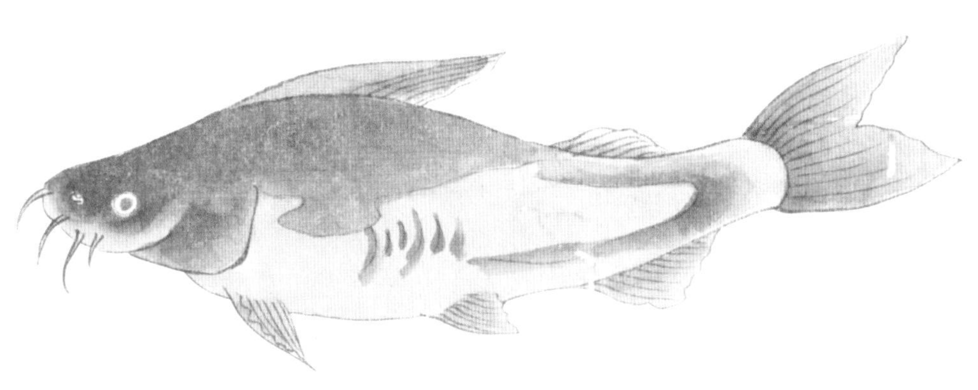

虾

虾属节肢动物门，甲壳纲，十足目；虾的甲壳薄而软，额角短而平直；分别具眼上刺、眼后刺、触角刺、胃上刺及肝刺和5对步足。

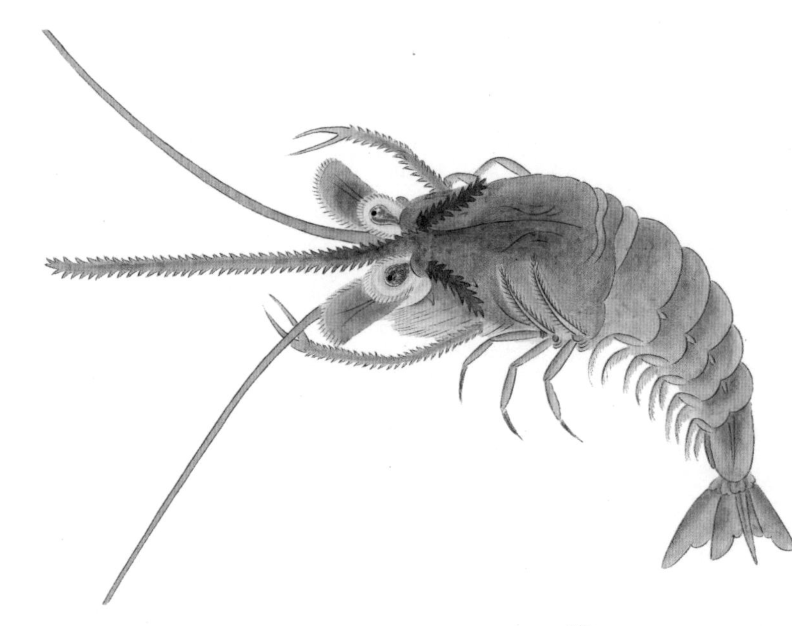

释名

无。

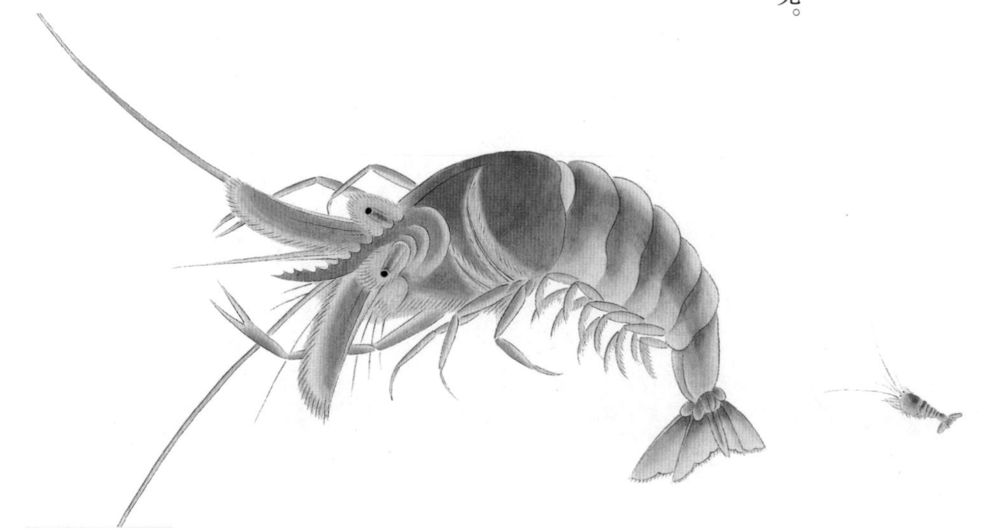

河 鲀

河鲀属脊索动物门，硬骨鱼纲，鲀形目；河鲀体呈圆筒形，尾端狭窄；体色和花纹随种类不同而各异；其卵巢、肝脏、肾脏、眼睛和血液均含剧毒；上下颚各具2枚板状牙齿；遇到危险时，胸腹部会膨胀成球形。

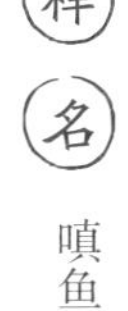

嗔鱼、吹肚鱼、气包鱼。

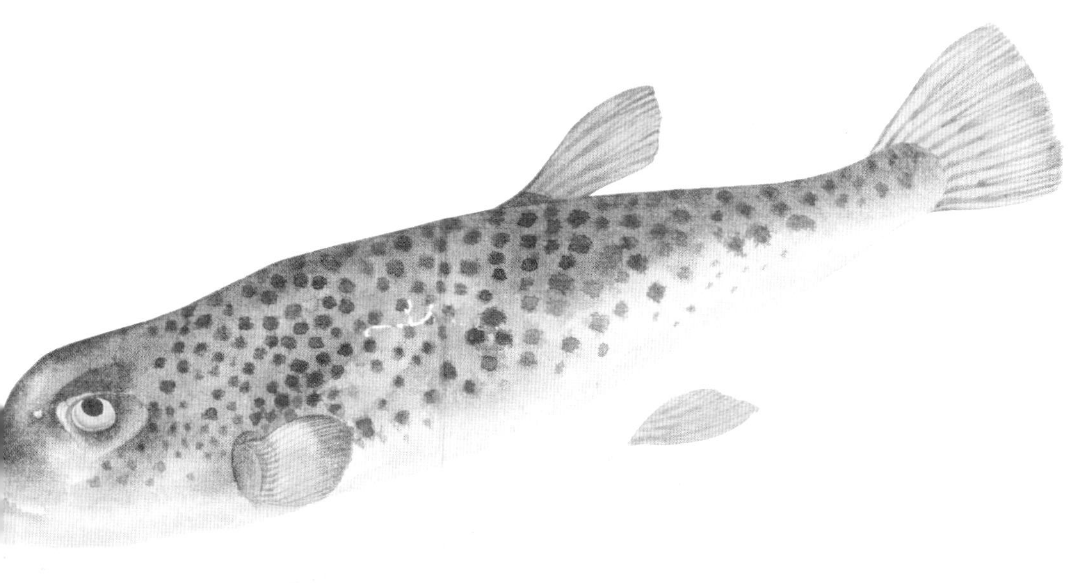

比目鱼

比目鱼属脊索动物门，辐鳍鱼纲，蝶形目；比目鱼身体扁平，眼睛只生长在身体的一侧，口、牙、鳍也都不对称。

释名 鲽、鞋底鱼。

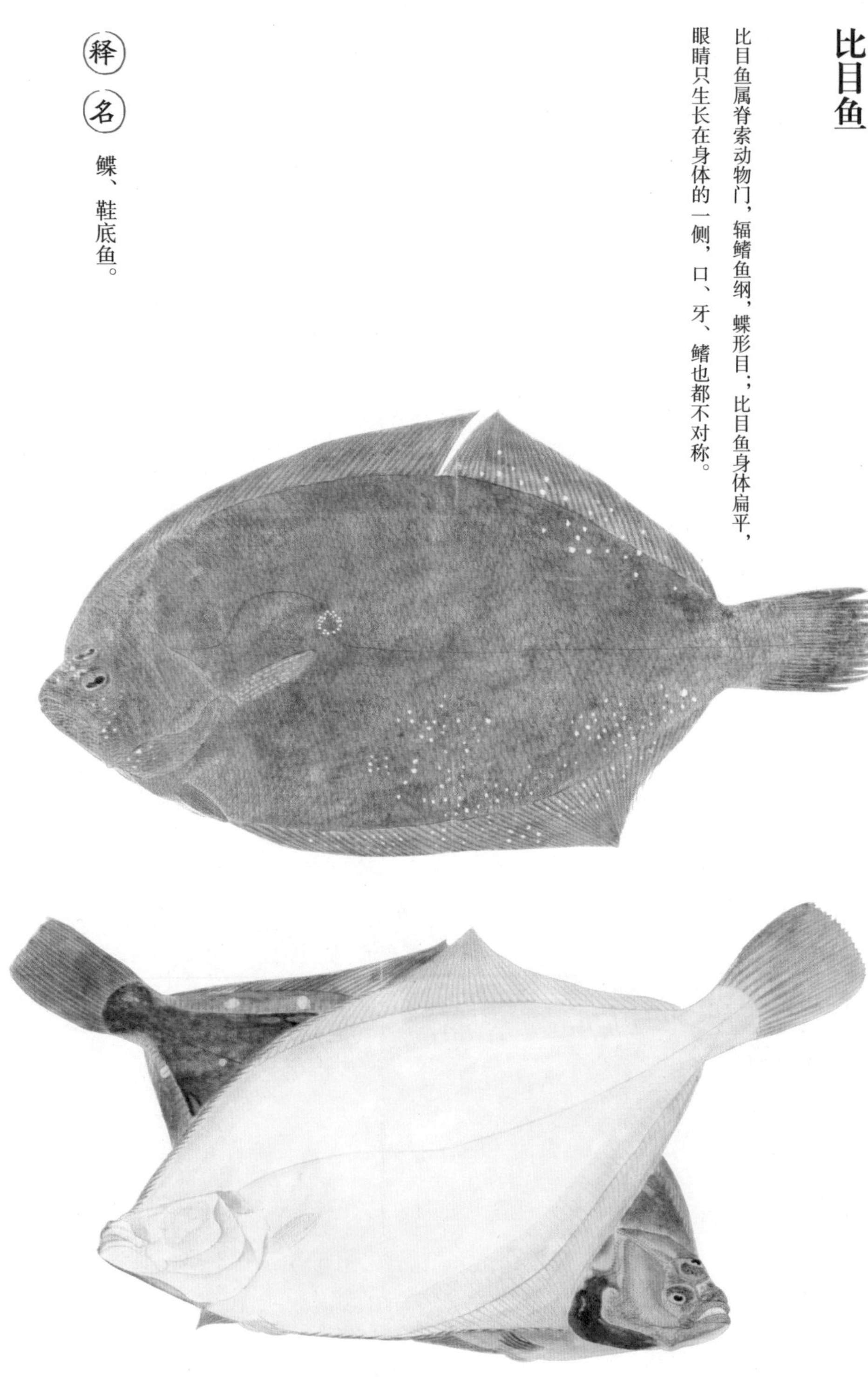

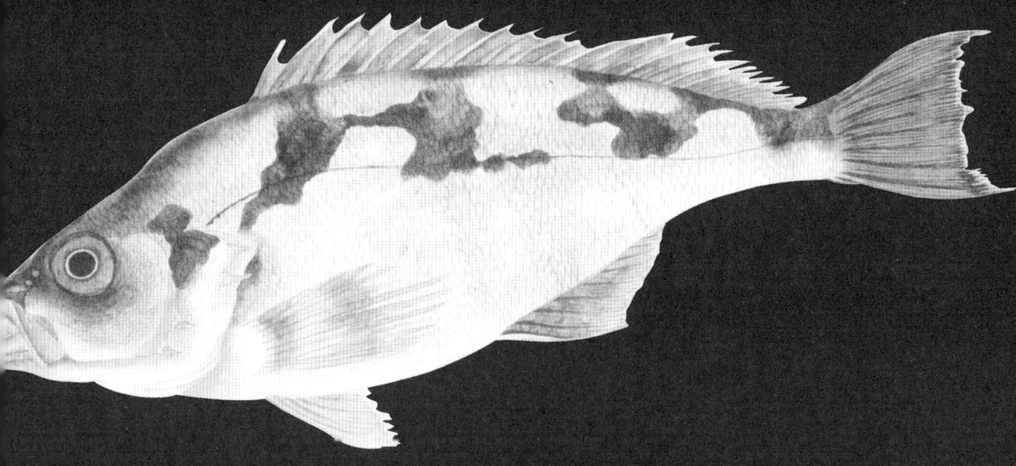

嘉鱼

嘉鱼属脊索动物门，辐鳍鱼纲，鲈形目；嘉鱼体圆侧扁，背缘隆起，腹缘圆钝；体被中等弱栉鳞，有背鳍一个，尾鳍呈叉形；体表呈淡红色，稍带绿色光泽。

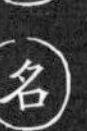

释名

拙鱼、丙穴鱼。

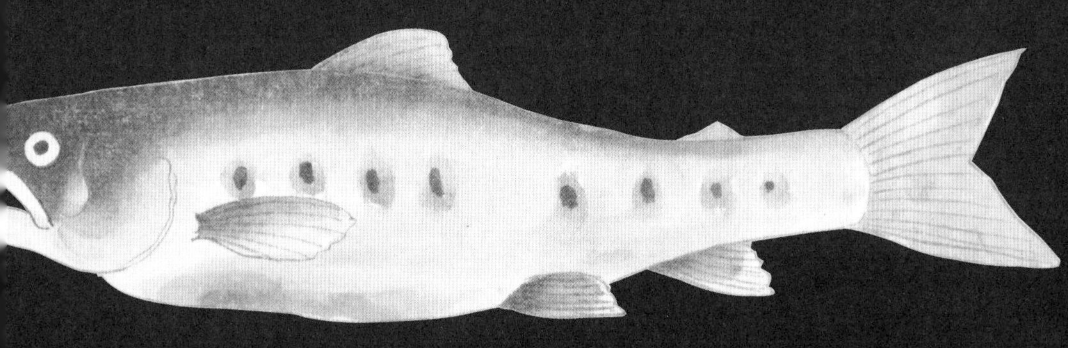

魴鱼

魴鱼属脊索动物门，硬骨鱼纲，鲤形目；魴鱼身体扁平，体呈椭圆形；头呈菱形，颈部较短，脊背隆起，腹部宽阔，颜色青白。

释名

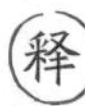

鳊鱼。

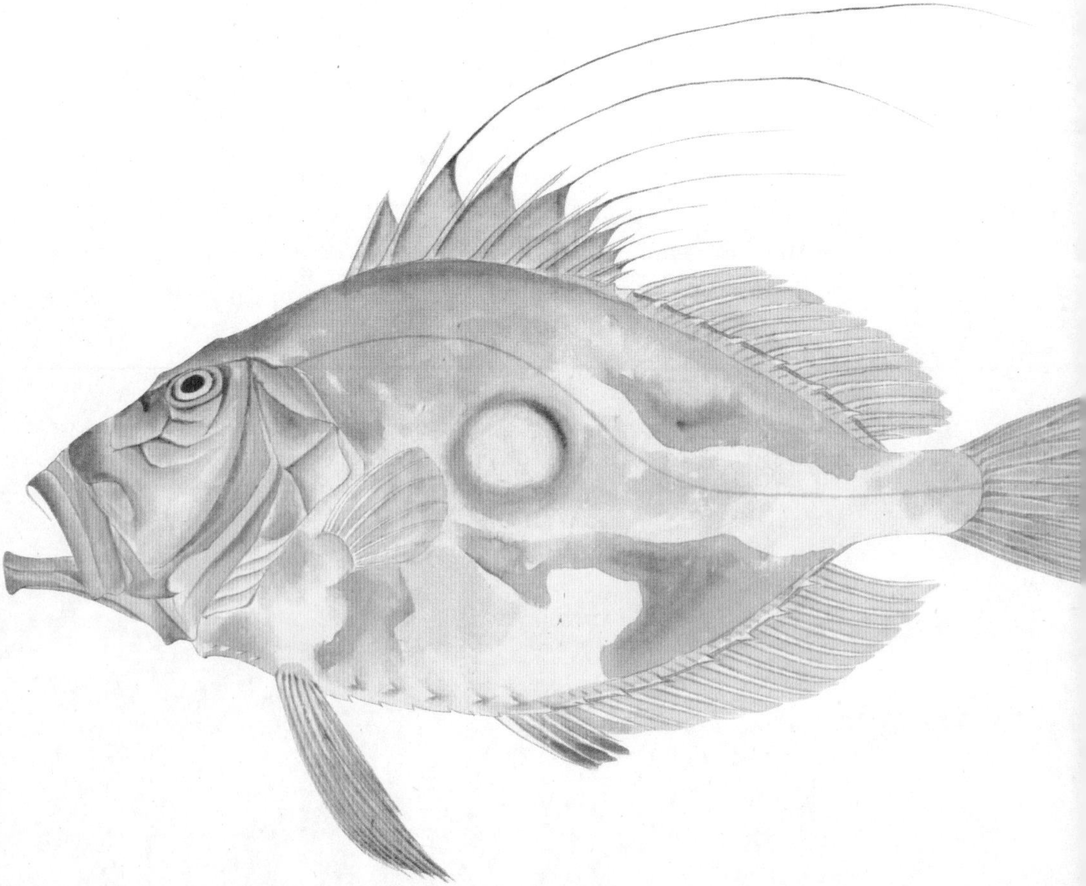

文鳐鱼

文鳐鱼体略呈长椭圆形，背部及腹部颇宽，两侧较平；有短吻、大眼、圆锥状细齿、圆形鳞。

释名

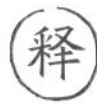

飞鱼。

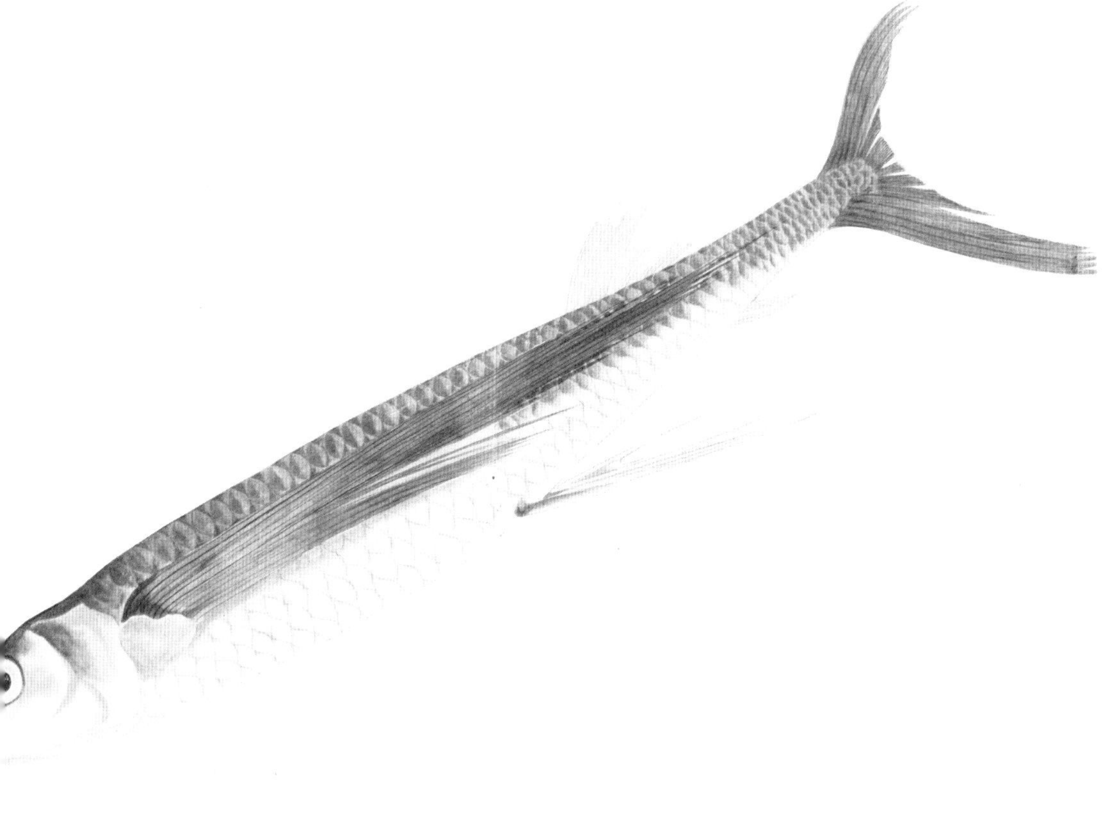

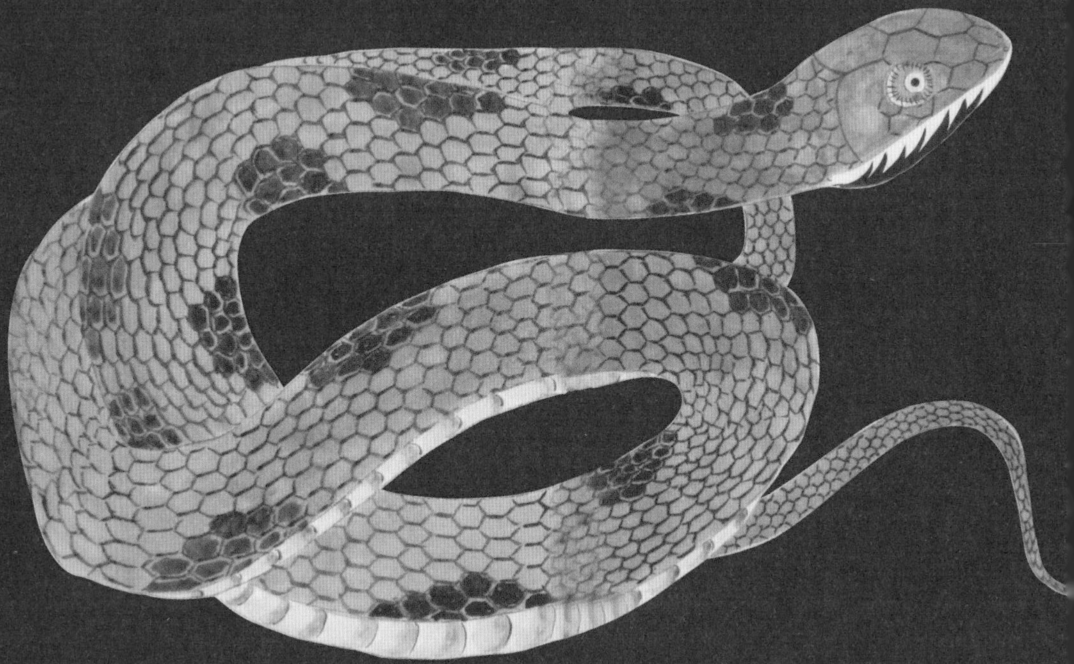

蚺蛇

蚺蛇属脊索动物门，爬行纲，有鳞目；蚺蛇躯体呈圆柱形，体色为橄榄色，有交错排列的椭圆形黑斑点；脊椎明显，尾部较短；蚺蛇的内脏，尤其是胃，能够非常强烈地伸缩。

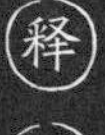
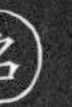

南蛇、埋头蛇。

海鹞鱼

海鹞鱼属脊索动物门，鱼纲，鲼形目；海鹞鱼身体扁平，体盘呈菱形或圆形，外观巨大，尾部细长如鞭；眼娇小，吻宽短；口、鼻孔、鳃孔、泄殖孔均位于体盘腹面。

释名

邵阳鱼、荷鱼。

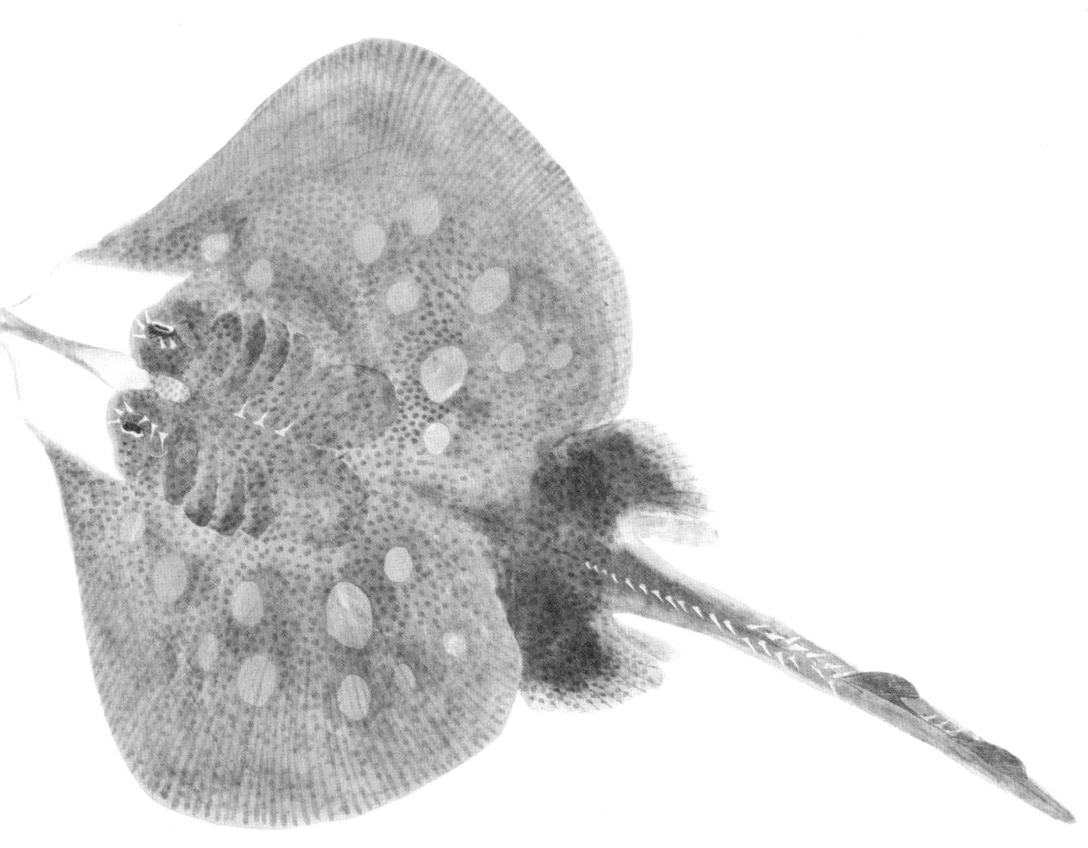

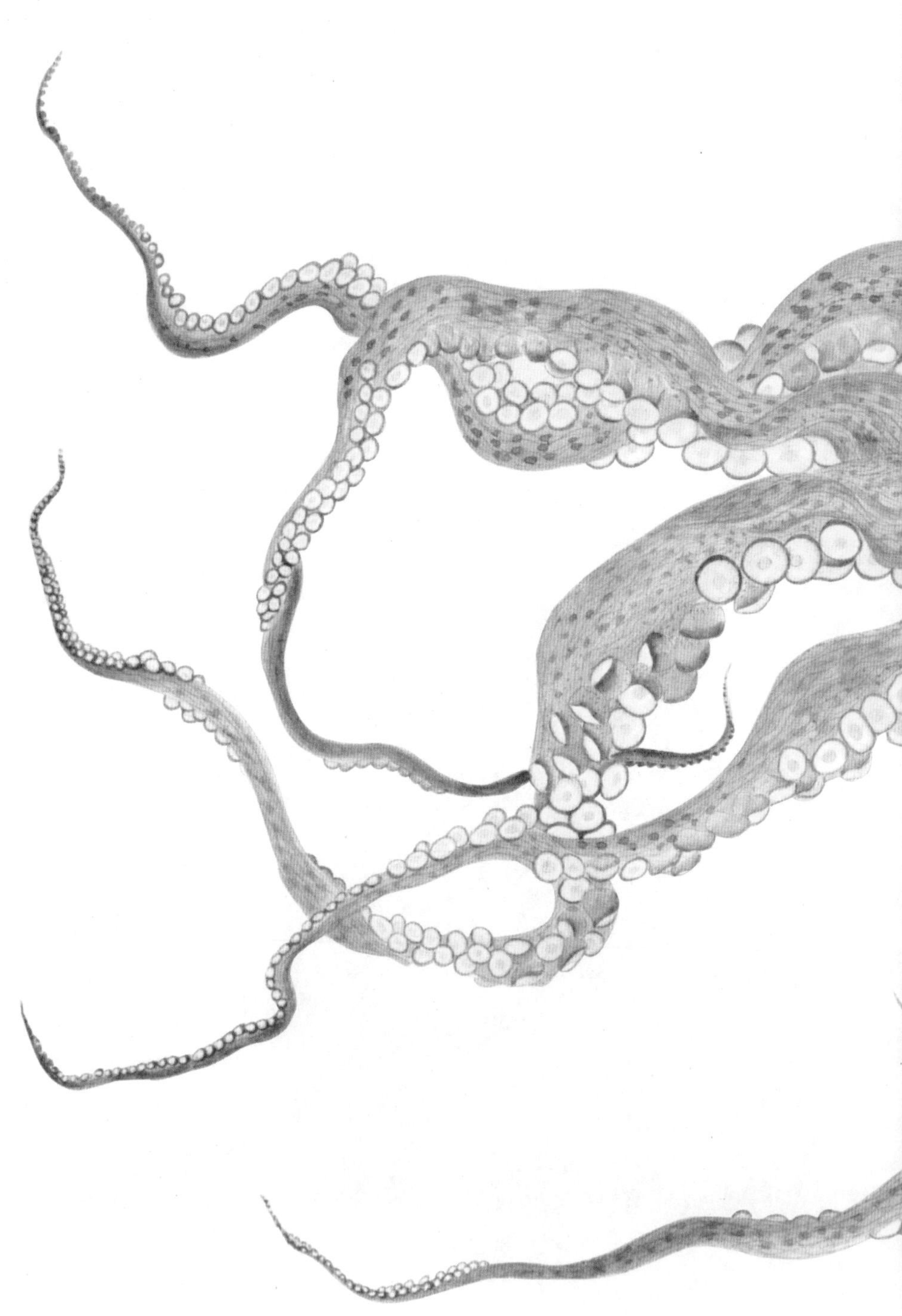

章鱼

章鱼属于软体动物门，头足纲，八腕目；章鱼无鳍，体呈短卵圆形囊状，头与躯体分界不明显；头上有复眼和8条可收缩的腕。

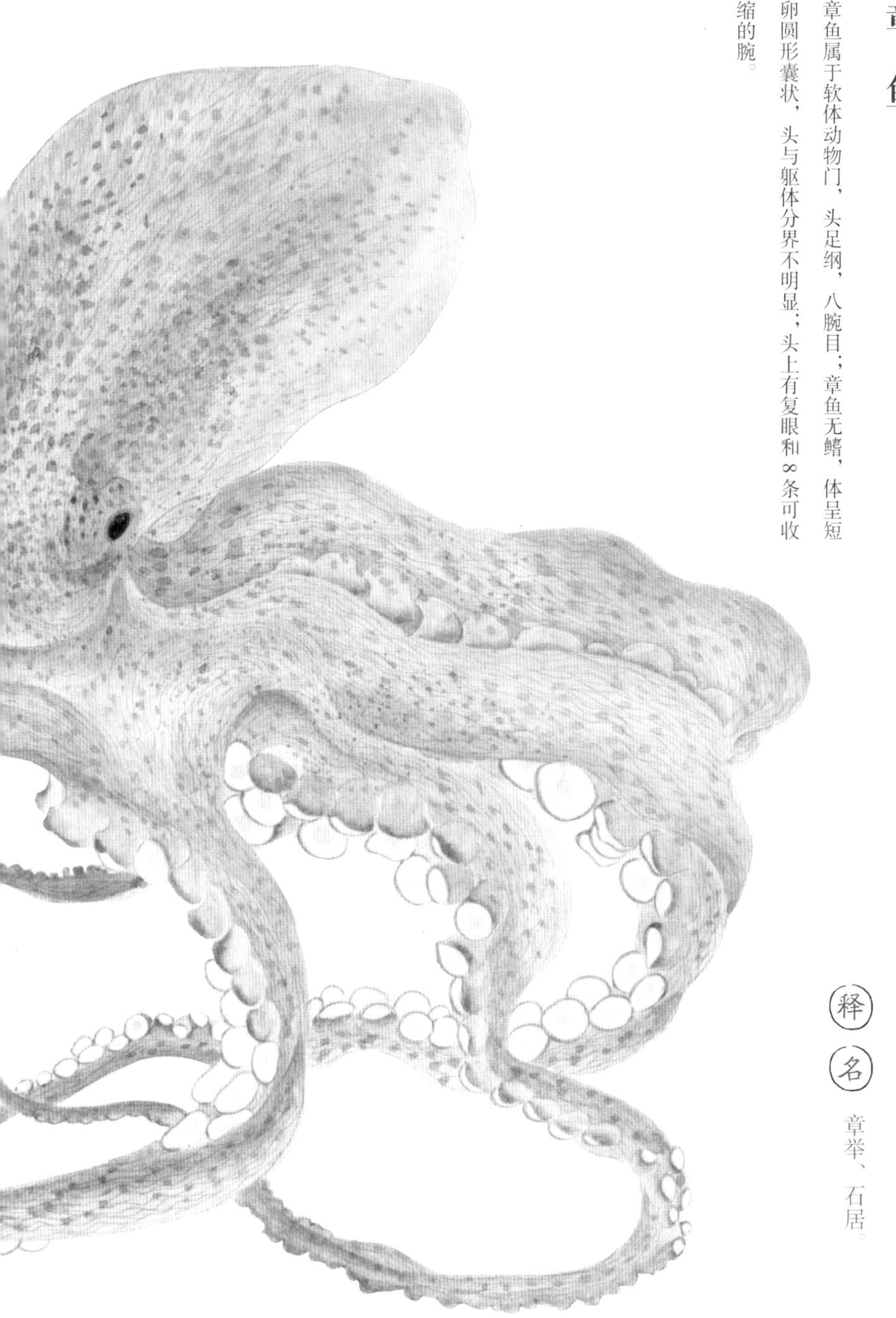

释名

章举、石居。

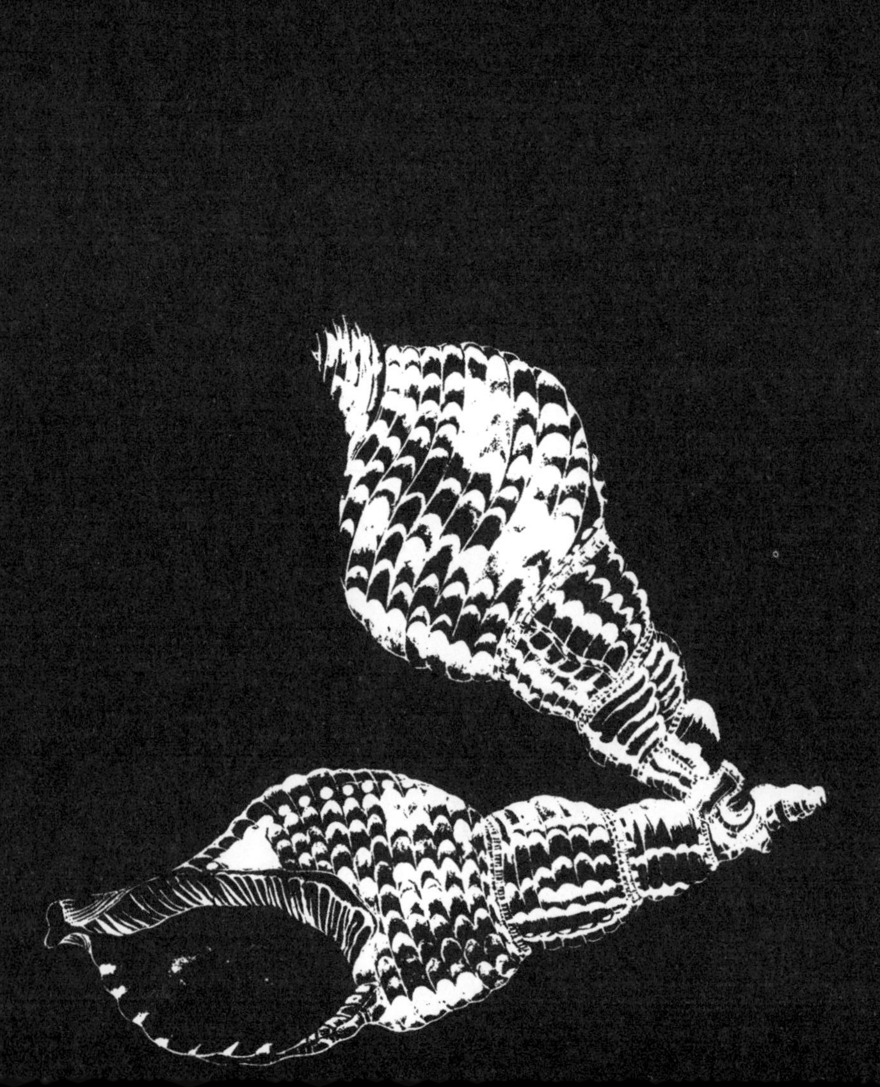

第八卷 介 部

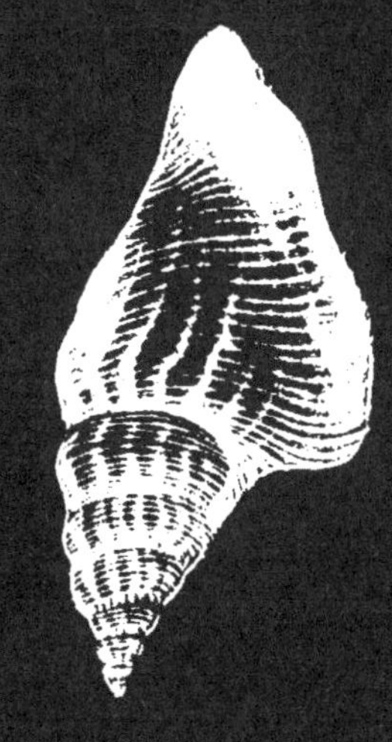

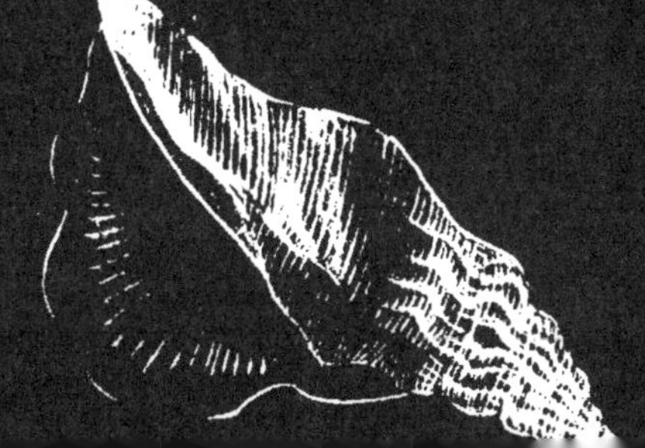

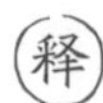

无。

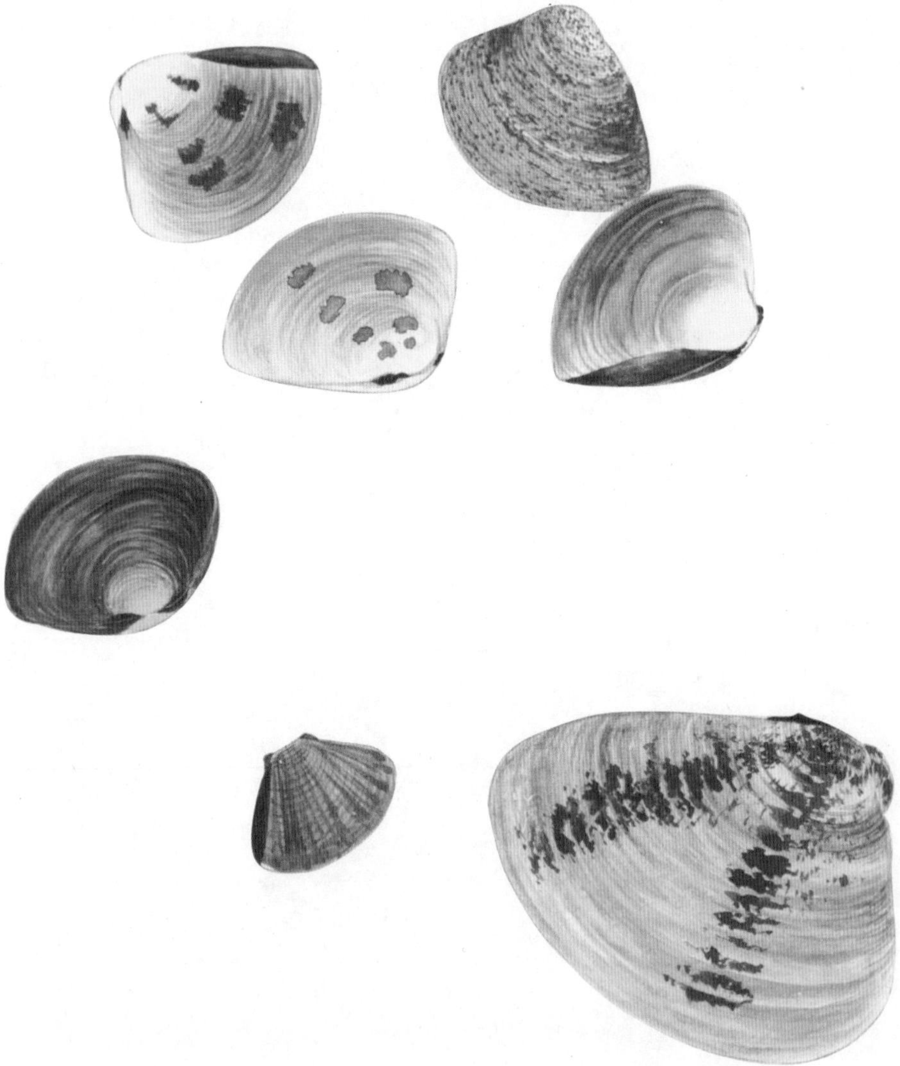

蛤蜊

蛤蜊属软体动物门，双壳纲，帘蛤目；蛤蜊具两片坚硬贝壳，壳皮顶部为白色或淡紫色，腹面黄褐色，内面灰白色；左壳内具1个分叉主齿，右壳八字形主齿和片状侧齿。

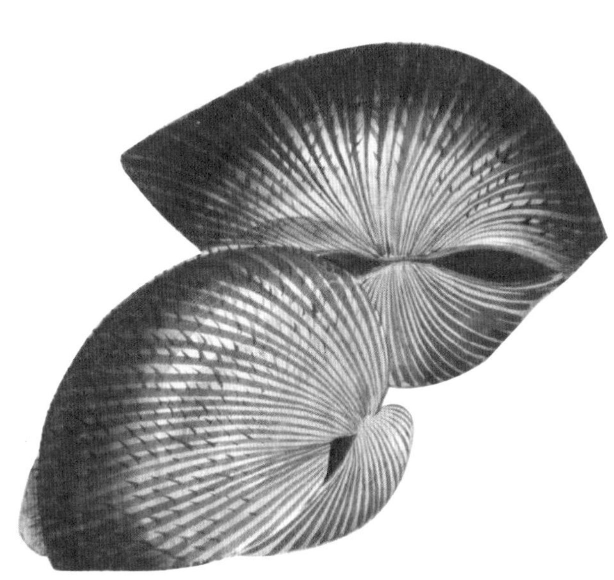

蚌

蚌属软体动物门，双壳纲，蚌目；蚌是一种生活在淡水里能产珍珠的软体动物，介壳呈长圆形，表面呈黑褐色；壳内面有肌肉附着的肌痕和外韧带；鳃叶间隔膜完好，有鳃水管。

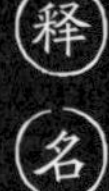

释名

无。

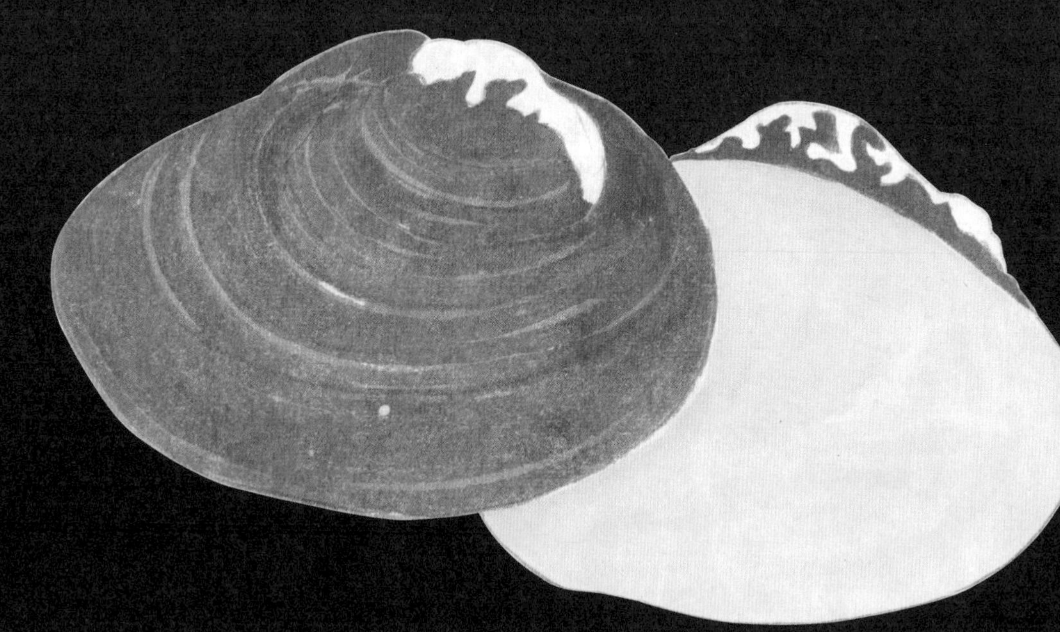

真珠

真珠为贝类软体动物的分泌物。

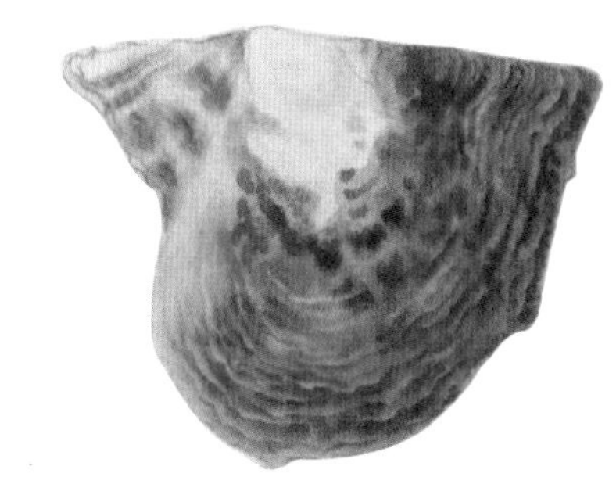

释名

珍珠、蚌珠。

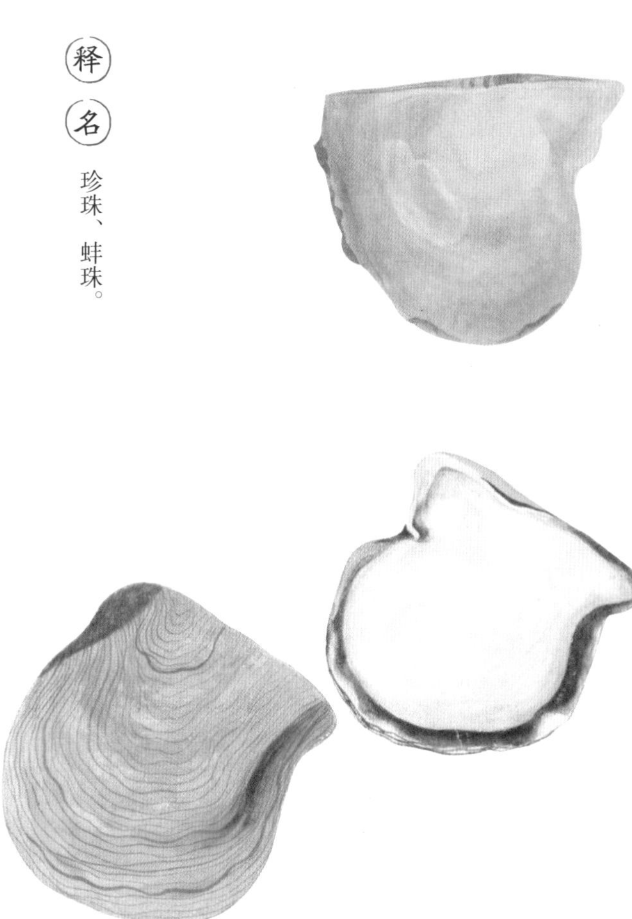

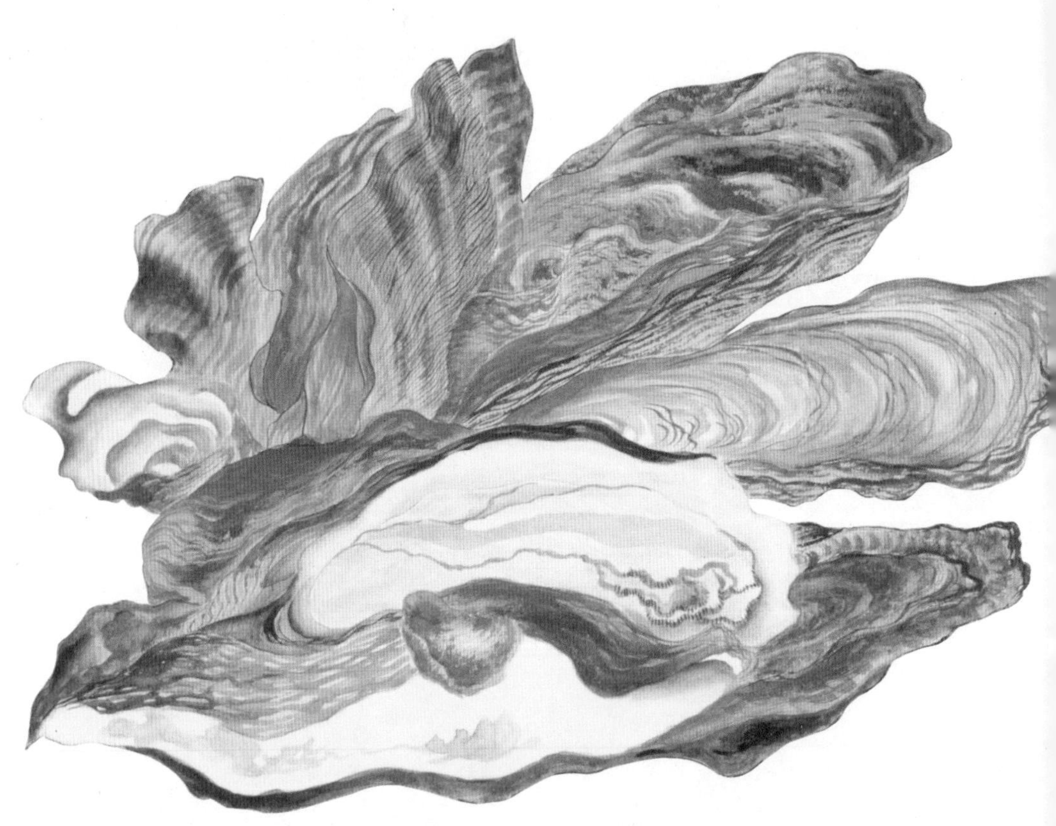

牡蛎

牡蛎属软体动物门，瓣鳃纲，异柱目；牡蛎壳有两个贝壳，一个又小又平，一个大而突起，壳的表面凹凸不平，边缘却很光滑。

释名 牡蛤、蛎蛤、古贲。

蟹

蟹属节肢动物门，软甲纲，十足目。蟹的身体分为头胸部和腹部，腹部折叠在头胸部的下方，且雄蟹腹部呈三角形，俗称尖脐，雌蟹腹部呈半圆形，俗称团脐；头胸甲表面凹凸不平，有1对螯足和5对步足。

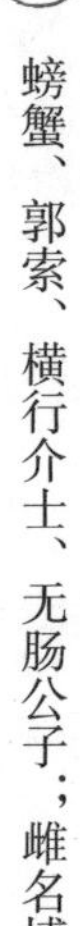

螃蟹、郭索、横行介士、无肠公子；雌名博带。

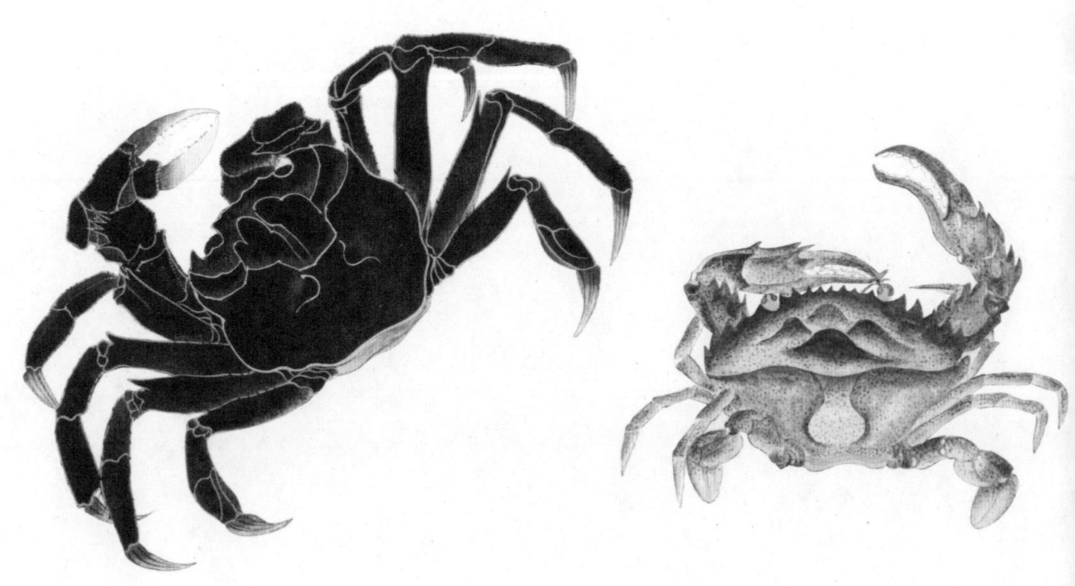

水龟

水龟属脊索动物门，爬行纲，龟鳖目；水龟背甲扁平，呈棕色或黄棕色，具1条明显的脊棱，和2条不明显的侧棱；腹甲比背甲普遍略短，其中雄龟腹甲凹陷，雌龟腹甲平整。

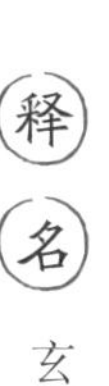

玄衣督邮。龟甲：神屋、败龟板、漏天机。

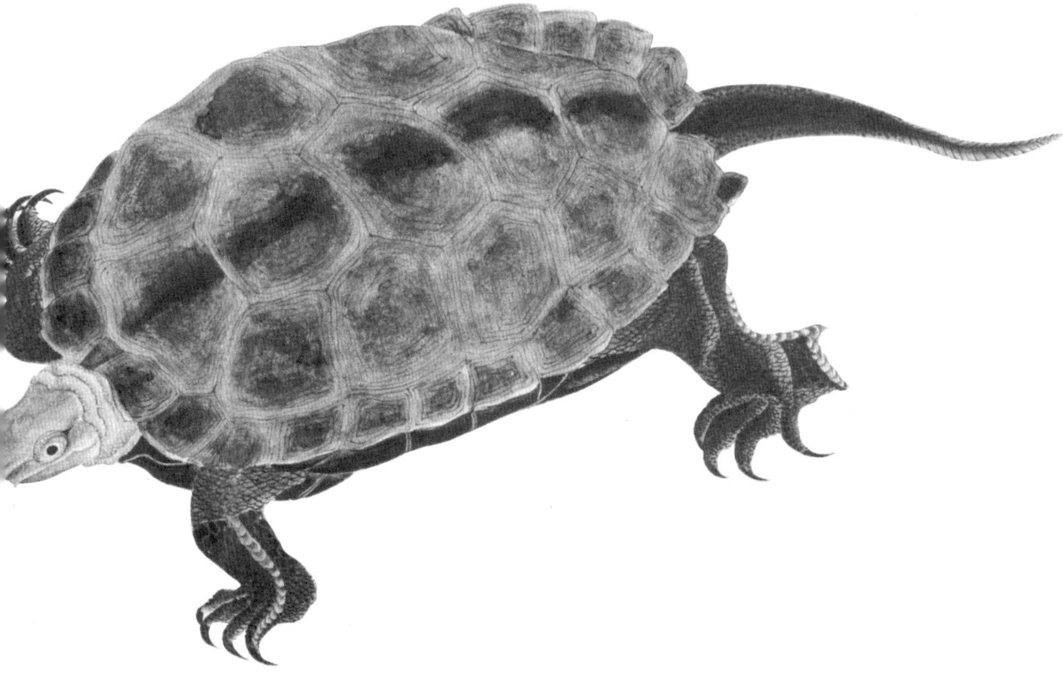

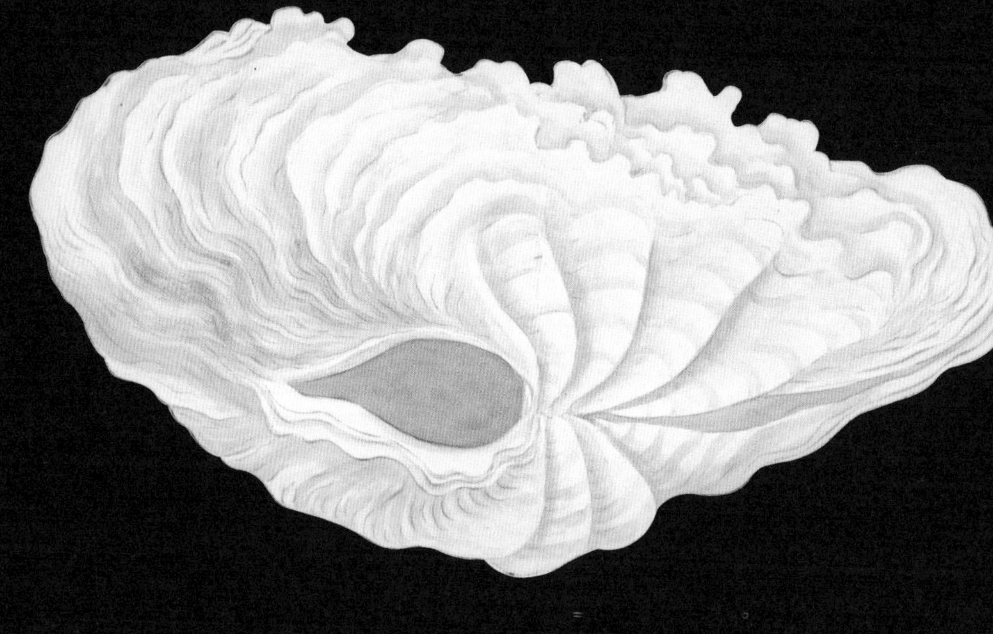

车渠

车渠属软体动物门，双壳纲，帘蛤目；车渠是海洋中最大的双壳贝类，被称为『贝王』，其外形略呈三角形；贝壳质厚重，壳面粗糙，壳缘如齿。

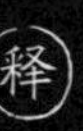
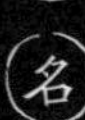

海扇、砗磲

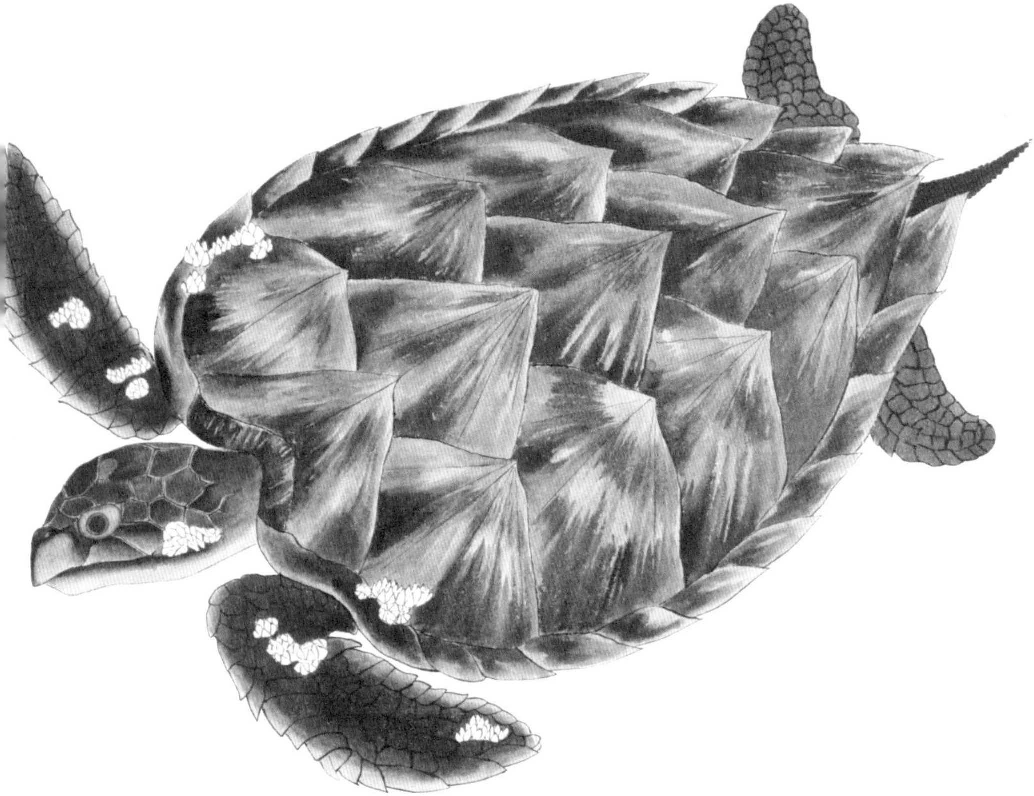

玳瑁

玳瑁属脊索动物门，爬行纲，龟鳖目；玳瑁一般长0.6米至1.6米，头顶上有两对前额鳞；上颚呈鹰嘴状，四肢呈鳍足状，尾巴短小。

释名 瑇瑁。

海螺

海螺属软体动物门，腹足纲，狭舌目；海螺壳呈球状，大而坚厚，壳外面粗糙，呈灰黄色或褐色，内面光滑呈红色或灰黄色。

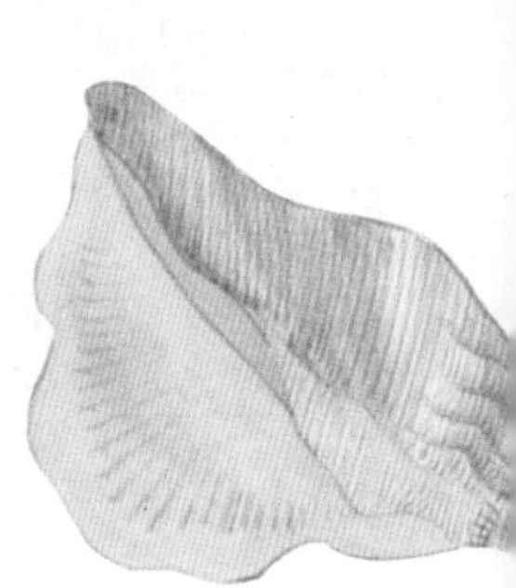

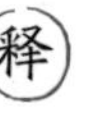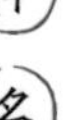

释名 流螺、假猪螺。

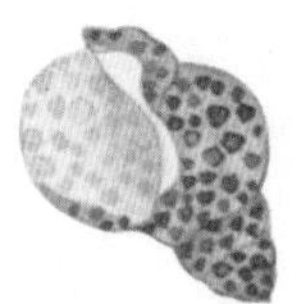

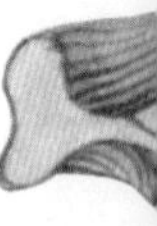

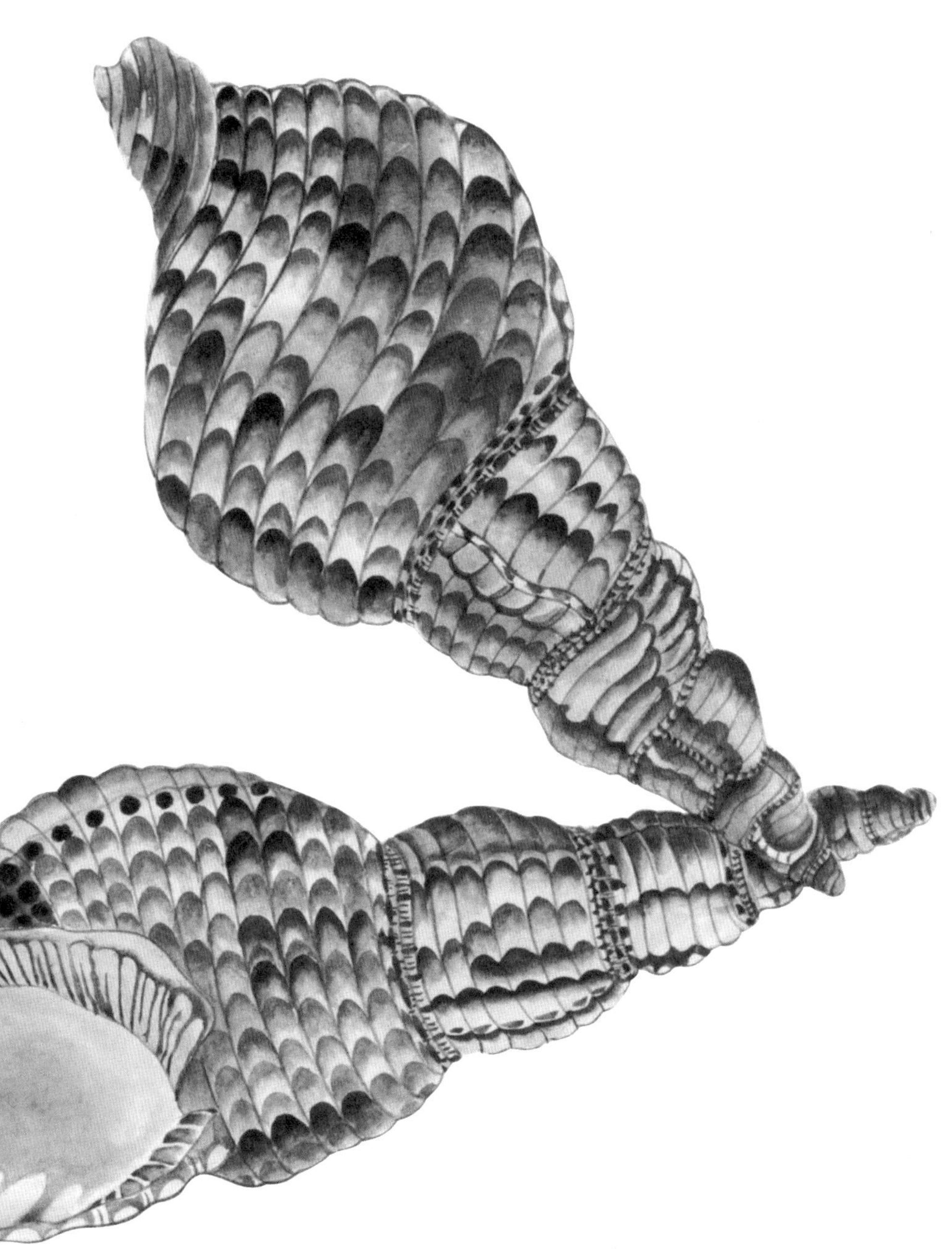

海燕

海燕属棘皮动物门，海星纲，有棘目；海燕体扁平，呈五角星状；体盘背面有覆瓦状排列的骨板，板上有成簇的小棘或颗粒。

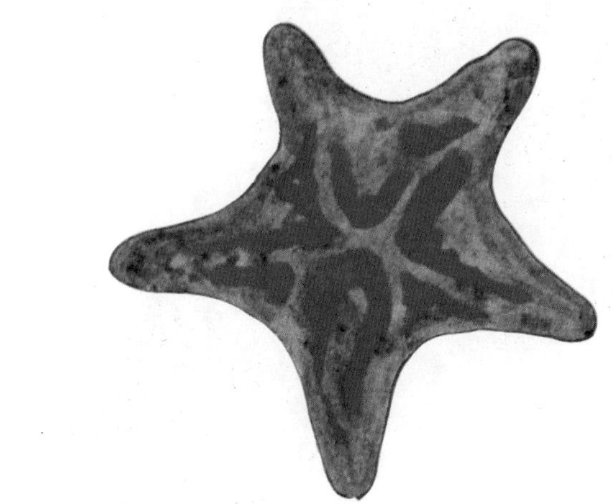

释名

五角星、海五星。

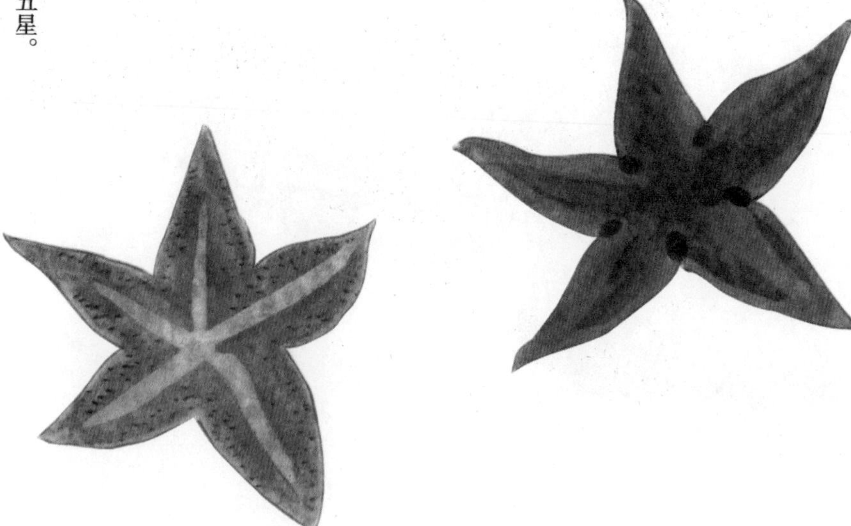

鲎鱼

鲎鱼属节肢动物门肢口纲，剑尾目；鲎鱼体长0.7米，雌雄异体，雌大雄小；身体由头胸部、腹部、尾部构成，头胸甲作半月状，腹甲六角形，有6对附肢，尾呈剑状。

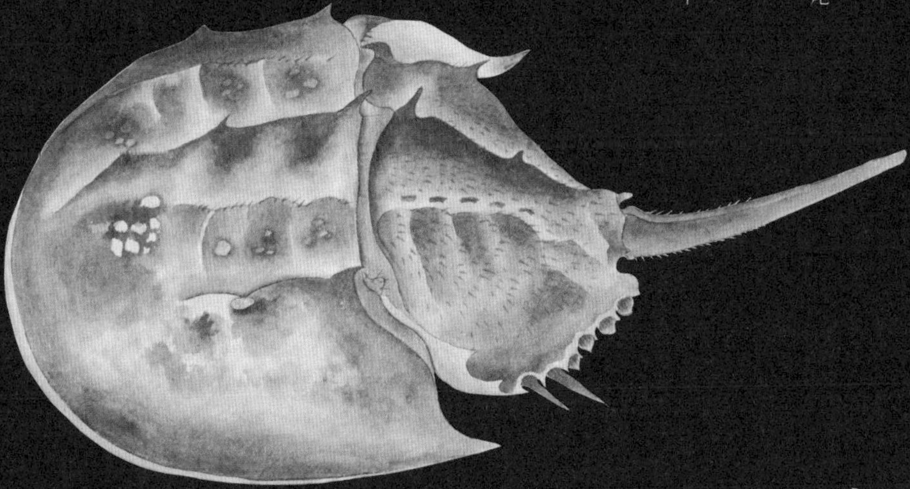

释名 后鱼。

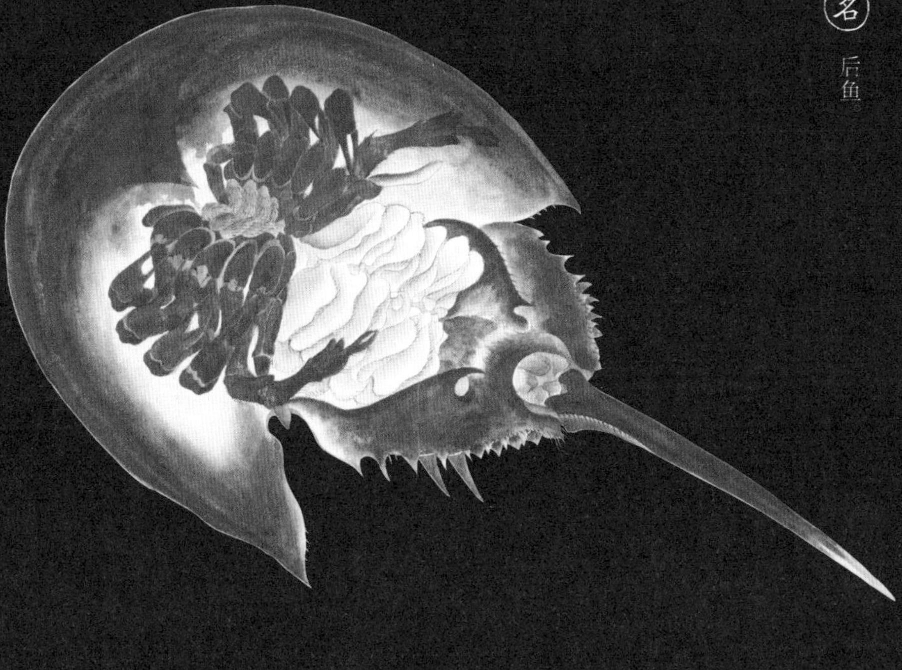

鼋

鼋属脊索动物门，爬行纲，龟鳖目；鼋特点是体形庞大，体重可达100千克；浑身皮肤柔软，没有龟壳，背、腹两面由骨板包被；头部、腹部、尾巴、后肢均呈黄灰色。

释名

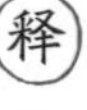

大鳖。

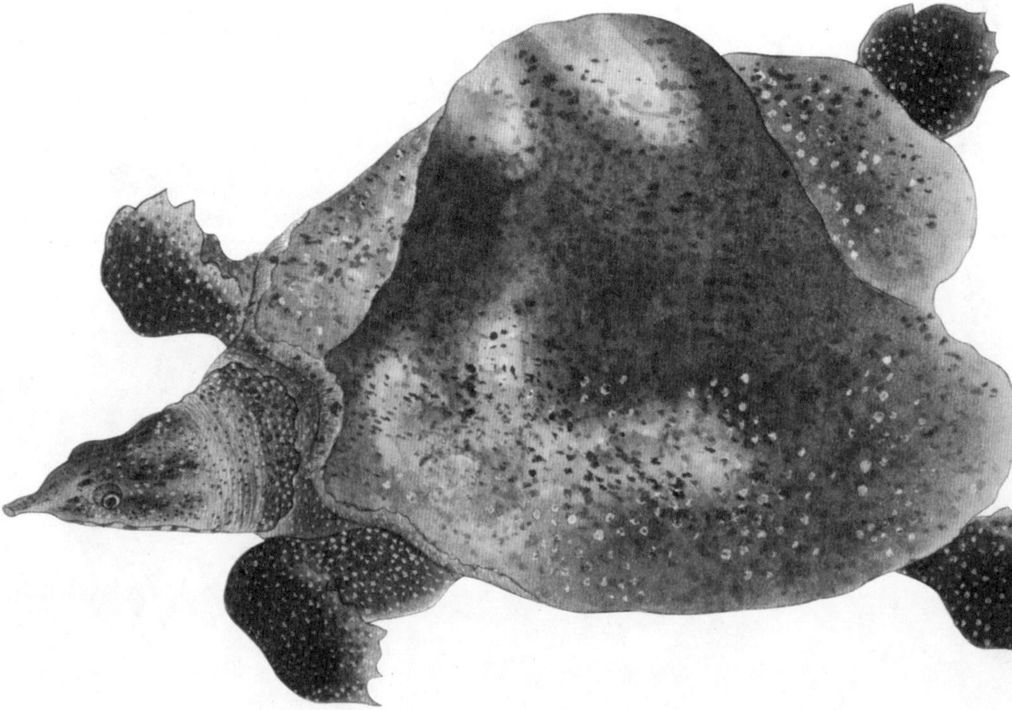

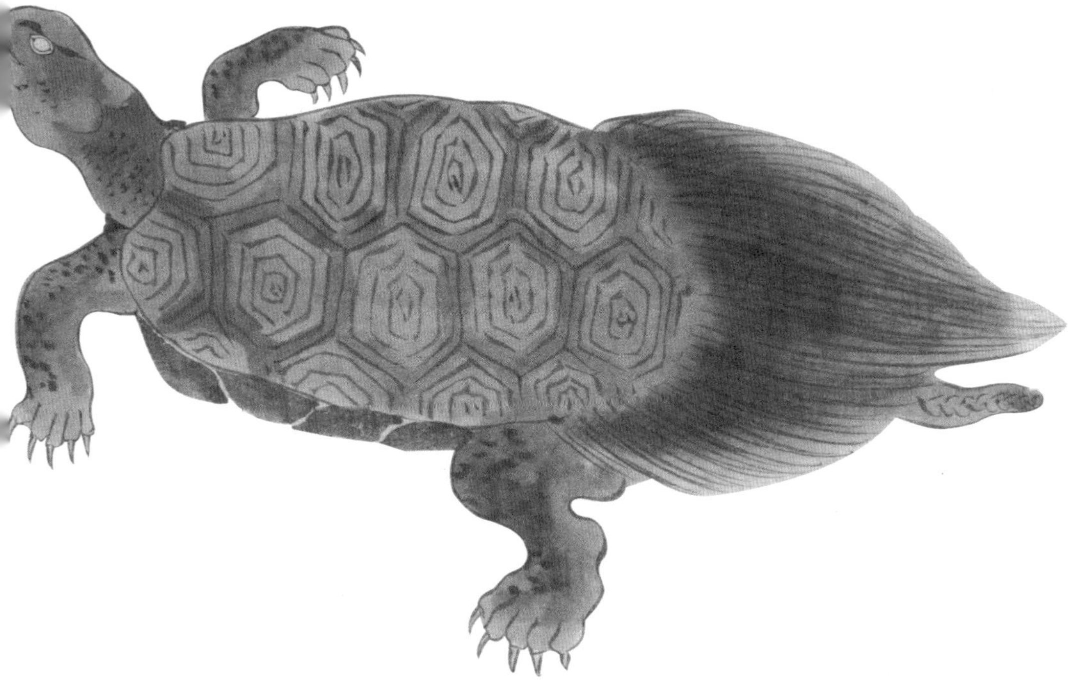

绿毛龟

绿毛龟属脊索动物门，爬行纲，龟鳖目，绿毛龟因背部生有绿色丝状藻体，故称绿毛龟，享有『活翡翠』『千年神龟』等美誉。

释名

绿衣使者。

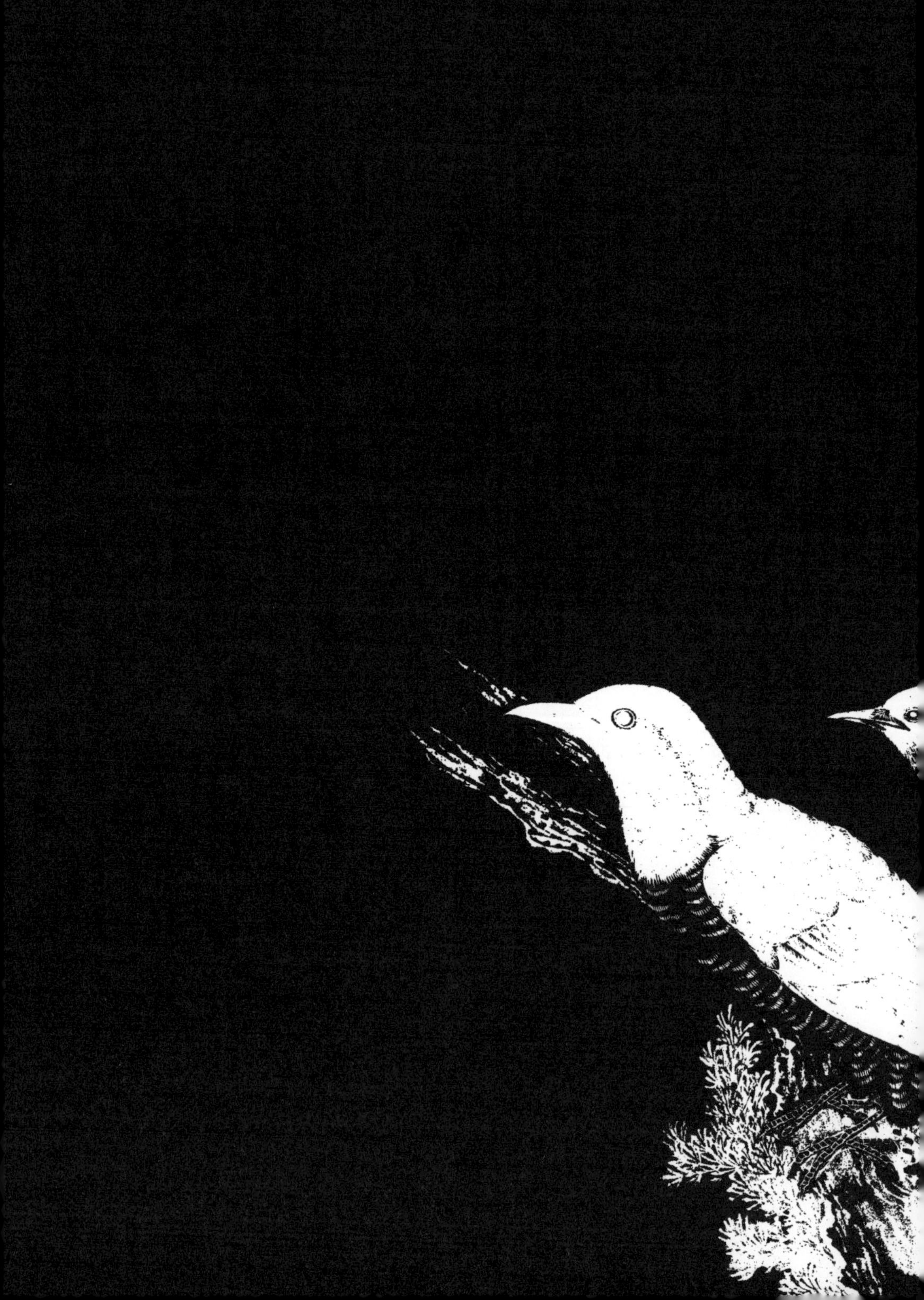

第九卷 禽部

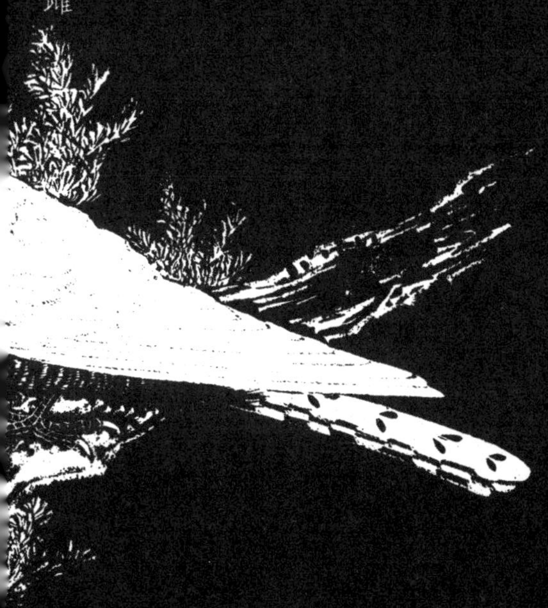

鹊

鹊属脊索动物门，鸟纲，雀形目；鹊的肩羽两肋和腹部均为白色，腰部灰白混色，其余大部分羽毛为黑色，有绿色和蓝色的金属光泽；鸟喙平滑粗壮，呈黑色或黄色。

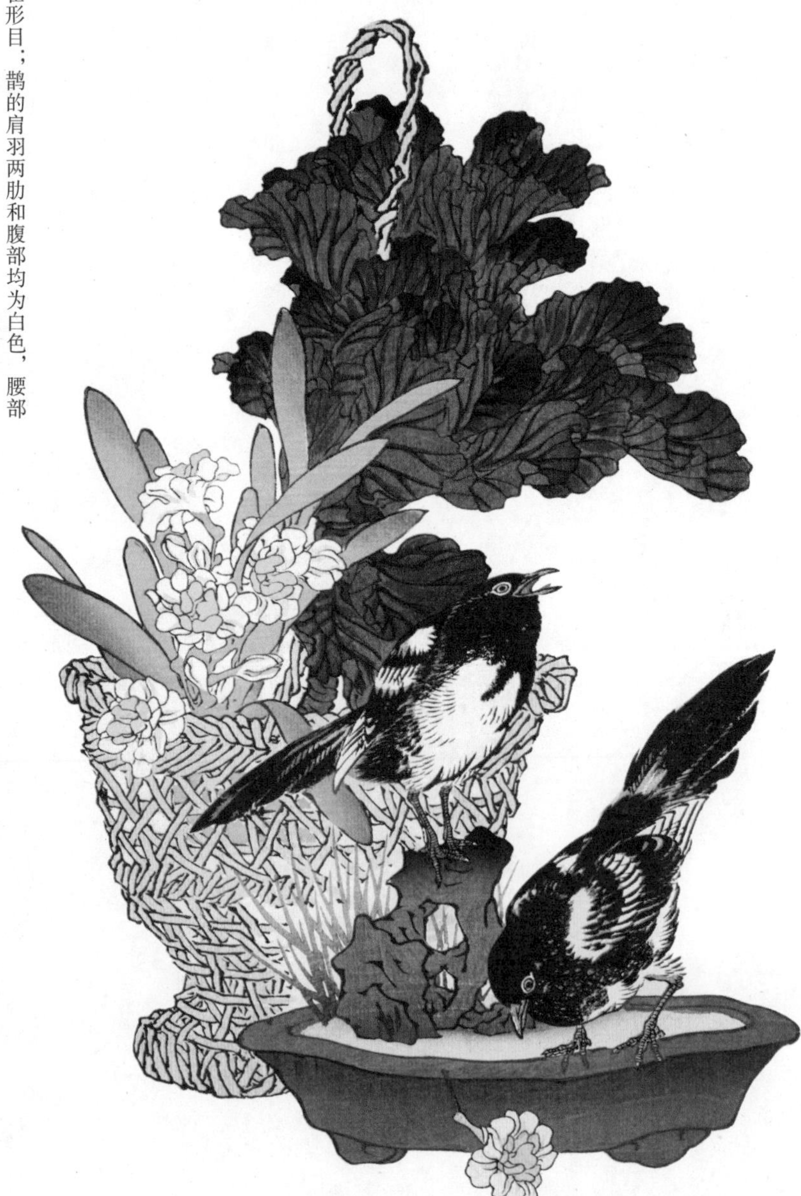

释名 喜鹊、飞驳乌、干鹊。

鹰

鹰属脊索动物门，鸟纲，隼形目；鹰为肉食性小型猛禽，雌鸟比雄鸟体形大；有特殊瞳孔，视力极佳；喙弯曲锐利，脚上有钩爪。

释名

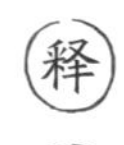

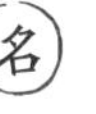

角鹰。

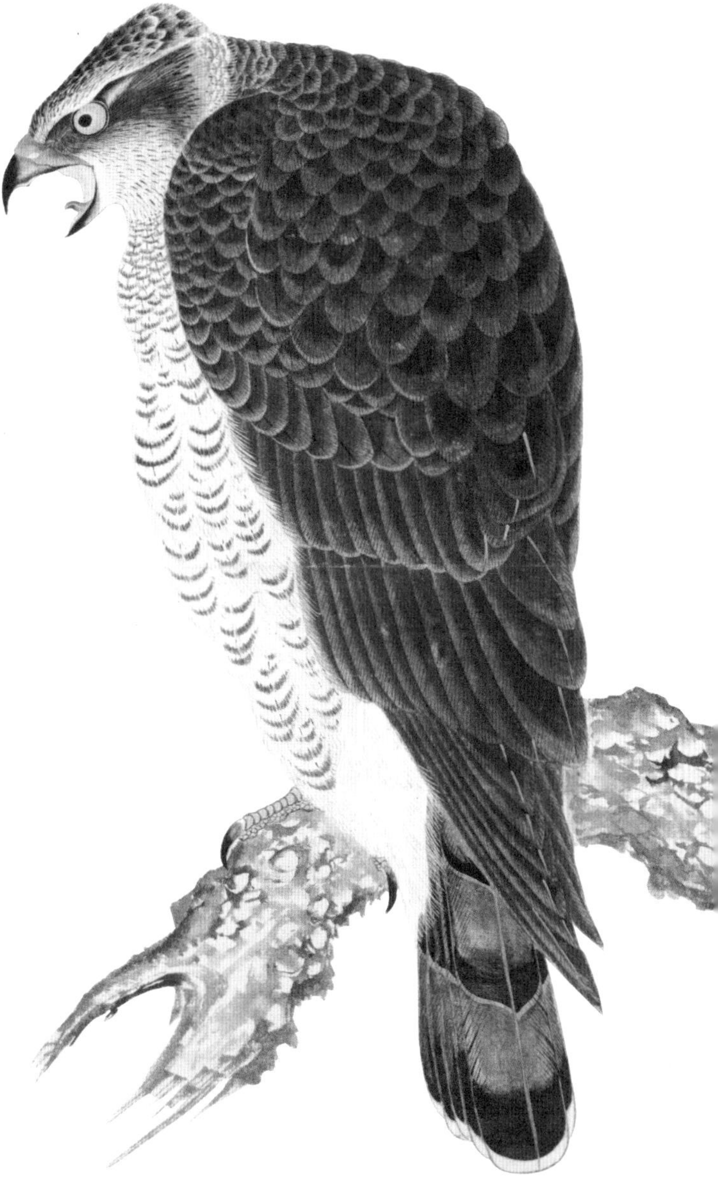

鸠

鸠属脊索动物门，鸟纲，鹃形目；鸠体形较小，喙比较短，尾部比较长，基部柔软；额呈浅灰褐色，头顶、后颈暗银灰色，背部暗灰色，腰及尾上的覆羽呈蓝灰色，尾羽黑褐色，有层次感。

释名

布谷、获谷、郭公。

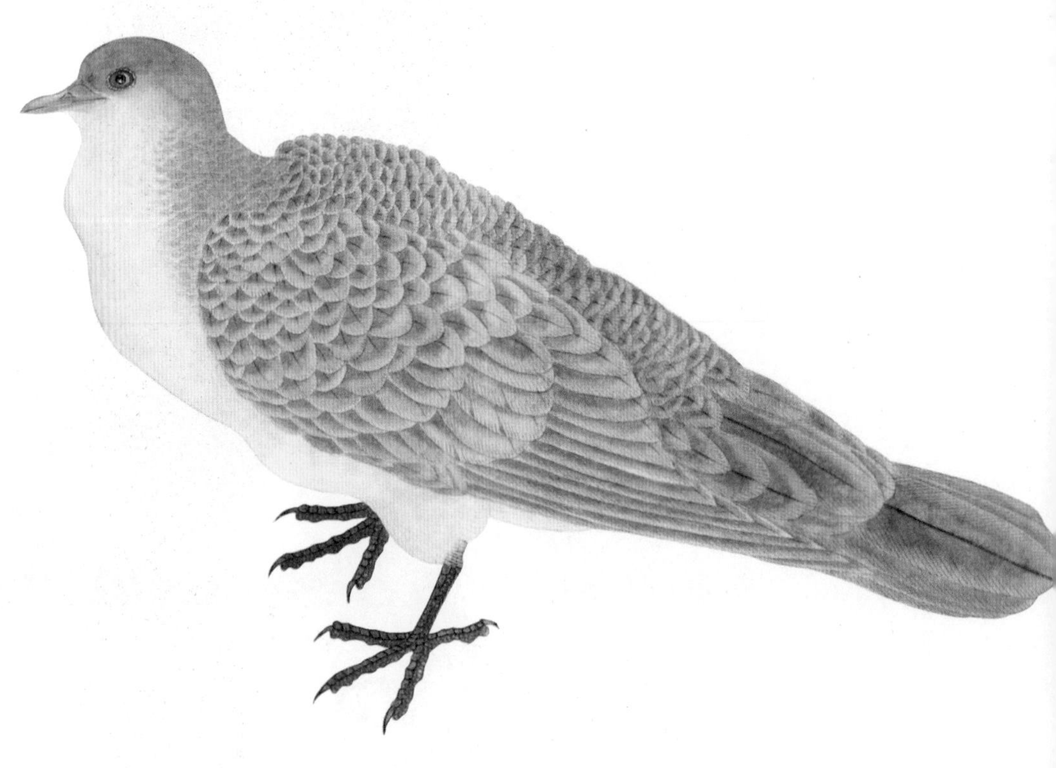

雁

雁属脊索动物门，鸟纲，雁形目；雁的体形较大，脖颈修长；喙的颜色呈粉红色、橙色或黑色，喙的边缘锯齿状。

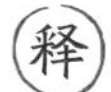

鸿鹄。

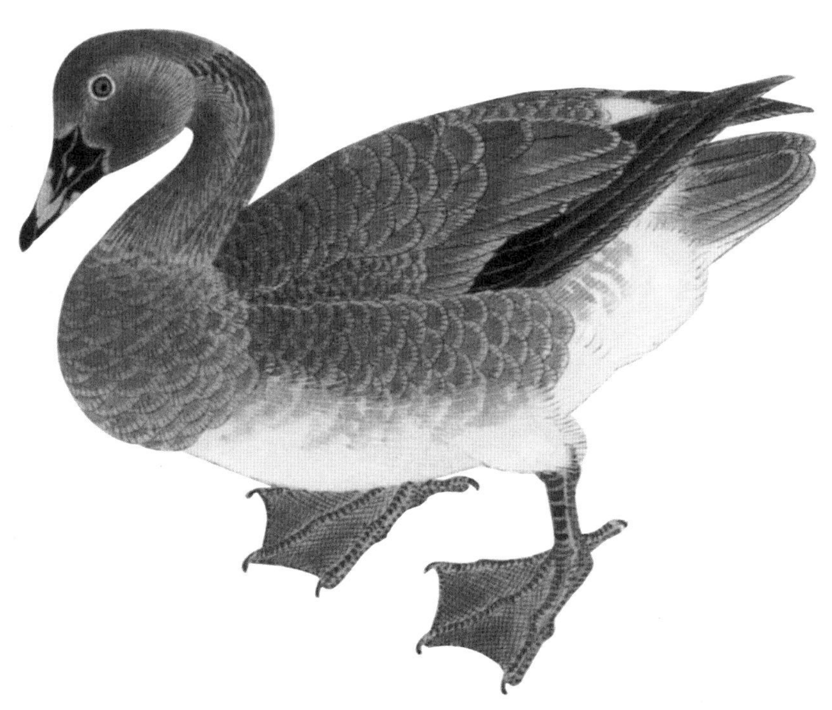

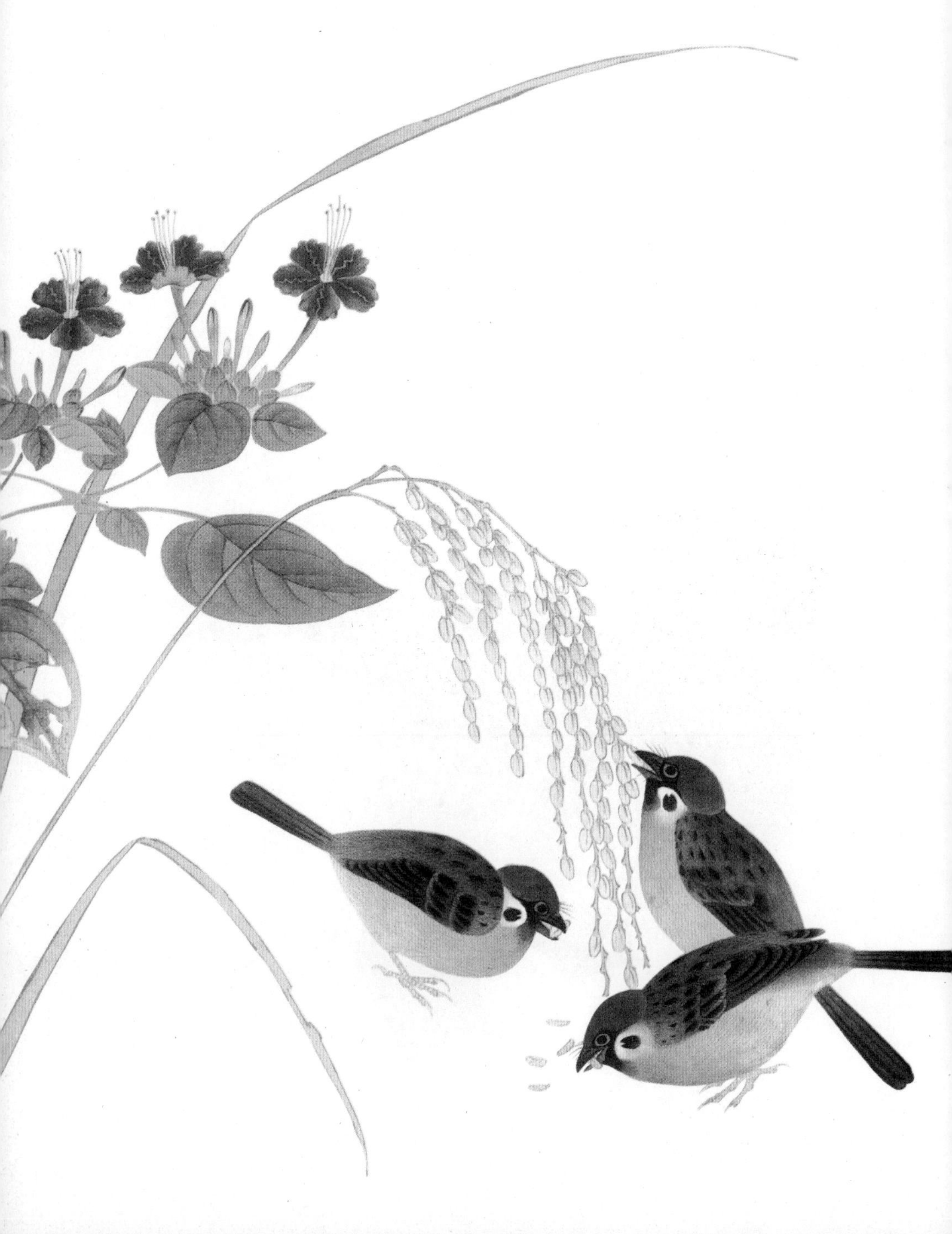

雀

雀属脊索动物门，鸟纲，雀形目；雀一般被有棕色或黑色的斑块，因而俗称为麻雀，其喙呈圆锥状；羽色多为沙褐色且有羽干纹。

释名

瓦雀、宾雀；雀屎名白丁香、青丹、雀苏。

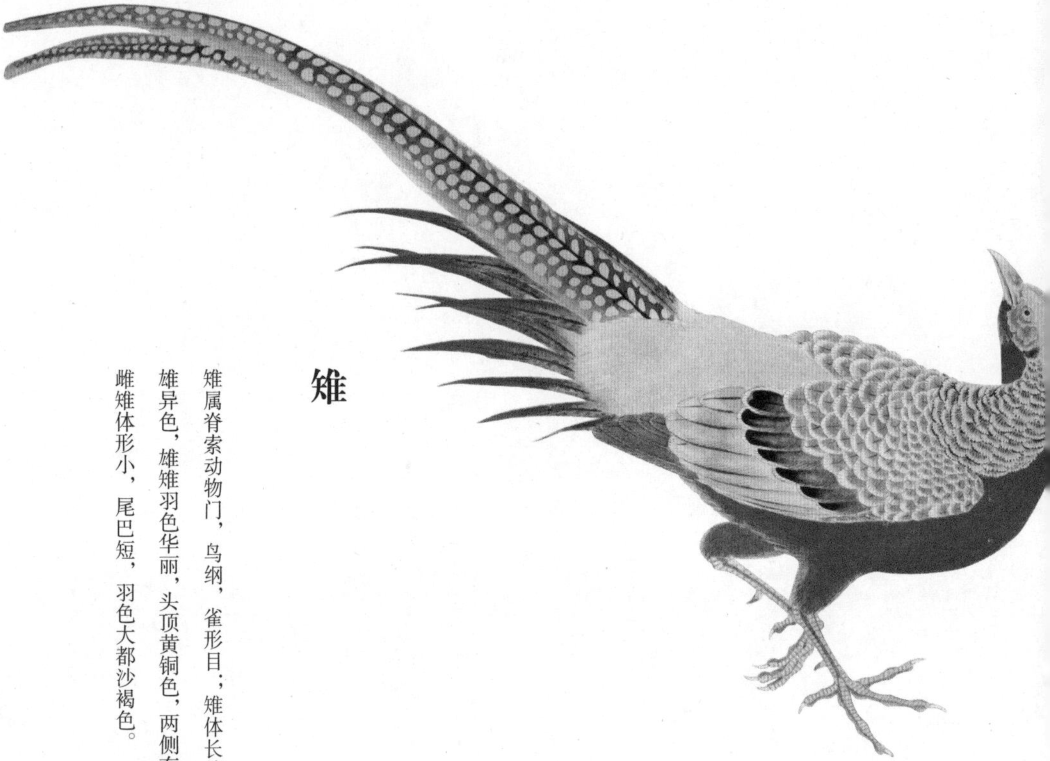

雉

雉属脊索动物门，鸟纲，雀形目；雉体长约0.9米，雌雄异色，雄雉羽色华丽，头顶黄铜色，两侧有微白眉纹；雌雉体形小，尾巴短，羽色大都沙褐色。

释名

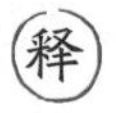

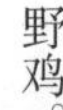

野鸡。

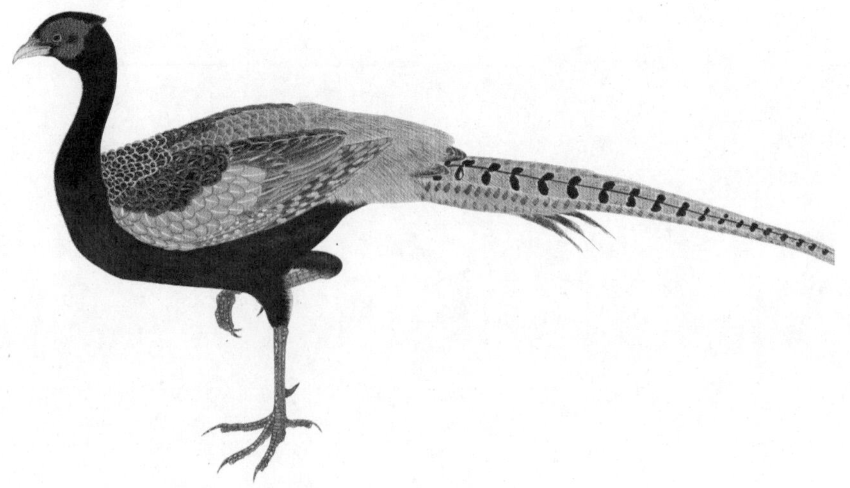

乌鸦

乌鸦属脊索动物门，鸟纲，雀形目；乌鸦体长0.5米左右，全身大部分羽毛为乌黑色，带蓝紫色金属光泽；有长喙和白色颈圈毛。

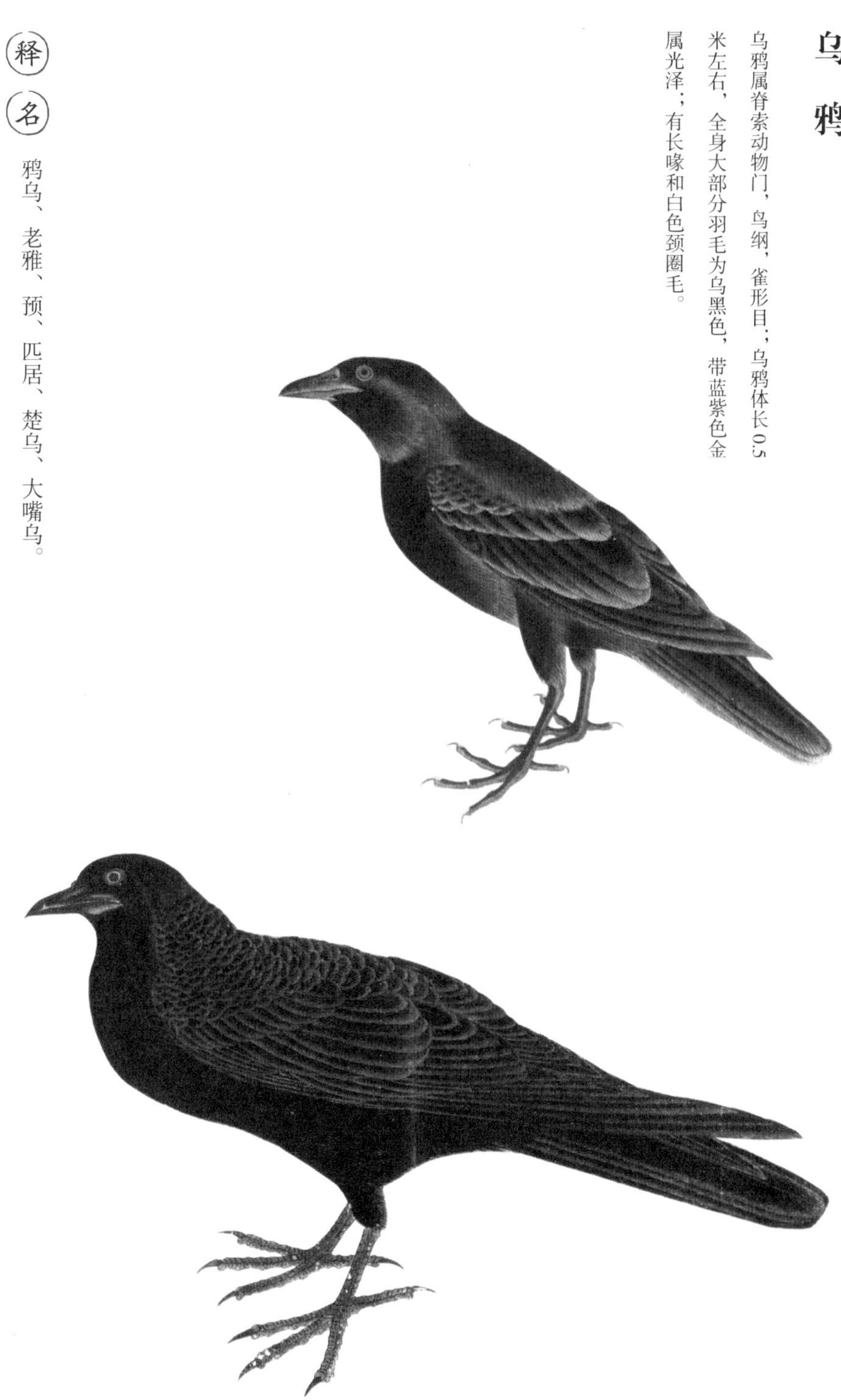

释名

鸦乌、老雅、预、匹居、楚乌、大嘴乌。

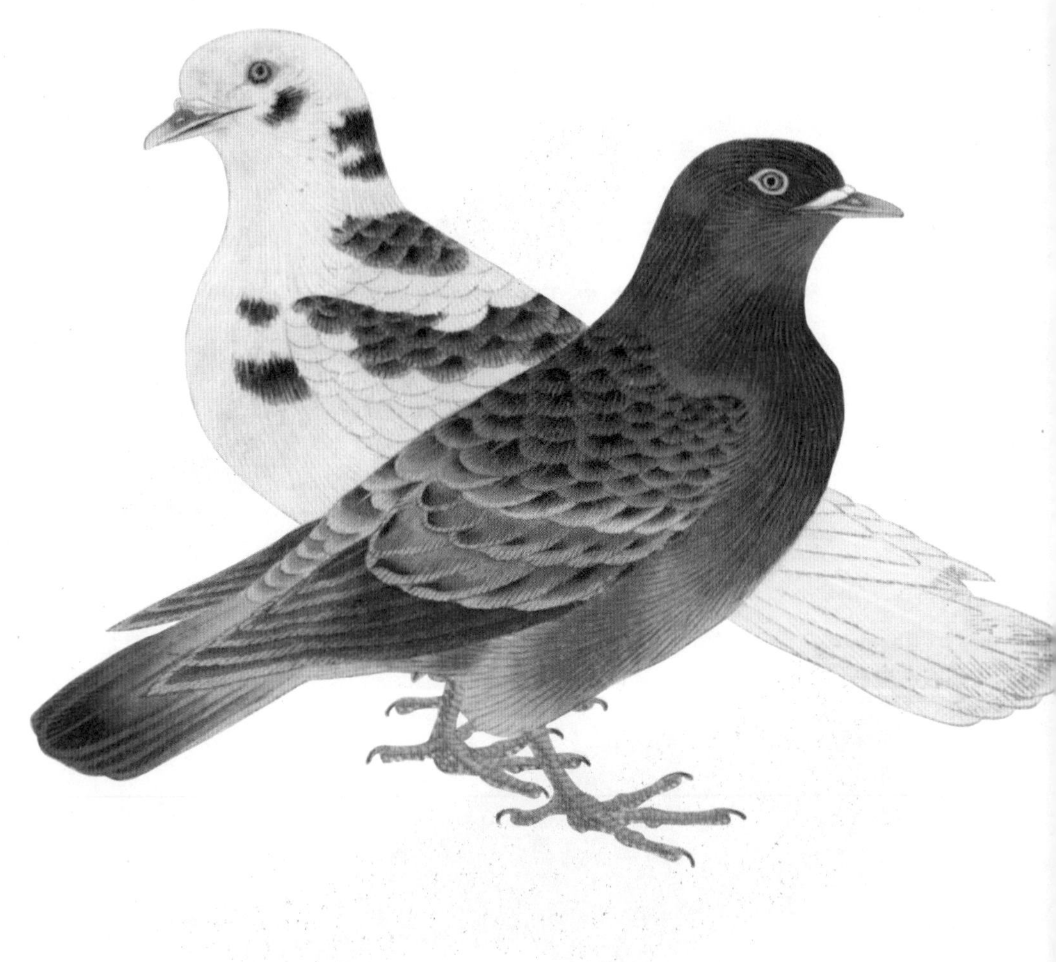

鸽

鸽属脊索动物门、鸟纲、鸽形目；鸽每分钟的心跳达600多次，其头顶广平，身躯硕大，喙长略弯曲，大腿丰满，尾巴较长。

释名 鹁鸽、飞奴。

鹤

鹤属脊索动物门，鸟纲，鸽形目；鹤的羽色有黄、白、黑三种，头顶、颊部及眼睛处的羽毛呈红色，躯干部分羽毛白色，尾部黑色，脚部青色；鸟喙和脖颈都很细长。

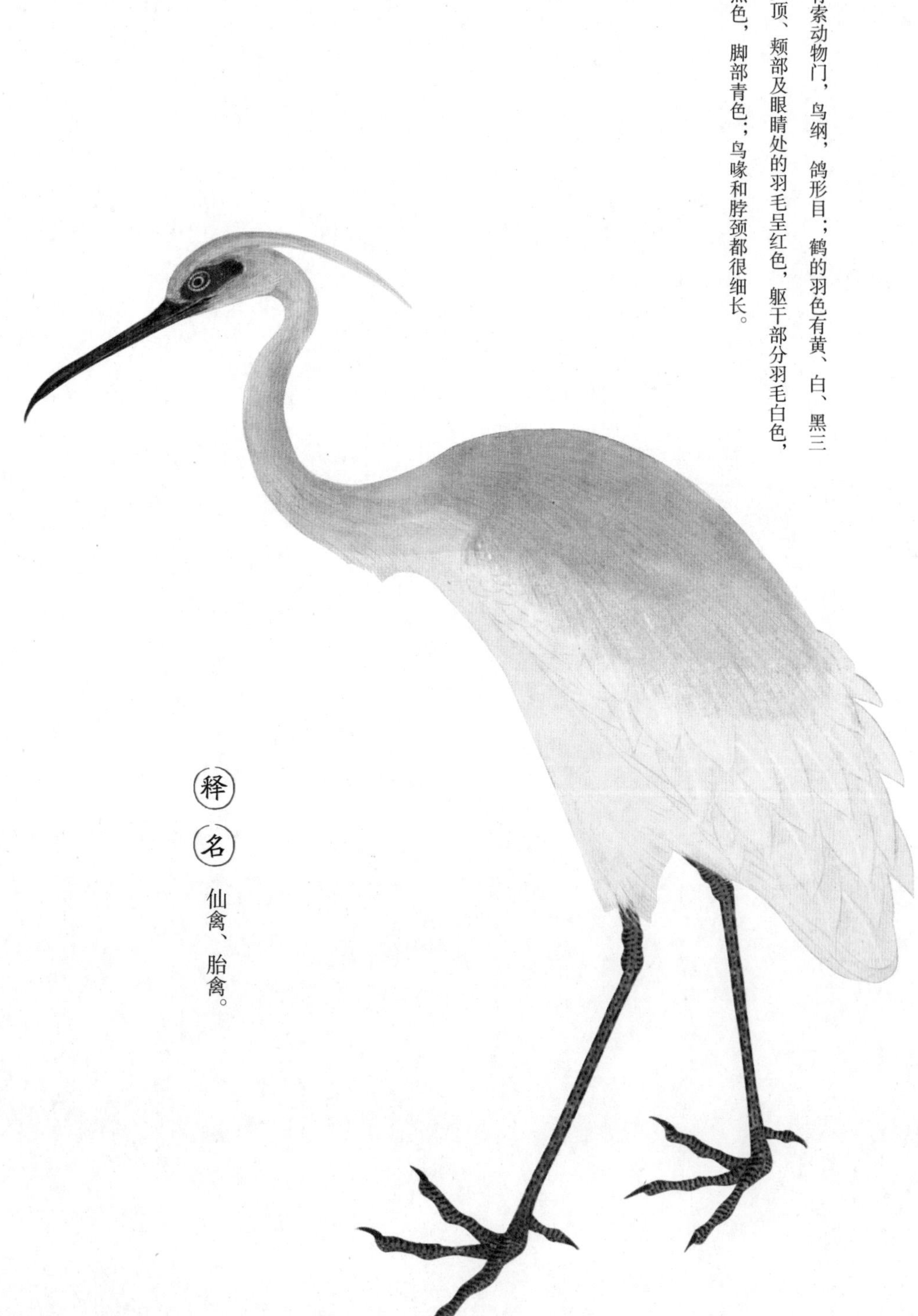

释名

仙禽、胎禽。

鹈鹕

鹈鹕属脊索动物门，鸟纲，鹈形目；鹈鹕羽毛较短较密，羽色为白色、桃红色或浅灰褐色；嘴长0.3米多，下喙处有大皮囊，皮囊可以自由伸缩，存储食物。

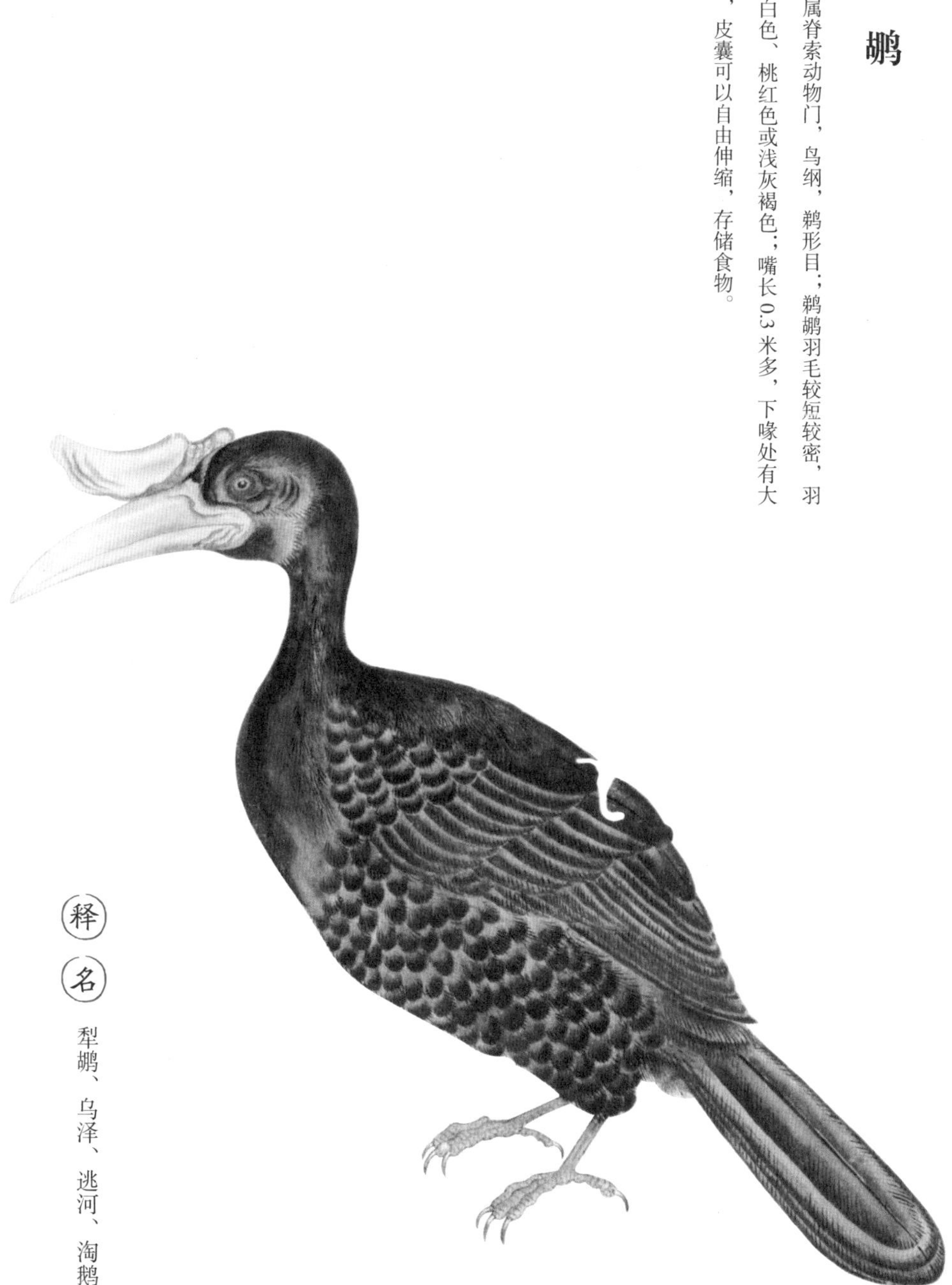

释名

犁鹕、乌泽、逃河、淘鹅。

鸡

鸡属脊索动物门，鸟纲，鸽形目；鸡的身体由头、颈、躯干、尾和爪五部分构成，躯干侧面有双翅，臀部上面有尾羽。

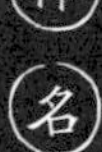
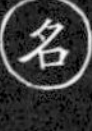
烛夜。

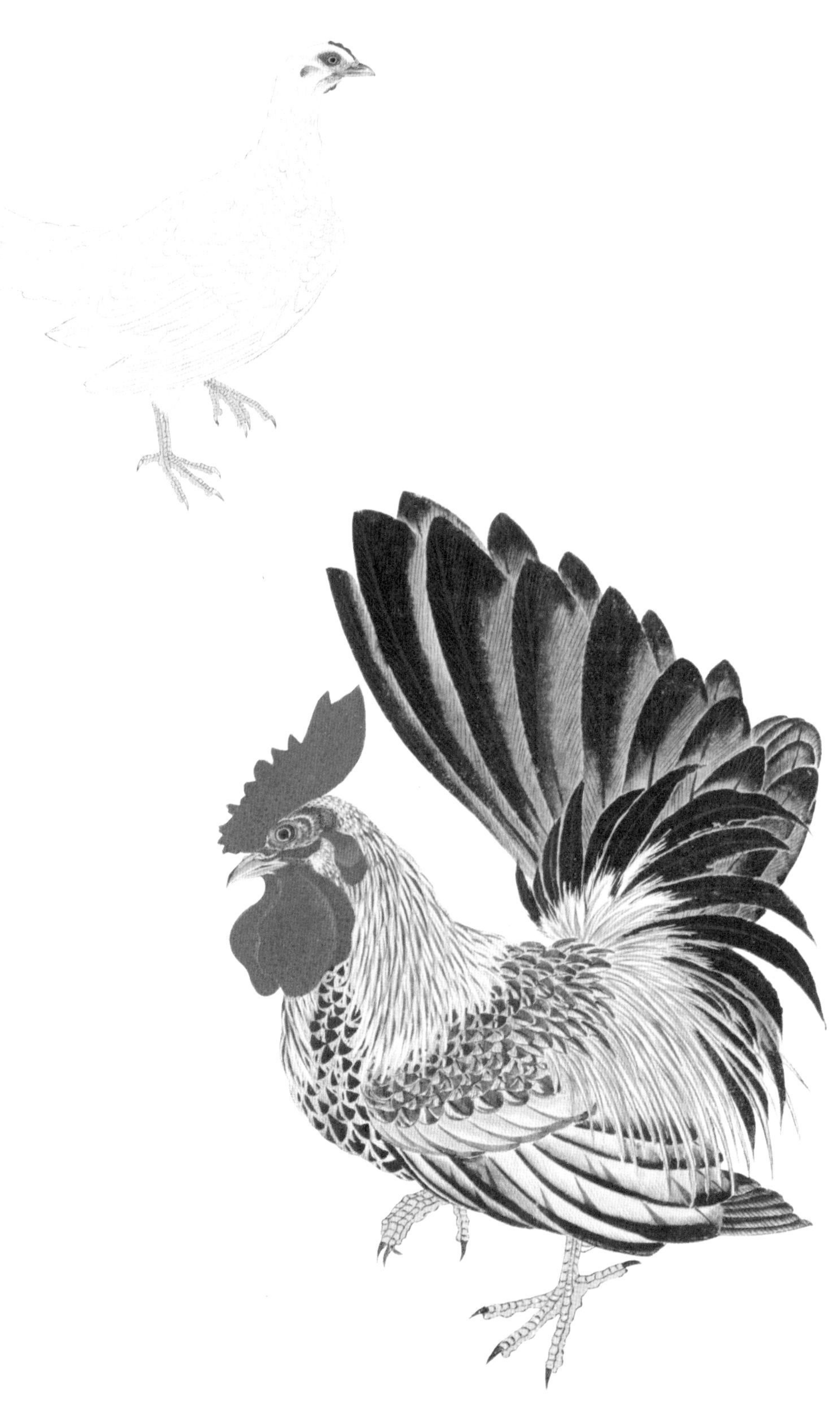

鹅

鹅属脊索动物门，鸟纲，雁形目；鹅的前额有肉瘤，喙部扁阔，颈长尾巴短；脚趾间有蹼，羽毛呈白色或灰色。

释名 农雁、舒雁。

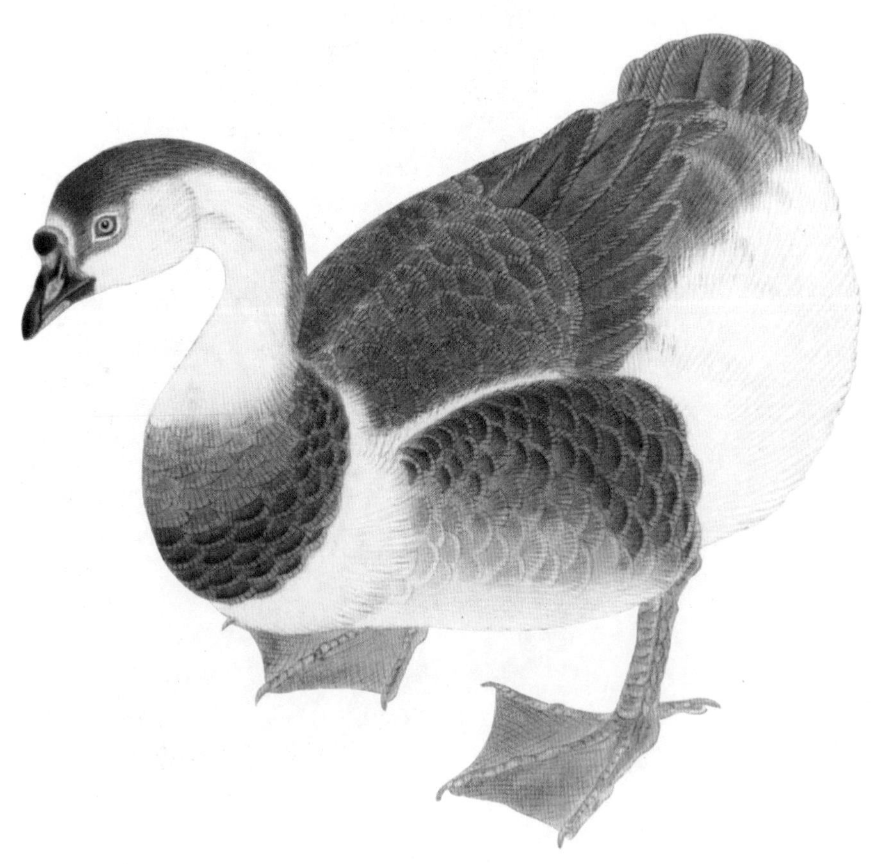

鹜

鹜属脊索动物门，鸟纲，雁形目；鹜雌雄异体，大不相同；雄性头上羽毛呈绿色，翅膀上有纹理，不会啼叫；雌性头上羽毛为黄斑色、纯黑色或纯白色，会啼叫。

释名

鸭、舒凫、家凫、末匹。

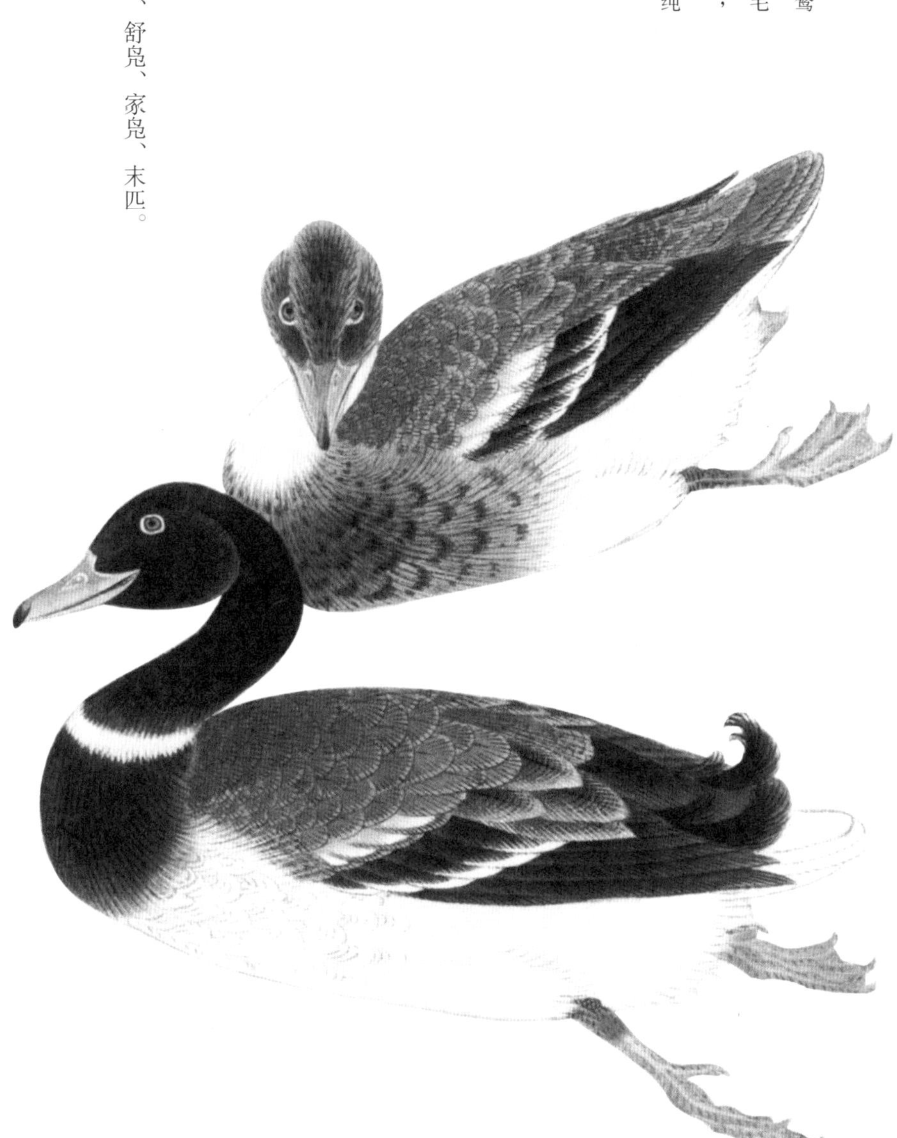

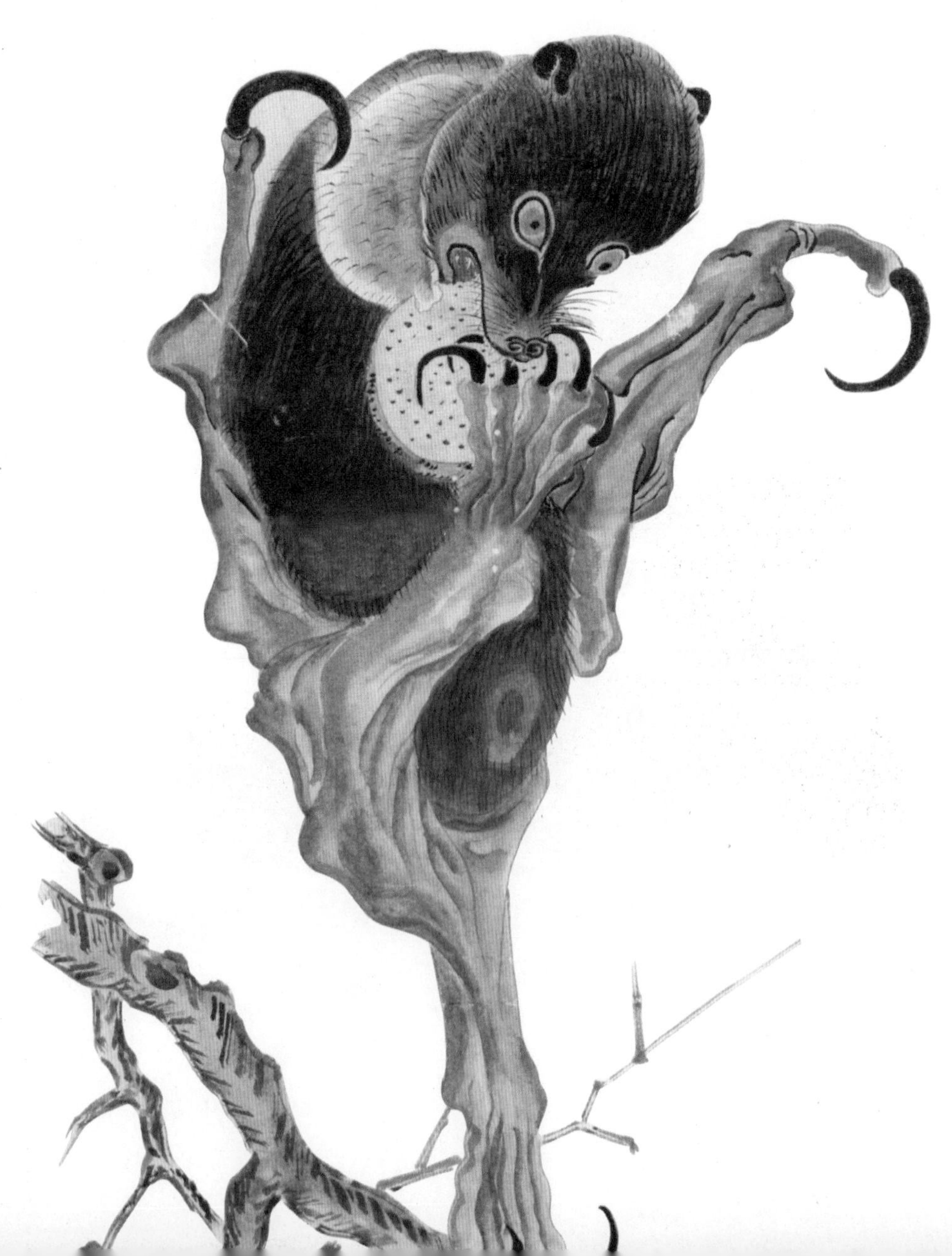

寒号鸟

寒号鸟属脊索动物门，哺乳纲，啮齿目，寒号鸟头圆眼大，脸面似狐，双眼如猫，尖嘴类鼠，耳朵像兔，脚爪若鸭，尾同松鼠，眼眶四周毛色黑，像黑眼圈。

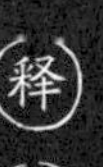
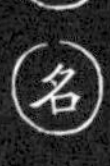

飞虎、树标子、寒号虫、复齿鼯鼠。

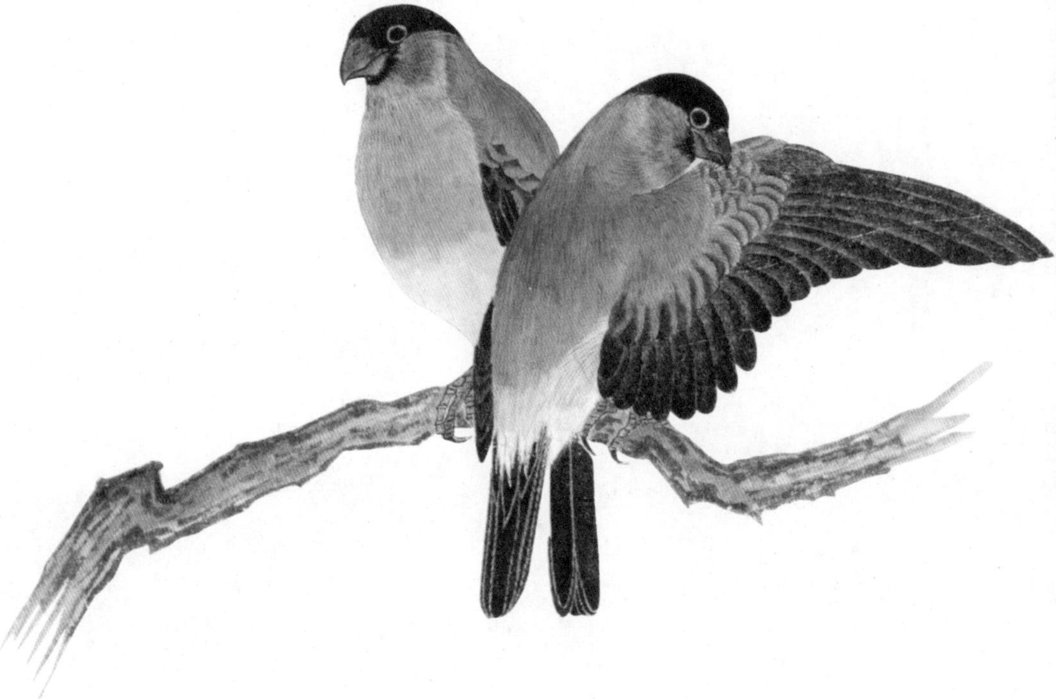

鸳鸯

鸳鸯属脊索动物门，鸟纲，雁形目；鸳鸯雌雄异色，雄鸟羽色鲜艳而华丽，喙红色，脚橙黄，头上有艳丽的冠羽；雌鸟喙黑色，脚橙黄，头和整个上体都呈灰褐色，只有眼周是白色。

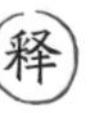

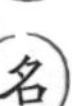

黄鸭、匹鸟。

鸱鸺

鸱鸺属脊索动物门，鸟纲，鸮形目；鸱鸺因头部宽大，眼周羽毛呈辐射状，面容似猫，故称猫头鹰；其喙较短，眼睛不能转动，弱光和夜间视力良好。

释名

角鸱、怪鸱、老兔、毂辘鹰、夜食鹰。

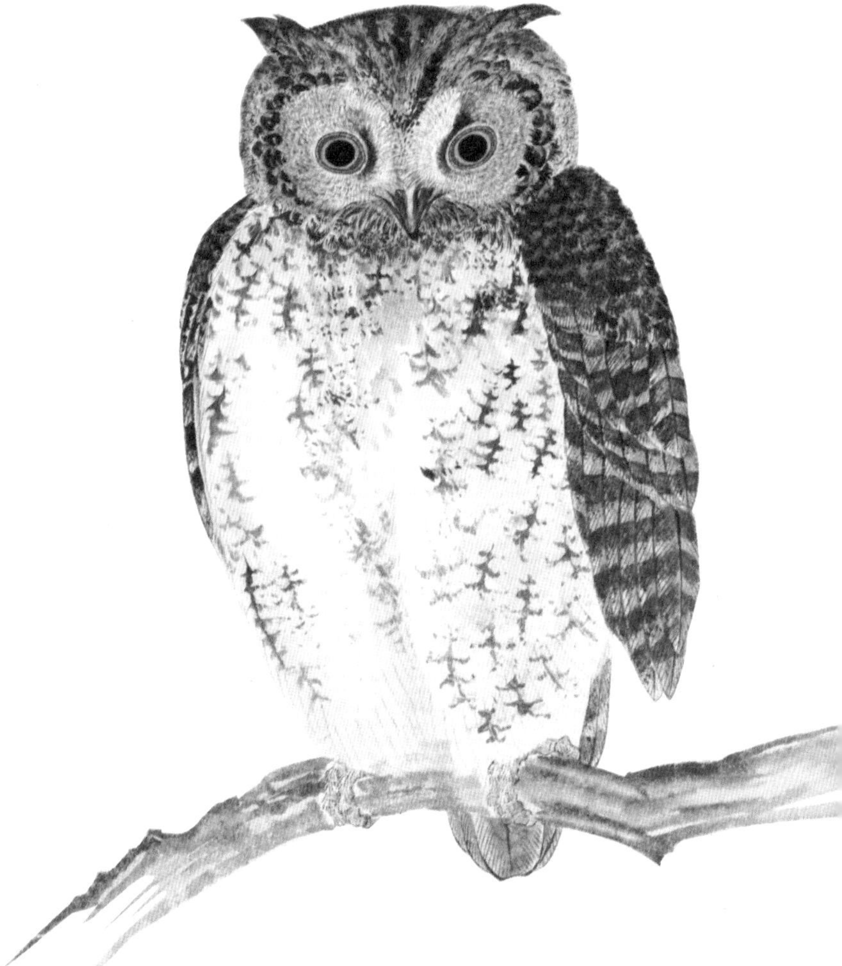

释名

丹鸟。

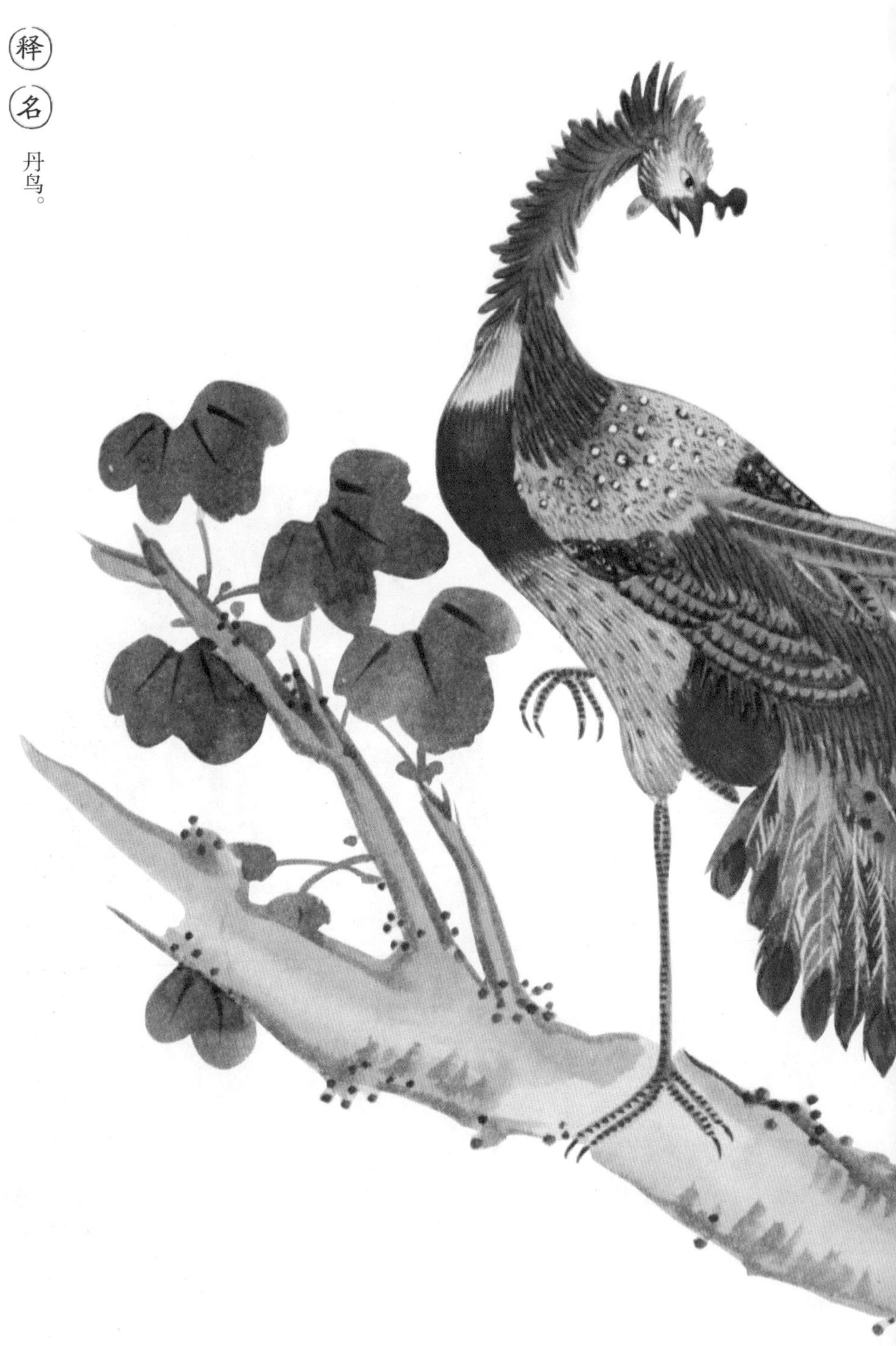

凤凰

凤凰有鸿头、鸡喙、燕子下颌、蛇颈、麟臀、鱼尾、龟躯、龙纹。

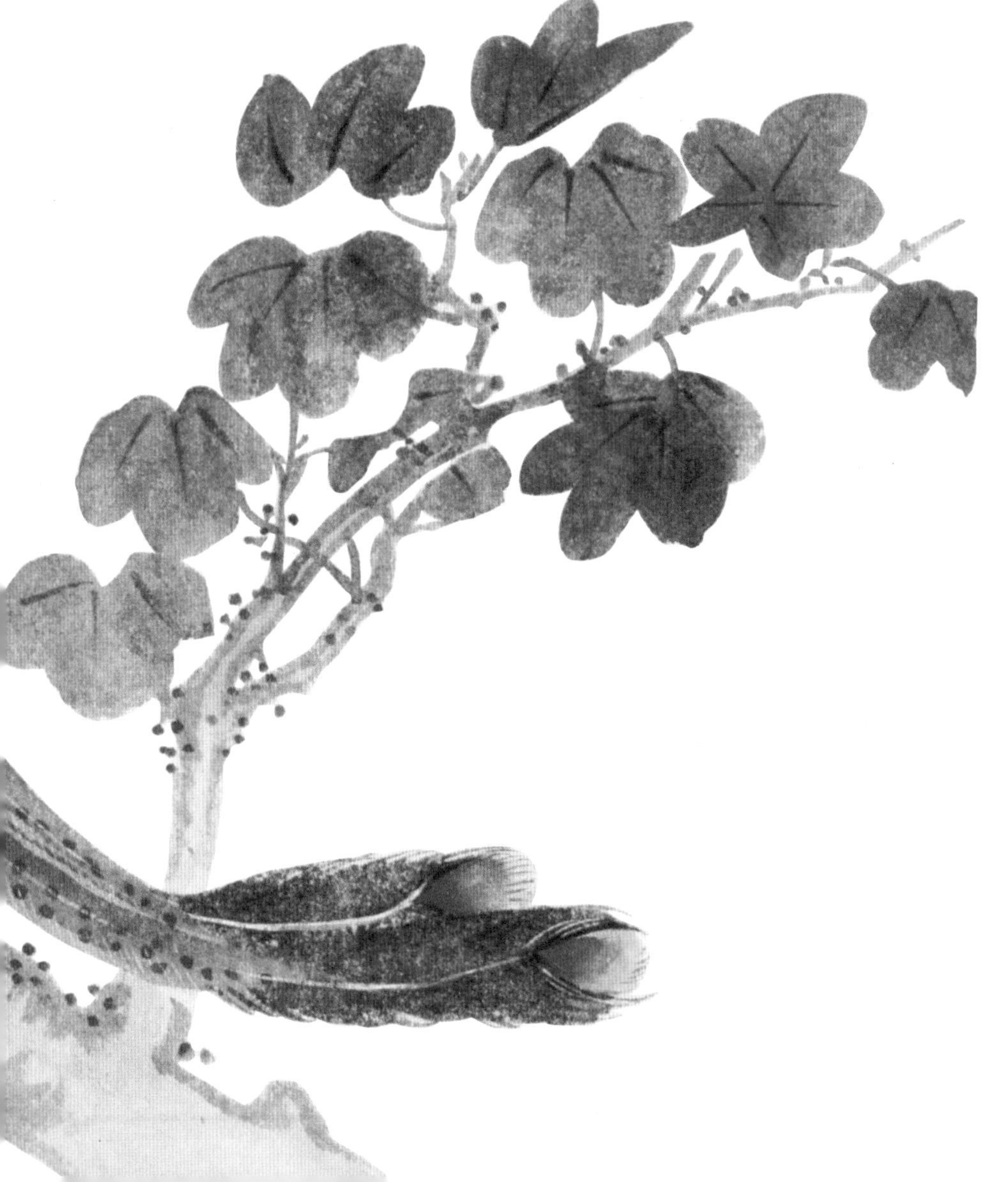

凫

凫属脊索动物门，鸟纲，雁形目；凫体长约0.6米，喙短，扁平且宽；雌雄异色，雄凫头部绿色，背部黑褐色；雌凫全身黑褐色。

释名

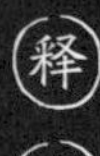

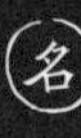

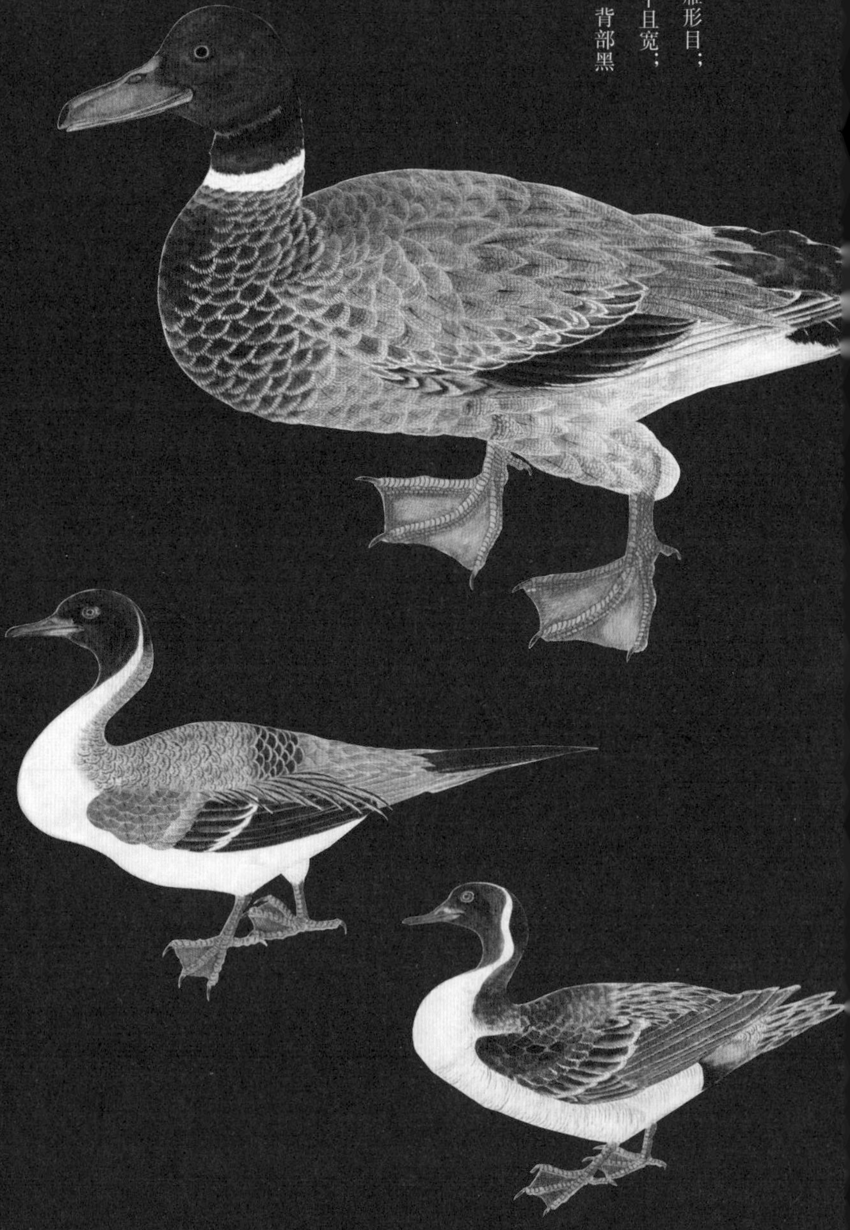

野鸭。

孔雀

孔雀属脊索动物门，鸟纲，鸡形目；孔雀身长2米以上，其中尾屏约占1.5米，尾羽片上缀有眼状斑，竖立起来呈扇形；孔雀头部较小，头顶有簇羽，嘴较尖硬。

释名

越鸟。

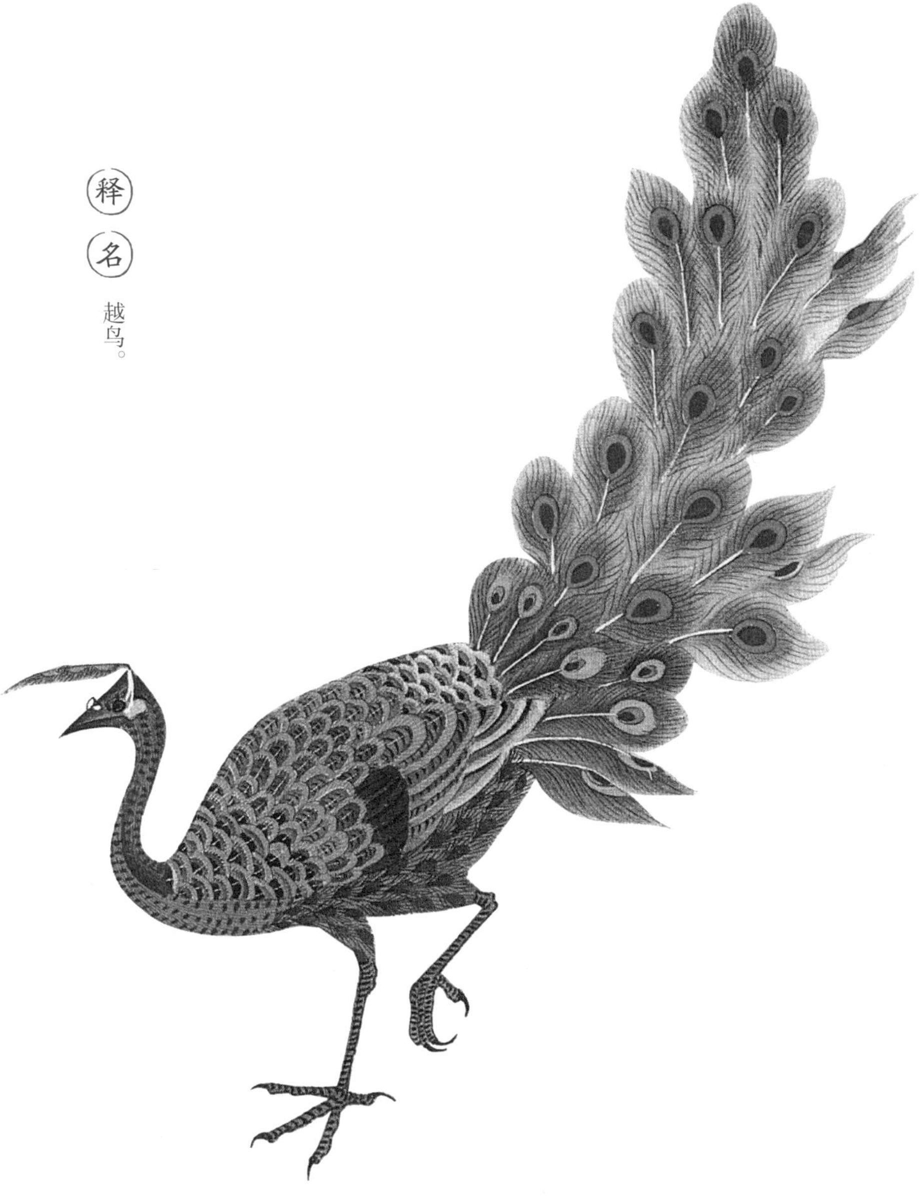

突厥雀

突厥雀属脊索动物门，鸟纲，沙鸡目；突厥雀体长约 0.4 米，喙部呈蓝灰色；头顶前部、头侧以及眉纹呈黄色；其余部分呈灰色，带黑色斑纹；雌鸟头、颈、背部羽毛呈白色，其余与雄鸟相似。

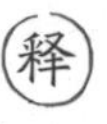
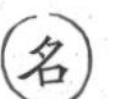

寇雉。

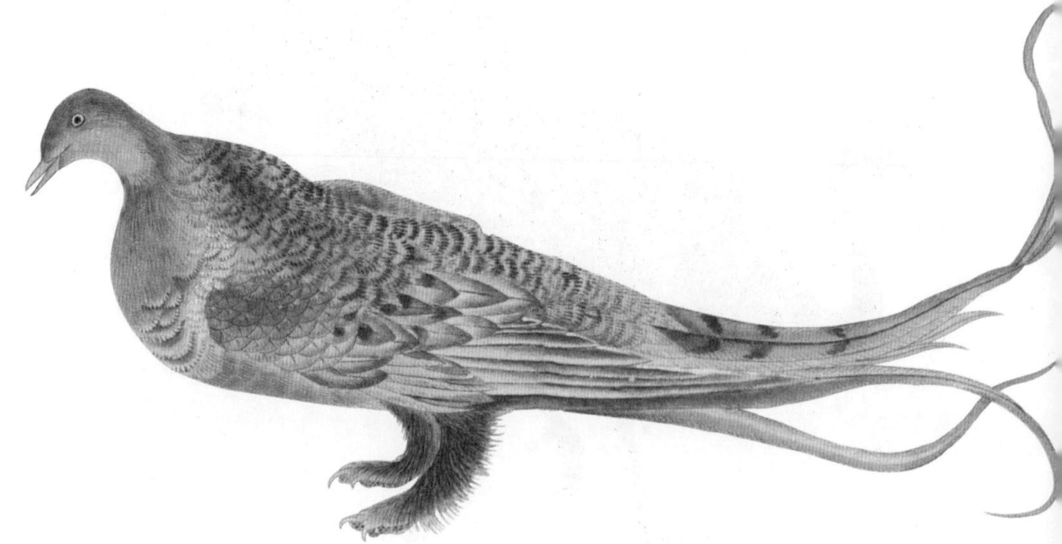

鹳

鹳属脊索动物门，鸟纲，鹳形目；鹳喙长而直，无鸣管，不发声；头、颈处无羽毛，其余呈灰白色或黑色；形似白鹤。

释名

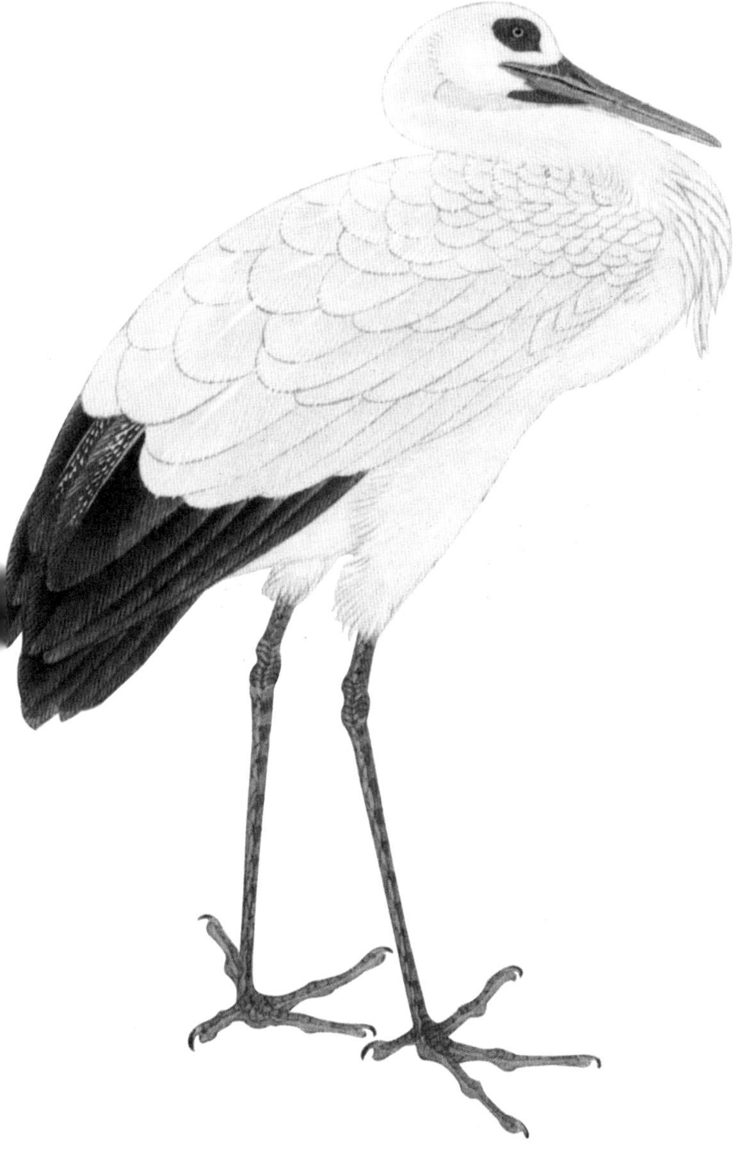

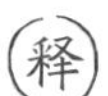

皂君。

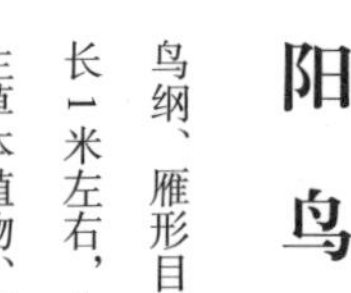

阳鸟

鸟纲、雁形目、鸭科、雁属，大型水禽，身体呈浅灰褐色，长1米左右，头到后颈呈棕褐色，前颈呈白色，以陆生和水生草本植物、藻类、水生甲壳类、软体动物为食，有成群迁徙越冬的习性。

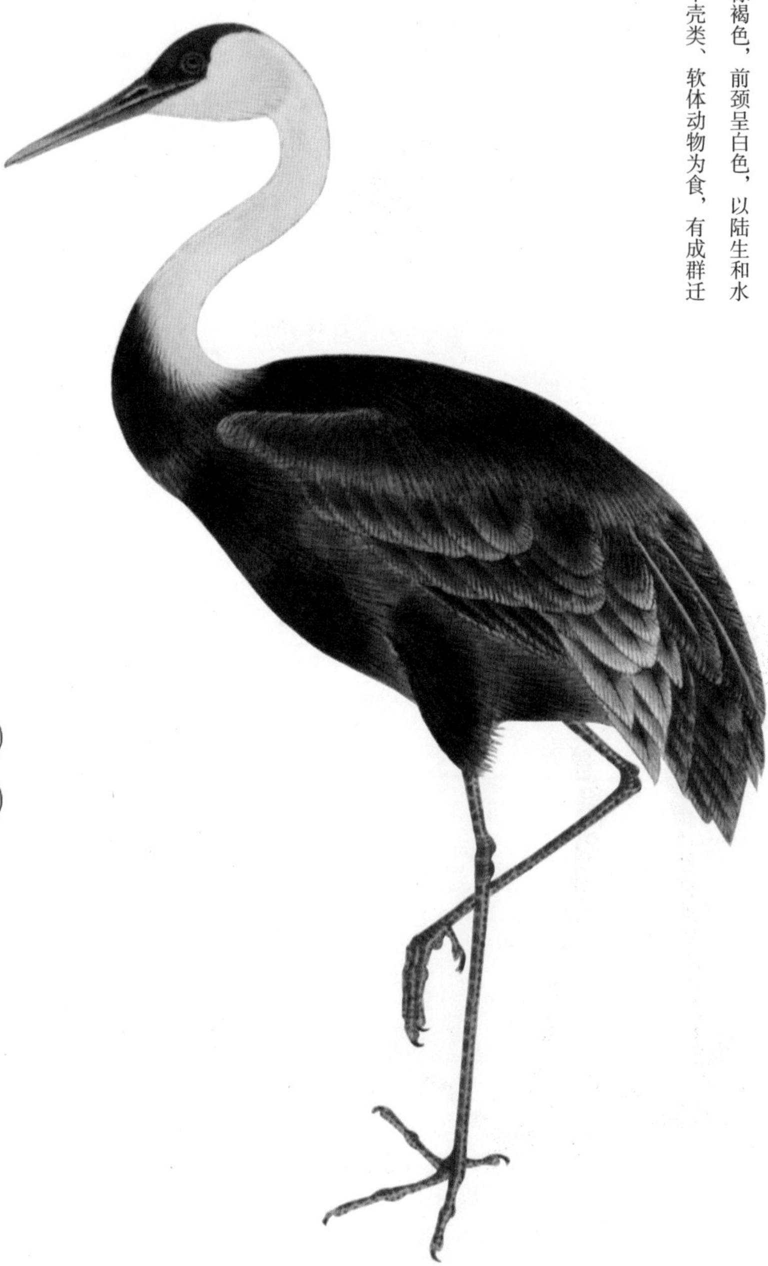

释名

阳鸟、雁、鸿雁。

鹄

鹄属脊索动物门，鸟纲，雁形目；鹄颈修长，常超过体长或与身躯等长；幼鸟黑褐色，成鸟白色，雌雄同色。

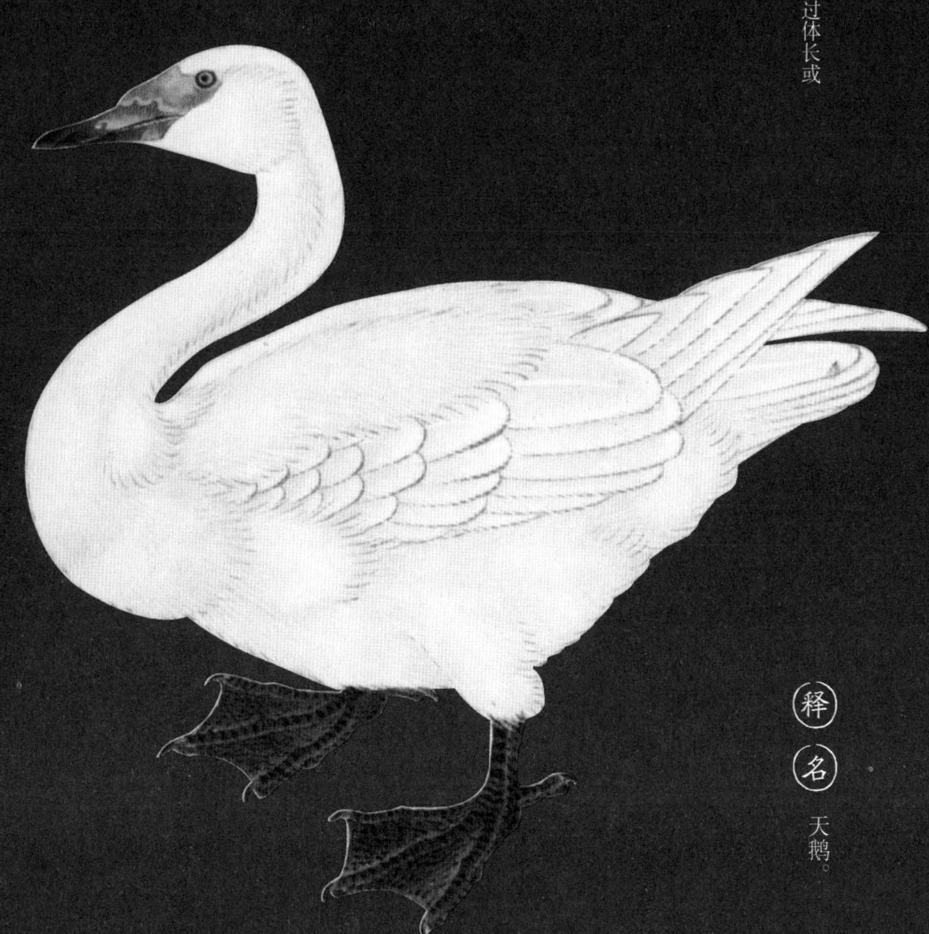

释名

天鹅。

鹬

鹬属脊索动物门，鸟纲，鸻形目；鹬的体形属中小型，羽毛颜色暗淡，多为灰色或褐色；头形浑圆，喙形细长；尾短圆，足细长。

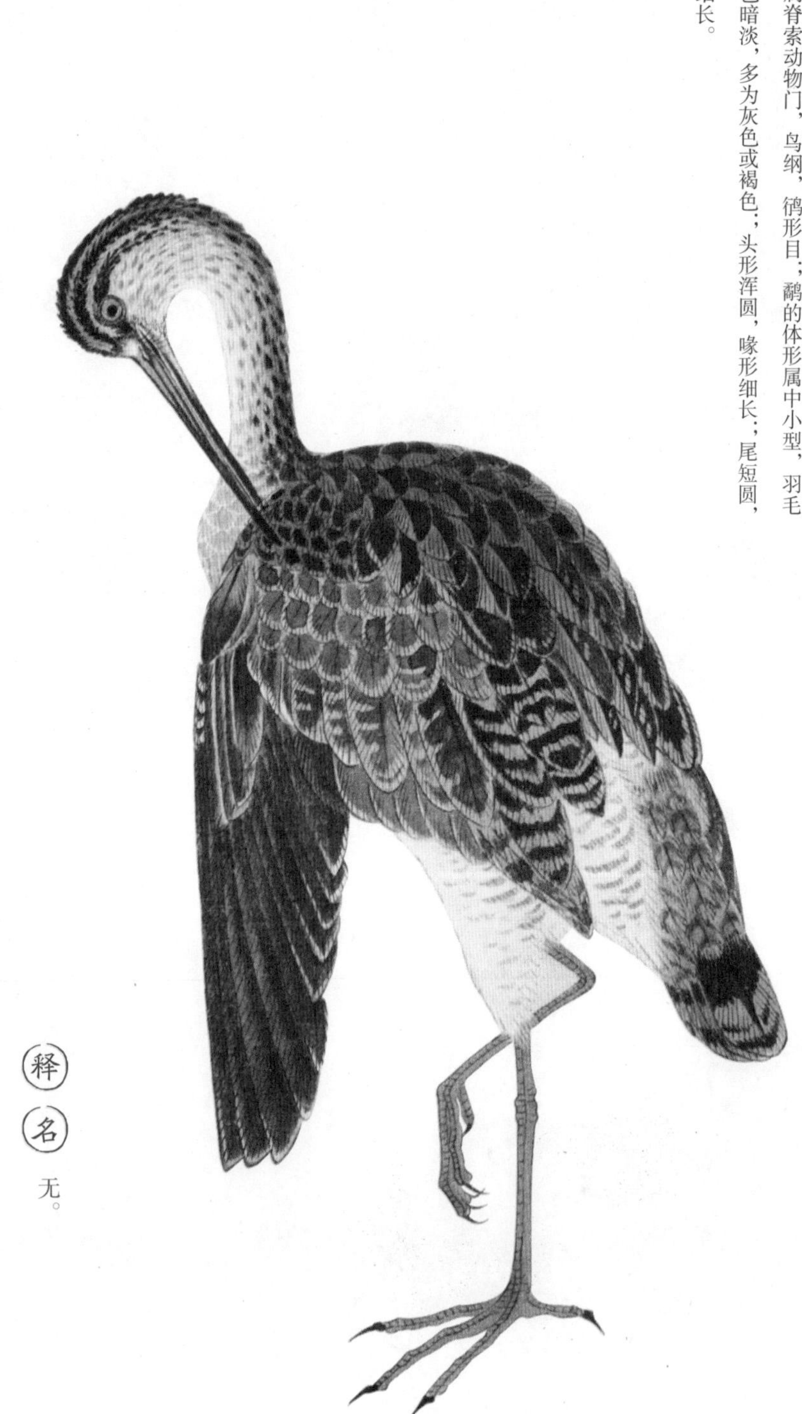

释名

无。

鹭

鹭属脊索动物门，鸟纲，鹳形目；鹭毛色纯白，颈部细长，尾部较短，足呈青色，脚趾分开；其头顶有十几根长毛，可作诱饵捕鱼。

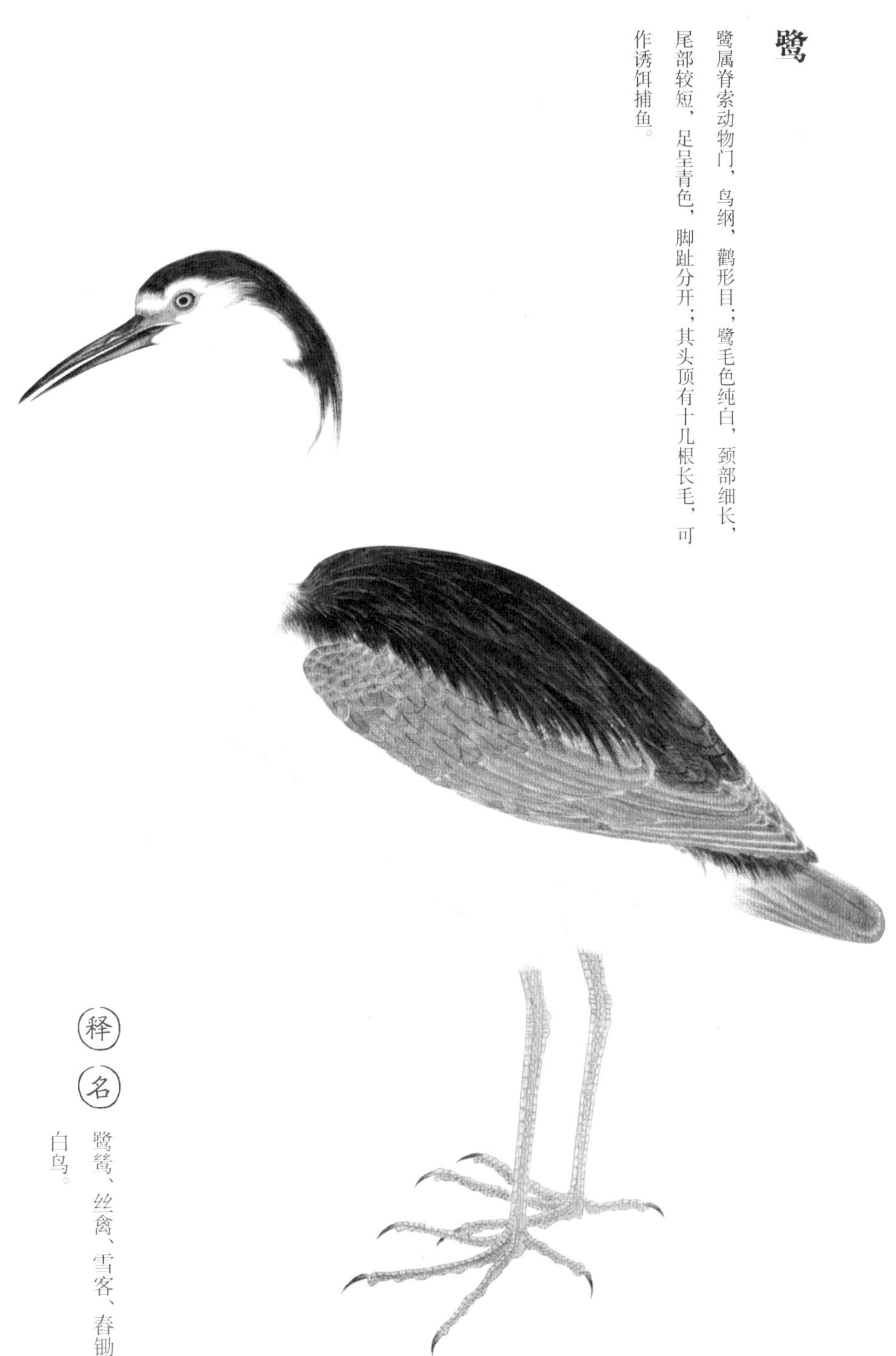

释名

鹭鸶、丝禽、雪客、春锄、白鸟。

鸨

鸨属脊索动物门，鸟纲，鹤形目；鸨体色因环境而异，多为沙色、茶色、皮黄色和白色；常带深褐色、黑色的条纹、虫状纹或箭状纹；足无后趾。

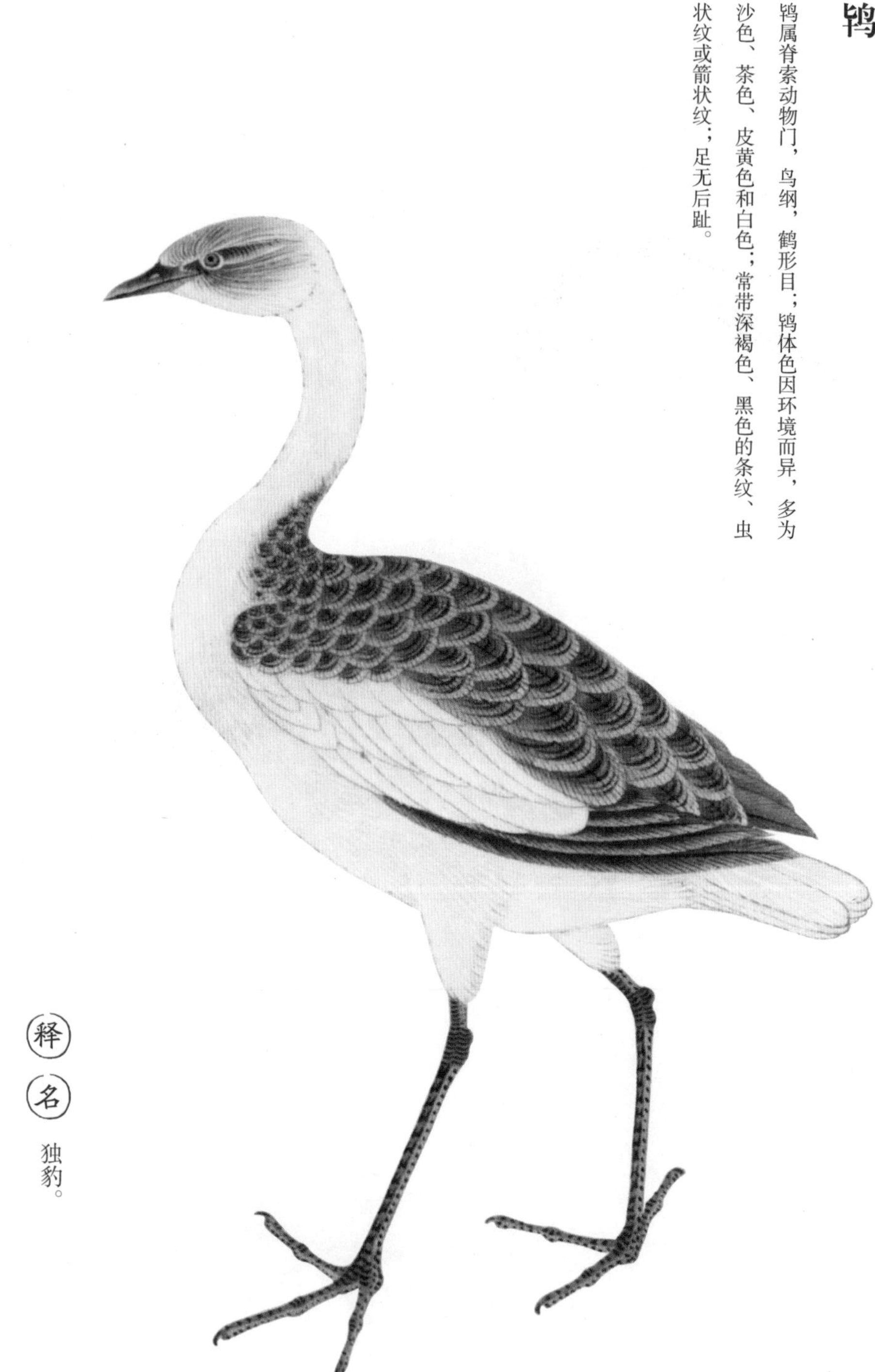

(释)(名)独豹。

鹑

鹑属脊索动物门，鸟纲，鸡形目；鹑体形较小、身形滚圆，羽色暗淡；翅尾皆短圆；眉纹白色，耳羽栗褐色。

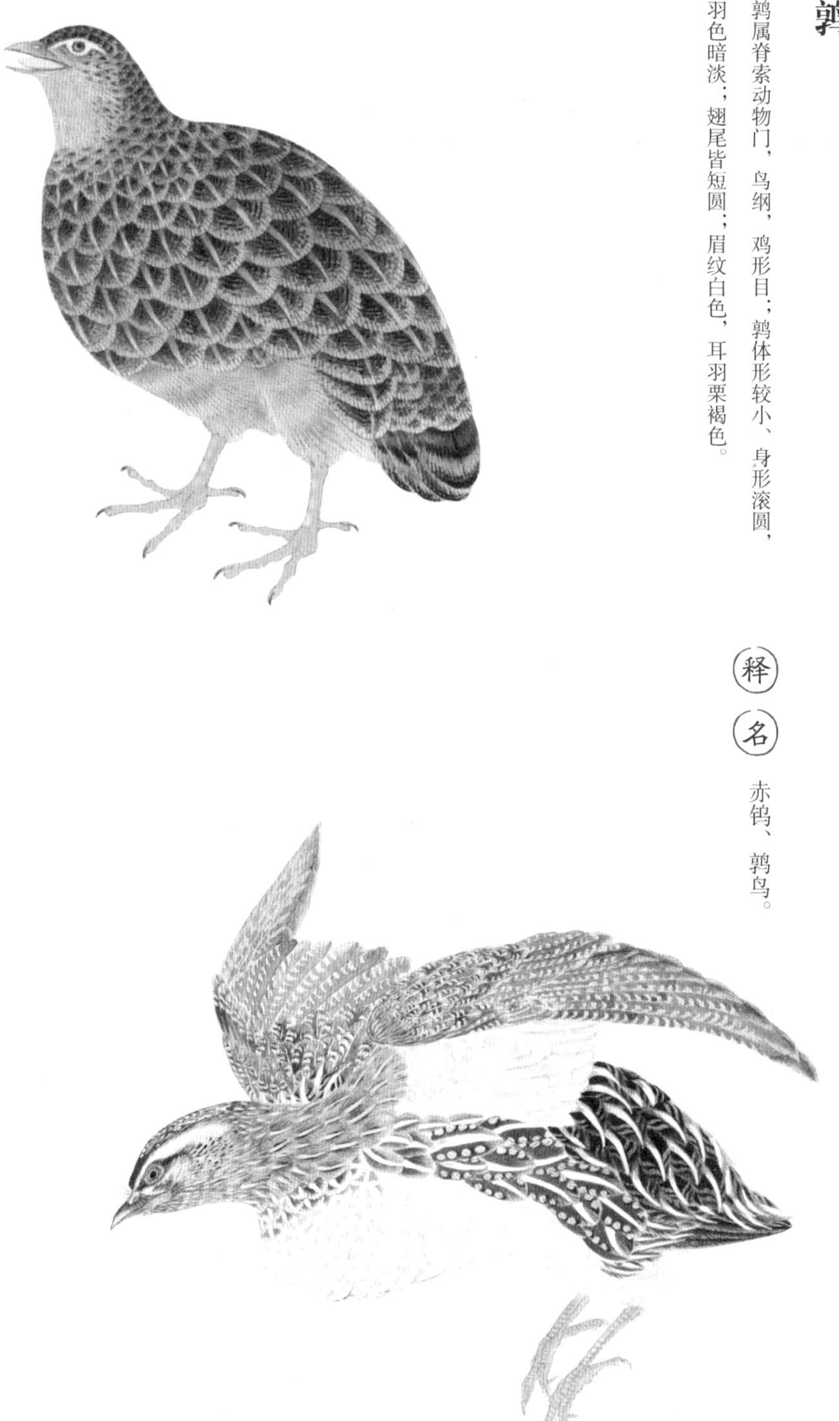

释名 赤鸲、鹑鸟。

鹘

鹘属：爪平直或稍弯曲，嘴根部柔软，覆盖蜡膜，嘴前段膨大而有角质，颈部和脚均较短。

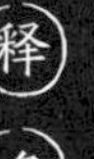
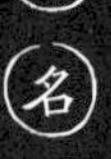
鹘嘲、鹘雕、鹘鸠。

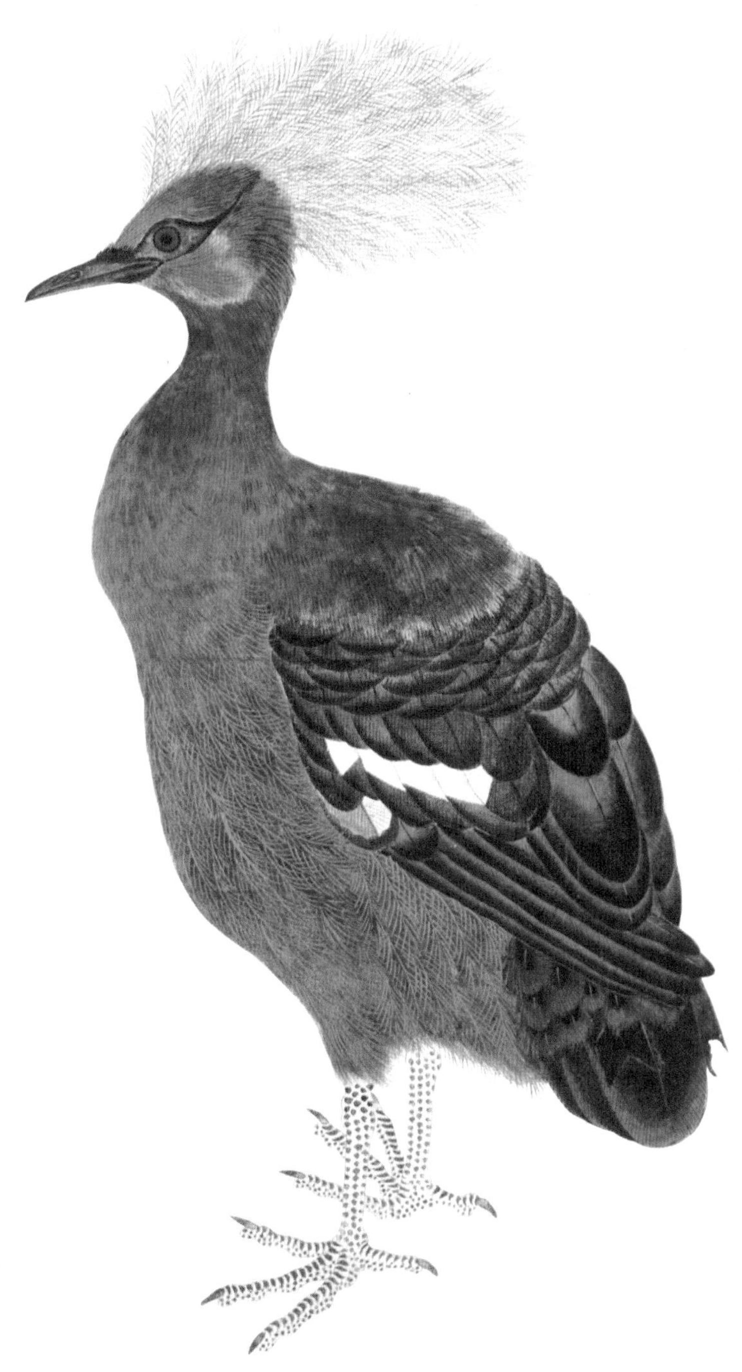

杜鹃

杜鹃属脊索动物门，鸟纲，鹃形目；杜鹃体色多为黑灰色和灰褐色，尾巴较凸，上有白色斑点，腹部有黑色横纹。

释名

杜宇、子规、催归、怨鸟、周燕、阳雀。

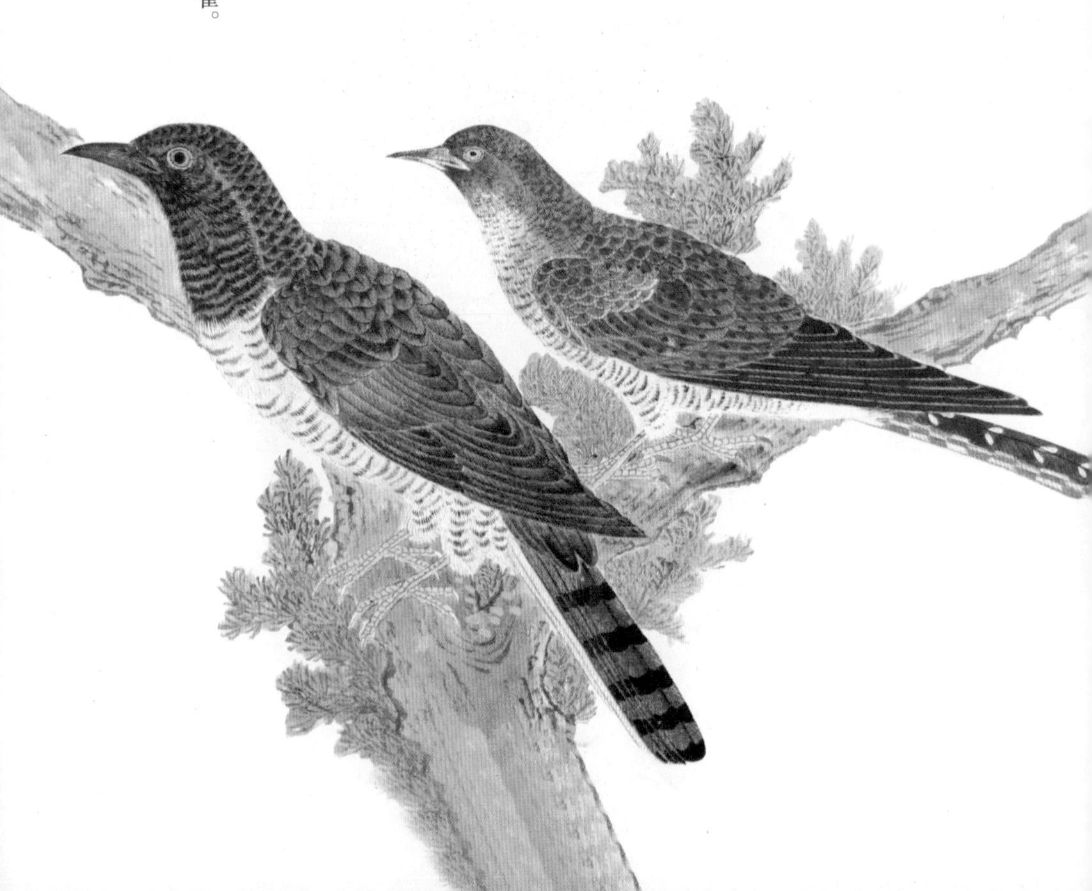

鹦

鹦属脊索动物门，鸟纲，鹦形目；鹦羽色艳丽，具有对趾型足，适合抓握攀援；有粗壮弯曲，封有蜡膜的尖钩喙，可食用硬果壳，善学人语。

名

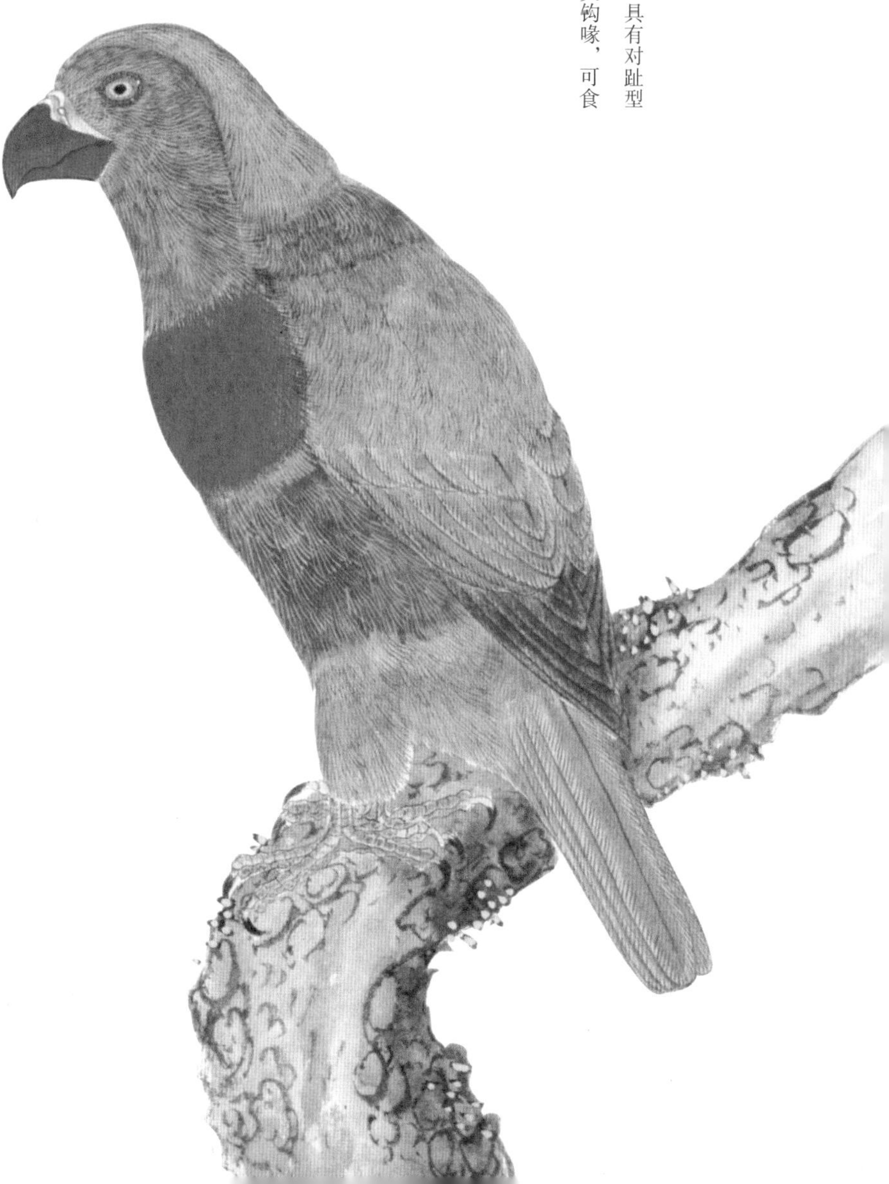

鹦哥、干皋。

第十卷　兽　部

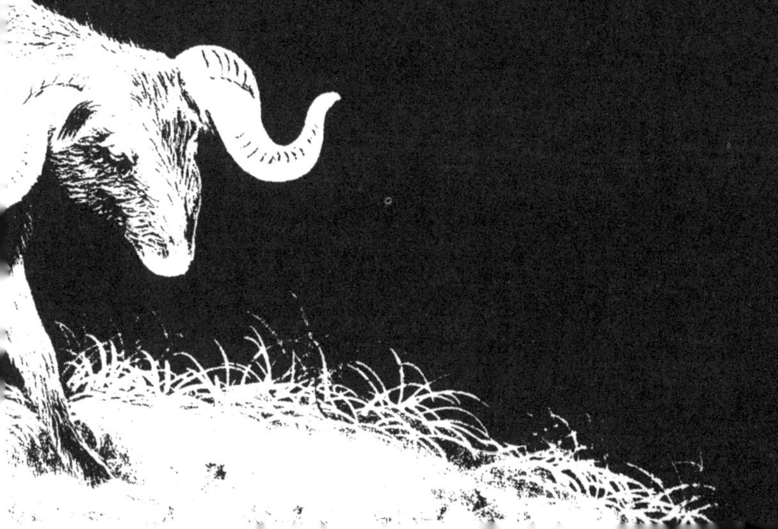

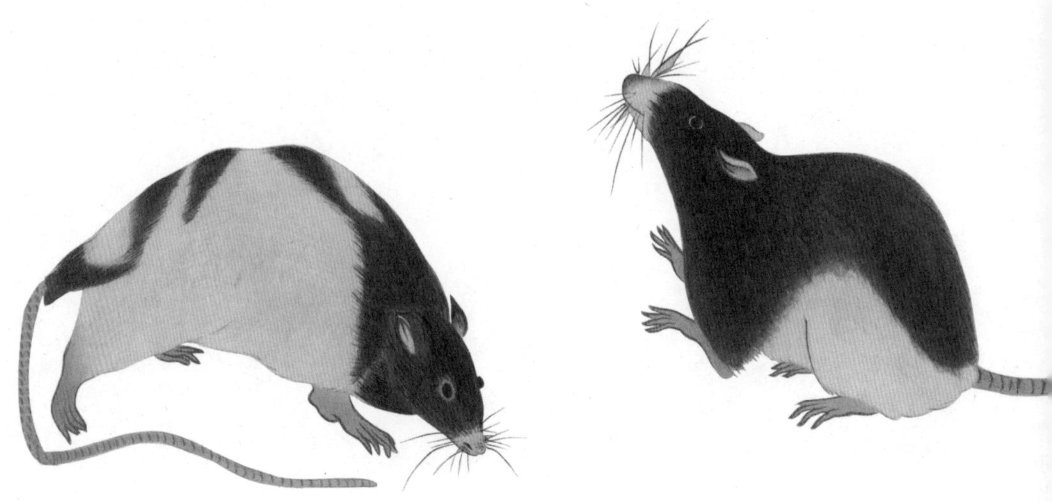

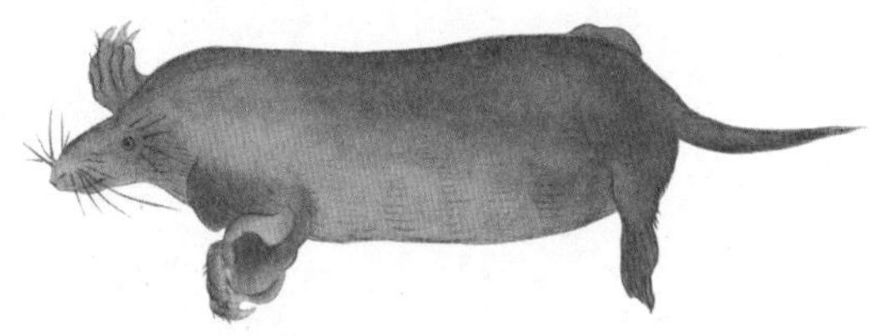

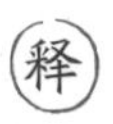

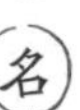

锥、老鼠、首鼠、家鹿。

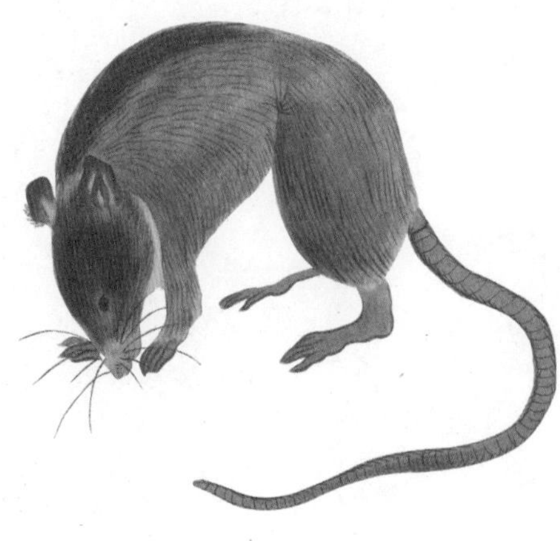

鼠

鼠属脊索动物门，哺乳纲，啮齿目；鼠的存在已有上亿年历史，可适应不同的生存环境，形态、习性具有多样化特点；最常见的老鼠体形较小，呈锥形，体色以灰、褐色为主；上、下颌各具一对门齿。

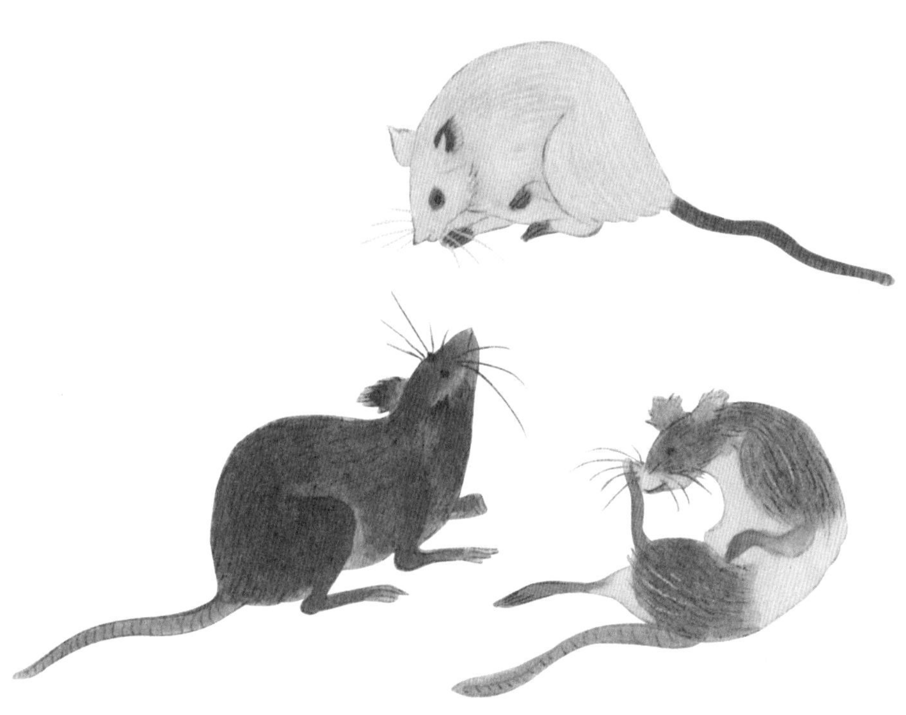

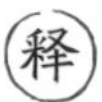

明。屎名明月砂、玩月砂、兔蕈。

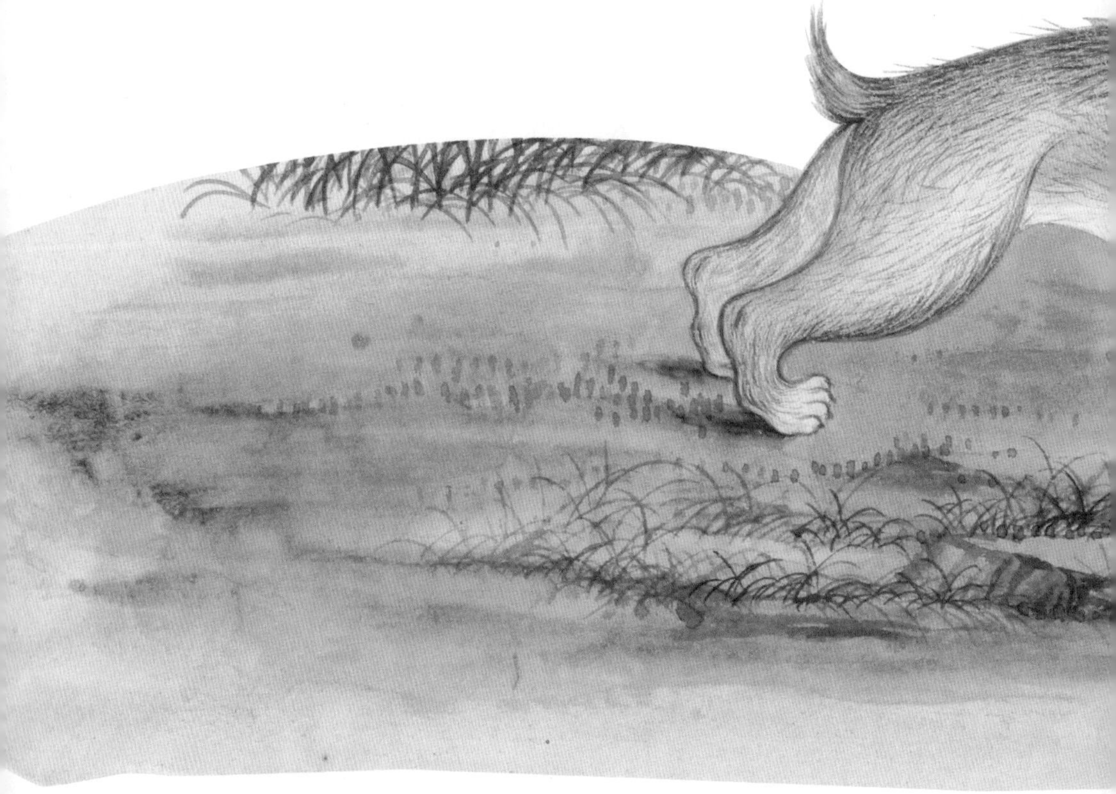

兔

兔属脊索动物门，哺乳纲，兔形目。兔有管状长耳，簇状短尾，强健后腿；全身被毛，毛色多样，有黑色、白色、灰色、土黄色等；尾巴绒短，团起来像一个球。

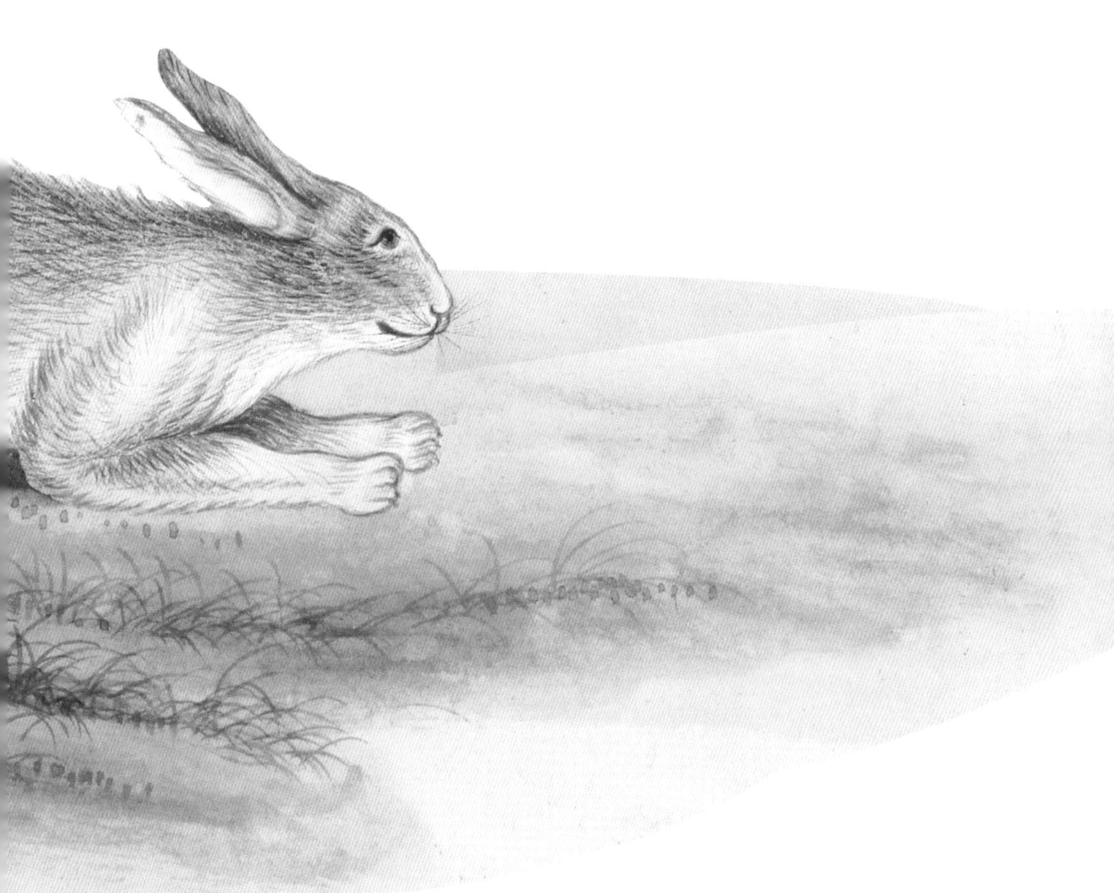

灵猫

灵猫属脊索动物门，哺乳纲，食肉目；灵猫吻鼻突出；前后足各具5趾；身体上有各种形状的斑块或条纹；会阴部有香腺。

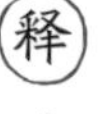

释名

灵狸、香狸、神狸。

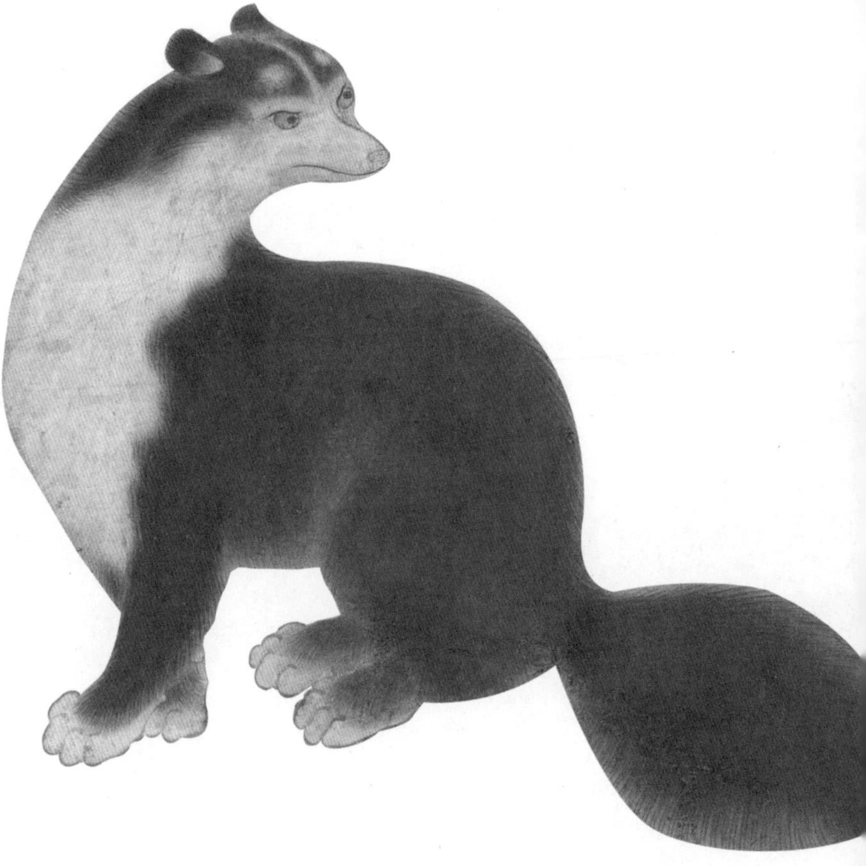

猫

猫属脊索动物门，哺乳纲，食肉目；猫颜面较短，前足具五趾，后足具四趾，趾端有尖锐能伸缩的利爪；形似老虎。

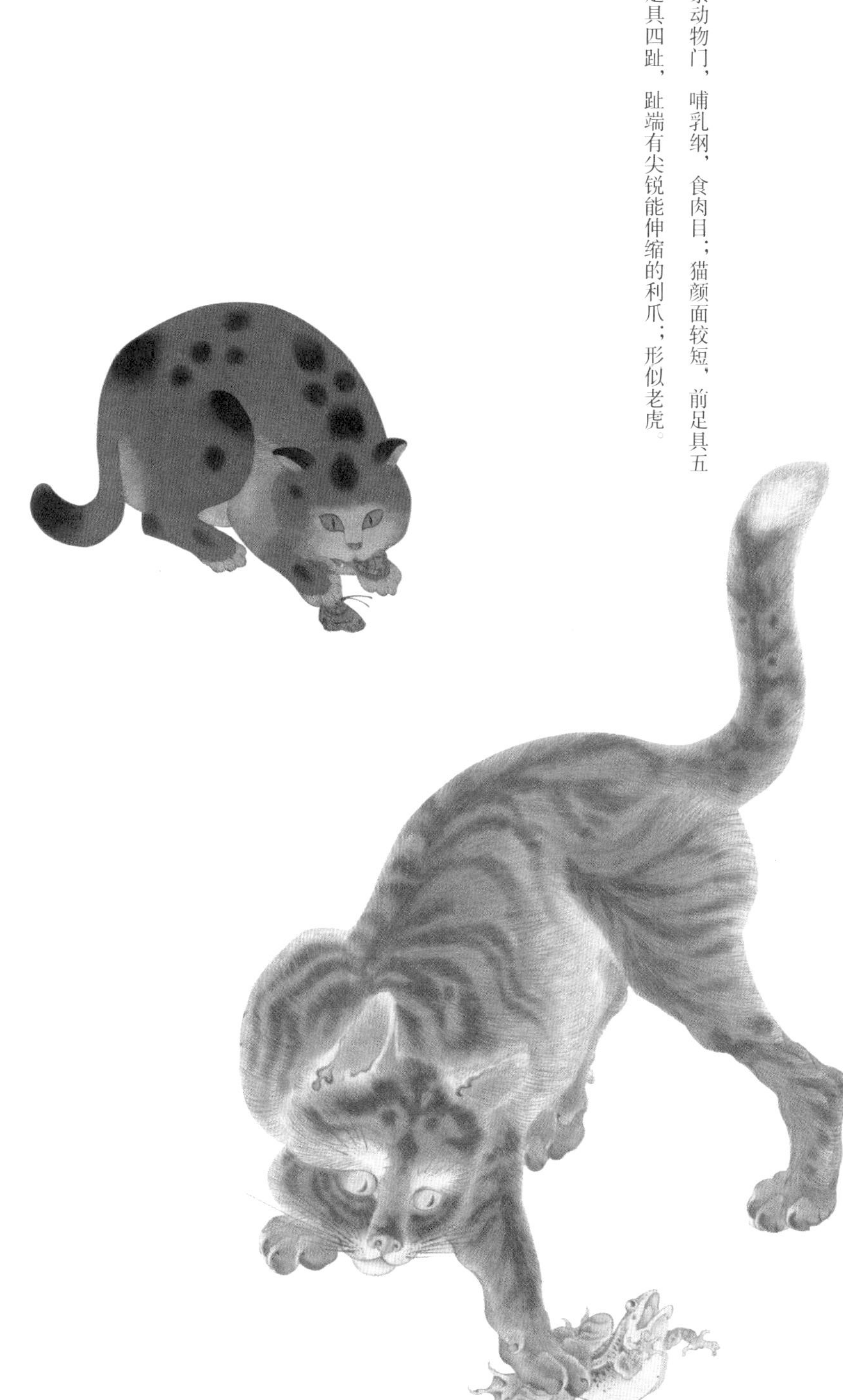

释名

家狸。

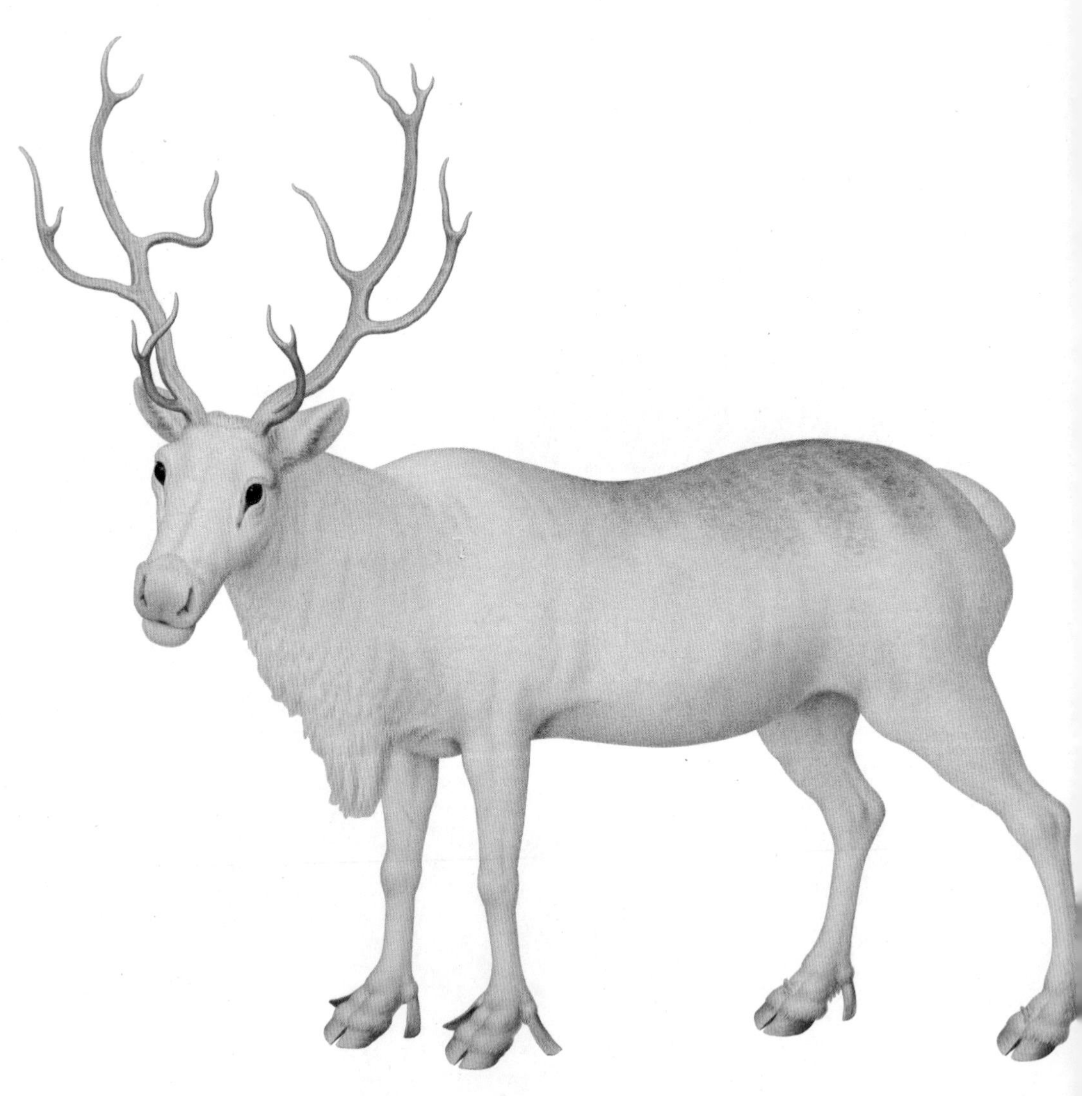

鹿

鹿属脊索动物门，哺乳纲，偶蹄目；鹿属有实心分叉角的反刍类动物，一般仅雄鹿有一对角，雌鹿无角，且初长出的角叫鹿茸；眼窝凹陷，腿细长，善奔跑。

释名 斑龙。

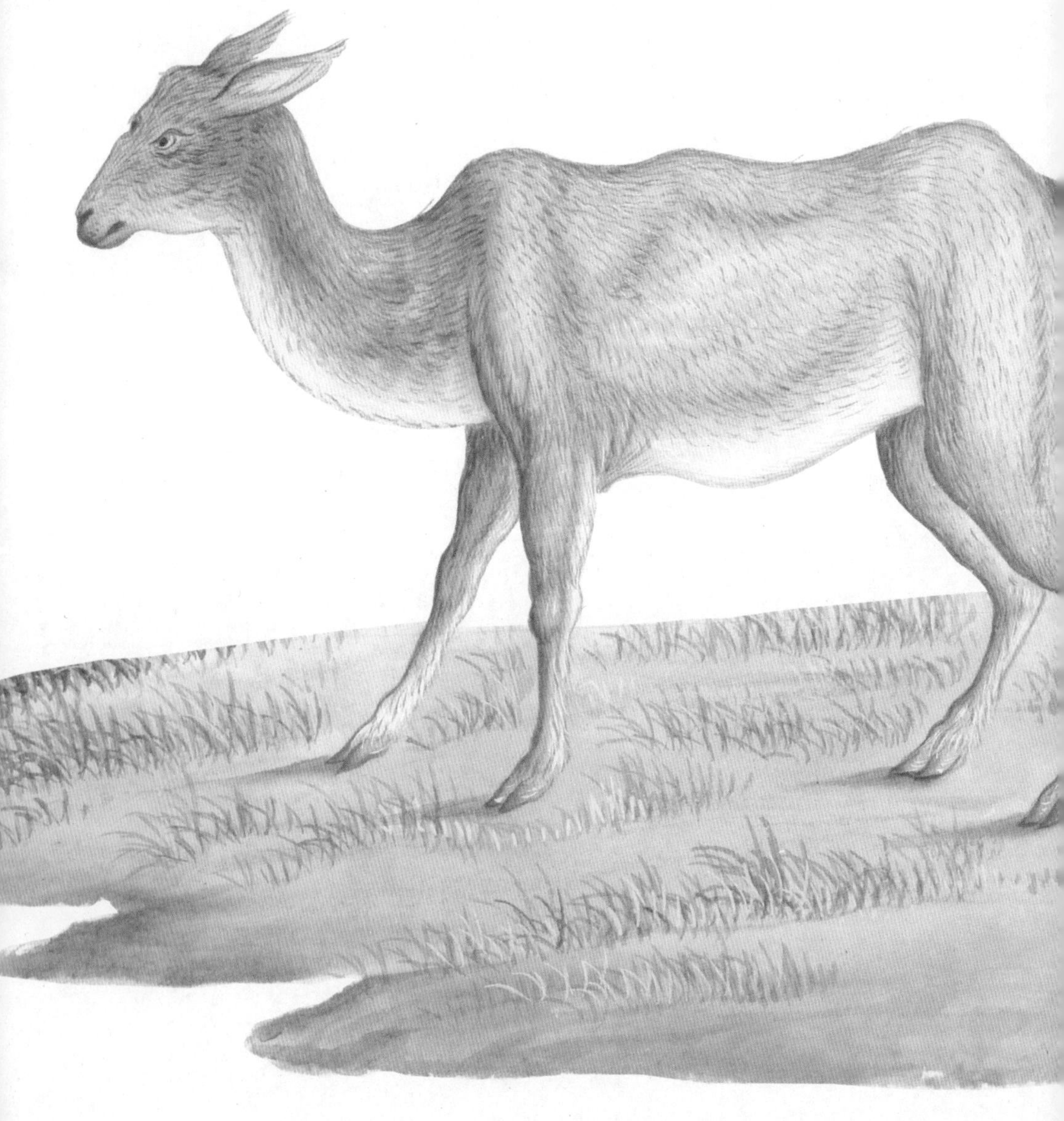

獐

獐属脊索动物门，哺乳纲，偶蹄目；獐雌雄均无角，四肢细小发达，肩高略低于臀高，尾短不明显；体色棕黄，腹部呈淡黄色或白色；雄獐有獠牙，故名牙獐。

释名

麕、香獐、河麂、牙獐。

释名

射父、香獐。

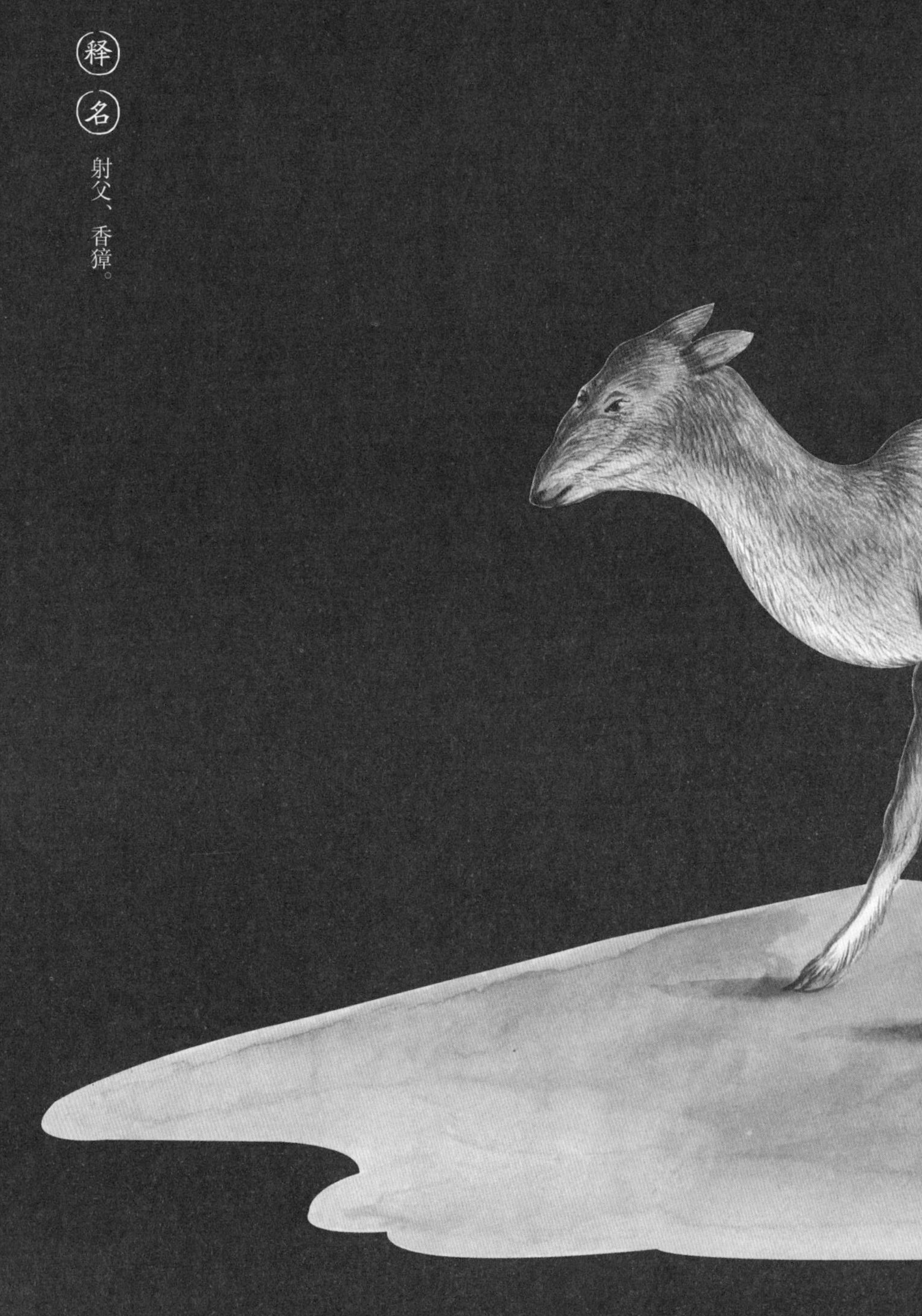

麝

麝属脊索动物门，哺乳纲，偶蹄目，麝体色浅褐色，蹄小耳大，雌雄均无角，前肢短，后肢长，雄性有发达獠牙，脐能分泌麝香，故称麝。

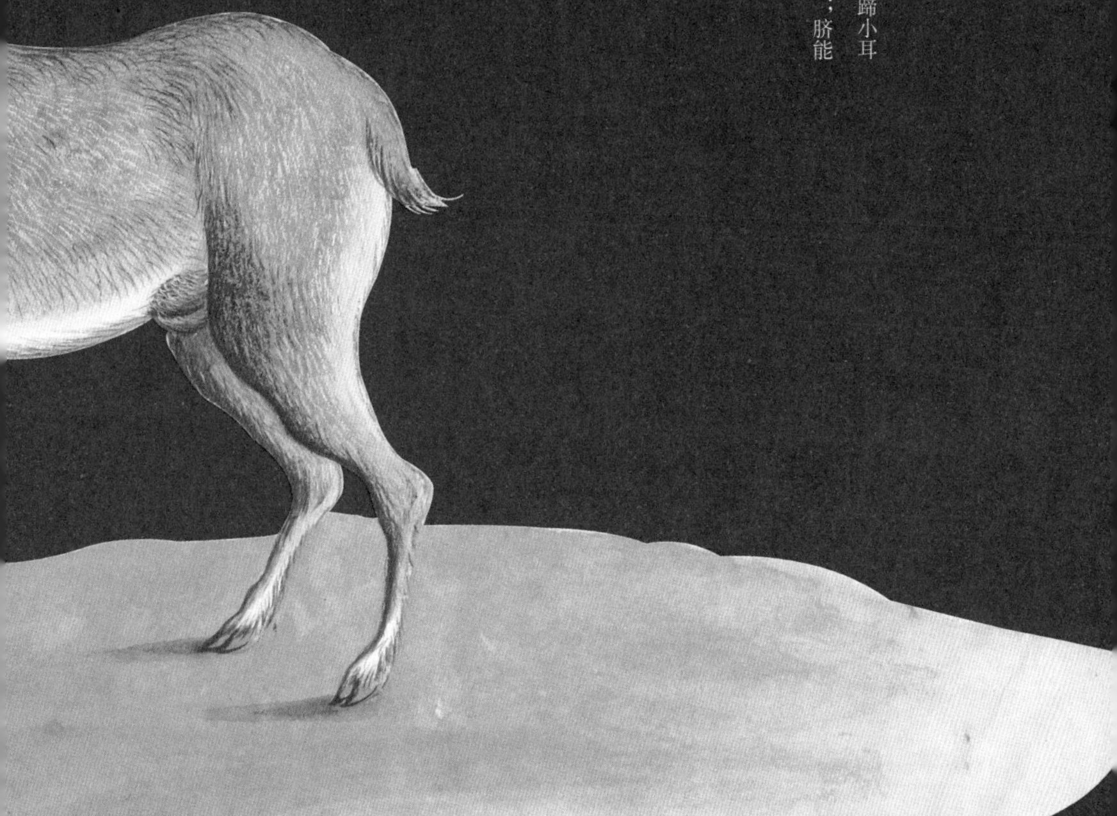

无。

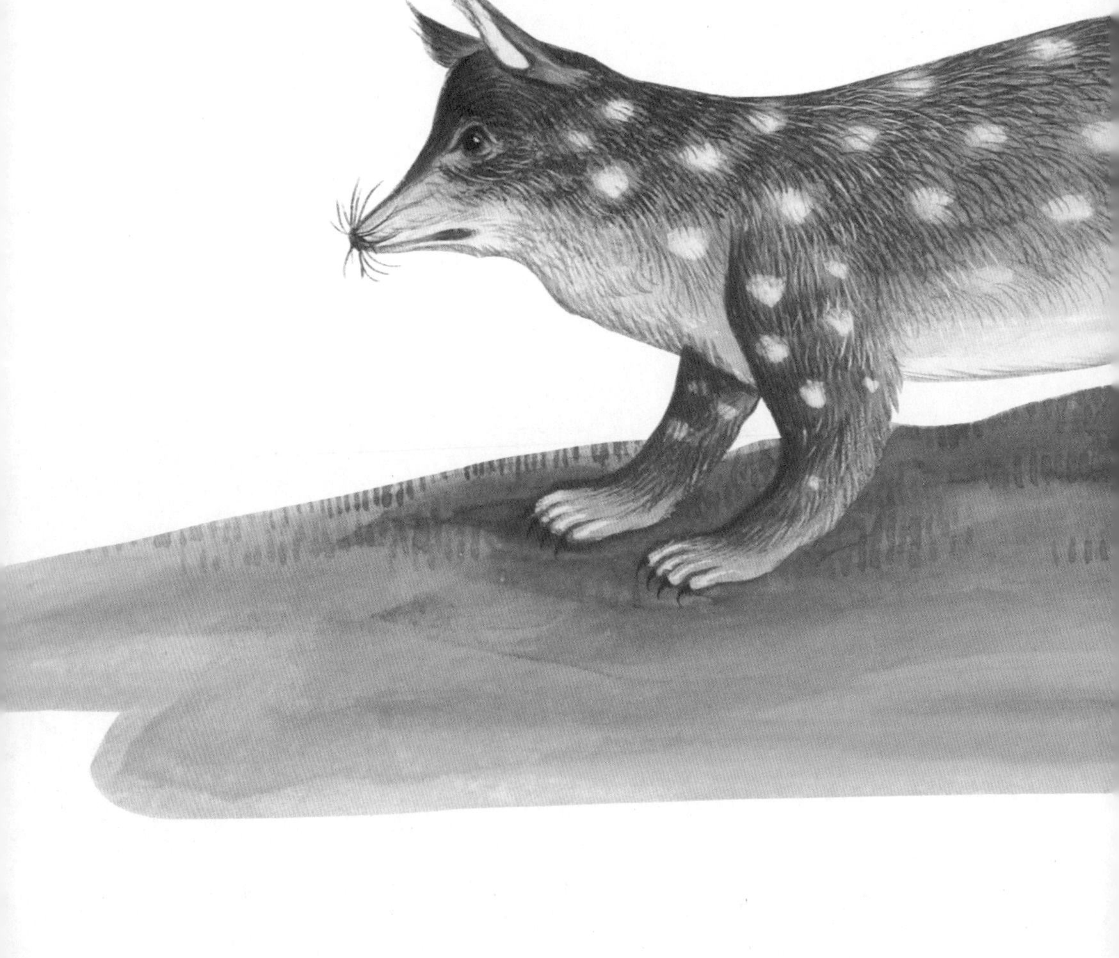

狐

狐属脊索动物门，哺乳纲，食肉目；狐体长约0.7米，尾长约0.45米；毛色有赤褐、黄褐、灰褐色等，耳背呈黑色或黑褐色，尾尖呈白色；尾基能分泌臭气。

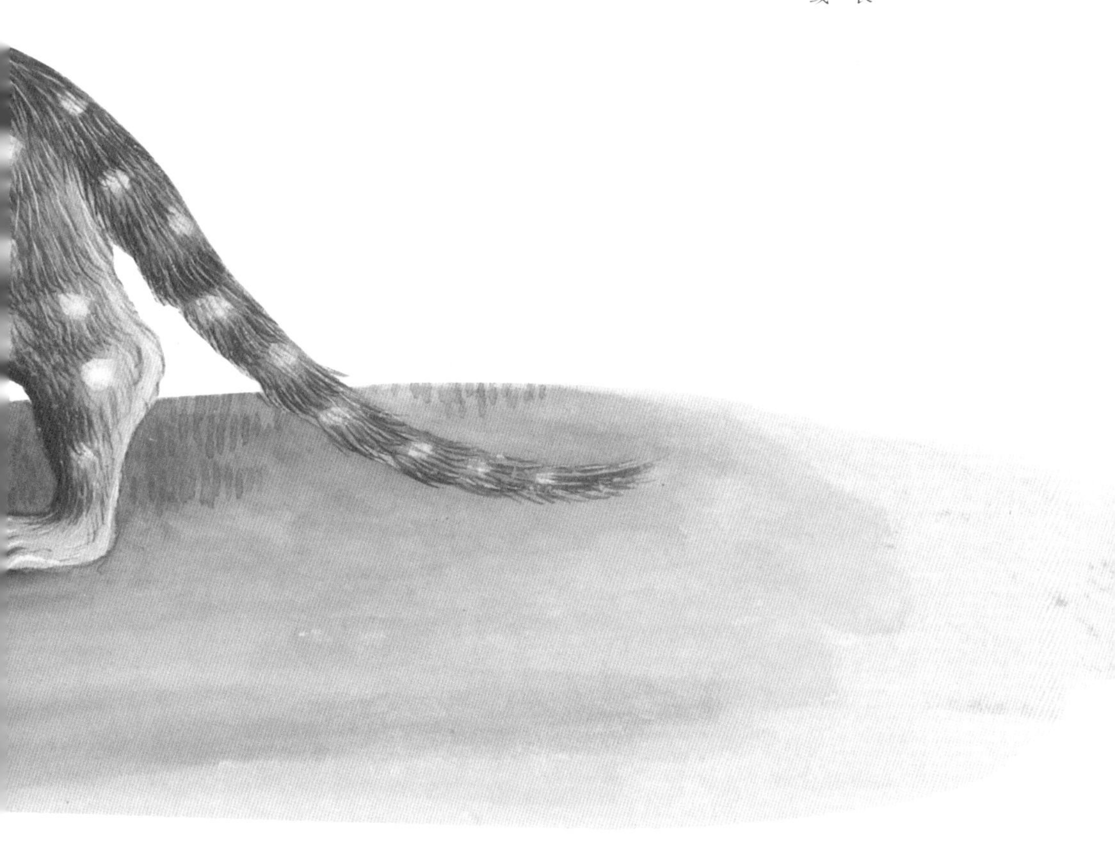

释名

山猪。

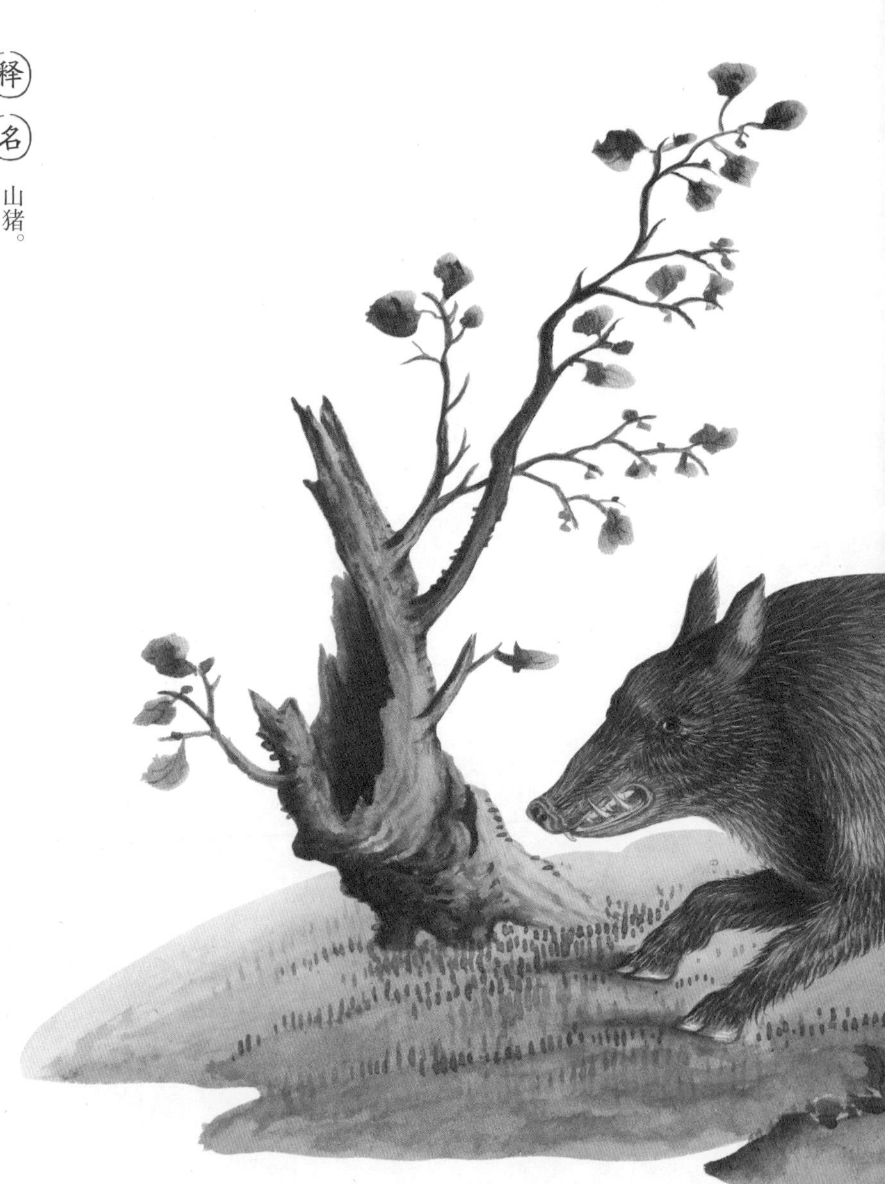

野猪

野猪属脊索动物门，哺乳纲，偶蹄目；野猪体重在 90 千克到 200 千克之间；全身被深褐色或黑色毛，顶层有较硬的刚毛，底层有柔软的细毛；背上则是刚硬稀疏的针毛；吻部突出呈圆锥体；足下 4 趾，并有硬蹄。

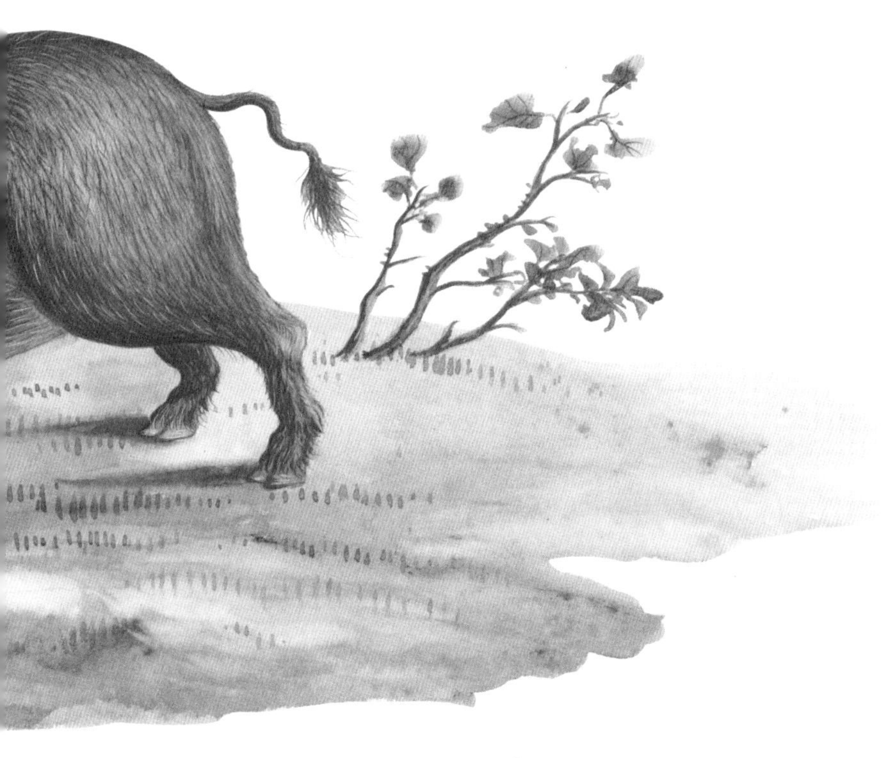

释名

猪熊、人熊、马熊。

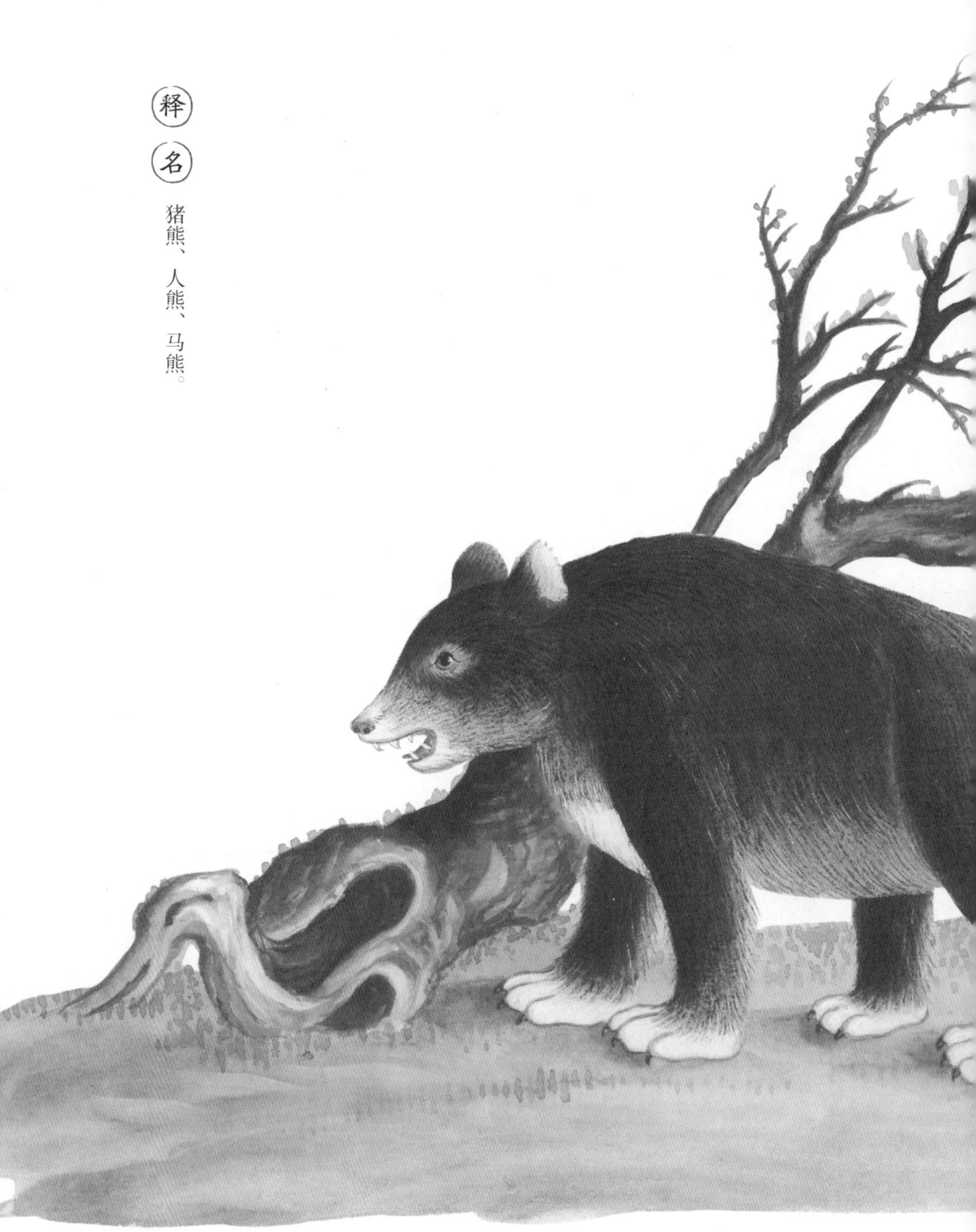

熊

熊属脊索动物门，哺乳纲，食肉目，熊头似犬，四肢肥短，足下5趾，趾端有利爪，后腿能直立，通身密被黑色、棕色、淡黄色或白色的长毛。

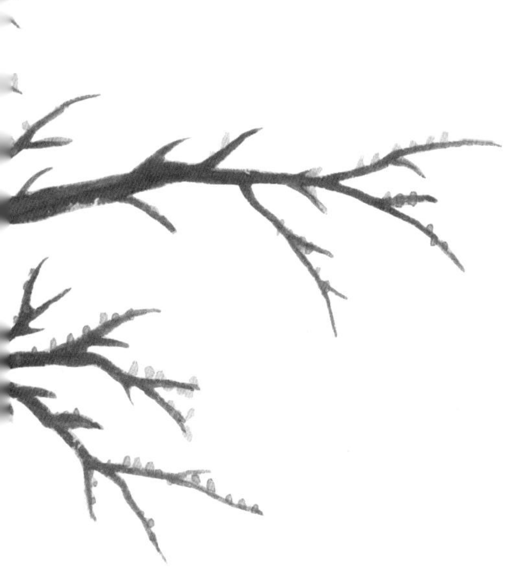

虎

虎属脊索动物门，哺乳纲，食肉目；虎毛色通常呈浅黄、棕黄或白色，全身带黑色横纹；尾巴粗长，具黑色环纹，尾端呈黑色；四肢强健，爪牙锋利，吻宽且生有白色间黑色的硬须。

释名 乌菟、大虫、李耳。

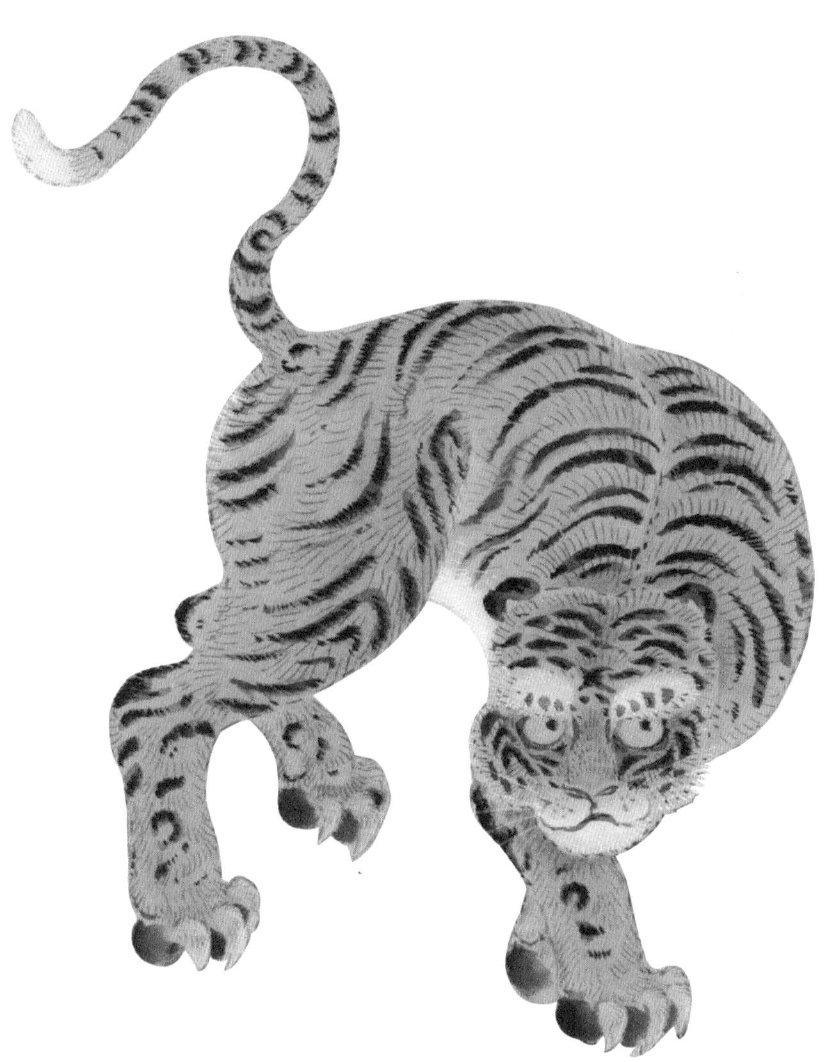

胪。

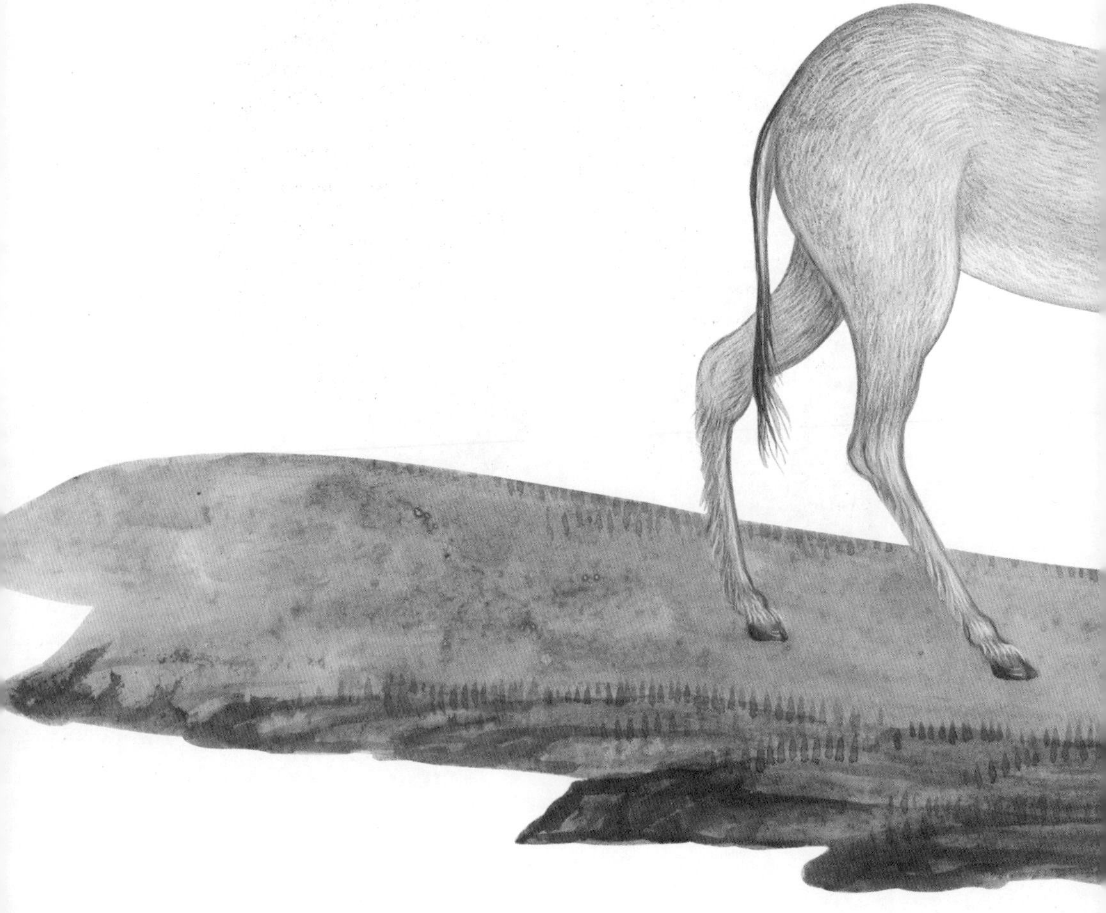

驴

驴属脊索动物门，哺乳纲，奇蹄目；驴形似马，体形比马小；体色为灰褐色，头大耳长，四肢瘦弱，躯干较短，颈项皮薄，蹄小坚实。

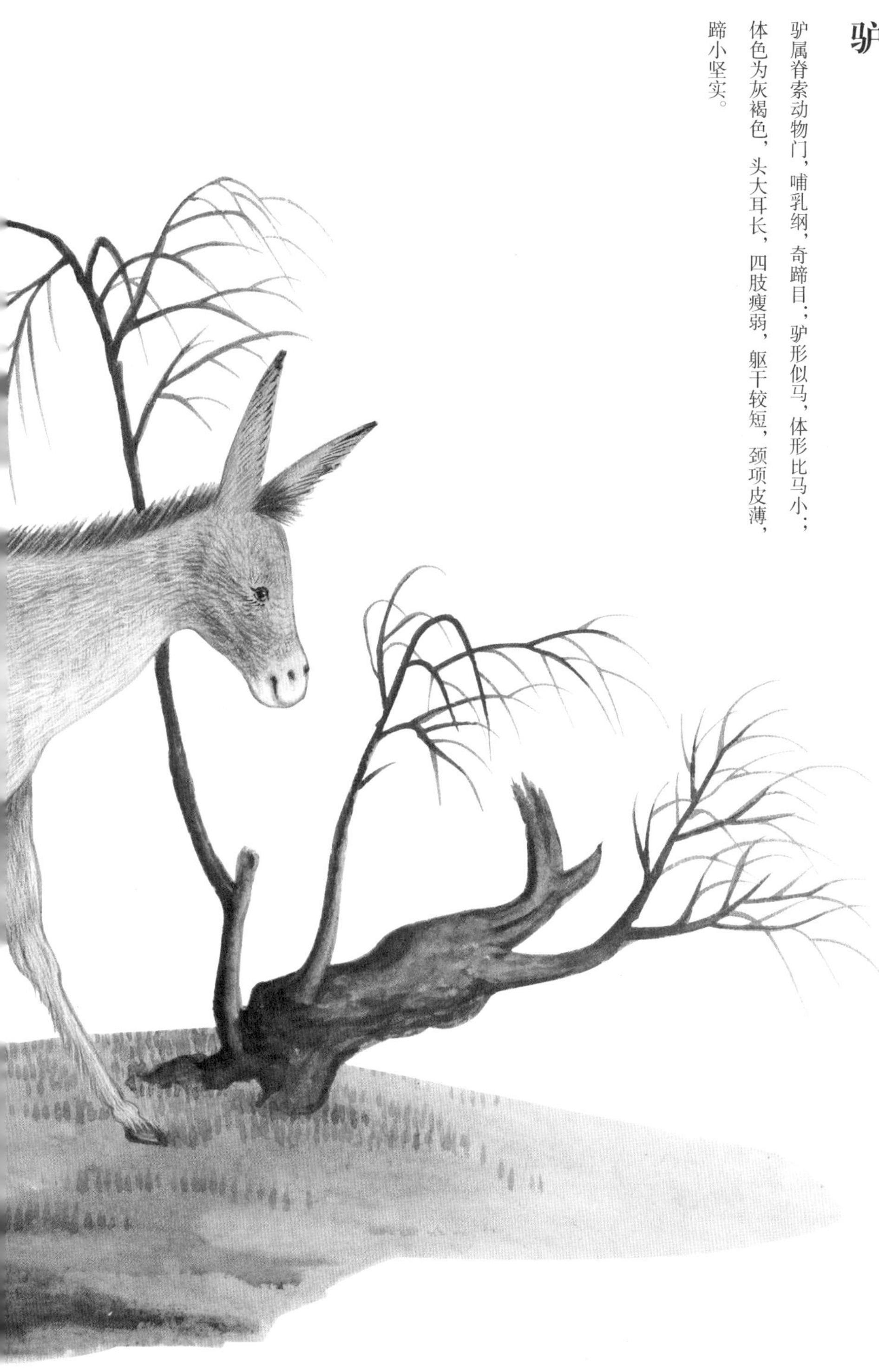

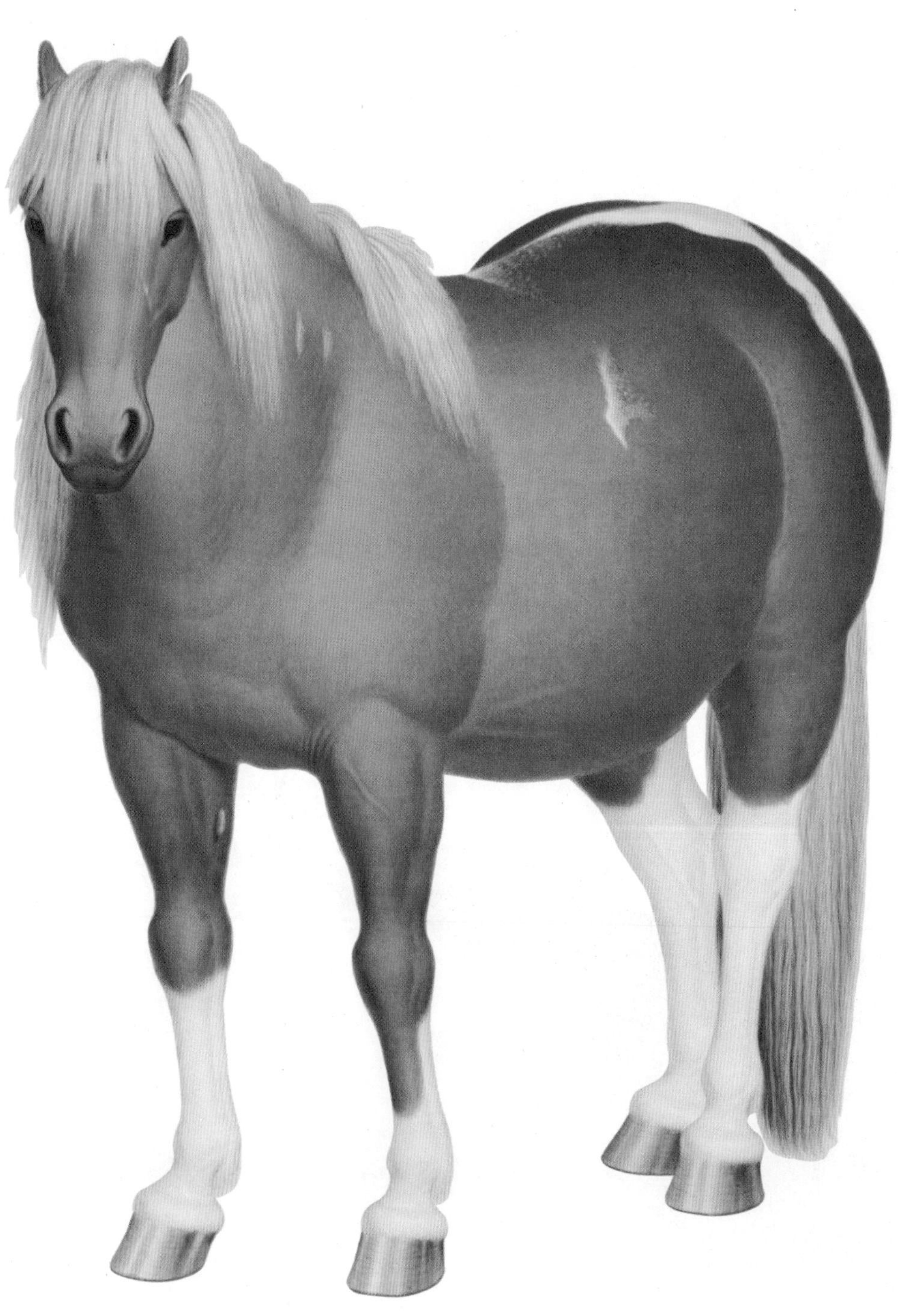

马

马属脊索动物门，哺乳纲，奇蹄目；马体格匀称，四肢较长，足下单趾发达，利于奔跑；齿质坚硬、齿面多皱，利于咀嚼草料。

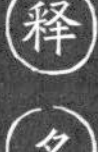
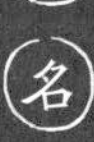

无。

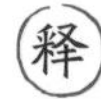

无。

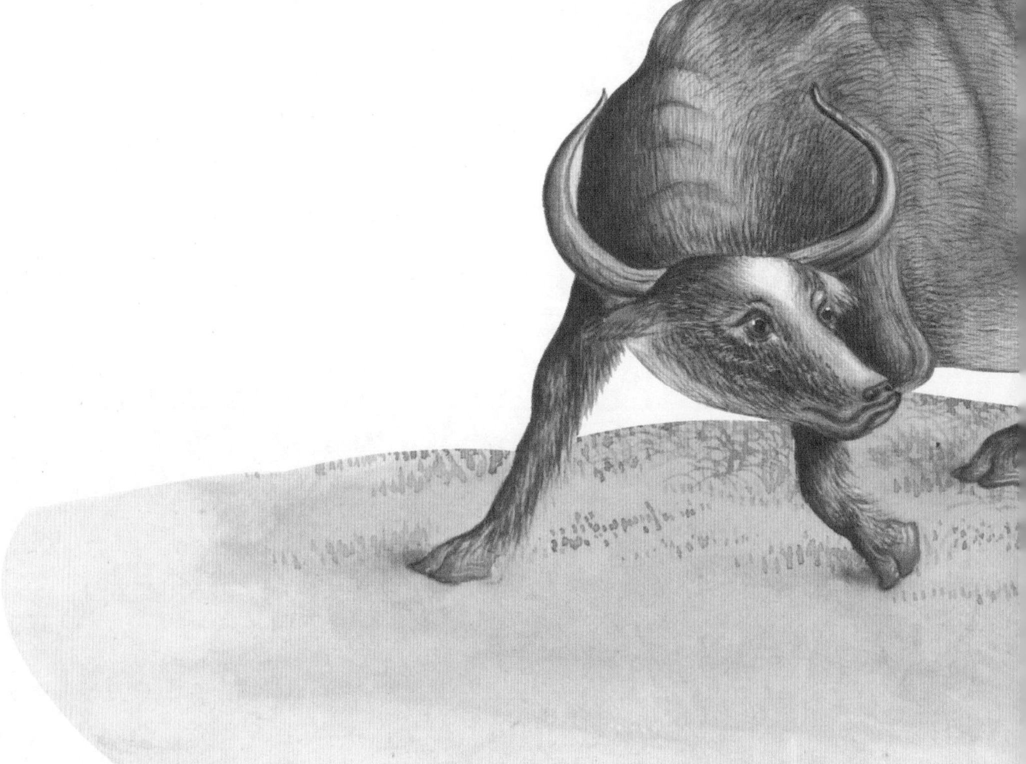

牛

牛属脊索动物门，哺乳纲，偶蹄目；牛体质强壮，头骨上通常生有粗大的洞角，洞角上无神经、血管，脱落便不能再生；口中三对门齿向前倾斜，呈铲子状，齿面有复杂齿纹，适于吃草。

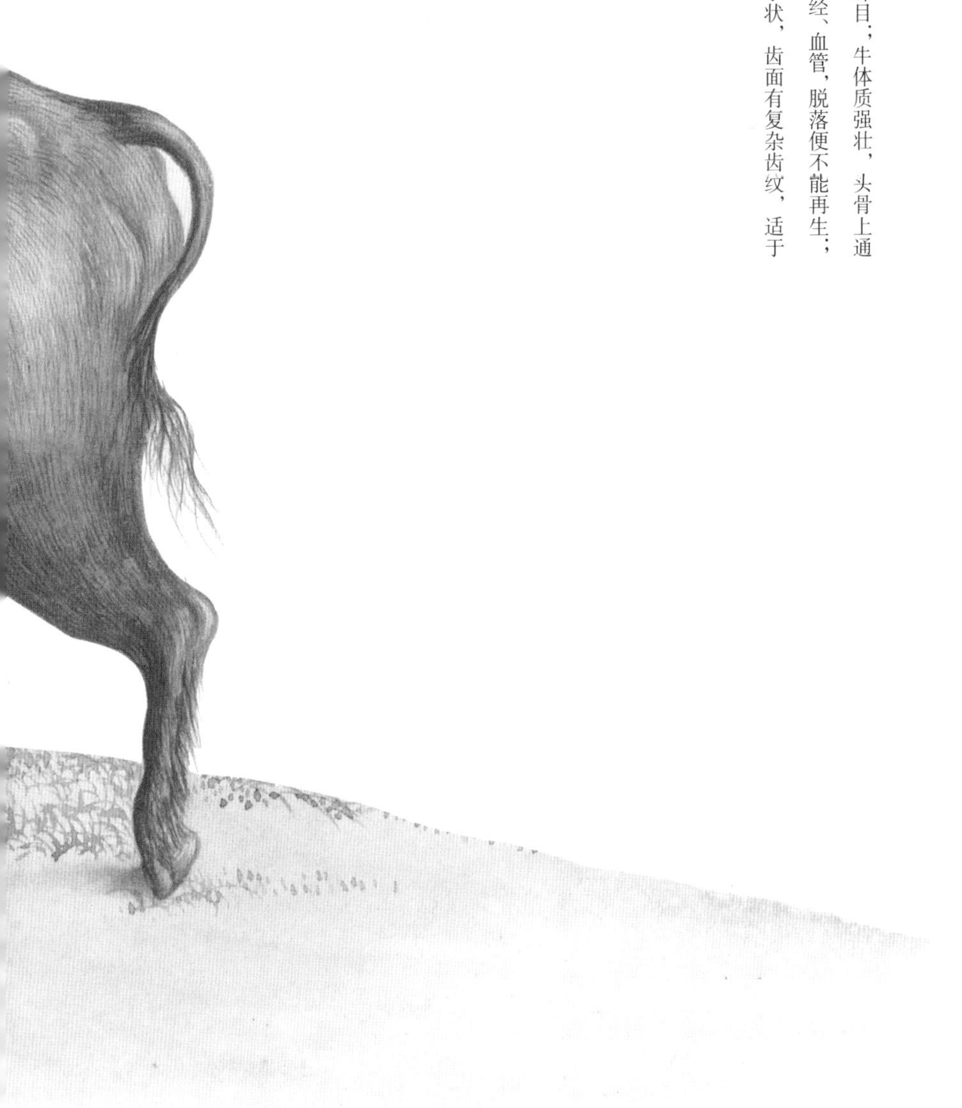

羊

羊属脊索动物门，哺乳纲，偶蹄目；羊属有毛的四腿反刍动物，体形丰盈，体毛绵密；公羊头上有螺旋状大角，母羊头上没有角或生细小的角；瞳孔放大时呈方形，视野开阔

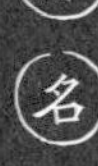

古、低、羯。

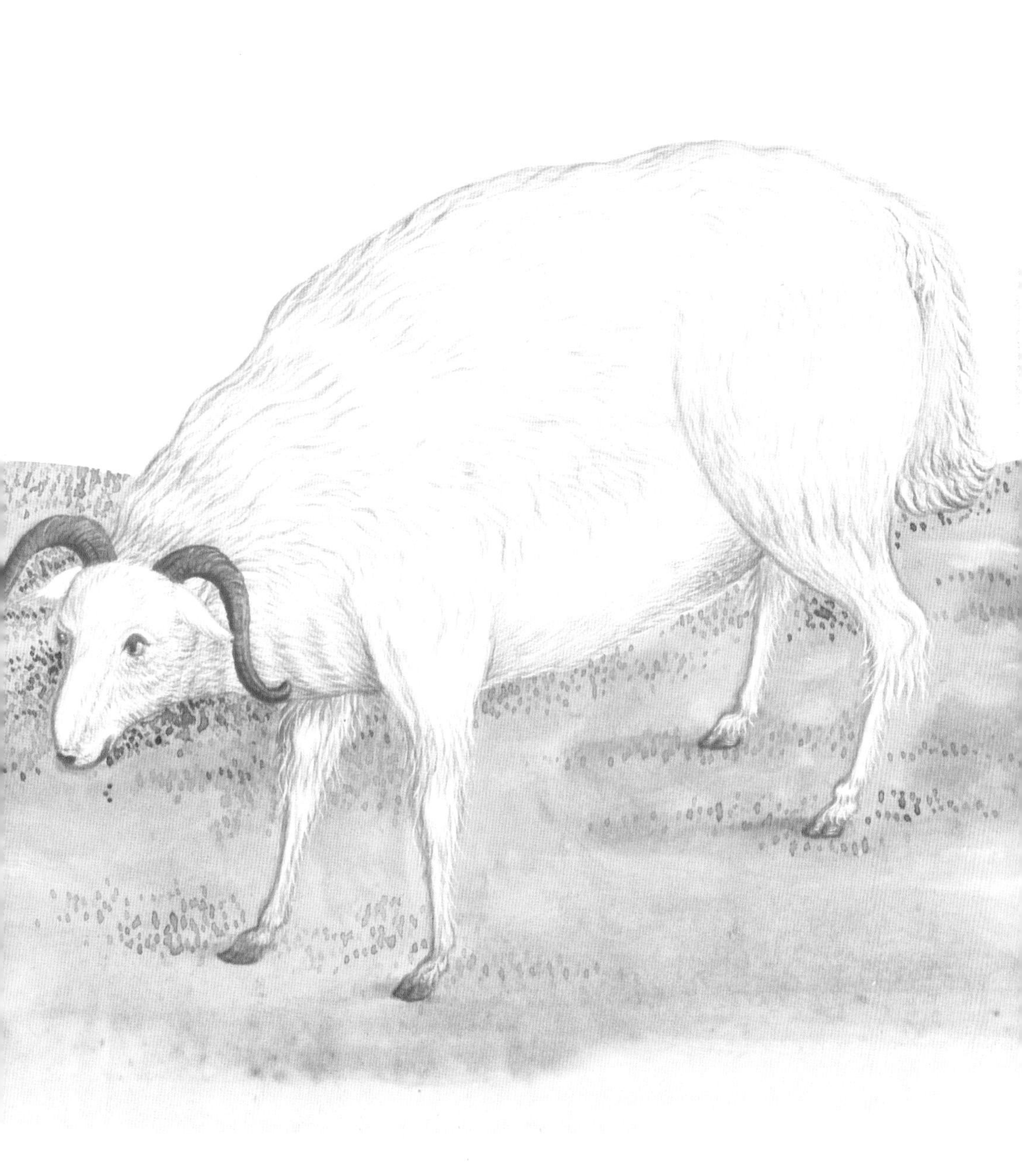

释名

犬、地羊。

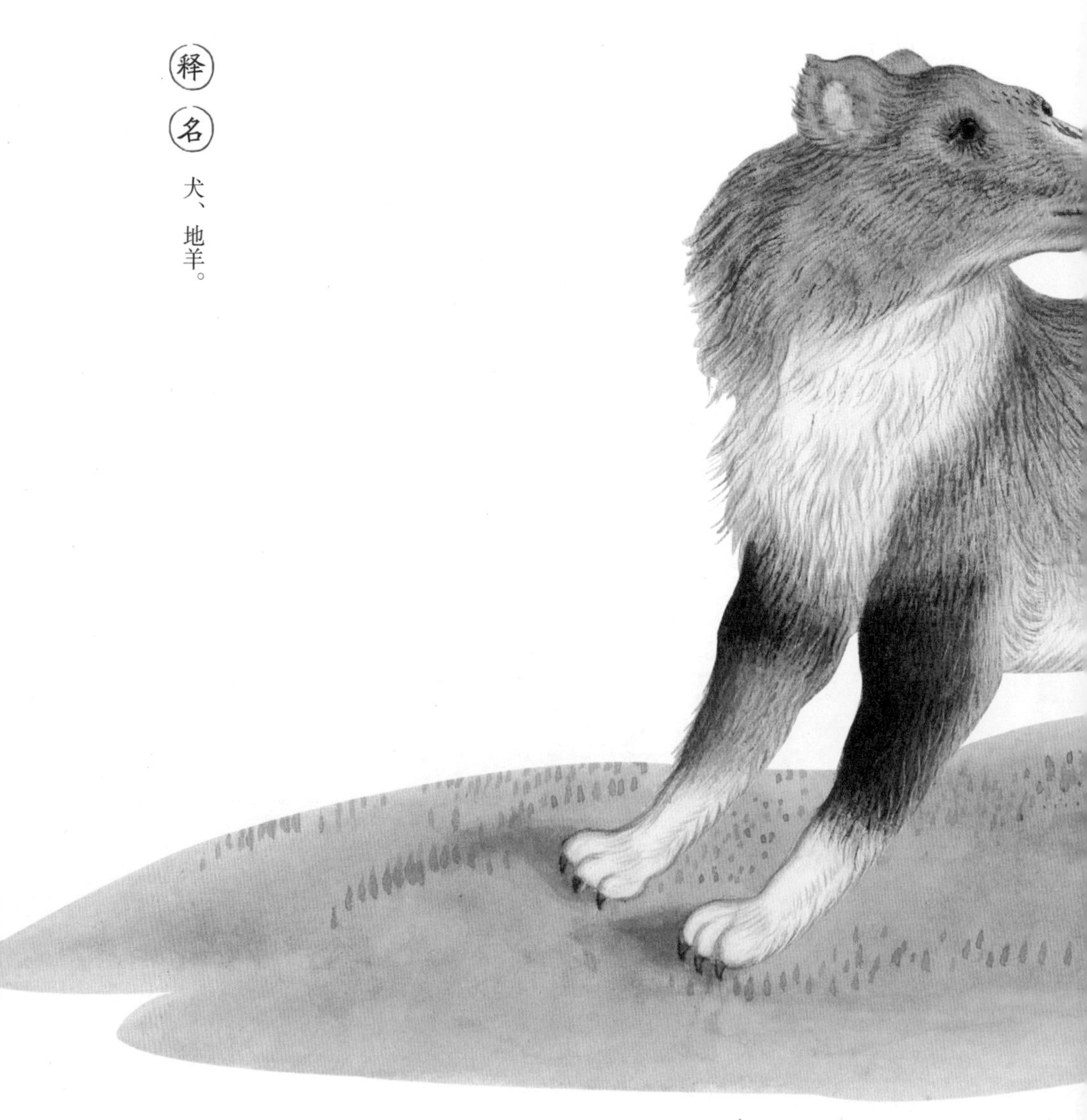

狗

狗属脊索动物门，哺乳纲，食肉目；狗有各种体形，全身被厚重毛发，可抵御严寒；前肢承担其身体60%的重量，后肢提供动力；头呈腭尖形，颜面较长，鼻端突出常湿润，耳尖直立，犬齿及裂齿发达。

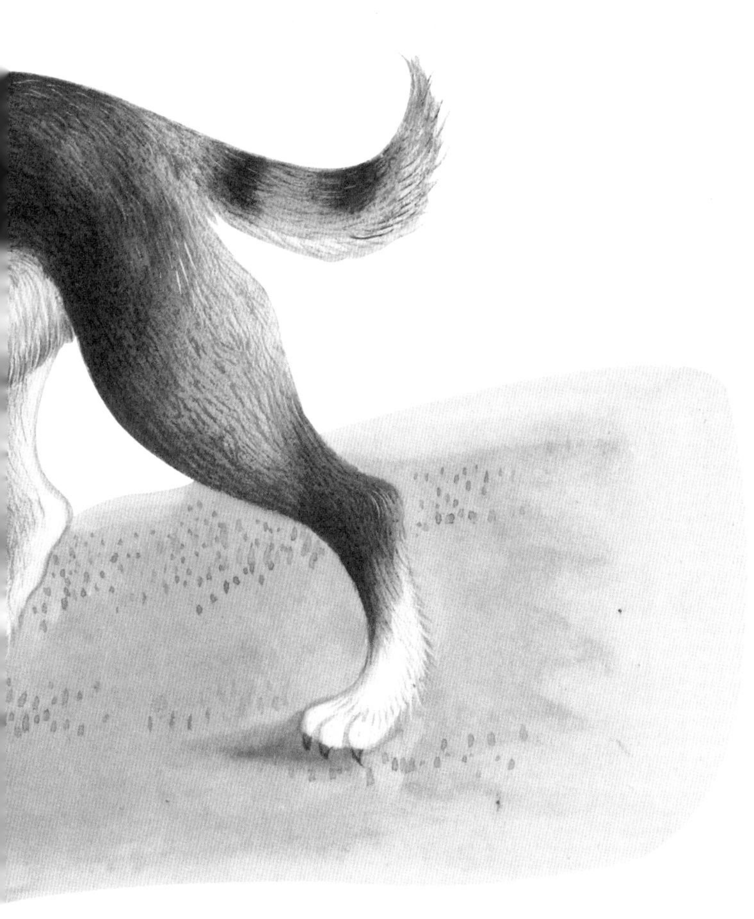

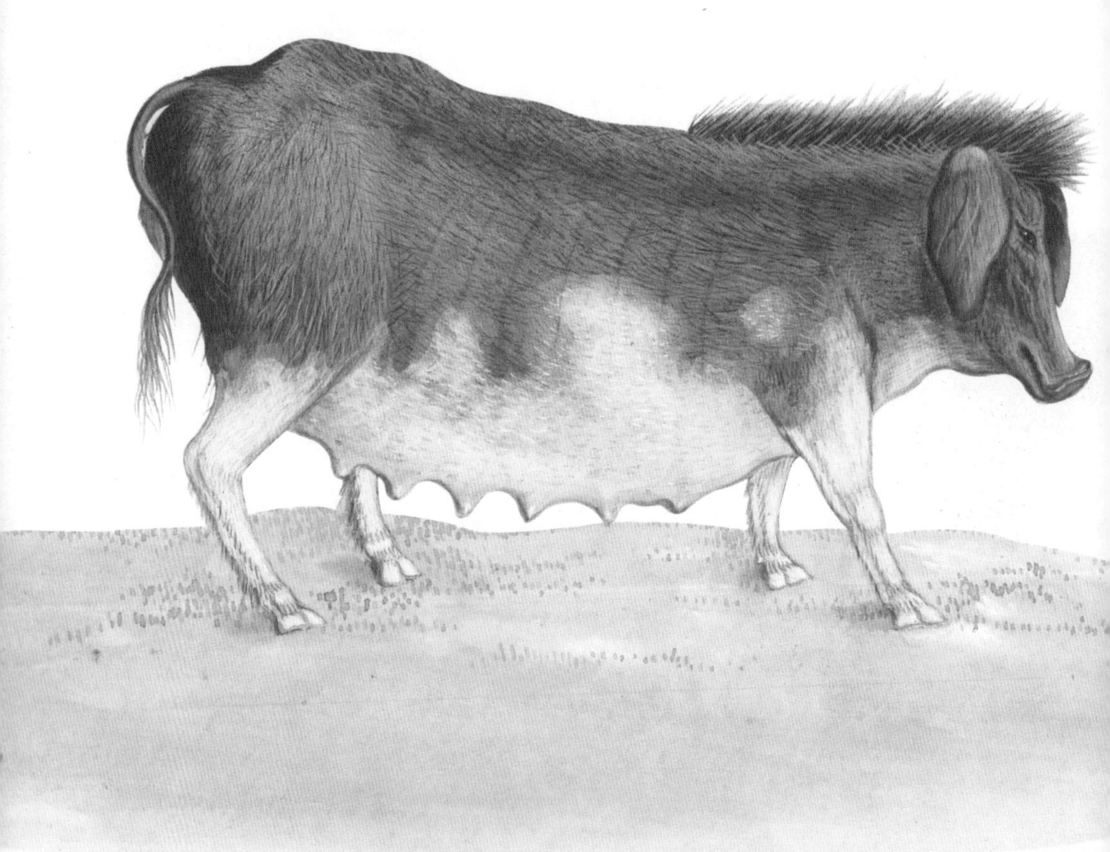

猪

猪属脊索动物门，哺乳纲，偶蹄目；猪体形肥壮，体色有白色、粉色、黑色、棕色及花色；头大耳大，鼻形奇特，四肢短小。

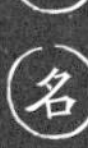名

豕、豚、加（公猪）、彘（母猪）。

象

象属脊索动物门，哺乳纲，长鼻目；象体形巨大，肩高约3米，是牛身高的2倍，体重2到8吨，体色呈浅灰褐色；四肢粗大如圆柱，鼻长呈圆筒状，与体长相近，鼻尖有指状突起，能拣拾细物。

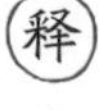
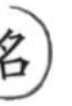
伽耶。

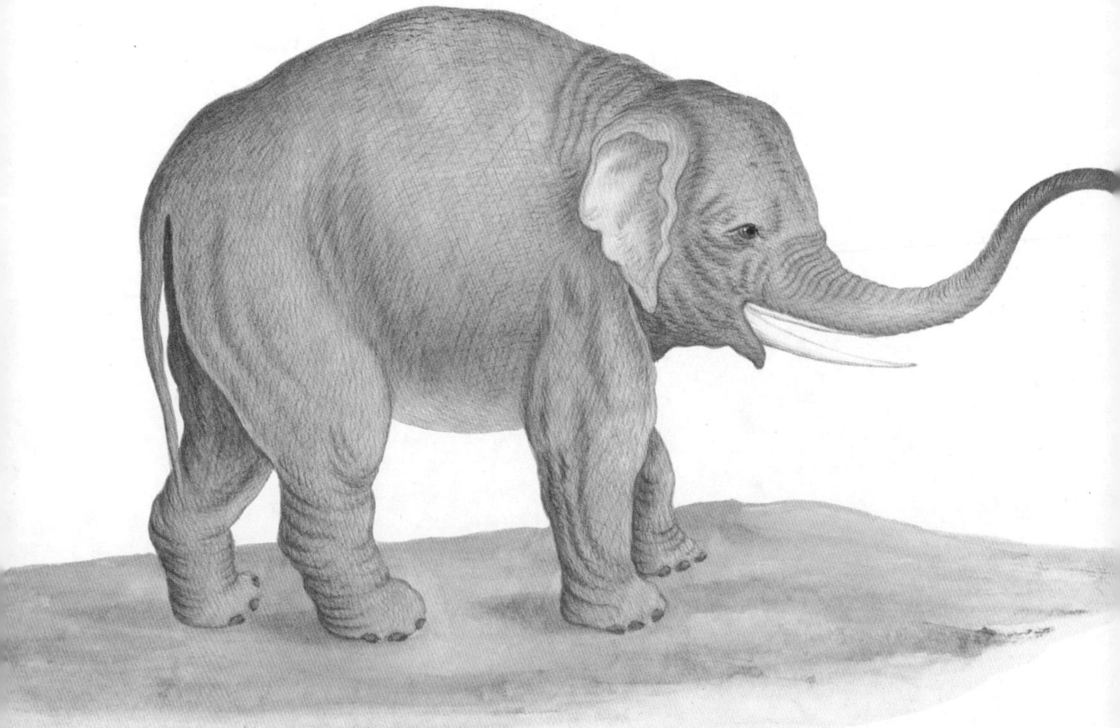

图书在版编目（CIP）数据

《本草纲目》手绘图鉴 / 李金星译注；（日）岩崎常正等绘 . -- 北京：台海出版社，2021.7
ISBN 978-7-5168-3004-8

Ⅰ . ①本… Ⅱ . ①李… ②岩… Ⅲ . ①《本草纲目》—图谱 Ⅳ . ① R281.3-64

中国版本图书馆 CIP 数据核字（2021）第 088391 号

《本草纲目》手绘图鉴

译　　注：李金星　　绘　　者：（日）岩崎常正等

出 版 人：蔡　旭　　封面设计：仙　境
责任编辑：俞滟荣　　版式设计：大禹文化

出版发行：台海出版社
地　　址：北京市东城区景山东街 20 号　　邮政编码：100009
电　　话：010-64041652（发行，邮购）
传　　真：010-84045799（总编室）
网　　址：www.taimeng.org.cn/thcbs/default.htm
E-mail：thcbs@126.com

经　　销：全国各地新华书店
印　　刷：旭辉印务（天津）有限公司
本书如有破损、缺页、装订错误，请与本社联系调换

开　　本：710 毫米 ×1000 毫米　　1/16
字　　数：80 千字　　印　　张：25.5
版　　次：2021 年 7 月第 1 版　　印　　次：2021 年 7 月第 1 次印刷
书　　号：ISBN 978-7-5168-3004-8

定　　价：168. 00 元

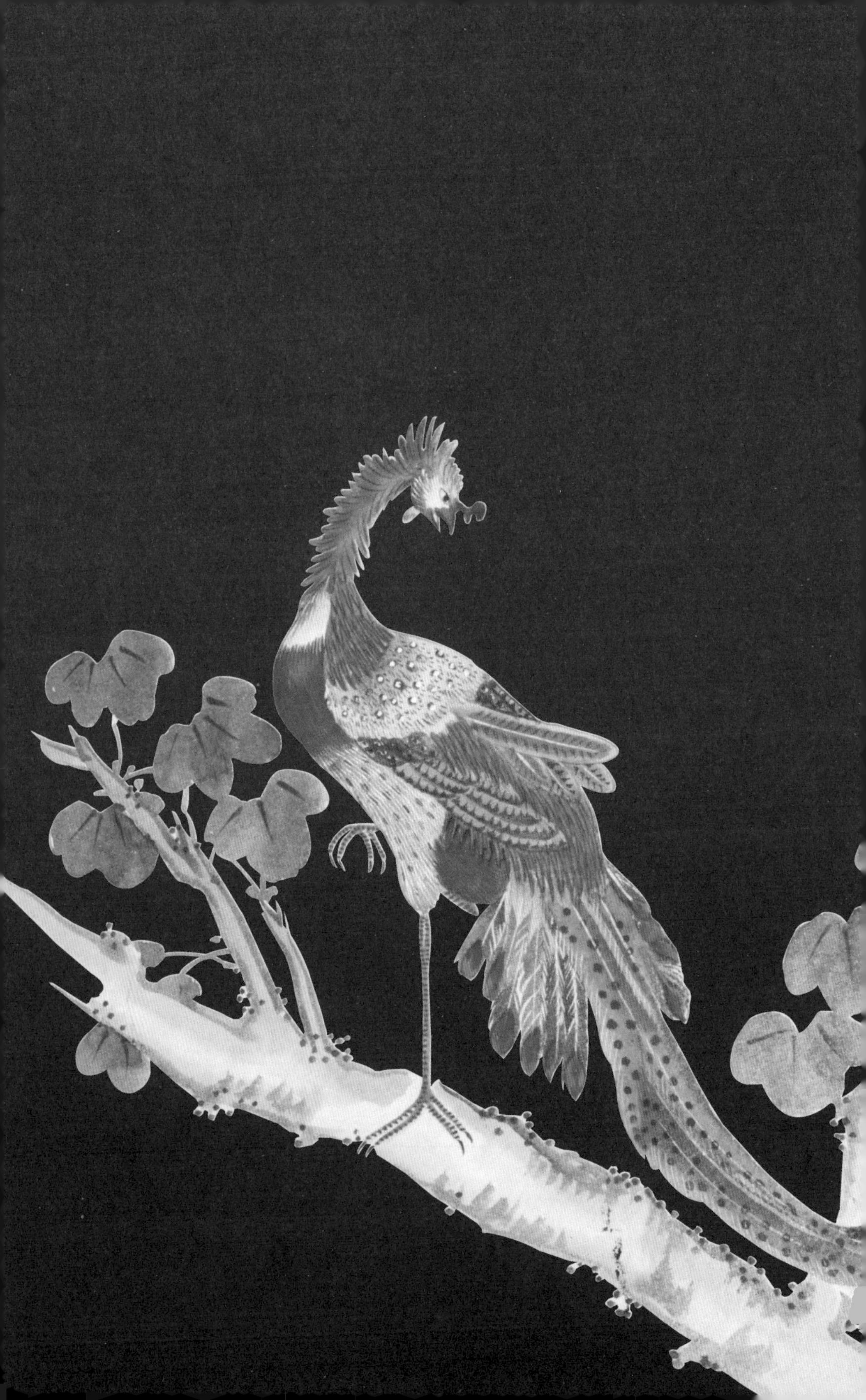

雄凤雌凰，亦曰瑞鶠。鶠者，百鸟偃伏也。

——《本草纲目》

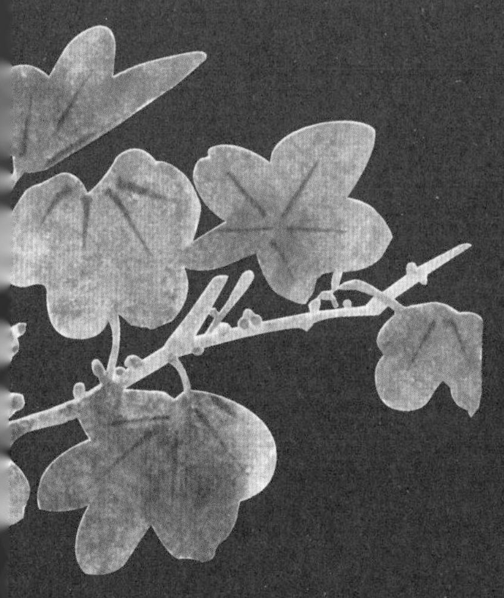

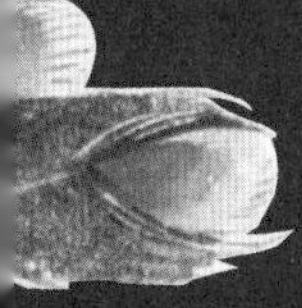

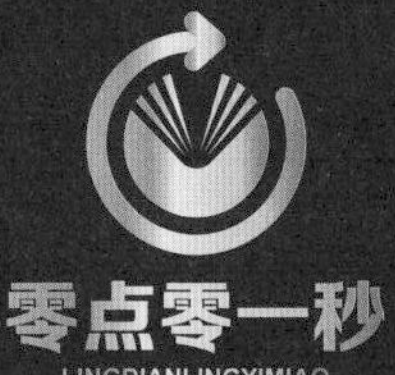
零点零一秒
LINGDIANLINGYIMIAO